·全国高等职业教育口腔医学/口腔医学技术专业“十三五”规划教材·



# 口腔组织病理学

（供口腔医学、口腔医学技术专业使用）

**主　编**　李宪孟　肖智勇

**副主编**　孙小钧　王　霞　李　娜

**编　委**　（以姓氏笔画为序）

王　霞（滨州医学院）
孙小钧（山东力明科技职业学院）
李　娜（郑州澍青医学高等专科学校）
李宪孟（山东医学高等专科学校）
肖智勇（重庆三峡医药高等专科学校）
陈凤金（漯河医学高等专科学校）
周　晓（山东医学高等专科学校）
侯菊花（益阳医学高等专科学校）
姜佐民（山东力明科技职业学院）
郭方兴（菏泽医学专科学校）
黄小环（重庆三峡医药高等专科学校）

中国健康传媒集团
中国医药科技出版社

# 内 容 提 要


本教材为“全国高等职业教育口腔医学 / 口腔医学技术专业‘十三五’规划教材”之一，系根据本套教材的编写指导思想和原则要求，结合专业培养目标和课程教学目标的要求编写而成；主要包括口腔胚胎学、口腔组织学和口腔病理学等内容；具有理论系统、重点突出、图文并茂和实用性强等特点。本教材为书网融合教材，即纸质教材有机融合电子教材、教学配套资源（PPT、微课、视频、图片等）、题库系统、数字化教学服务（在线教学、在线作业、在线考试）。重视学生职业素养和基本技能的培养，突出信息化教学在理论学习中的作用。

本教材主要供口腔医学、口腔医学技术专业师生使用。



**图书在版编目（CIP）数据**

口腔组织病理学 / 李宪孟，肖智勇主编 . — 北京 : 中国医药科技出版社 , 2019.12

全国高等职业教育口腔医学 / 口腔医学技术专业“十三五”规划教材

ISBN 978-7-5214-1440-0

Ⅰ . ①口… Ⅱ . ①李…②肖… Ⅲ . ①口腔科学－病理组织学－高等职业教育－教材 Ⅳ . ① R780.2

中国版本图书馆 CIP 数据核字 (2019) 第 266850 号

**美术编辑** 陈君杞

**版式设计** 古今方圆

出版 **中国健康传媒集团** | 中国医药科技出版社

地址 北京市海淀区文慧园北路甲 22 号

邮编 100082

电话 发行：010-62227427 邮购：010-62236938

网址 www.cmstp.com

规格 889 × 1194 mm $^{1}/_{16}$

印张 20 $^{1}/_{4}$

字数 551 千字

版次 2019 年 12 月第 1 版

印次 2021 年 10 月第 2 次印刷

印刷 北京市密东印刷有限公司

经销 全国各地新华书店

书号 ISBN 978-7-5214-1440-0

**定价 85.00 元**




获取新书信息、投稿、为图书纠错，请扫码联系我们。

# 数字化教材编委会


**主　编**　李宪孟　肖智勇

**副主编**　孙小钧　王　霞　李　娜

**编　委**　（以姓氏笔画为序）

王　霞（滨州医学院）

吕　娇（山东医学高等专科学校）

孙小钧（山东力明科技职业学院）

李　娜（郑州澍青医学高等专科学校）

李宪孟（山东医学高等专科学校）

肖智勇（重庆三峡医药高等专科学校）

陈凤金（漯河医学高等专科学校）

周　晓（山东医学高等专科学校）

侯菊花（益阳医学高等专科学校）

姜佐民（山东力明科技职业学院）

郭方兴（菏泽医学专科学校）

黄小环（重庆三峡医药高等专科学校）

全国高等职业教育口腔医学/口腔医学技术专业“十三五”规划教材

# 出版说明

为深入贯彻《现代职业教育体系建设规划（2014—2020年）》以及《医药卫生中长期人才发展规划（2011—2020年）》文件的精神，满足高等职业教育口腔医学/口腔医学技术专业培养目标和其主要职业能力的要求，不断提升人才培养水平和教育教学质量，在教育部及国家药品监督管理局的领导和指导下，在本套教材建设指导委员会主任委员王斌教授等专家的指导和顶层设计下，中国医药科技出版社组织全国60余所高职高专院校及附属医疗机构近130余名专家、教师历时1年多精心编撰了“全国高等职业教育口腔医学/口腔医学技术专业‘十三五’规划教材”。本套教材包括高等职业教育口腔医学/口腔医学技术专业理论课程主干教材共计10门，主要供全国高等职业教育口腔医学/口腔医学技术专业教学使用。

本套教材定位清晰、特色鲜明，主要体现在以下方面。

**一、紧扣培养目标，满足职业标准和岗位要求**

口腔医学专业高等职业教育的培养目标是培养能够面向口腔医疗机构的助理医师或医师助手等高素质、实用型医学专门人才，即掌握口腔医学、基础医学和临床医学的基本理论知识，具备口腔临床工作的主要技术技能，能够从事口腔常见病、多发病的基本诊疗和预防工作；口腔医学技术专业高等职业教育的培养目标是培养能适应口腔修复制作行业需要的高素质、技能型专门人才，即具有与专业相适应的基础理论与专业技能，能运用现代技术和手段进行各种口腔修复体制作。本套教材的编写以高等职业教育口腔医学/口腔医学技术专业培养目标为导向，对接职业标准和岗位要求，为培养口腔医学/口腔医学技术专业高素质、技能型专门人才提供教学蓝本。

**二、体现口腔医学/口腔医学技术专业特色**

本套教材在专业思想、专业知识、专业工作方法和技能上体现口腔医学/口腔医学技术专业特色。基础课、专业基础课教材的内容注重与专业课教材内容对接；口腔医学专业课教材内容与口腔临床岗位对接，着重强调符合基层口腔临床岗位需求及全科医生口腔助理医师培养需求；口腔医学技术专业课教材内容与行业及企业标准、职业资格标准衔接，着重强调符合行业需要及职业能力培养需要。

**三、对接口腔执业助理医师和口腔医学技术初级（士）卫生专业技术资格考试**

本套教材中，涉及口腔执业助理医师和口腔医学技术初级（士）卫生专业技术资格考试的课程内容紧密对接《口腔执业助理医师资格考试大纲》《口腔医学技术初级（士）考试大纲》，并在教材中插入相关“考点提示”，有助于学生复习考试，提升考试通过率。

**四、书网融合，使教与学更便捷更轻松**

全套教材为书网融合教材，即纸质教材与数字教材、配套教学资源、题库系统、数字化教学服务有机融合。通过“一书一码”的强关联，为读者提供全免费增值服务。按教材封底的提示激活教材后，读者可通过PC、手机阅读电子教材和配套课程资源（PPT、微课、视频等），并可在线进行同步练习，实时反馈答案和解析。同时，读者也可以直接扫描书中二维码，阅读与教材内容关联的课程资源，从而丰富学习体验，使学习更便捷。教师可通过 PC 在线创建课程，与学生互动，开展在线课程内容定制、布置和批改作业、在线组织考试、讨论与答疑等教学活动，学生通过 PC、手机均可实现在线作业、在线考试，提升学习效率，使教与学更轻松。此外，平台尚有数据分析、教学诊断等功能，可为教学研究与管理提供技术和数据支撑。

编写出版本套高质量教材，得到了全国知名专家的精心指导和各有关院校领导与编者的大力支持，在此一并表示衷心感谢。出版发行本套教材，希望受到广大师生欢迎，并在教学中积极使用本套教材和提出宝贵意见，以便修订完善，共同打造精品教材，为促进我国高等职业教育口腔医学 / 口腔医学技术专业教育教学改革和人才培养做出积极贡献。

中国医药科技出版社

2019 年 11 月

全国高等职业教育口腔医学/口腔医学技术专业“十三五”规划教材

# 建设指导委员会

# 前 言

Foreword

为贯彻落实国家职业教育的文件精神，满足高等职业教育培养目标及其职业能力的要求，不断提升人才培养水平和教育教学质量，全国高等职业教育“十三五”规划教材的编写工作随之启动。《口腔组织病理学》是全国高等职业教育口腔医学 / 口腔医学技术专业“十三五”规划教材之一。随着口腔医学的不断发展，专业教育的培养目标、课程体系、课程内容都在发生较大变化。教材作为知识载体必须与时俱进，适时补充新理论、新观点和新技术，满足专业人才培养目标的要求，更好地服务于临床。

口腔组织病理学是高等职业教育口腔医学 / 口腔医学技术专业重要的专业基础课，主要包括口腔胚胎学、口腔组织学、口腔病理学等内容。通过本课程的学习，为专业课奠定坚实的理论基础。

根据全国高等职业教育“十三五”规划教材编写原则和要求，在前版教材的基础上删减过时内容，充实新知识，力求教材内容的科学性和先进性。依据课程的特点，进一步优化教材的整体结构和内容，力求突出高职高专教育特色，符合专业培养目标，满足人才培养需要，并与国家助理执业医师考试大纲的基本要求相衔接，努力打造高质量、有特色的精品教材。

《口腔组织病理学》包括 19 章理论知识和 11 个实验指导。教材优化了每章的学习目标，增加了案例讨论、考点提示、知识链接、知识拓展、每章小结和每章习题等内容，不仅能够提高学生的学习兴趣，而且有助于启发学生积极思考，以提高学习效率和学习水平。本教材为书网融合教材，即纸质教材有机融合电子教材、教学配套资源（PPT、微课、视频、图片等）、题库系统、数字化教学服务（在线教学、在线作业、在线考试）。本教材具有重点突出、图文并茂和实用性强等特点，适用于高职高专口腔医学 / 口腔医学技术专业师生使用，也可作为口腔医学 / 口腔医学技术专业从业人员的参考书。

在本教材编写过程中，得到了各参编单位的大力支持，在此一并表示感谢。所有编者团结协作，精益求精，付出了大量的时间和精力，以力求内容科学、准确。但由于编者水平所限，加之时间仓促，教材中难免有不足之处，恳请各位读者、专家提出宝贵意见。

编 者

2019 年 8 月

# 目 录

Contents

## 第一篇 口腔组织胚胎学

## 第二篇　口腔病理学

## 实验指导

# 第一篇

# 口腔组织胚胎学

# 第一章

# 口腔颌面部发育

**学习目标**

1. **掌握** 鳃弓及咽囊的形态特点；面突的名称及分化；腭发育突起的名称；舌发育突起的名称。
2. **熟悉** 面部发育异常及发生机制；腭发育的常见异常；神经嵴细胞的特点及分化。
3. **了解** 唾液腺及口腔黏膜的发育；颌骨和颞下颌关节的发育。

口腔颌面部发育属于胚胎发育的一部分，与其他部位不同的是，口面部间充质细胞主要来自神经外胚层的神经嵴细胞，这些细胞的增殖促进了鳃弓和咽囊发生。第一对鳃弓形成的突起与脑泡形成的鼻额突围成口凹，各突起逐渐在面部中线处汇合，最终发育为完整的上颌骨、下颌骨、腭骨，形成鼻和口腔。咽囊主要参与舌与颈部的形成。口腔黏膜和唾液腺主要来自外胚层细胞。口腔颌面部发育是上皮－间充质相互作用的结果。

**案例讨论**

【案例】

患者，男，2岁。因颈部皮肤有小孔并间歇性溢出粘液样物质而就诊。

查体：患者左侧颈部靠近胸锁乳突肌后缘下部皮肤红肿，有一小瘘口。

【讨论】

1. 患者可能的诊断是什么？
2. 请用本章所学知识简要解释其发生机制和临床表现。

扫码“学一学”

扫码“看一看”

## 第一节　神经嵴和头部早期的分化

### 一、神经嵴的分化

胚胎发育的第3周，三胚层胚盘已形成。在中胚层脊索和邻近间充质的诱导下，外胚层表面细胞增生、增厚形成神经板，也叫神经外胚层，周围的外胚层此时称为表面外胚层。神经板的柱状细胞演变为上窄下宽的楔形，神经板平面也在中线处发生凹陷，其外侧缘相对隆起，称为神经褶，中轴处的凹陷称为神经沟。神经褶的顶端与周围表面外胚层交界处称神经嵴（neural crest），含有神经外胚层多潜能干细胞。胚胎第 4 周，两侧神经褶在背侧中线汇合形成神经管，周围的表面外胚层也随之向中线汇合并覆盖于神经管表面。在这一过程中，神经嵴处的神经外胚层细胞首先进入神经管壁的背侧，但很快从神经管壁游离出来进入周围的中胚层，转变为间充质细胞，形成神经管背外侧沿胚胎头尾走向的两条纵行细胞索（图 1-1）。这种由神经外胚层上皮细胞转变为中胚层间充质细胞的过程，称为上皮间充质转化（epithelial mesenchymal transformation），是胚胎发生的关键步骤。

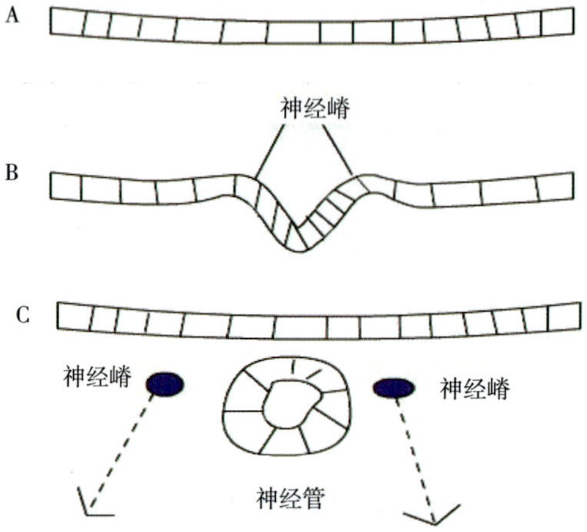


**图 1-1　神经嵴的发生**

A. 神经嵴细胞起源于外胚层；B. 外胚层长轴正中处增殖并凹陷，其皱褶处形成神经嵴；

C. 神经嵴从神经管分离，在神经管两侧形成两条纵行的神经嵴。头端的神经嵴细胞由背侧向腹侧迁移，参与口腔颌面部的发育

胚胎第 4 周，神经嵴细胞离开原来部位，向胎儿全身广泛迁移。在迁移的过程中及以后的时期，这些神经嵴细胞将分化成机体不同的细胞，形成许多重要组织成分。下面所列为神经嵴细胞分化而来的头颈部组织：

**1. 周围神经组织**　包括包绕神经纤维的 Schwann 细胞；周围神经节，如面神经的膝状节、舌咽神经的上节和迷走神经颈节、与Ⅴ、Ⅶ、Ⅸ、Ⅹ各脑神经相联系的植物性神经节如睫状神经节、筛神经节、蝶腭神经节和颌下神经节、神经节内神经元周围的卫星细胞；脑膜。

**2. 内分泌组织**　包括甲状腺的滤泡旁降钙素细胞、颈动脉体的化学感受器细胞和颈动脉窦的压力感受器细胞等。

**3. 结缔组织**　与身体其他部位的结缔组织来源于中胚层不同，头面部的大部分结缔组织都来自于神经嵴细胞。因此，神经嵴细胞的迁移和分化对于头颈部的正常发育尤为重要。起源于外胚层神经嵴细胞的这些结缔组织又称为外胚间充质或外间充质，将来发育成面部所有的骨、颅骨、鳃弓软骨、牙本质、牙骨质、牙髓、牙周膜、血管周细胞、血管平滑肌，还有眼角膜、巩膜和睫状肌，以及甲状腺、甲状旁腺、泪腺和涎腺的结缔组织。横纹肌、腺体及皮肤脂肪组织的周围组织也来自神经嵴细胞。

另外，外胚间充质与头面部外胚层和内胚层上皮组织的相互作用，也是形成牙釉质、口腔黏膜和腺体不可或缺的因素。

**4. 皮肤组织**　皮肤黏膜的黑色素细胞、真皮及其平滑肌。

## 二、鳃弓及咽囊的发育

鳃弓及咽囊均属于鳃器的一部分，鱼类和两栖类胚胎的鳃器演化为具有呼吸功能的鳃等器官；而人类的鳃器属于种系重演，腮弓及咽囊是面部发育过程中突出的特征，主要参与头颈部的发育。

胚胎第4周，脑泡腹侧间充质细胞局部增殖，形成向前的圆形突起，称为额鼻突（frontonasal process）。额鼻突以下至原始心脏增大形成的心突之间，为原始咽部。原始咽部的间充质细胞迅速增生，导致原本光滑的咽部外侧壁局部隆起。隆起共有6对，呈柱状，左右对称，背腹走向，与6对主动脉弓动脉相对应，称鳃弓（branchial arch）。鳃弓内增多的间充质主要来自神经嵴细胞的迁移和增殖。第1对鳃弓的神经嵴细胞来自1、2菱脑原节，第2对鳃弓的神经嵴细胞来自第4菱脑原节，第3、第4和第6对鳃弓的神经嵴细胞来自于第6和第7菱脑原节。人胚前4对鳃弓外观显著，第5对出现不久即消失，第6对很小，不明显。

鳃弓内部中央为原始中胚层轴心，周围有主动脉弓动脉和相伴的神经、鳃弓软骨、迁移来的神经嵴细胞围绕。第1对鳃弓与面部发育关系密切，鳃弓内的软骨与下颌骨发育有关，称下颌弓；第2对鳃弓与舌骨的发育有关，称舌弓，鳃弓内的软骨又称Reichert软骨，其背侧将发育成中耳的镫骨和颞骨茎突，腹侧发生骨化形成舌骨小角和舌骨体上部；茎突与舌骨之间的部分分化成茎突舌骨韧带；第3对鳃弓软骨形成舌骨大角和舌骨体下部；第4对鳃弓软骨形成甲状软骨，第6对鳃弓软骨形成环状软骨。

鳃弓向体表侧隆起的同时向原始咽腔侧凸出，这样在原始咽部内外两侧的隆起之间均出现了浅沟，在体表侧的浅沟称鳃沟（branchial groove）；在内侧者呈囊状，称咽囊（pharyngeal pouch），鳃沟和咽囊隔着中间的结缔组织互为对应。

位于第1、2鳃弓之间的第1鳃沟在发育中加深形成外耳道、耳丘、耳廓。第一鳃沟的底部，表面的外胚层与邻近的中胚层和第1咽囊的内胚层一起形成鼓膜，而与之对应的第1咽囊形成中耳鼓室和咽鼓管。

随着两侧鳃弓的发育，第1对和第2对鳃弓生长较快并在中线联合；第3、4、5对鳃弓由于中线处有发育中的心脏而未达到中线。第2鳃弓朝向胚胎尾端的生长速度快，于是在体表逐渐覆盖了2、3、4鳃沟和3、4、5鳃弓，并与颈部组织融合。被覆盖的鳃沟与外界隔离，形成一个暂时的由外胚层覆盖的腔称为颈窦（图1–2）。在发育过程中，如果某些原因造成颈窦未消失就会形成颈部囊肿。如果囊肿与外部相通，即形成鳃瘘，其开口可位于颈部胸锁乳突肌前缘任何部位。少见情况下，开口可位于扁桃体隐窝处或有颈部及扁桃体处双开口。

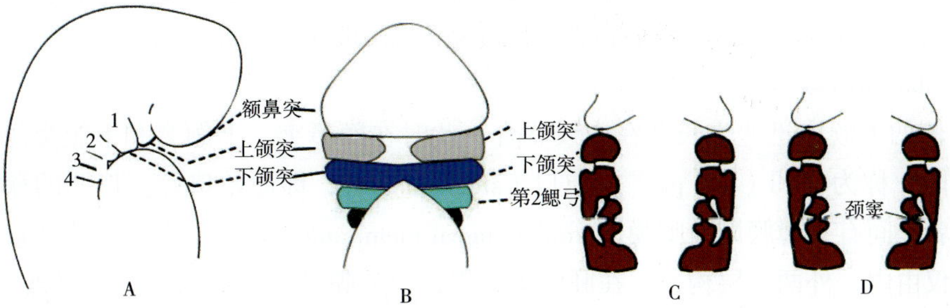


**图1–2　鳃弓、咽囊与面突**

A. 神经嵴细胞向腹侧迁移并增殖，在头端两侧形成6对鳃弓；B. 鳃弓前面观，两侧的下颌突已经融合，原始口凹形成；C. 除第一鳃沟外，其他鳃沟被逐渐伸长的第2鳃弓掩盖；D. 颈窦的形成

**考点提示** 神经嵴、鳃弓和咽囊的概念及形态特点。

**知识链接**

**个体发育与种系重演**

1866 年海克尔（E. Haeckel）提出，生物的胚胎发育简短而迅速地重演种系演化的过程，这就是著名的“生物重演津”。恩格斯也说过：“正如在母亲身体里的人的胚胎的发展史，仅仅是我们的动物祖先从虫豸开始的几百万年的躯体发展史的一个压缩了的再现一样…”。

物种进化的起源是从水生动物到陆生动物，通常我们认可的进化过程是：鱼类、两栖类、爬行类、然后才是鸟类和哺乳类，从这个角度来讲，人类和鱼类具有共同的祖先。

1L 水里只能溶解 30ml 氧，而 1L 空气里含有 200ml 氧。鳃吸取水中溶解的氧，呼吸效率很低，在人类的进化过程中逐渐被吸取空气氧的肺所取代。人类胚胎时期的鳃弓和咽囊只是重演了一遍起源于鱼类的进化过程。

## 第二节　面部的发育

### 一、面部发育过程

面部发育与鳃弓的分化和鼻的发育密切相关，包括面突的分化及面突的联合、融合。面部的发育主要包括鼻、上颌和下颌的形成，是鳃弓分化产生的突起之间，以及与鼻额突之间联合、融合的结果。

在胚胎第 3 周，发育中的前脑生长迅速，于其下端出现额鼻突。与此同时，由于神经嵴细胞的迁移和增生，额鼻突的下方出现第 1 对鳃弓。在胚胎的第 24 天，第 1 对鳃弓上方区域的间充质细胞增殖活跃，形成两个新的分支状突起，此时的第 1 鳃弓即形成左右对称的两对突起，位于上方者称为上颌突（maxillary process），位于下方者称为下颌突（mandibular process）。

两侧的下颌突迅速生长并在中线联合，此时在额鼻突、上颌突和下颌突的中央，形成一个凹陷，称为口凹（oral pit）或原口（stomodaeum），即原始口腔。口凹的深部与前肠相接，二者之间有一薄膜即口咽膜（oropharyngeal membrane）相隔，此膜来自于胚胎早期的索前板，仅由内、外两胚层构成。在胚胎第 4 周，口咽膜破裂，口腔与前肠相通。

约在胚胎 28 天时，额鼻突末端两侧的外胚层上皮增生，出现椭圆形局部增厚区，称嗅板（olfactory placode）或鼻板（nasal placode）。鼻板边缘细胞增生导致边缘隆起，使鼻板中央凹陷，称鼻凹或嗅窝。两侧嗅窝的外侧缘隆起尤为明显，称为侧鼻突（lateral nasal

扫码“学一学”

process）；两个嗅窝之间的部分则称为中鼻突（medial nasal process）。鼻凹周围组织继续增生，使鼻凹和周围组织形成马蹄形，其下方的缺口开口于原口。鼻凹将来发育成鼻孔；鼻板细胞形成鼻黏膜及嗅神经上皮。

胚胎第 5 周，中鼻突生长迅速，其末端出现两个球形突起称球状突（globular process），而侧鼻突由于嗅凹的出现，迅速向前方增生，几乎与中鼻突持平，并与其下方的上颌突紧密接触。

随着面突生长，本来相互连接的两个面突之间的沟样凹陷，由于外胚间充质细胞增生和基质向凹陷内部聚集，突起之间的沟逐渐变浅、消失的过程，称为面突联合。本来互相不连接的两个突起，突起之间在生长过程中相互接触，并发生表面的外胚层细胞相互接触、破裂、退化乃至消失，进而达到两面突连接的过程，称为面突的融合。

胚胎第 6 周，两个球状突向下生长并在中线处联合，形成人中、带有切牙的上颌骨和原腭；上颌突自两侧向中线方向生长，并与球状突融合形成上唇，其中球状突形成上唇的近中 1/3 部分，上颌突形成远中 2/3 部分。除了与球状突的融合，上颌突与侧鼻突之间最终也会发生融合。融合之前，上颌突与侧鼻突之间存在一个深沟，覆盖着来自外胚层的上皮组织。融合过程中，位于沟底的外胚层上皮组织形成一个实性条索，并与表面上皮分离，上皮条索中间的细胞凋亡，形成中空的管道，称为鼻泪管。上颌突和下颌突因为共同起源于第 1 鳃弓而本来相互连接，故发生由后向前的联合，形成面颊部，其联合的终点即口裂的终点（口角），而两侧下颌突则在中线处发生融合。

至胚胎第 7~8 周，面部各突起已完成联合或融合，颜面各部分初具人的面形，但与成人相比，此时的鼻宽而扁，鼻孔朝前，彼此分离较远；两眼位于头的外侧，眼距较宽。之后，胎儿的颜面部继续发育，面部正中部分向前生长，导致面部垂直高度增加，鼻梁抬高，鼻孔向下并相互接近，鼻部变得狭窄。同时，因为眼后区的头部生长变宽，推挤两眼由两侧移向前方。此时，胎儿的面部已经近似成人的面形（图 1–3）。

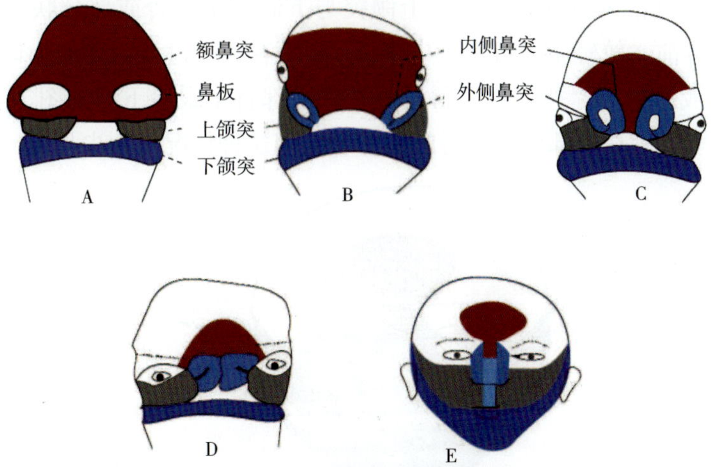


**图 1–3　面部的发育**

A. 原始口凹的上方形成鼻板；B. 鼻板中央凹陷，两侧形成鼻突

C. 两侧鼻突逐渐向中线靠近；D. 两侧的中鼻突接触并融合；E. 面部发育完成

面突的表面均覆盖外胚层上皮组织，随着面突的发育，上皮细胞开始出现分化，其中部分衍生为口腔黏膜和腺体。妊娠 24~38 天，在上颌突的下缘和下颌突的上缘以及中鼻突

的侧面，部分上皮组织衍化为成牙上皮。随着成牙上皮的增厚，至胚胎的第 37 天，已经可识别出原发性上皮板。上皮板在上颌由 4 个上皮增生区形成，在下颌由 2 个增生区形成，逐渐发育为连续的弓形牙源性上皮板。

面部各突起分化形成的组织结构如下：下颌突形成下唇、下颌软组织、下颌骨和下颌牙，额鼻突形成额部软组织及额骨，中鼻突形成鼻梁、鼻尖、鼻中隔、附有上颌切牙的上颌骨（前颌骨）及邻近的软组织，侧鼻突形成鼻侧面、鼻翼、部分面颊、上颌骨额突和泪骨，上颌突形成大部分上颌软组织、上颌骨、上颌尖牙和磨牙。

## 二、面部发育异常

面突的联合或融合主要发生在胚胎第 6~7 周，这一时期面突内的细胞增殖迅速，容易遭受多种致畸因子的影响，导致细胞增殖障碍，面突的生长和发育停止或减缓，面突不能如期联合而形成面部畸形，其中常见的面部畸形有唇裂、面裂等。

**1. 唇裂（cleft lip）** 上、下唇均可发生，以上唇裂为多见。唇正中和两侧均可发生，以两侧唇裂为多见。

上唇裂是球状突之间或者球状突与上颌未联合或部分联合所致。两侧球状突中央部分未联合或部分联合形成上唇正中裂，这种唇裂罕见。球状突与上颌突的联合异常则形成侧方唇裂，单、双侧均可发生，单侧者较多（图 1–4）。侧方唇裂依病变程度可分为完全性和不完全性两种。前者从唇红至前鼻孔底部完全裂开；后者中最轻微的只在唇红缘有一个小切迹。由于上唇的发育与前颌骨及腭发育有关，所以此种唇裂常伴有切牙和尖牙之间的颌裂。

下唇裂罕见，主要为两侧下颌突在中线处未联合所致。

另外，全部唇裂中的约 10% 可能是面部发育异常性综合征的一部分，称综合征性唇裂，而多数唇裂则与确定的综合征无关，称非综合征性唇裂。

**2. 面裂（facial cleft）** 较唇裂少见，为上、下颌突之间，上颌突与侧鼻突之间，或者侧鼻突与中鼻突之间的异常联合所致。上颌突与下颌突未联合或部分联合形成横面裂，裂隙可自口角至耳屏前，较轻微者可为大口畸形；而两者联合过多则称为小口畸形。上颌突与侧鼻突未联合形成斜面裂，裂隙自上唇沿着鼻翼基部直至眼睑下缘（图 1–4）。侧鼻突与中鼻突之间发育不全，则在鼻部形成纵行的侧鼻裂，但这种情况极为少见。

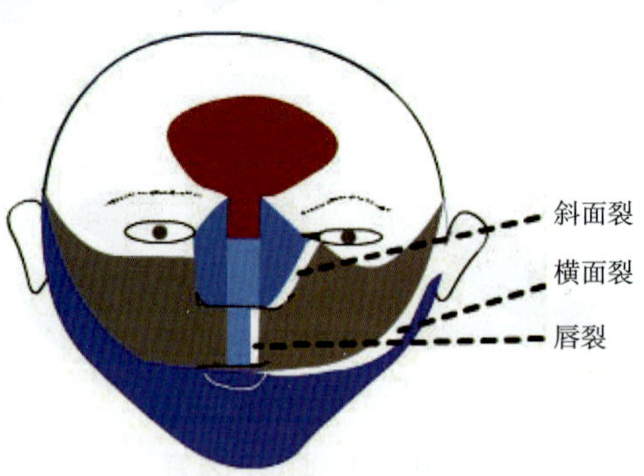


**图 1–4　唇裂与面裂**

上颌突与外侧鼻突、中鼻突和下颌突的融合缺陷分别形成斜面裂、唇裂和横面裂

**考点提示** 面部的发育过程和发育异常。

**知识拓展**

**魏咏之的唇裂**

据《晋书，列传五十五》记载：魏咏之，字长道，任城人也。家世贫素，而躬耕为事，好学不倦。生而兔缺。年十八，闻荆州刺史殷仲堪帐下有名医能疗之，遂投仲堪。仲堪与语，嘉其盛意，召医视之。医曰：“可割而补之，但须百日进粥，不得语笑。”咏之曰：“半生不语，而有半生，亦当疗之，况百日邪！”仲堪于是处之别屋，令医善疗之。咏之遂闭口不语，唯食薄粥，其厉志如此。

书中所谓的“兔缺”即唇裂，看来至少晋代就已经能够通过手术进行治疗。据《晋书》“(魏咏之)始为殷仲堪之客，未几竟践其位，论者称之。”，可推测手术效果应该很好。

# 第三节　腭的发育

## 一、腭的发育过程

扫码“学一学”

腭的发育与鼻腔的形成密切相关。如前所述，在胚胎第4周末，额鼻突下端出现了鼻板，继而发育为鼻凹，其外侧为侧鼻突，内侧为中鼻突。在胚胎第6周时，由于侧鼻突、上颌突向中线方向生长，将中鼻突的两个球状突向中线推移，并使其相互联合。随着各面突的生长和移动，鼻凹外口不断抬高，变成一个盲囊，称嗅囊。以后由于嗅囊深部各突起联合部位的上皮凋亡退化形成腔隙，嗅囊盲端得以延长，直至与口腔直接借口鼻膜相隔。随着口鼻膜破裂，鼻腔最后与口腔相通。

腭是介于口腔和鼻腔之间的板片状组织。胚胎早期原始鼻腔和口腔彼此相通，而腭的发育使口腔与鼻腔最终分开。

腭的发育始于前腭突或称原发腭（primary palate）。前腭突来自中鼻突，它的发生与鼻板、鼻凹及侧鼻突、上颌突的发育有密切关系。在嗅窝下方，球状突在与对侧球状突及上颌突联合过程中，不断向口腔侧增生，形成前腭突。前腭突将形成前颌骨和上颌切牙。

胚胎第6周末，从左右两个上颌突的口腔侧中部向原始口腔内各长出一个突起，称侧腭突（lateral palatal process）或继发腭（secondary palate）。前腭突的发生早于侧腭突，因此前者也称原发腭，而后者也称继发腭。

最初侧腭突向中线方向生长，但由于舌发育很快，形态窄而高，几乎充满了原始口鼻腔，并且与发育中的鼻中隔接触，所以侧腭突很快即向下或垂直方向生长，位于舌的两侧。至胚胎第8周，由于下颌骨长度和宽度增加，头颅由于发育向上抬高以及侧腭突内细胞增殖等因素使舌的形态逐渐变为扁平，位置下降；侧腭突发生向水平方向的转动并向中线生长，直至两侧的侧腭突在紧靠前腭突后方中线处相互接触。

两侧侧腭突的运动包括两个过程，即最初的融合和后来的联合。从前部的接触点处开始，两侧侧腭突互相向后联合。此过程持续数周，至胚胎 3 个月时完成。在联合过程中，突起之间的沟逐渐消失。

两侧侧腭突在相互接触的同时，分别与前方的前腭突发生接触。侧腭突与前腭突自接触点向前联合，在两侧侧腭突与前腭突联合的中心，留下切牙管（incisive canal）或称鼻腭管（nasopalatine canal），为鼻腭神经的通道。切牙管的口腔侧开口为切牙孔，其表面有较厚的黏膜覆盖，即切牙乳头。

两侧侧腭突之间、侧腭突与前腭突之间联合的同时，上述各突起与原始鼻腔中部形成的鼻中隔发生接触并逐渐融合。至此，原始口腔和原始鼻腔之间被腭所分开，而原始鼻腔被中间的鼻中隔隔开，鼻腔和口腔的基本轮廓初步形成（图 1–5）。

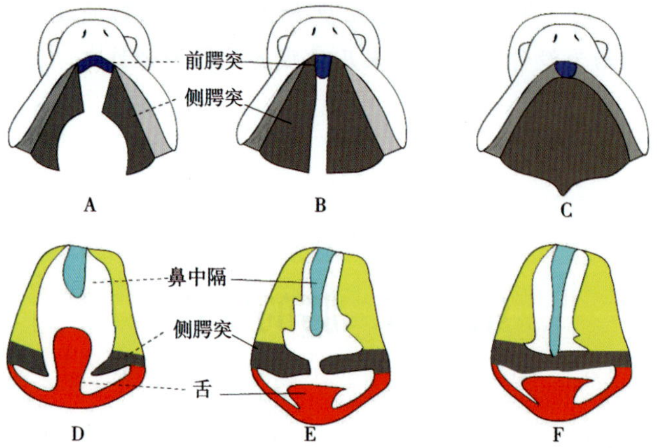


**图 1–5 腭的发育（ABC 为下面观，DEF 为冠状切面）**

A. 中鼻突和上颌突向后、内突出形成前腭突和侧腭突；B. 前腭突和侧腭突逐渐向中线延伸

C. 前腭突和两侧的侧腭突融合；D. 两侧侧腭突的融合被发育中的舌阻碍；E. 随着舌的下降，两侧的侧腭突迅速靠近；

F. 侧腭突融合，口腔与鼻腔分开

## 二、腭的发育异常

1. **腭裂（cleft palate）** 是口腔较常见的畸形，为一侧侧腭突和对侧侧腭突之间，成侧腭突及前腭突未融合或部分融合的结果（图 1–6）。因侧腭突与前腭突未融合所致者称为前腭裂，表现为切牙孔至切齿之间的裂隙，单、双侧均可发生，约 80% 患者伴单侧或双侧的上唇裂。因左右侧腭突未在中线处融合所致者称为正中腭裂，轻者可仅为腭垂（悬雍垂）裂；重者从切牙孔至腭垂（悬雍垂）全部裂开。前腭裂和正中腭裂兼有者称为全腭裂。腭裂也常伴有颌裂。与腭裂发生有关的因素有感染、射线、激素和营养缺乏等。

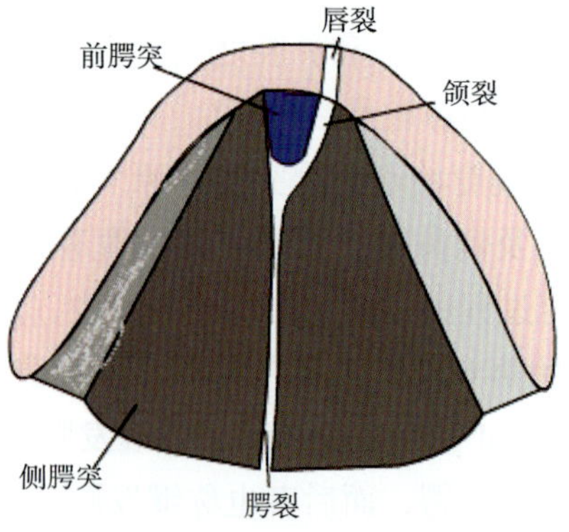


**图 1–6 腭的发育异常**

两侧侧腭突之间、侧腭突与前腭突的融合缺陷

分别形成腭裂和上颌裂

2. **颌裂**（cleft jaw） 可发生于上颌，也发生于下颌，但上颌裂较常见。上颌裂的前腭裂，为前腭突与上颌突未能联合或部分联合所致，常伴有唇裂或腭裂。下颌裂为两侧下颌突未联合或部分联合的结果。

**考点提示** 腭部的发育过程和发育异常。

# 第四节　舌的发育

## 一、舌的发育过程

扫码“学一学”

舌的发育分为舌体和舌根的发育，前者来自侧舌隆突，后者来自鳃下隆起。

在胚胎第 4 周，由第 1 鳃弓分化出来的上颌突和下颌突在中线处融合，内部的原始口腔形成。在下颌突的原始口腔侧，内部的间充质不断增生，形成 3 个膨隆的突起。其中两侧两个对称的隆起体积较大，称侧舌隆突（lateral lingual prominence/swelling）；在侧舌隆突稍下方中线处为一个小突起，称奇结节（tuberculum impar）。

约在胚胎第 6 周，侧舌隆突生长迅速，很快越过奇结节，并在中线联合，形成舌的前 2/3 即舌体。而奇结节由于被侧舌隆突所覆盖，仅形成盲孔前舌体的一小部分，或退化消失，不形成任何结构。

舌体形成的同时，在第 2、3、4 鳃弓口咽侧，奇结节的后方，间充质增生形成 2 个突起，一个来自第 2 鳃弓，称联合突（copula），另一个来自第 2、3 鳃弓，称鳃下隆起（hypobranchial eminence）。以后鳃下隆起向前生长并越过联合突，形成舌的后 1/3 即舌根，而联合突最后消失（图 1–7）。舌体和舌根的联合线处形成一个浅沟称界沟（terminal sulcus），界沟所在部位就是口咽膜所在的位置。

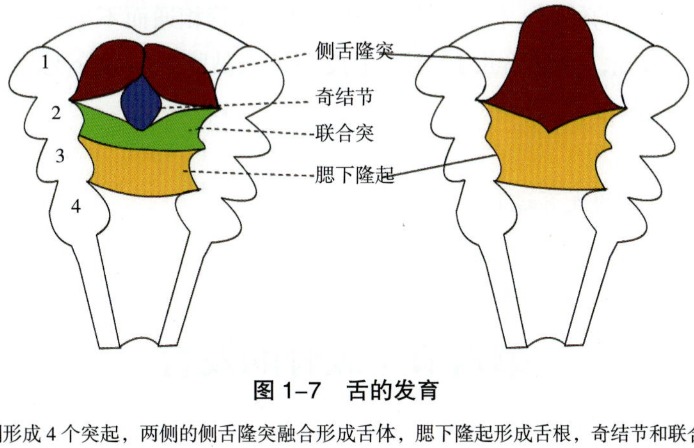


**图 1–7　舌的发育**

原始口咽内侧形成 4 个突起，两侧的侧舌隆突融合形成舌体，腮下隆起形成舌根，奇结节和联合突最终消失

## 二、舌的发育异常

侧舌隆突未联合或联合不全可形成分叉舌或舌裂，均罕见。舌体表面被覆外胚层上皮，舌根表面被覆内胚层上皮。舌周围的外胚层向深部增生，以后表面上皮变性退化形成舌系

带，口底与舌分开，舌开始活动。如果舌系带过短，则会影响舌的运动。

**考点提示** 舌的发育过程和发育异常。

扫码“学一学”

## 第五节　唾液腺的发育

### 一、唾液腺的发育过程

原始口腔表面覆盖的上皮组织在其深部间充质的诱导下，基底细胞增生并向间充质延伸，形成较长的上皮条索。上皮条索迅速增生并通过反复的上皮分叉的形式形成许多末端膨大的分支，呈树枝状，为将来腺泡的雏形。根据发育过程中的形态变化，将唾液腺发育分为6个阶段，即间充质诱导口腔上皮形成上皮蕾、上皮索形成及生长、上皮索末端分支、上皮索反复分支腺小叶形成、前期导管形成和细胞分化。在细胞分化阶段，上皮条索终末膨大区的干细胞将分化为腺泡细胞、导管细胞和肌上皮细胞。

### 二、唾液腺的发生部位和时间

腮腺在胚胎第6周开始发育，起源于上、下颌突分叉处的外胚层上皮。上皮芽最初向外生长，然后转向背侧，到达发育中的下颌升支和咀嚼肌的表面，再向内侧进入下颌后窝，在咀嚼肌表面和下颌后窝发育成腺体，其上皮芽最初形成处为腮腺导管的开口。

下颌下腺在胚胎第6周末开始发育，可能起源于颌舌沟舌下肉阜处内胚层上皮。上皮芽沿口底向后生长，在下颌角内侧、下颌舌骨肌的后缘转向腹侧，然后分化成腺泡。

舌下腺在第7~8周开始发育，起源于颌舌沟近外侧的内胚层上皮，由10~20个分开的上皮芽发育而成。这些上皮芽向舌下区生长，各自形成小腺体，并分别保留各自的导管，开口于颌下腺导管开口的外侧，但有时与下颌下腺主导管相通而不单独开口。

小唾液腺发育较晚，约在胎儿12周。上皮芽长入黏膜下层即分支并发育成腺体。导管较短，直接开口于口腔黏膜。

**考点提示** 唾液腺的发育过程。

扫码“学一学”

## 第六节　颌骨的发育

### 一、下颌骨的发育

上、下颌骨均来自第1鳃弓。第1鳃弓软骨（Meckel's carilage）或称下颌软骨分别为左右第1鳃弓中实性柱状的透明软骨，外被纤维被膜。随着两侧上、下颌突在面部中线的融合，Meckel软骨也从发育中的耳囊延伸至中线，左右软骨在中线处有间充质相隔。

下颌软骨只是作为下颌骨发育的一个支架，对下颌骨发育几乎无贡献。胚胎第6周时，在Meckel软骨之外，位于切牙神经和颏神经的夹角处，出现结缔组织细胞致密区。第7周时，细胞致密区分化出成骨细胞，出现膜内骨化，形成最初的下颌骨骨化中心（图1–8）。骨化沿Meckel软骨的侧面扩展，形成槽状，向前方扩展至中线方向，向后方扩展至下颌神经和舌神经分支处。骨化的结果是形成下牙槽神经管及下颌骨的内、外骨板，而内外骨板的上端即为下牙槽。此时，下牙槽的上方有发育中的牙胚，随着下牙槽的发育，牙胚最终被包绕至下颌骨中。（图1–9）下颌支的发育是骨化由位于成体的下颌小舌，即下牙槽神经进入下颌骨处，迅速向第1鳃弓后上方扩展而成的。

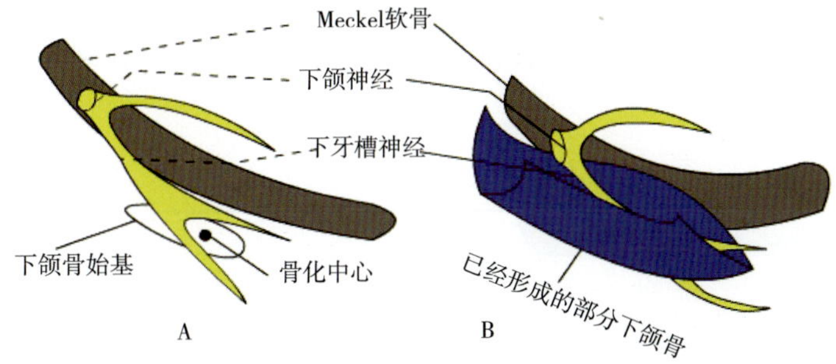


**图1–8　下颌骨的发育**

A. 在下牙槽神经的分叉处形成骨化中心，进一步形成下颌骨始基；

B. 经膜内成骨，下颌骨逐渐发育，Meckel软骨则逐渐退化

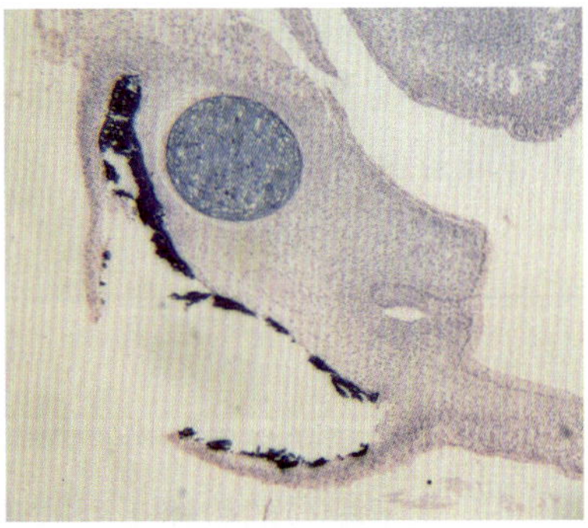

**图1–9　下颌骨的发育**

下颌骨在Meckel软骨之外通过膜内骨化形成，

发育中的牙胚（蕾状期）逐渐被下颌骨所包埋

颞下颌关节于受孕第3个月开始发育，首先是在关节区出现2个间充质密集区，即颞原基和髁突原基。起初2个原基间有一定距离，但髁突原基生长较快，很快弥合了这个距离。颞原基首先出现骨化，而下方的髁突原基则分化为髁突软骨。在软骨形成较快时，髁突软骨开始发生软骨内骨化，至胎儿第8~9个月时，髁状突软骨内骨化的速度快于表面软骨形成的速度，因此表面的软骨帽变薄，形成关节软骨。髁突原基分化为软骨之前，在其上方出现一个裂隙，成为关节下腔，以后在颞骨骨化区出现第二个裂隙，分化为关节上腔，上、下腔之间由原始关节盘分割，颞下颌关节初步形成。

## 二、上颌骨的发育

上颌骨包括前颌骨、腭骨、颧骨和颞骨，都是通过膜内骨化发育而成的。胚胎第8周，鼻囊外侧的上颌带状细胞凝聚区开始骨化，骨化中心出现在神经分支的夹角处，即眶下神经发出前牙神经处。从骨化中心向上形成上颌骨额突，向后形成颧突，向内形成腭突，向下形成牙槽突，向前形成上颌的表面组织。以后随着上颌窦的发育，上颌骨逐渐形成。

**考点提示**　上下颌骨的发育过程。

## 本章小结

在胚胎期，背部中线外胚层上皮增生、卷曲成管状并沉入中胚层发育为神经管，部分多能干细胞脱离神经管成为条索状的神经嵴。神经嵴细胞迁移至胚胎头面部成为外胚间充质，外胚间充质增殖导致面部突起，包括鼻额突及其下面的6对鳃弓。第一对鳃弓分化为

上颌突和下颌突，与额鼻突共同发育为将来的颌面部。额鼻突两侧产生鼻凹，继而形成中鼻突和侧鼻突。两侧下颌突在中线处融合；上颌突与同侧的中鼻突和侧鼻突融合，并与同侧的下颌突发生部分联合，从而发育形成口腔颌面部。

腭起源于中鼻突向口腔侧形成的前腭突，以及两侧上颌突向内形成的侧腭突。两侧的侧腭突、前腭突之间相互融合发育形成腭。舌起源于下颌突内侧两个对称的侧舌隆突，以及来自第2、3鳃弓的鳃下隆起。前者形成了舌体，后者形成了舌根。

唾液腺是口腔上皮下陷并与其下方的外胚间充质相互作用的结果。下颌骨的发育起自下颌突Meckel软骨旁间充质的膜内成骨。颞下颌关节的颞骨一侧来源于膜内成骨，髁突一侧来源于软骨内的骨化。

在颌面部、腭和舌的发育过程中，各突起融合或联合不正常，则导致唇裂、面裂、腭裂等畸形的发生。

## 习　题

扫码“练一练”

**一、单项选择题**

1. 关于鳃弓的叙述下列哪项错误

A. 鳃弓来自神经嵴细胞的分化

B. 鳃弓和咽囊是面部发育过程中的突出变化

C. 鳃弓为左右对称背腹走向的8对柱状隆起

D. 第1对鳃弓也称为下颌弓

E. 第2鳃弓与舌骨发育有关

2. 关于鳃弓的叙述哪项错误

A. 相邻鳃弓之间有浅沟，在体表侧者为鳃沟

B. 在原始咽部，其表面衬覆的内胚层上皮向侧方增生形成与鳃沟相对应的浅沟为咽囊

C. 第1鳃弓软骨与舌骨发育有关

D. 第1鳃沟发育为外耳道、耳郭

E. 第1咽囊发育为中耳鼓室、咽鼓管

3. 上唇正中裂由于下列哪个突起未联合

A. 两侧球状突中央部分　　B. 球状突和上颌突

C. 球状突和中鼻突　　D. 球状突和侧鼻突

E. 球状突与侧腭突

4. 斜面裂是由于下列哪两个突起未联合所致

A. 上颌突与下颌突　　B. 上颌突与侧鼻突

C. 上颌突与中鼻突　　D. 上颌突与球状突

E. 侧鼻突与中鼻突

5. 关于面裂的叙述哪项错误

A. 面裂较唇裂少见

B. 上颌突与下颌突未联合或部分联合形成横面裂

C. 上颌突与侧鼻突未联合或部分联合形成斜面裂

D. 横面裂可自口角至耳屏前
E. 斜面裂自上唇沿着鼻翼基部至耳屏前
6. 关于腭裂的叙述哪项错误
A. 腭裂是口腔较常见的畸形
B. 为一侧侧腭突与对侧前腭突及鼻中隔未融合或部分融合所致
C. 可为单侧，也可为双侧
D. 80% 腭裂患者伴有单侧或双侧唇裂
E. 腭裂也常常伴有颌裂
7. 关于舌的发育哪项错误
A. 胚胎第六周侧舌隆突在中线融合并进一步发育为舌体
B. 奇结节可发生退化消失
C. 联合突主要由第 2 对鳃弓形成
D. 联合突形成舌根
E. 甲状腺发育自奇结节和联合突之间中线的内胚层上皮
8. 下列哪种结构发育形成舌体
A. 奇结节　　B. 奇结节和侧舌隆突
C. 侧舌隆突　　D. 联合突和奇结节
E. 腮下隆起
9. 关于下颌骨发育的叙述哪项错误
A. 下颌骨发育自第一鳃弓
B. 胚胎第 7、8 周下颌软骨为左右第一鳃弓中的条形软骨棒
C. 胚胎第七周下颌骨的发育以膜内成骨的方式出现
D. 细胞凝聚区分化出成骨细胞形成骨基质并骨化，为下颌骨体的骨化中心
E. 下颌骨被逐渐发育的下颌软骨包绕起来

**二、简答题**

1. 简述面突形成的基本过程及常见发育畸形。
2. 简述腭的发育过程及常见发育畸形。
3. 简述舌的发育过程。

（周　晓）

# 第二章

# 牙的发育

**学习目标**

1. **掌握** 成釉器、牙乳头和牙囊的发育；牙本质、牙釉质和牙根的形成。
2. **熟悉** 牙髓、牙骨质、牙周膜、牙槽骨的形成。
3. **了解** 牙齿萌出和乳恒牙替换的基本过程，牙齿萌出次序和时间。
4. 学会用显微镜辨认不同时期的成釉器。

牙的发育包括牙胚的发生、牙体和牙周组织的形成、牙的萌出。牙及其支持组织发生的原基是额鼻突和来源于第1鳃弓的上下颌突。在外胚层上皮细胞和外胚间充质的相互作用下，细胞发生分化，上皮细胞形成成釉器，间充质形成牙乳头和牙囊。成釉器最终产生牙釉质，牙乳头和牙囊则分别产生牙本质、牙髓和牙周组织。

人的一生产生两套牙齿，乳牙从胚胎第2个月开始发育，到3岁多牙根完全形成，恒牙的发育晚于乳牙，发育时间也更长。牙的发育不仅发生在胚胎生长期，而且持续到出生之后。为了叙述方便，本章分为牙胚的发生、牙体组织的形成和牙的萌出三节。

**案例分析**

**【案例】**

患者，男，9岁。因下颌牙弓上的牙齿增多而就诊。

查体：患者下颌左侧牙弓前牙位置出现双层牙。

**【讨论】**

1. 患者可能的诊断是什么？
2. 正确的处理措施是什么？

扫码“学一学”

扫码“看一看”

## 第一节 牙胚的发生和分化

### 一、牙胚的发生

在胚胎的第5周，原始口腔的上下牙弓已经形成，但因为缺乏上下唇，口腔前庭尚没有形成。此时覆盖在原始口腔的外胚层上皮由两层细胞组成，外层是扁平上皮细胞，内层为矮柱状的基底细胞。外胚层上皮以下是胚胎性结缔组织，与上皮组织以基底膜相隔，称为外胚间充质，由神经管两侧的神经嵴细胞迁移而来。

在原始口腔未来的牙槽突区，表面上皮细胞在深层的外胚间充质组织诱导下开始增生。开始是发生于上下颌弓特定点上的局部增生，这些增厚的上皮很快相互连接，依照颌骨的外形形成一马蹄形上皮增生带，称为原发性上皮带（primary epithelial band）。原发性上皮带上一系列区域细胞增殖活跃，局部上皮细胞开始向外胚间充质的深部呈根状长入，形成上皮板。上皮板在胚胎的第7周分叉为两支，向颊（唇）方向生长的上皮板称前庭板（vestibular lamina），位于舌（腭）侧的上皮板称为牙板（dental lamina）。前庭板继续向深层生长，与发育的牙槽嵴分开，此后前庭板表面上皮变性退化，形成口腔前庭沟（图2-1，图2-2）。

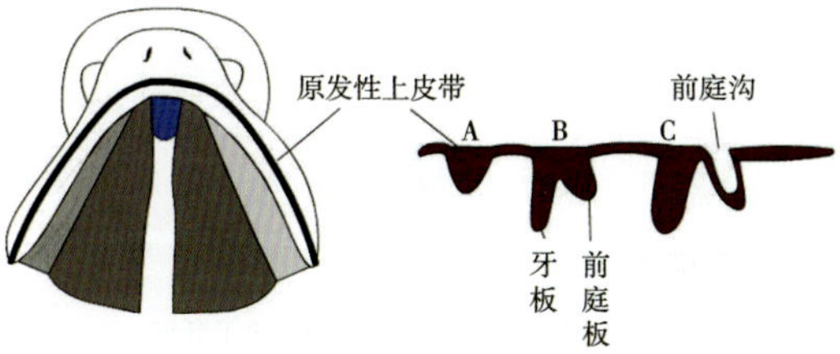


**图2-1　牙板和前庭板的发育**

A. 口腔上皮增生并凹陷，形成上皮板；B. 上皮板分叉向舌侧形成牙板；C. 前庭板凹陷形成前庭沟

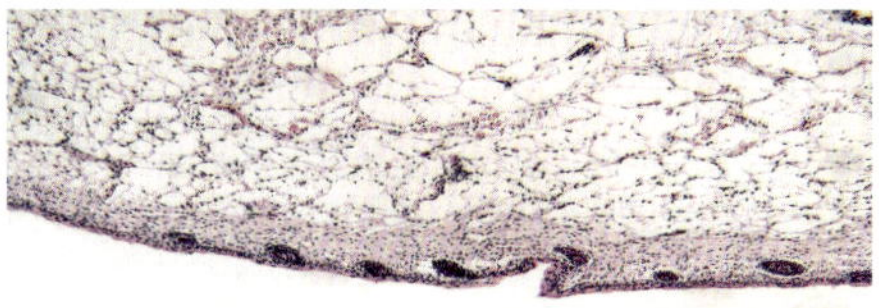

**图2-2　口腔上皮板的形成**

相当于图2-1的A期，此时周围的外胚间充质细胞对上皮的诱导尚无反应

随着上皮细胞的增生，牙板向深层的结缔组织内继续延伸直至未来牙的位置，牙板最末端细胞增生并将在此处进一步发育为成釉器，是牙发育起始阶段最显著的事件。同时，牙板末端增生上皮下方的外胚间充质也快速分裂增殖，在上皮周围积聚，这些局部增生的上皮及间充质即共同组成了牙胚（tooth germ）。关于牙胚的形成和发育，研究发现，在小鼠牙胚起始时期，将第1鳃弓上皮与牙前板颅神经嵴复合可以形成牙，但四肢及第2鳃弓等部位的上皮却不能诱导外胚间充质组织形成牙；在小鼠胚胎发育12天后，第1鳃弓上皮的成牙能力丧失，但将此时期的外胚间充质与不同来源的上皮复合却均可诱导牙的形成。因此，牙胚的形成和牙的发育最开始由第1鳃弓上皮内表达的因子所启动，此后，成牙能力则转移至其相邻的外胚间充质。

完整的牙胚由三部分组成：起源于口腔外胚层的成釉器（enamel organ），起源于外胚间充质的牙乳头（dental papilla）和牙囊（ dental sac）。成釉器将形成牙釉质，牙乳头形成牙髓和牙本质，牙囊则形成牙骨质、牙周膜和固有牙槽骨。可以根据成釉器的形态变化，将牙胚发育分为蕾状期、帽状期和钟状期三个连续的阶段。

## 二、成釉器的发育

在牙胚发育中，由上皮构成的成釉器的发育特征最明显，可依形态学变化分为蕾状期、帽状期和钟状期三个时期。

### （一）蕾状期

乳牙成釉器最先发生于乳切牙、乳尖牙、第一乳磨牙和第二乳磨牙。蕾状期（bud stage）约在胚胎第8周，延伸接近上述乳牙牙胚定点的牙板最末端上皮细胞迅速增生，牙板末端开始膨大，突入外胚间充质中形成圆形或卵圆形的上皮芽，形状如花蕾，这就是乳牙早期的成釉器。蕾状期成釉器的细胞类似基底细胞，呈立方或矮柱状，分化不明显。此时，在成釉器上皮的下方和周围，外胚间充质细胞增生并汇集在一起包绕上皮芽，但细胞形态一致，也未见到明显的细胞分化（图 2–3）。

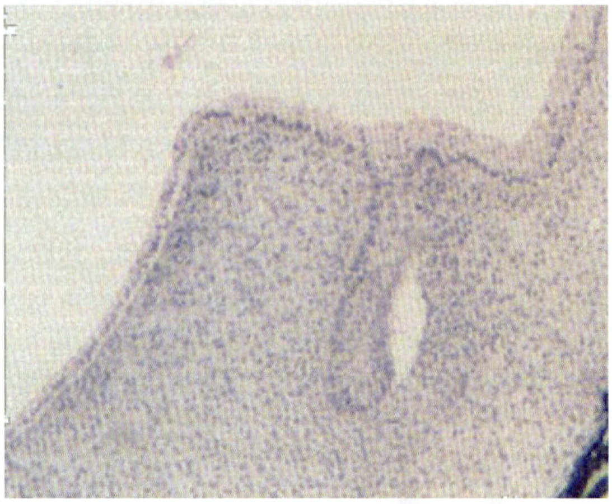

**图 2–3　蕾状期成釉器**

牙板末端突出似花蕾状，周围的间充质细胞在上皮的诱导下开始增生，与成釉器共同形成了牙胚

### （二）帽状期

蕾状期上皮芽继续向外胚间充质中生长，体积不断增大，至胚胎第 9~10 周，成釉器基底部上皮向内凹陷，形状变为如同帽子一般，故称帽状期（cap stage）成釉器。帽状期成釉器的细胞开始分化，形成三层：外釉上皮、内釉上皮、星网状层。

随着成釉器的发育，周围的外胚间充质细胞密度也继续增加，细胞进一步聚集。与成釉器基底部上皮内陷相对应，聚集的间充质细胞呈球形伸入到上皮凹陷区域内，称牙乳头，将来形成牙本质和牙髓。成釉器周围其余增生的外胚间充质细胞则发育为成结缔组织层，包绕成釉器和牙乳头边缘，称为牙囊，将来形成牙支持组织。成釉器、牙乳头和牙囊共同构成了牙胚，因此，在成釉器帽状期，牙胚开始具备其三种基本的组成成分（图 2–4）。

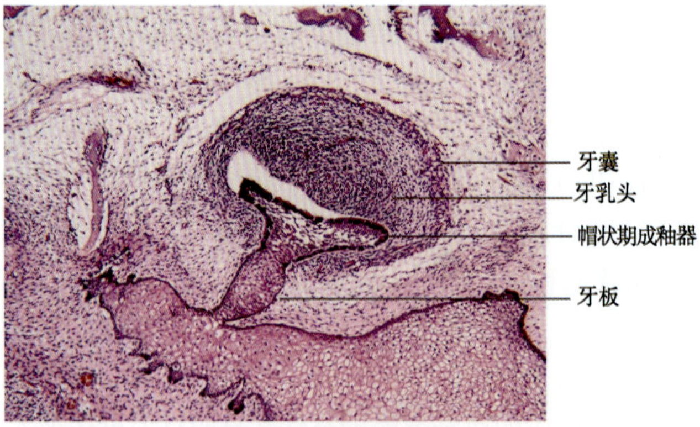


**图 2–4　帽状期成釉器**

成釉器末端凹陷成帽状，上皮细胞进一步分化为三层，周围间充质的分化也更加明显

蕾状期时所有牙胚形态基本相似，向帽状期转化后，牙胚才开始出现形态差异，并最终发育成不同形态的牙。由蕾状期向帽状期的转化由系列基因调控，主要包括 *MSR*1、*BMP*2、*BMP*4、*MSXE*1、*SHH* 和 *PAR*9 基因，这些基因的异常可能导致牙发育停滞于蕾状期。

### （三）钟状期

随着帽状期成釉器的发育长大，上皮凹陷逐渐加深，周缘也继续加长，至胚胎第 11~12 周，成釉器已形似吊钟，称为钟状期（bell stage）成釉器。至此成釉器进入成熟期，其凹面的形状已被确定，并决定牙冠的最终形态。如前牙成釉器的凹面为切牙形态，后牙则为磨牙的形态。

成釉器上皮的分化开始于帽状期，原本相似的细胞转变为形态和功能各异的 3 层细胞。至钟状期，上皮细胞的分化更趋于成熟，在光镜下呈现为不同形态的 4 层，不同部位的细胞已具备特定的表型，内釉上皮已拥有形成牙釉质的能力（图 2-5）。

**1. 内釉上皮层**　上皮细胞呈单层，排列整齐，以半桥粒将细胞固定在基底膜上，下与乳头相邻，并以基底膜与乳头相隔，上与中间层细胞直接相接。内釉上皮层最终将分泌牙釉质，是成釉器的功能部分。

自内釉上皮层形成至牙釉质开始分泌，内釉细胞处于动态变化之中；即使相同时期，从牙颈部到牙尖，细胞的形态和分化程度也不一致。在形成之初，内釉细胞呈矮柱状或立方状，细胞核大而居中，细胞质中富含糖原成分，高尔基复合体分布在近中间层区域，而线粒体分布在细胞质的其他部分。随着成釉器的发育，内釉细胞逐渐分化变为高柱状，高度达 40μm，直径达 4~5μm，称为成釉细胞（ameloblast）。在牙釉质分泌开始前，成釉细胞的细胞器重新定位，细胞核远离基底膜；高尔基复合体体积增大，从细胞质的中间层一端向基底膜一端移动，大部分位于细胞核的侧面和细胞体的中心。

在相邻的内釉细胞之间，有一特化的附着结构，即细胞连接复合体，在细胞的近中和远中包绕细胞。含有肌动蛋白的细丝由连接复合体进入细胞质中，在近中和远中形成终棒。这种细胞连接复合体在牙釉质的形成中起重要作用。

**2. 中间层（stratum intermedium）**　位于内釉上皮与星网状层之间，由 2~3 层扁平细胞构成，细胞核卵圆或扁平状。在钟状期早期，细胞核居中，高尔基复合体、粗面内质网、线粒体和其他细胞器数量不多。到晚期，上述细胞器增多，酸性黏多糖及糖原沉积，细胞间隙则增大并充满微绒毛。该层细胞具有较高的碱性磷酸酶活性，与牙釉质形成有关。

**3. 星网状层**　位于内外釉上皮之间。细胞为星形，有长的突起，细胞之间以桥粒相互连接成网状。星形细胞的细胞器数量稀少，以桥粒与外釉细胞和中间层细胞相连接。在钟状期，成釉器中央的细胞持续合成糖胺聚糖并分泌到上皮细胞间。该糖具有亲水性，将水吸引到细胞间隙，导致细胞之间的距离增大，同时成釉器体积增大。这些细胞外液呈黏液样外观，富含蛋白，对内釉上皮细胞有营养作用和缓冲作用，保护成釉器免受损害。当牙釉质形成时，该层细胞则萎缩，外釉细胞层与成釉细胞之间距离缩短，便于牙囊毛细血管输送营养。

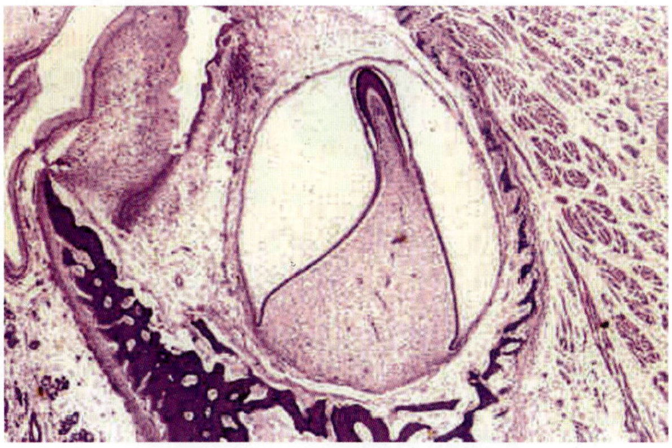

**图 2-5　钟状期成釉器**

**4. 外釉上皮层**　位于成釉器的周边，为一单层立方状细胞，借牙板与口腔上皮相连。

外釉上皮细胞细胞质少，内含游离核糖体、少量的粗面内质网、线粒体和少量散在的微丝，细胞间有连接复合体。在钟状期晚期牙釉质开始形成时，平整排列的外釉上皮形成许多皱褶，牙囊周围的间充质细胞进入皱褶之间，内含毛细血管，为成釉器旺盛的代谢活动提供丰富的营养。

内釉上皮与外釉上皮的相连处，柱状的内釉上皮细胞向立方状外釉上皮细胞移行，称颈环（cervical loop）。颈环最终形成上皮根鞘，后者对牙根的发育具有重要作用。颈环内釉上皮细胞的乳头一侧有一层无细胞区，内有少量胶原纤维，该处最终形成牙本质。

**考点提示** 成釉器的发育。

## 三、牙乳头的发育

牙乳头细胞为未分化的间充质细胞，有少量微细的胶原纤维分散在细胞外间隙。在钟状期，被成釉器凹陷部包围的外胚间叶组织增多，并出现细胞的分化。牙乳头与成釉器的内釉上皮之间以一层基底膜分隔，在内釉上皮的诱导下，切缘或牙尖部的牙乳头外层细胞首先分化为高柱状的成牙本质细胞（odontoblast），此时牙颈部此层细胞尚未分化成熟，仍为立方状。随着成牙本质细胞逐渐成熟和牙本质开始分泌，相应部位的牙乳头也逐渐成熟，其内部细胞出现分化，同时伴有血管和神经的长入，并最终分化为牙髓（dental pulp）。

在牙发育起始之初，发挥主导作用的是成釉器的上皮组织，在牙发育起始后期，主导作用则转移至牙乳头的外胚间充质。如将切牙的成釉器与磨牙的牙乳头重新组合，结果形成磨牙；与此相反，切牙的牙乳头与磨牙成釉器重新组合，结果形成切牙。牙乳头还可以诱导非牙源性的口腔上皮形成成釉器（图 2-6）。

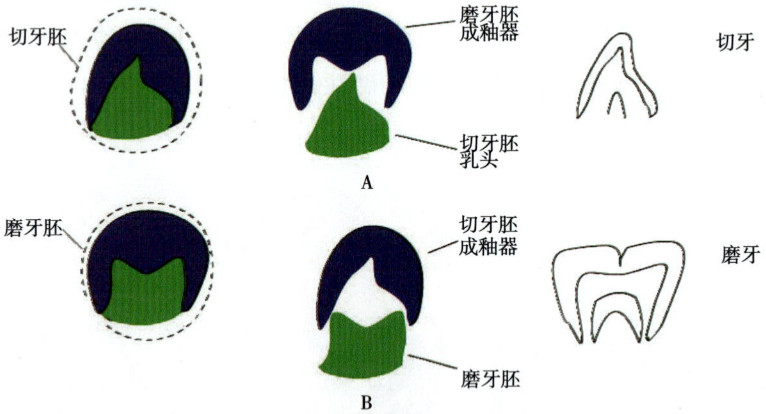


**图 2-6　牙乳头和成釉器重新组合后的牙发育**

A. 切牙牙乳头与磨牙成釉器组合，最终发育为切牙；B. 磨牙牙乳头与切牙成釉器组合，最终发育为磨牙

## 四、牙囊的发育

在成釉器外周和牙乳头底部，外胚间叶组织呈环状排列，对发育中的牙胚具有支持和保护作用。牙囊中含有丰富的血管，以保证牙体组织形成所需的营养。在牙根形成并萌出过程中，周围的牙囊细胞向不同方向分化，演化为成牙骨质细胞、成纤维细胞和成骨细胞，

分别形成牙骨质、牙周膜和固有牙槽骨，即牙周组织。

## 五、牙板的结局

帽状期成釉器还通过侧板（lateral lamina）与牙板连接，牙板本身呈凹凸不平的薄层结构，与口腔表面上皮相延续。到钟状期末，间充质侵入牙板，牙板逐渐断裂、退化，最后消失，成釉器与口腔上皮的联系中断。

如果牙板的退化消失不彻底，一些牙板上皮会残留于上下颌骨或牙龈中，以上皮岛或上皮团的形式存在，类似于腺体，又称 Serre 上皮剩余。偶见出生后不久婴儿的牙龈上出现针头大小的白色突起，即为上皮剩余，称为上皮珠（eplthelial pearl），俗称马牙，可自行脱落。在某些情况下，残留的牙板上皮可成为牙源性上皮性肿瘤或囊肿的起源。

**考点提示** 牙乳头、牙囊的发育和牙板的结局。

## 六、发育早期的临时性结构

在帽状期和钟状期牙胚中出现一些短暂的结构即釉结、釉索和釉龛。这些结构不是每个牙胚必须存在的或同时出现的。

**1. 釉结**　在帽状期成釉器，上皮细胞已经分化为 3 层，但内釉上皮的中央尚能观察到簇状的未分化上皮细胞，称为釉结（enamel knot）。釉结消失后，会在磨牙未来的牙尖顶部再次出现，因此，最初的釉结被称为原发釉结（primary enamel knot），再次出现的为继发釉结（secondary enamel knot）（图 2-7）。釉结具体的生理意义尚不完全清楚，但是在多种牙尖形成缺陷的突变小鼠中均观察到釉结结构的异常。现在普遍的观点认为釉结是牙发育的组织中心，调控牙尖的形态发生。

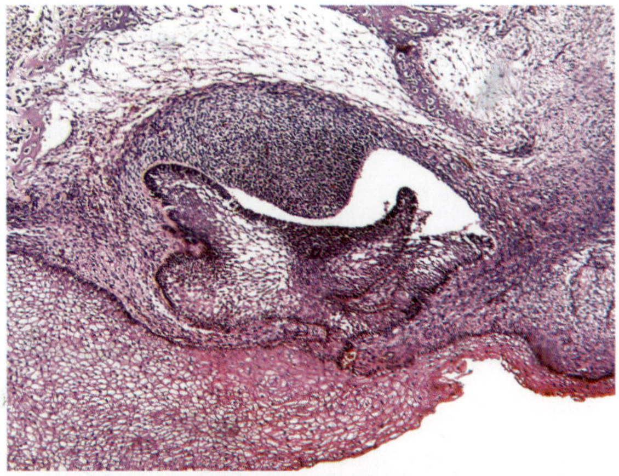

**图 2-7　釉结**

帽状期成釉器的内釉上皮增生形成釉结

**2. 釉索**　在釉结处从内釉上皮延伸至外釉上皮的条索结构，似乎将成釉器一分为二，称为釉索（enamel cord）。釉结和釉索可能是侧板与帽状期成釉器连接的部位，在牙冠形态发生时，这两种结构可能参与决定牙尖的早期位置。

**3. 釉龛**　帽状期成釉器通过侧板（lateral lamina）与牙板连接。牙板是凹凸不平的薄层面状结构，并非一条线状的条索。通过切片观察，牙板凹陷和凸起的部位因为超出切片平面而观察不到，相应部位由与切片同平面的结缔组织填充，这些结缔组织称为釉龛（enamel niche）。

### 七、恒牙的发育

**1. 恒前牙和前磨牙的发育** 在乳牙胚形成后，在牙胚舌侧，从牙板游离缘下端形成新的牙胚，并进行着上述相似的发育过程，形成相应的恒牙胚。恒牙胚的形态发生需2~4周才完成。前牙和前磨牙的牙胚在胚胎第4个月形成。

**2. 恒磨牙的发育** 乳磨牙胚形成后，随着上下颌弓的进一步发育和长度扩展，牙板的远中端继续向远中生长，其后方的游离端形成恒磨牙的成釉器。第一恒磨牙的牙胚是在胚胎的第4个月形成；第二恒磨牙的牙胚在出生后一年形成；第三恒磨牙牙胚是在4~5岁形成。恒牙胚的活动期从胚胎发育的第6周开始，持续到出生后第4年，整个活动期约5年的时间。

## 第二节 牙体组织的形成

扫码“学一学”

牙硬组织包括牙釉质和牙本质，二者的形成均从生长中心开始。前牙的生长中心位于切缘和舌侧隆突的基底膜上，磨牙的生长中心位于牙尖处。牙釉质和牙本质的形成有严格的规律性和节拍性，是上皮组织与外胚间充质在牙胚形成过程中相互诱导的进一步延续。来源于外胚间充质的成牙本质细胞形成一层牙本质并向牙髓中央后退，紧接着来源于上皮组织的成釉细胞分泌一层釉质并向外周后退，如此交叉进行，层层沉积，直至达到牙冠的厚度。

### 一、牙本质的形成

在钟状期的晚期，牙本质首先在邻近内釉上皮内凹面（切缘和牙尖部位）的牙乳头生长中心形成，然后沿着牙尖的斜面向牙颈部扩展，直至整个牙冠部牙本质完全形成。在多尖牙中，牙本质在各个牙尖部位独立地呈圆锥状一层一层有节律地沉积，最后互相融合，形成多尖牙牙冠部牙本质（图2-8）。

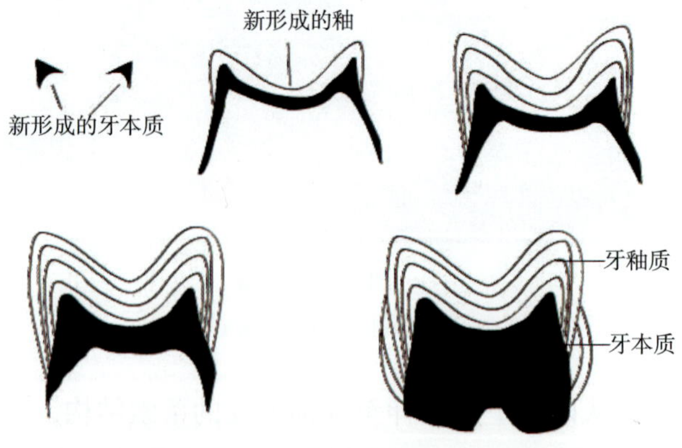


**图2-8 牙本质沉积**

在磨牙的生长中心，牙本质首先形成，之后牙釉质和牙本质在牙冠相互叠加，交替形成

**1. 成牙本质细胞分化**　最初的牙乳头细胞分散在含有少量细的胶原纤维的基质中，牙乳头细胞和内釉上皮之间有一层无细胞区。此时的牙乳头细胞属于未分化间充质细胞，细胞体积小，核居中，细胞质仅含有少量细胞器。随着成釉器的发育，当成釉细胞分化成熟后，对牙乳头表现出明显的诱导作用。在成釉细胞最先成熟的生长中心，内釉上皮细胞释放的生长因子和信号分子最先诱导了牙乳头外胚间充质细胞向成牙本质细胞的分化。这时邻近无细胞区的未分化间充质细胞迅速增大，分化为前成牙本质细胞。随着一系列的分裂和伸展，前成牙本质细胞的胞质体积迅速增大，从而能够容纳更多的细胞器用以合成牙本质蛋白，同时，细胞高度极化，细胞核远离内釉上皮细胞一侧，前成牙本质细胞即演变为成牙本质细胞（图 2–9）。成牙本质细胞因为体积增大最终占据牙乳头和内釉上皮之间的无细胞层。

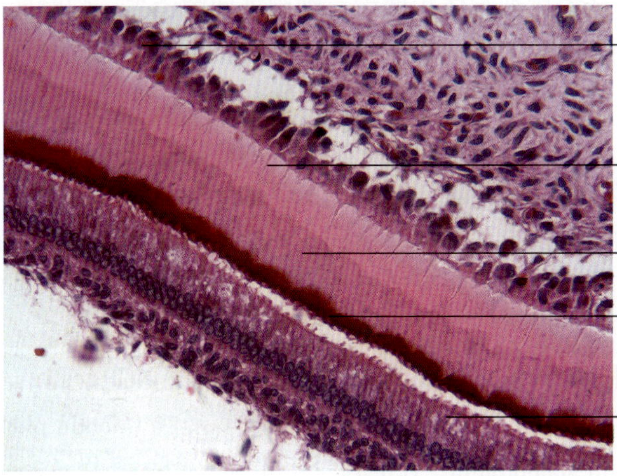


**图 2–9　牙本质、牙釉质及其形成细胞**

由牙乳头分化形成的成牙本质细胞产生牙本质，最初形成的前期牙本质尚未钙化

由内釉上皮分化形成的成釉细胞产生牙釉质，最初的牙釉质在牙本质的表面形成

牙本质的形成是由成牙本质细胞完成的。牙本质、牙釉质与骨质相似，均为钙化的细胞外基质，包括有机成分和无机成分。由成牙本质细胞合成分泌到牙乳头的有机成分主要是胶原和蛋白多糖或糖蛋白，无机成分则为磷灰石晶体。

成牙本质细胞分化之后，开始形成牙本质的有机成分。最先分泌到细胞外的胶原纤维比较粗大（直径在 0.1~0.2μm），被称为 vonkorff 纤维。Vonkorff 纤维主要是由Ⅲ型胶原构成，从成牙本质细胞深处发出向内釉上皮细胞扩展，并最终到达上皮下的无结构基质，与基底膜垂直。此后，随着成牙本质细胞体积增大，一些小的Ⅰ型胶原开始分泌，与未来的釉质牙本质界平行，并与上述的 vonkorff 纤维共同形成罩牙本质（mantle dentin），即牙冠的最外一层牙本质，也是最初形成的牙本质。牙根部的最外一层牙本质称透明层（hyaline layer），与冠部的罩牙本质相似，但其胶原纤维的起源有所不同，根部牙本质部分胶原纤维始于牙骨质与牙本质混合部。

罩牙本质（或透明层）一旦形成，成牙本质细胞就在罩牙本质（或透明层）内表面继续形成原发性生理性牙本质，即髓周牙本质。髓周牙本质不断地在罩牙本质表面沉积，最终构成牙本质的大部分。髓周牙本质与罩牙本质存在微小的差别，如罩牙本质的有机基质包含最先分泌到细胞外的 vonkorff 纤维，比较粗大且与牙的长轴平行，而髓周牙本质基质的Ⅰ型胶原纤维比较细小，且互相交织并与牙的长轴垂直。

上述牙本质形成于牙发育过程，称原发性牙本质。继发性牙本质是指在牙根发育完成，上下牙之间建立了咬合关系之后形成的牙本质。其形成方式和原发性牙本质相同，是原发性牙本质沉积的延续，但是其沉积速度明显慢于原发性牙本质。

根部牙本质的形成略晚，赫特威（Hertwig）上皮根鞘的内层细胞启动了成牙本质细胞的分化，从而形成根部牙本质。根部牙本质形成速度较慢，并且矿化程度与冠部有差异。伴随着牙萌出到功能位，约有 2/3 的根部牙本质形成。乳牙的根部牙本质完全形成要到萌出后 18 个月，而恒牙根部牙本质完全形成要在萌出后 2~3 年。在此之前根尖孔是开放的。

在牙冠发育和牙萌出期间，牙本质每天沉积约 4μm。当牙萌出后，牙本质的沉积减少到每天 0.5μm。在显微镜下每天新形成的牙本质基质与先前形成的基质之间可见明显的线，称生长线，这是基质形成变慢或休止继而使矿化发生改变所留下的痕迹。

在罩牙本质形成之前，成牙本质细胞体积增大，细胞外间隙消失，同时向基底膜侧伸出粗短的突起，偶尔有的突起能伸入基底膜中，形成釉梭（enamel spindle）。在牙本质形成的过程中，成牙本质细胞体逐渐退向牙髓中央，突起则被包埋在形成的罩牙本质中，未能随胞体后退，称为成牙本质细胞突起。在髓周牙本质形成的过程中，突起继续伸长，最终被包埋于贯通于牙本质全层的牙本质小管。

**2. 牙本质矿化** 牙本质的矿化由成牙本质细胞完成的。所谓矿化，就是含钙离子的磷灰石以晶体的形式在牙本质纤维之间逐渐而有规则沉积的过程。矿化的结果是使牙本质获得了人体内仅次于牙釉质的硬度。

成牙本质细胞通过分泌非胶原蛋白（non-collagenous protein，NCP）和产生基质小泡调控矿化起始和进展阶段的矿物沉积。非胶原蛋白有牙本质磷蛋白（dentin phosphoprotein，DPP）、牙本质涎蛋白（dentin sialoprotein，DSP），牙本质涎磷蛋白（dentin sialophos phoprotein，DSPP）和牙本质基质蛋白（dentin matrix protein DMP）等。

成牙本质细胞突起的细胞质中出现一些膜包被的小泡，称为基质小泡（matrix vesicle）。在牙本质形成过程中，矿化首先在基质小泡中开始。基质小泡中的磷灰石以单个晶体的形式存在，并随小泡被成牙本质细胞分泌到大的胶原纤维之间。在细胞外小泡内的晶体继续长大，以后小泡破裂，泡内晶体成簇地分散在成牙本质细胞突起周围和牙本质基质中。随着矿化结晶，成牙本质细胞产生的非胶原基质蛋白开始发挥调控矿化的作用，晶体继续长大并相互融合，最后形成矿化的牙本质。

在牙本质矿化的过程中，矿物质沉积晚于牙本质有机基质的形成，因此在成牙本质细胞层与矿化的牙本质之间总有一层有机基质，称为前期牙本质（predentin），其厚度 10~50μm 不等，排列在最靠近牙髓一层。前期牙本质主要是由胶原构成，与骨中的骨基质类似，在軩染色的切片中比矿化组织明显淡染。随着不同的非胶原蛋白在矿化前沿的合并，前期牙本质逐渐矿化。前期牙本质的厚度保持恒定，新生未矿化基质保持钙化平衡。前期牙本质在牙本质形成活跃期最厚，随着增龄而逐渐变薄。

牙本质的矿化分为球形矿化和线形矿化两种，以前者为主。球形矿化过程中磷灰石晶体不断生长，形成钙球，钙球进一步长大融合形成单个的钙化团。这种矿化形态多位于罩牙本质下方的髓周牙本质中。偶尔在该处球形钙化团不能充分融合，而存留一些小的未矿化的基质，形成球间牙本质。在静止期的髓周牙本质内，钙球体积减小，在矿化的前方呈现线形矿化区。钙球大小取决于牙本质沉积的速度，钙球越大牙本质形成的速度越快。

**考点提示** 牙本质的形成。

## 二、牙釉质的形成

### （一）成釉细胞分化和基质的分泌

**1. 成釉细胞的分化** 当牙本质形成后，内釉上皮细胞分化为有分泌功能的成釉细胞，并开始分泌釉质基质。成釉细胞的活动分为三个时期：分泌前期（presecretory stage）、分泌期（secretory stage）和成熟期（maturation stage）。分泌前期，分化的成釉细胞极性改变，与蛋白合成相关的细胞器数量增加，为牙釉质有机基质的分泌做准备。分泌期，成釉细胞分泌釉质基质。成熟期，成釉细胞调节和运输特殊离子，以便于矿物形成的共同沉积。

牙釉质蛋白首先在细胞的粗面内质网合成，在高尔基复合体浓缩和包装成膜包被的分泌颗粒，这些颗粒移动到细胞的远端，释放到新形成的罩牙本质表面，随后磷灰石晶体无规律地分散在这一层基质中，成为牙釉质最内层无釉柱结构的牙釉质，厚约 8μm。该层牙釉质形成后，成釉细胞开始离开牙本质表面，在靠近釉质牙本质界的一端，形成一短的圆锥状突起，称为成釉细胞突（odontoblastic process），也叫 Tomes 突（Tomes pocess），是分泌釉质蛋白的部位。突起与细胞体之间有终棒（erminal web）和连接复合体。突起中含有初级分泌颗粒和小泡，细胞体中仍含有丰富的合成蛋白的细胞器。

Tomes 突有两个分泌釉质蛋白的部位。第一个是在邻近突起的近中、紧靠连接复合体并环绕细胞周围的区域，这一部位与相邻的细胞形成釉柱的壁，并围成一凹陷，Tomes 突位于其中；第二个分泌部位是突起的表面。

**2. 釉质基质的分泌** 成釉细胞分泌的蛋白可分为釉原蛋白（amelogenin）和非釉原蛋白（non amelogenin）两类。与牙本质基质不同的是，釉质基质中缺乏胶原。釉原蛋白是最早发现的釉基质特异性蛋白，占釉质蛋白的 80%~90%，其重要特点是通过自我凝集作用形成 20nm 大小的纳米球结构。釉原蛋白富含脯氨酸、亮氨酸、组氨酸和谷氨酸，N 端序列由 45 个氨基酸残基组成，具有疏水性，有重要的功能意义。

非釉原蛋白仅占釉质蛋白的 10%，包括：釉蛋白（enamelin）、成釉蛋白（ameloblastin）和釉丛蛋白（tufetlin）。它们主要分布在釉质牙本质界、未成熟的釉柱、釉柱间及未矿化的釉鞘中。

除此之外，釉质基质中还有白蛋白和其他血清蛋白、丝氨酸蛋白水解酶和 $Ca^{2+}$ 依赖蛋白水解酶等。

在牙釉质形成整个厚度后，成釉细胞变短，细胞器的数量减少，多余的细胞器被细胞中的自噬小泡和溶酶体吞噬和降解。剩余的细胞器移动到细胞质近釉质基质的部分。牙釉质形成后，成釉细胞在釉质表面分泌一层无结构的有机物薄膜覆盖在牙冠表面，称为釉小皮。成釉细胞通过半桥粒与釉小皮连接。

牙釉质发育完成后，成釉细胞、中间层细胞、星网状层与外釉上皮细胞结合，形成一层鳞状上皮覆盖在釉小皮上，称为缩余釉上皮（creduced dental epthelum）。当牙萌出到口腔中，缩余釉上皮在牙颈部形成牙龈的结合上皮。

### （二）牙釉质矿化

成熟牙釉质的硬度是牙本质的 5 倍，是人体最硬的组织，其重量的 96%~97% 为无机物，因此有很高的脆性且易折断。釉柱（enamel rod）是釉质的基本结构，纵观釉柱呈细长柱状，起自釉质牙本质界，贯穿牙釉质全层到达牙的表面。在横断面上，釉柱呈球拍状，有一个近乎圆形的头部和细长的尾部，两者之间为颈部。每根釉柱由 4 个成釉细胞参与形成，一个成釉细胞形成釉柱的头部，三个相邻的细胞形成颈部和尾部（图 2-10）。

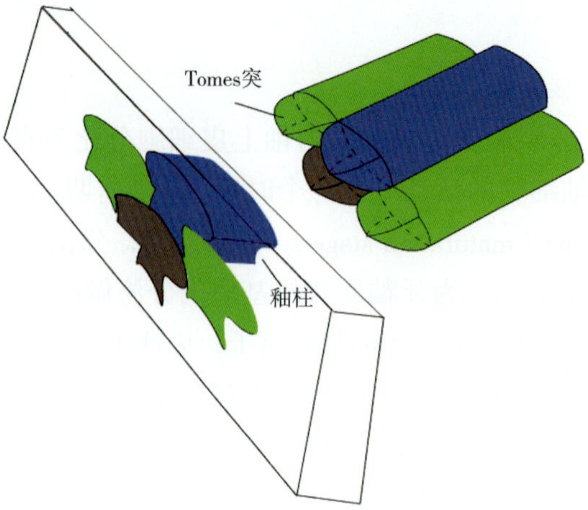


**图 2-10 成釉细胞与釉柱**

在成釉细胞后退的过程中，Tomes 突形成了釉柱。每根釉柱由相邻的 4 个成釉细胞共同参与形成

釉柱由有一定排列顺序的扁六棱柱形晶体所组成，而晶体来自对成釉细胞 Tomes 突所分泌的釉质基质的矿化。牙釉质的矿化方式是，一方面矿物质沉积到基质中，同时水和蛋白质从牙釉质中被吸收，如此反复交替，蛋白质和水逐渐减少，而矿化程度最后达到 96%。

牙釉质的矿化具体包括两个阶段。第一个阶段为快速矿化，牙釉质基质一旦被分泌到细胞外即发生。细胞分泌的有机基质中含有稀少的磷灰石晶体，细小如针形，但其直径和长度迅速增加，矿化率迅速达到约 30%。第一阶段矿化形成的牙釉质达到应有的厚度时，第二阶段的矿化开始发生。此阶段晶体变宽、变厚，体积增大，呈板条状，数量增多。与此同时，大部分有机基质和水被吸收，至牙釉质完全形成时矿物质含量达到 96%。第二阶段的晶体矿化由牙釉质表面开始，很快向深层扩散直到最内层；再由最内层缓慢向表层推进。外层牙釉质很快矿化，并成为牙釉质中矿化程度最高的部位。从牙釉质的表层到深层，其矿化程度逐渐减低（图 2-11）。

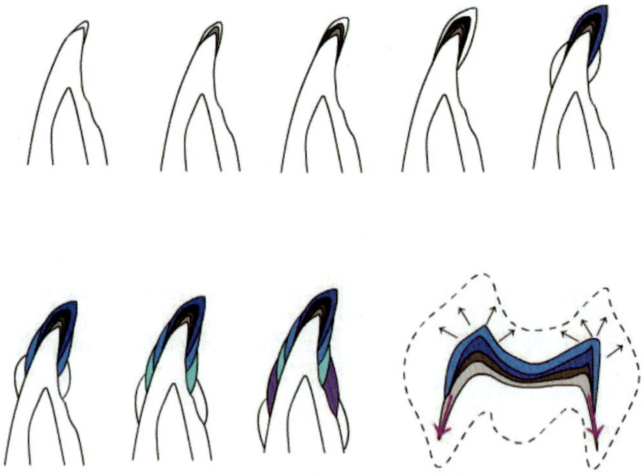

**图 2-11 釉质的形成**

牙冠开始形成的部位位于切缘和牙尖，最后分化的区域位于牙颈和牙尖之间

矿化完成后，成釉细胞与其所形成的釉柱呈一角度，每个细胞的突起伸入到新形成的牙釉质中，在光镜下成牙釉细胞和牙釉质表面交界处呈锯齿状，Tomes 突位于这些凹陷中。

与成牙本质细胞控制牙本质的矿化一样，牙釉质矿化是由成釉细胞调控的。首先，成釉细胞通过釉原蛋白调控晶体的发育。釉原蛋白分泌到基质中，很快被降解为分子量20~25kD大小的釉原蛋白复合物。晶体生长产生的压力将晶体间的釉原蛋白挤压出去并被成釉细胞重吸收。有些没被移除的蛋白可被成釉细胞分泌的蛋白酶降解为小分子的产物，这些低分子量的降解物易从生长的晶体间移除，从而调节釉质的形成和矿化。釉原蛋白虽然最终从成熟牙釉质中消失，而正是这个逐渐消失的过程对晶体的生长和构成发挥了重要的调节作用。

成釉细胞的结构特点是牙釉质矿化的基础。牙釉质矿化一方面是晶体数量的增多和体积的增大，一方面是蛋白质和水的被吸收而减少。无机离子分泌和蛋白、水分重吸收贯穿于牙釉质形成的全过程。成釉细胞在邻近牙釉质一侧的细胞膜形成皱褶时，可使无机离子渗出。成釉细胞膜无皱褶呈平滑面状态时，其位于釉质基质一侧的连接区是可通透的，可吸收蛋白和水分（图 2-12）。

有皱褶的成釉细胞可通透的连接区在近中（邻近细胞核的一侧），而细胞的远中（邻近釉质基质一侧）为紧密连接区，通透性很差，因此，无机盐只能通过膜上的皱褶分泌到牙釉质中。与此相反，具有平滑面的成釉细胞紧密连接区在近中，而远中连接区通透性好，一些大分子从发育的牙釉质中被吸收，必须通过平滑面的成釉细胞远中连接区。蛋白质的降解产物也可从成釉细胞的皱褶处吸收。

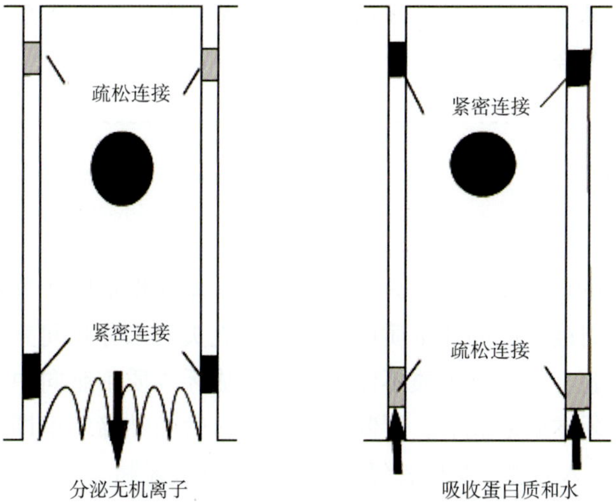


**图 2-12　成釉细胞的吸收与分泌功能**

表面有皱褶的成釉细胞分泌无机离子，表面无皱褶的成釉细胞则吸收多余的有机质和水

在釉质发育过程中，随着釉质基质不断沉积，牙冠的体积也在增大。牙冠的增长是通过釉质基质的增量沉积完成的，而牙釉质的沉积是通过新分化的成釉细胞完成的。牙尖处的牙釉质最先形成，而颈部最后形成。牙釉质在牙尖部和牙颈部不断地形成，使牙冠的高度和长度增加。从牙本质形成开始到牙釉质完全形成，牙冠体积增大了约 4 倍，而牙釉质的沉积将达到 2.5mm。

牙冠的生长还与牙尖间的内釉上皮细胞的细胞分裂有关。在后牙，牙尖之间的内釉上皮细胞分裂增殖，使牙尖间的距离增加，牙冠的体积增大。内釉上皮一旦分化为成釉细胞就会停止分裂，因此，牙尖和颈部是内釉上皮最后完成分化的部位。在细胞分化后，牙冠的大小就仅取决于牙釉质沉积。

**考点提示** 牙釉质的形成。

**知识链接**

### 珍贵的牙釉质

口腔里的每一粒牙齿都处在牙釉质的保护之下，一般呈乳白或淡黄色，切牙的切缘处牙釉质约 2mm 厚。作为人体最坚硬的部分，牙釉质是高度钙化的组织，含有 96% 以上的钙、镁、磷等无机盐类。以摩氏硬度表（Mohs Hardness Scale）来表示，牙釉质的硬度高达 7~8 度，虽然比钻石（摩氏硬度 10 度）略逊一筹，但几乎与水晶、黄玉硬度相当。

成釉器在牙釉质形成之后便退化，因此，牙釉质是不可再生的。一些人觉得牙齿如此坚硬，便不加珍惜，咬核桃、撬啤酒瓶等，久而久之，牙齿就会被崩掉一块。有的人经常吃甜食而不彻底洁齿，让牙齿遭到细菌破坏，最终形成龋齿。

牙齿损伤修复是牙科医生经常性工作，所用到的材料通常有银汞合金和复合树脂，前者由汞与一种或多种金属形成，而后者和公交车上座椅的材料差不多。虽然两者的硬度都比较高，基本能够代替真牙的功能。但是，有谁愿意舍弃自己宝贵的牙齿而换上银汞合金或者复合树脂呢？

## 三、牙髓的形成

牙乳头是产生牙髓的原始组织，当牙乳头周围有牙本质形成时才称为牙髓。牙乳头除底部与牙囊相接外，四周被形成的牙本质所覆盖。牙乳头的未分化间充质细胞分化为星形的成纤维细胞即牙髓细胞。随着牙本质不断地形成，成牙本质细胞向中心移动，牙乳头的体积逐渐减少。原发性牙本质形成后，牙髓腔内的多血管的结缔组织即为牙髓。这时有少数较大的有髓神经分支进入牙髓，交感神经也随同血管进入牙髓。

牙髓具有一定的自我修复和再生功能，发挥这些功能的是一群具有自我增殖和多向分化能力的细胞，称为牙髓干细胞。

**考点提示** 牙髓的形成。

## 四、牙根的形成

当牙冠发育即将完成时，牙根开始发生。内釉上皮和外釉上皮细胞在颈环处增生，形成内外双上皮层，中间并不包含星网状层和中间层细胞。这种增生的双层上皮，称为赫特威希上皮根鞘（Hertwig's epithelial root sheath）。上皮根鞘的内侧面包围着牙乳头细胞，外面被牙囊细胞包绕。上皮根鞘向未来的根尖孔方向生长，其内部被上皮根鞘包进的牙乳头细胞也向根尖增生，从而形成未来牙根的雏形。

在上皮根鞘延伸的过程中，其末端离开牙冠向牙髓方向呈约 45° 弯曲，形成一盘状结构，弯曲的这一部分上皮根鞘称为上皮隔，上皮隔围成一个向牙髓开放的孔，形成未来根尖孔的雏形。在牙根形成过程中，上皮隔在颌骨中的位置保持不变。上皮隔最初的牙根均为单根，如果上皮隔始终保持一个开口，则最终发育为单根牙；如果在上皮膈开口处长出两个或三个舌形突起，这些突起增生伸长并与对侧突起相连，这时上皮隔围成的单一孔就被分隔为两个或三个孔，将来就形成双根牙或三根牙。多根牙的形成，在根分叉区形成之前与单根牙相似。在多根形成时，每个根以相似的速度生长，其发育过程也与单根牙相同（图 2-13、2-14）。

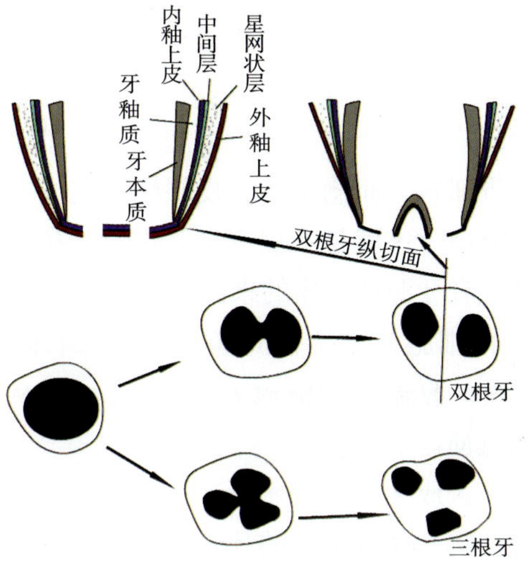


**图 2-13　上皮根鞘与牙根发育**

成釉器的颈环向下延伸，发育为上皮根鞘。末端的上皮根鞘内折形成上皮隔。上皮隔细胞的增生决定了牙根末端开口的数目

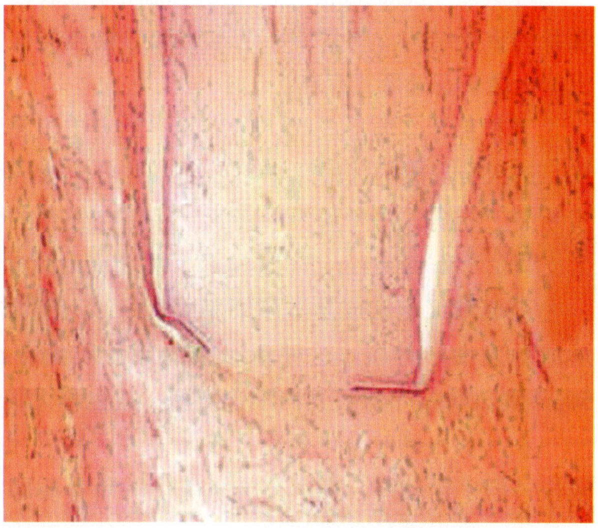

**图 2-14　上皮根鞘与上皮隔**

上皮根鞘在伸展的过程中，其内部牙乳头的外层细胞与上皮根鞘基底膜接触，分化出成牙本质细胞，进而形成根部牙本质。随着牙根的伸长，牙胚向口腔方向移动，并为牙根的继续生长提供了空隙。与上皮根鞘相似，上皮隔也具有诱导成牙本质细胞分化继而形成牙本质的功能。在牙根发育后期，上皮隔开口缩小，根尖孔宽度也随之缩小。随后根尖牙本质和牙骨质沉积，形成狭小的根尖孔。

上皮根鞘对于牙根的正常发育非常重要。如果上皮根鞘的连续性受到破坏，或在根分叉处上皮隔的舌侧突起融合不全，则不能诱导分化出成牙本质细胞，因而引起该处牙本质缺损，牙髓和牙周膜直接连通，形成侧支根管。另一方面，如果上皮根鞘在规定的时间没有发生断裂，仍附着在根部牙本质的表面，则牙囊的间充质细胞不能与该处牙本质接触，也就不能分化出成牙骨质细胞形成牙骨质。这样在牙根表面特别在牙颈部牙本质暴露，引起牙颈部过敏。

牙根向着根尖方向逐渐延长的过程伴随牙周组织的发育。发育牙根包括上皮根鞘、牙乳头和牙囊，这三者相互作用，在牙发育早期作为一个整体性的功能复合物被称为发育期根端复合体（developing apical complex，DAC）。发育期根端复合体细胞较其他牙源性间充质干细胞具有更强的增殖能力和矿化能力。被分离的发育期根端复合体无论在体内外，仍具有形成牙根和牙周组织的能力。

## 五、牙周组织的形成

牙周组织包括牙骨质、牙周膜和牙槽骨，位于牙根与上下颌骨之间，均由牙囊发育而来。在牙根发育过程中，上皮根鞘断裂，牙囊中的外胚间充质细胞进入上皮裂隙内，位于新形成的牙根部牙本质附近。此处的细胞分化为成牙骨质细胞，形成牙骨质。而牙囊邻近牙骨质的细胞形成牙周膜，近颌骨处的细胞则形成牙槽骨。

### （一）牙骨质的形成

牙骨质（cementum）是直接包绕在牙根表面的一层硬结缔组织，是维系牙和牙周组织联系的重要结构。与骨质、牙本质和牙釉质类似，牙骨质由有机物和无机盐构成，并且无机盐以磷灰石的形式存在。

当根部牙本质形成时，包绕牙根的上皮根鞘断裂形成网状，这时牙囊细胞穿过根鞘上皮，进入新形成的牙根牙本质表面，并分化为成牙骨质细胞。而剩余的上皮根鞘细胞进一步断裂、萎缩，并离开牙根表面，保留在发育的牙周膜中，这就是上皮剩余，也称马拉瑟上皮剩余（Malassez epithelial rest），可能成为颌骨囊肿或者牙源性肿瘤的来源。

与成釉细胞和成牙本质细胞类似，成牙骨质细胞向细胞外分泌有机基质和胶原纤维，形成原发性牙骨质。这种新形成的牙骨质发育比较慢，覆盖在牙根冠方 2/3 处，厚度从 50pm 到 200μm 不等，其内不含细胞，故也称无细胞牙骨质。

在牙萌出到咬合平面后，在牙根尖区和后牙根分叉区成牙骨质细胞形成牙骨质的速度较快，但矿化较差，表面有层未矿化的牙骨质即类牙骨质，这时形成的牙骨质称为继发性牙骨质。因为成牙骨质细胞在向细胞外分泌基质的过程中，本身逐渐被增多的继发性牙骨质包埋，转变为牙骨质细胞，故继发性牙骨质也称细胞性牙骨质。

两种牙骨质的有机基质内均含有大量胶原纤维，这些纤维部分来自成牙骨质细胞本身所形成的纤维，与牙根表面平行排列；部分来自牙骨质外侧的牙周膜主纤维，与牙根表面垂直排列。牙周膜纤维由成纤维细胞分泌，纤维束粗大，一端埋入内侧的牙骨质，另一端埋入外侧的牙槽骨，故也称为穿通纤维（perforating fiber）或者沙比纤维（sharpey's fiber），对牙周组织的联结有重要意义。在牙骨质，成牙骨质细胞分泌的纤维与穿通纤维互相交织呈网格状。

牙骨质基质矿化方式与牙本质相似，磷灰石晶体通过基质小泡扩散至胶原纤维之间，使胶原纤维矿化。埋在无细胞牙骨质中的穿通纤维矿化较完全，而细胞牙骨质中的穿通纤维仅发生部分矿化，故牙根尖区和后牙根分叉区的细胞牙骨质矿化较差。

### （二）牙周膜的发育

当牙根形成时，周围的牙囊细胞增生活跃，靠近牙根部的部位分化出成牙骨质细胞进而形成牙骨质，靠近上下颌骨的牙槽窝内壁的部位分化出成骨细胞，进而形成为固有牙槽骨。而位于牙骨质和固有牙槽骨之间的细胞则分化为成纤维细胞，它们产生的胶原纤维形成致密主纤维束，部分被埋在牙骨质和牙槽骨中形成穿通纤维。牙周膜纤维在发育期和牙的整个生活期间，均不断地更新和改建，对萌出的牙或有功能的牙都有支持作用。

牙周膜内穿通纤维在牙骨质一侧的最高附着点是牙骨质釉质连接处，在牙槽骨一侧最高附着点为牙槽嵴，两者之间的纤维为牙槽嵴纤维。牙槽嵴为围绕牙槽窝周围最高处的牙槽骨。因此，在牙萌出的过程中，随着釉质牙骨质连接处与牙槽嵴的相对位置不断变化，牙周膜纤维束的方向也不断变化。

在牙萌出前，由于牙槽嵴位于釉质牙骨质连接处的上方，发育中的牙槽嵴纤维束向牙冠方向斜行排列。随着牙萌出和移动，釉质牙骨质界与牙槽嵴处于同一水平，牙槽嵴的斜行纤维束变为水平排列。当牙萌出到功能位时牙槽嵴位于釉质牙骨质界下方，水平纤维又成为斜行排列，形成牙槽嵴主纤维（图 2–15）。

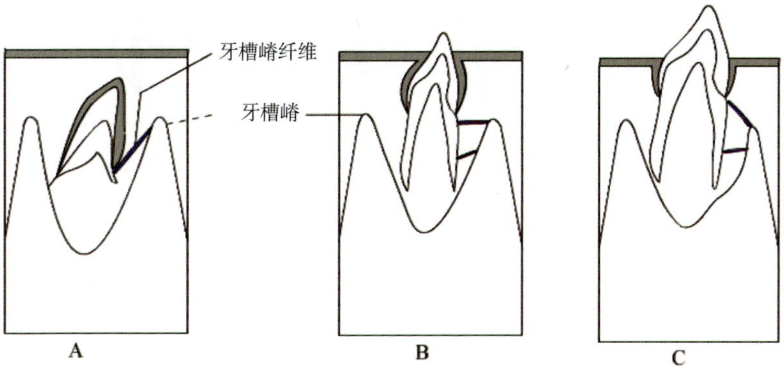


**图 2–15　牙槽嵴纤维的走向**

随着牙的萌出，牙槽嵴和牙颈的相对位置不断变化，牙槽嵴纤维的走行也相应改变

牙周组织中结合上皮的形成是在牙尖进入口腔后开始的。口腔上皮向根方移动到缩余釉上皮之上，通过成釉细胞和下方的基底膜附着在牙釉质表面，形成结合上皮。缩余釉上皮的外层细胞具有增殖能力，转变成结合上皮的基底细胞。一般缩余釉上皮转变为结合上皮是在牙萌出后 3~4 年才完成。

### （三）牙槽骨的形成

当牙周膜形成时，发育的牙周膜纤维周围分化出成骨细胞形成新骨。新骨在牙周膜与骨隐窝的壁之间逐渐沉积，使骨壁与牙之间的间隙减少，牙周膜的面积也在减少，固有牙槽骨逐渐形成。

牙周支持组织形成后，在其改建过程中要不断地补充新的成牙骨质细胞、成骨细胞和牙周膜成纤维细胞。来自骨髓的细胞通过血管通道进入牙周膜中，形成能分化为成骨细胞、成牙骨质细胞的前驱细胞。这些细胞是新的牙周膜成纤维细胞的来源，也可以向牙骨质和骨壁移动并发生分化，成为成牙骨质细胞和成骨细胞的来源。

**考点提示**　牙根及牙周组织的形成。

扫码“学一学”

## 第二节　牙的萌出和替换

### 一、牙的萌出

牙的萌出（eruption）是指发育中的牙在牙冠形成后穿过骨隐窝和口腔黏膜，出现在口腔中并达到咬合平面的一个复杂的过程。牙的萌出可分为三个时期：萌出前期、萌出期和萌出后期（或功能期），通常可以同时在同一牙列的不同牙中分别观察到上述三个时期。萌出期是伴随着牙根的形成而开始的，牙突破口腔黏膜出现在口腔中是此期最显著的临床表现，在此之后，牙以最大的移动速度到达咬合平面。在萌出后期，随着颌骨的生长以及牙咬合面的磨耗，牙将继续缓慢萌出（图 2-16）。

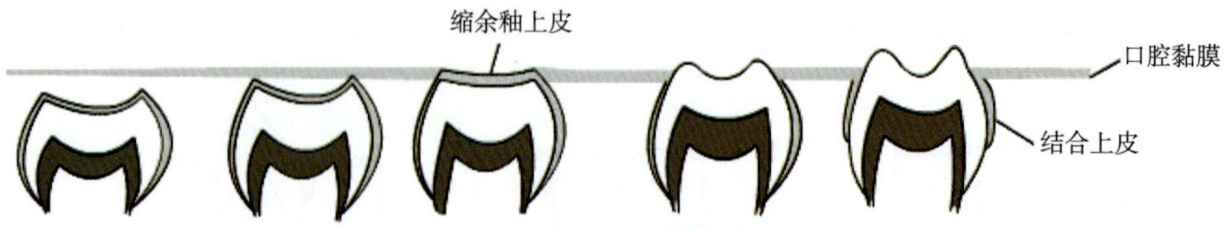


**2-16　牙萌出全过程**

随着牙冠的萌出，成釉器逐渐萎缩成为缩余釉上皮，与表面牙龈上皮结合后破裂，形成牙的萌出通道，最后退化为牙颈部的结合上皮

### （一）萌出前期

该期发生在牙根形成之前，主要变化是牙胚和牙槽骨的相互影响。

首先，牙槽骨的发育促使乳牙胚向各个方向移动。牙胚发育与上下颌骨的生长同时进行，为使牙在颌骨中的位置保持相对正常，发育中的牙胚需要经常进行自我调整。如当上下颌骨向中线和后端增长时，发育中的乳牙胚向前庭方向和咬合面移动，此时，前牙胚同时向近中移动，后牙胚同时向远中移动。

其次，牙槽骨的发育促使恒磨牙的长轴发生变化。恒磨牙从牙板的远端延伸形成牙胚，开始时颌骨容纳这些牙胚的空间很小，因而上颌的恒磨牙在发育时长轴向远中倾斜，而下颌恒磨牙胚的长轴向近中倾斜。以后随着上下颌骨的发育和增长，上下恒磨牙发生移动，长轴也转向正常的垂直位置。

再次，随着乳牙和恒牙胚的不断移动，两者之间的位置不断变化。萌出前期初始，在同一骨隐窝中恒牙胚在乳牙胚的舌侧发育，并靠近该乳牙的牙尖或咬合平面。到了该期末，恒牙胚的位置相对下移，恒前牙位于乳牙舌侧近根端 1/3 处，前磨牙则位于乳磨牙牙根下方。这种相对位置的改变并非是由恒牙胚向下移动而引起的，而是由于乳牙的萌出以及相应软组织的改变而产生的。

最后，牙胚的移动对上下颌骨的发育也具有一定影响。在牙胚移动的方向上，骨组织吸收，而在其相反方向上骨组织增生，以填补牙胚留下的空隙。

牙胚萌出前的移动由两种方式完成的，一是牙胚的整体移动，二是牙胚在生长时一部分保持固定而其他部分继续生长，使牙胚的中心发生改变。如在牙根形成时，由于牙胚的上皮隔处于相对固定的位置，随着牙根的生长，牙冠逐渐向口腔黏膜方向移动，牙槽突的高度也增加。

### （二）萌出期

乳牙和恒牙的萌出是相似的，都开始于牙根的形成，持续到牙进入口腔达到咬合接触。待牙尖进入口腔后，牙根的 1/2 或 3/4 都已形成。

牙进入口腔前，成釉器的造釉活动已经结束，成釉器各层细胞缩合成一层鳞状的缩余釉上皮，覆盖在牙冠表面，与表面的口腔上皮之间被结缔组织隔开。在牙萌出的过程中，缩余釉上皮能保护牙冠在移动中不受损伤。如果没有这一保护层，在结缔组织的作用下，牙冠的牙釉质和牙本质可被吸收而发生变形。缩余釉上皮还能分泌溶解结缔组织的酶，加之萌出时上皮对结缔组织的压力，结缔组织破坏消失。这时下面的缩余釉上皮和口腔表面上皮细胞相互接触并紧密结合，在萌出牙的上方融合形成双层的上皮团，称为上皮袖。随后上皮袖中央细胞发生凋亡，缩余釉上皮与牙釉质表面分离，牙冠暴露，并形成一个有上皮衬里的牙萌出通道，故牙萌出时不会发生出血。在牙冠尚未暴露的部分，缩余釉上皮仍附着在牙面上，待牙完全萌出后，这一部分上皮在牙颈部形成结合上皮。

当牙胚向咬合面方向萌出时，包绕牙胚的牙囊组织通过结缔组织条索与口腔黏膜固有层相连，这些条索状结构称为引导索，有时内含牙板的剩余上皮。在恒牙萌出之前，乳牙的舌侧可出现含有引导索的孔，称为引导管。当恒牙萌出时，骨吸收使引导管很快增宽，成为恒牙萌出的骨通道。

牙冠萌出到口腔，一方面是牙本身㕵向运动的结果，即主动萌出；另一方面是由于牙龈向根方移动来完成的，即被动萌出。

### （三）萌出后期

该时期也叫功能性萌出期，是从牙到达咬合平面开始直到牙根与牙周发育完成的过程。

首先是牙根的继续发育。刚萌出牙的根尖孔呈喇叭开口，髓腔很大，牙骨质薄。以后随着上皮隔收缩，根尖孔和根管变窄，根尖牙骨质和牙本质沉积。根尖部完全形成，一般要经过2~3年左右。

其次是牙周组织的继续发育。无牙的上下颌牙床在口腔闭合时是互相接触的，待乳牙萌出达到咬合平面时，颌间距离出现。当上下牙建立起咬合关系时，受咬合力的作用，牙周组织进一步发育成熟，表现为牙槽骨密度增加；牙周膜的主纤维与咬合力相适应，纤维束直径由细小变得粗大而稳定，并形成各组纤维束，附着在牙龈、牙槽嵴和牙根周围的牙槽骨上。此时，牙周膜和牙槽骨中的血管更加丰富，有髓神经和无髓神经也伴随血管进入牙周膜中。

再次，咬合面的不断磨损导致牙根的继发性改变。轻微磨损可由牙向咬合面做轻微的移动来补偿；磨损过于严重，前牙及前磨牙在牙根根端1/3处、磨牙在根分叉处会产生牙骨质的沉积。此外牙也有轻微的侧向移动，引起牙槽窝近中骨壁吸收，远中骨壁新骨形成。

自牙尖进入口腔到与对合牙建立咬合的时期内，最易发生咬合异常。这时牙根尚未完全形成，牙周附着不牢固，牙槽骨较疏松，易受外力的影响等都可决定萌出牙在牙弓上的最后位置。唇、颊或舌的压力和方向不正常，如儿童咬唇吮手指等不良习惯，均能使牙发生异位畸形。已出现牙移位者，在儿童期加以矫治比成人效果更好。

牙萌出是一个多种因素参与的复杂过程，但对于萌出的机制还不十分了解。牙根的形成、骨的改建、牙囊与牙源性上皮、牙周膜成纤维细胞的收缩，都可能对牙的萌出发挥一定的作用。

## 二、牙萌出的次序和时间

牙萌出有一定的次序和时间，大致有如下一些规律。

1. 牙萌出有一定的次序。萌出的先后与牙胚发育的先后基本一致，也有少数例外，如上颌尖的牙胚产生较晚，而发育和萌出却较早。

2. 牙萌出有比较恒定的时间性，但其生理范围较宽。

3. 牙萌出的时间有性别差异。乳牙列中男孩乳牙萌出较女孩早，恒牙列反之。

4. 左右同名牙大致同时出龈。

5. 下颌牙萌出略早于上颌同名牙。

## 三、乳恒牙交替

乳牙列中牙数目少、体积小，适合儿童较小的颌骨。乳牙的发育和萌出，有助于促进牙弓和颌骨的发育，从而为恒牙整齐地排列在牙弓上提供足够的位置。因此，乳牙过早脱落均可引起恒牙位置的紊乱，导致恒牙咬合错乱。随着儿童年龄的增长，乳牙的数目、大小和牙周组织的力量等，都不能适应长大了的颌骨和增强了的咀嚼力，必须要进行乳恒牙的交替。乳牙从 6 岁左右，陆续发生生理性脱落，到 12 岁左右全部为恒牙所代替。

乳牙脱落首先是牙根被吸收，牙周组织退化，两者失去联系的结果。随着恒牙胚的发育和移动，恒牙胚与乳牙根之间的结缔组织受到挤压，局部血管充血，转化为肉芽组织，破坏并吸收乳牙根部的牙本质。

当牙根尖部被吸收后，乳牙即逐渐松动，乳牙完全失去与深层组织的附着而脱落。因此，脱落的乳牙没有牙根或只有极短的一段牙根，根面呈蚕食状，与牙根折断容易区别。

乳牙根的吸收是一个逐步完成的过程。在某一时期，乳牙根被吸收的部位，取决于恒牙胚的位置。对乳前牙而言，恒前牙牙胚发生于与乳牙切缘或牙尖相近的舌侧，之后向下移动至近乳牙根尖舌侧 1/3 处，然后向咬合面和前庭方向移动，最后恒前牙冠移至乳牙的根尖部，即乳牙牙根的正下方。因此，乳前牙根的吸收也从近乳牙根尖舌侧 1/3 处开始，继而转向恒前牙的咬合方向和前庭方向，最后转向乳牙的根尖部，即乳牙根的正下方，导致恒前牙恰好在脱落的乳牙的位置下面萌出。

对于乳磨牙而言，恒磨牙的牙胚开始位于乳磨牙牙根之间，随着乳牙的萌出，乳磨牙向咬合面方向移动，恒前磨牙胚转而位于乳磨牙的根尖部。与此相对应，乳磨牙根的吸收也是从根分叉处的根间骨隔开始，然后乳牙根面发生吸收。当乳牙根完全被吸收，其下方的恒前磨牙也恰好在脱落的乳牙的位置下面萌出（图 2–17、2–18）。

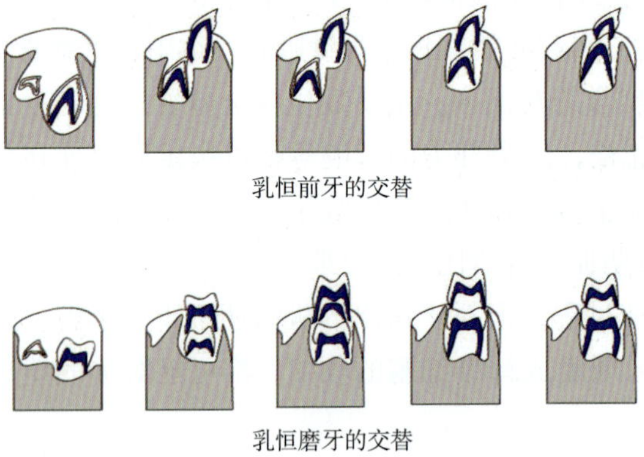


**2–17　牙的萌出和交替**

恒前牙（尖牙）和恒前磨牙均移动到相应乳牙的根方，最终将后者顶出

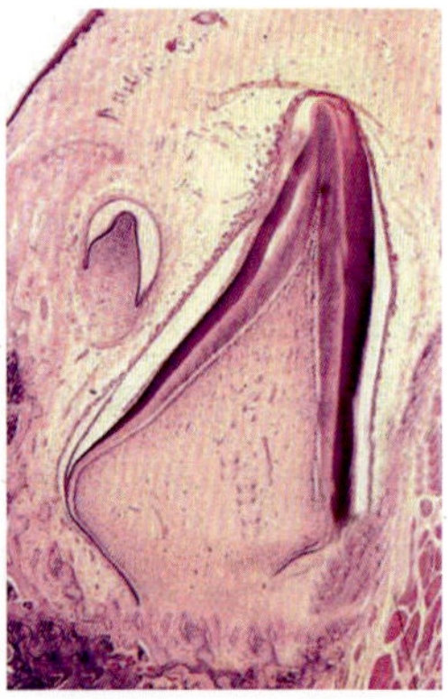

**2–18　牙的萌出和交替**

同一骨隐窝中，恒牙胚在乳牙胚的舌侧发育

如果恒牙胚的移动不充分，乳牙根则不能被完全吸收，这时恒牙可在乳牙的舌侧萌出，而出现双层牙。这种情况切勿将刚萌出的恒牙误认为是多余牙而拔除。尽早地去除这种乳牙，有助于将在舌侧萌出的恒牙调整到正确的位置上。

在乳牙根被肉芽组织吸收的同时，乳牙的牙周组织也逐渐被破坏吸收。首先，从肉芽组织中分化出来的破骨细胞引起乳牙根周围牙骨质和牙槽骨的双重吸收。其次，在乳牙吸收区，一部分成纤维细胞的正常分泌机制受到破坏，另一些细胞表现出程序性死亡，即染色体凝聚，凋亡小体形成并被邻近的成纤维细胞吞噬。程序性细胞死亡对于形态发生是很重要的，牙周膜的程序性细胞死亡，说明乳恒牙的交替是一种由遗传因子决定的有序过程。

**知识链接**

### 恒磨牙的萌出

人类乳牙有20颗，上下牙弓的左右半侧各有5颗，从中线到两侧分别称为乳中切牙、乳侧切牙、乳尖牙、第1乳磨牙和第2乳磨牙。人类恒牙一共有28~32颗，上下颌左右各7~8颗，从中线到两侧分别称为中切牙、侧切牙、尖牙、第1前磨牙、第2前磨牙、第1磨牙、第2磨牙和第3磨牙。因为每侧恒牙比乳牙多出2~3颗，所以最后的三颗恒磨牙是直接萌出的，并没有乳恒牙交替的现象。

恒牙中的第1磨牙一般在儿童6岁的时候从第2乳磨牙的后面直接萌出，因此被称为“六龄牙”。一些粗心的家长把孩子的六龄牙误认为乳牙，以至于在六龄牙发生龋齿的时候不以为然，以为还会从下面生出新的恒牙，殊不知眼前就是最后的牙齿！

恒牙中的第3磨牙在16~25岁时从牙槽骨的末端萌出，此时人的心智比较成熟，故称为“智齿”。人类的牙槽骨由于进食越来越精细而在长度、宽度、强度上发生不同程度的退化，无法为智齿萌出提供足够的空间，往往导致智齿的异位萌出或者阻生。

## 本章小结

牙的发生和发育是一个复杂的上皮与间充质相互作用的过程。成釉器、牙乳头和牙囊共同组成了牙胚。成釉器分为蕾状期、帽状期和钟状期。

牙本质首先形成，牙乳头最内层的间充质细胞分化为成牙本质细胞，依次形成罩牙本质、髓周牙本质、牙根牙本质和继发性牙本质。牙本质形成的过程中，成牙本质细胞胞体后退，但突起保留在原位并被牙本质包埋，形成牙本质小管。罩牙本质产生之后，成釉器最内层的成釉细胞开始分泌釉质。牙本质与釉质交替分泌，最终形成牙体组织。釉质发育结束后，成釉器退化成为缩余釉上皮。

牙本质和釉质开始主要为有机基质，以后随着磷灰石晶体的沉积而逐渐矿化。牙本质的矿化由成牙本质细胞分泌的非胶原蛋白和基质小泡进行调控，矿化之前的牙本质称为前期牙本质。牙釉质的矿化分为两个阶段，由成釉细胞进行调控。成釉细胞分化为皱褶游离面和光滑游离面两种，分别发挥分泌钙离子和吸收蛋白质和水的功能，共同完成釉质的矿化。

牙根形成时，周围的牙囊细胞分化为成纤维细胞，形成牙周膜。牙周膜内侧产生成牙骨质细胞，外侧产生成骨细胞，分别形成牙骨质和牙槽骨。

牙的萌出是上下颌骨、乳牙胚和恒牙胚之间相互作用的复杂过程，包括萌出前期、萌出期和萌出后期。

扫码"练一练"

## 习 题

**一、单项选择题**

1. 关于牙胚的发育哪项错误

A. 胚胎第五周口腔上皮由两层上皮组成

B. 上下颌弓的特定点上局部上皮增生并相互连接，形成马蹄形上皮带

C. 胚胎第七周原发性上皮带继续向深层生长，并分裂为两个。

D. 向颊侧方向生长的上皮板称为牙板

E. 牙板进一步向深层生长发育称为牙胚

2. 下列关于牙乳头的叙述哪项错误

A. 牙乳头细胞为未分化的间充质细胞

B. 牙乳头的内层细胞分化为成牙本质细胞

C. 牙乳头在牙发育中起重要作用

D. 牙乳头是决定牙形状的重要因素

E. 牙乳头还可诱导非牙源性口腔上皮形成成釉器

3. 下列叙述哪项错误

A. 牙硬组织的形成从生长中心开始

B. 前牙的生长中心位于切缘或舌侧隆突的基底膜上

C. 牙釉质的形成比牙本质早

D. 牙釉质和牙本质的形成有严格的规律和节奏

E. 牙硬组织的形成首先形成基质，然后发生矿化

4. 下列关于牙本质的叙述哪项错误

A. 牙本质首先在邻近内釉上皮内凹面（切缘或牙尖）的牙乳头中形成

B. 然后沿着牙尖的斜面向牙颈部扩展，直至整个牙冠部牙本质完全形成

C. 在多尖牙中牙本质独立地在牙尖部呈圆锥状一层层有规律沉积，最后相互融合

D. 牙本质的形成是由成牙本质细胞完成

E. 牙本质的基质分泌和矿化是同时进行的

5. 下列关于牙本质的叙述哪项错误

A. 成牙本质细胞呈单层排列

B. 成牙本质细胞位于牙髓的周边

C. 每天新形成的牙本质与先前形成的牙本质之间有一明显的分界，即生长线。

D. 罩牙本质是牙根部最早形成的牙本质

E. 牙本质的矿化形式主要是球形矿化

6. 关于牙本质形成的叙述哪项错误

A. 罩牙本质内的胶原纤维较细，并与基底膜平行

B. 成牙本质细胞质内出现的膜包被的小泡称为基质小泡

C. 基质小泡破裂将晶体释放到牙本质基质中

D. 晶体继续长大并相互融合形成钙球

E. 钙球进一步长大并融合形成钙化团

7. 关于牙釉质形成的叙述哪项错误
A. 在牙釉质形成的第一个阶段釉质基质的矿化占矿化总量的 70%
B. 牙本质形成后内釉上皮分化为成釉细胞并开始分泌釉质基质
C. 成釉细胞靠近釉质牙本质界的一端形成短的圆锥状突起即托姆斯突
D. 托姆斯突和成釉细胞体之间有终棒和连接复合体
E. 最早形成的牙釉质无釉柱结构
8. 关于牙釉质形成的叙述哪项错误
A. 托姆斯突能分泌釉质基质
B. 一个釉柱由四个成釉细胞参与形成
C. 牙釉质矿化由成釉细胞控制，细胞膜呈平滑面时可使无机离子渗出
D. 成釉细胞、中间层、星网状层与外釉上皮共同形成缩余釉上皮
E. 新分泌的釉质基质以有机成分为主
9. 下列叙述哪项错误
A. 邻近托姆斯突的近中、靠近连接复合体并环绕细胞周围的区域能分泌釉质蛋白
B. 牙釉质形成后成釉细胞缩短，体积变小
C. 成釉细胞在釉质表面分泌的一层有机物薄膜称为缩余釉上皮
D. 牙齿萌出后缩余釉上皮在牙颈部形成结合上皮
E. 当牙乳头周围有牙本质形成时才称为牙髓
10. 关于牙周组织形成的叙述哪项错误
A. 牙周组织包括牙骨质、牙周膜、牙槽骨，均由牙乳头发育而来
B. 牙根部牙本质形成后牙囊细胞穿过根鞘上皮并分化为成牙骨质细胞
C. 原发性牙骨质发育较慢，无细胞，位于牙根冠方的 2/3
D. 继发性牙本质形成较快，有细胞，位于牙根尖一侧的 2/3
E. 上皮根鞘的残留上皮在牙周膜中发育形成牙周上皮剩余
11. 关于牙萌出的叙述哪项错误
A. 牙萌出是一个动态的，连续的过程
B. 牙萌出分为萌出前期、萌出期、萌出后期
C. 同一骨隐窝中恒牙胚在乳牙胚的颊侧发育
D. 萌出前期的主要变化为牙胚在牙槽骨中的移动
E. 缩余釉上皮外层细胞与口腔上皮细胞增生在萌出牙的上方形成的上皮团称为上皮釉
12. 关于牙萌出的叙述哪项错误
A. 牙尖进入口腔后牙根已经发育完成
B. 刚萌出的牙根牙髓腔较大，牙骨质较薄
C. 牙萌出后还要继续发育，一般需 2~3 年才能完全完成
D. 牙进入口腔至建立咬合关系的时期易发生咬合异常
E. 儿童养成的咬唇、吮吸手指等易造成牙发育咬合异常
13. 关于乳恒牙交替哪项错误
A. 乳牙 6 岁开始脱落，12 岁左右全部为恒牙取代
B. 乳牙脱落是牙根吸收与周围组织失去联系的结果
C. 脱落的乳牙没有牙根

D. 随着恒牙胚的发育，恒前牙牙胚移到乳前牙根的舌侧近根尖 1/3 的地方

E. 恒磨牙的牙胚位于乳磨牙根之间，乳磨牙根的吸收是从根分叉处开始

14. 牙萌出的次序哪项错误

A. 牙的萌出有一定的次序

B. 牙萌出的先后与牙胚的发育先后基本一致

C. 牙萌出有比较恒定的时间性

D. 左右同名牙大致同时萌出

E. 下颌牙萌出晚于上颌同名牙

**二、简答题**

1. 简述牙根形成的基本过程。

2. 简述牙釉质的形成过程。

3. 简述牙萌出的基本规律。

（周　晓）

# 第三章

# 牙体组织

**学习目标**

**1. 掌握** 牙釉质的组织结构；牙本质的组织结构和反应性改变；牙髓的组织结构；牙骨质的组织结构。

**2. 熟悉** 牙釉质的理化特性；牙本质的理化特性和增龄性变化；牙骨质的理化特性。

**3. 了解** 牙釉质结构的临床意义；牙本质结构的临床意义；牙髓的增龄性变化和结构的临床意义；牙骨质结构的临床意义。

4. 学会用显微镜辨认牙釉质、牙本质、牙髓和牙骨质的基本结构。

**案例讨论**

**【案例】**

患者，男，12 岁。因下颌剧烈牙痛 1 天而就诊。

查体：患者下颌左侧第一磨牙牙冠颜色呈灰黑色，窝沟处见龋洞，深达牙本质，龋洞周围牙体组织质地较软。

**【讨论】**

1. 患者最可能的临床诊断是什么？本病累及到牙齿的哪些组织？

2. 请用病理知识简要解释其发展过程和临床表现。

牙体组织包括三种硬组织（牙釉质、牙本质、牙骨质）和一种软组织（牙髓）。牙釉质来源于外胚层，而牙本质、牙骨质和牙髓则来源于外胚间叶组织。牙本质构成牙的主体，牙釉质覆盖于冠部牙本质的表面，牙骨质覆盖于根部牙本质的表面。牙本质中央有一空腔，称为髓腔，其内有疏松结缔组织即牙髓。牙髓来源于牙乳头，生理状态下可终生形成牙本质；牙髓的血管和神经通过根尖孔与牙周组织相连通。牙釉质和牙本质的交界面称为釉质牙本质界，牙釉质和牙骨质的交界面称为釉质牙骨质界，而牙本质和牙骨质的交界面称为牙本质牙骨质界（图 3–1）。

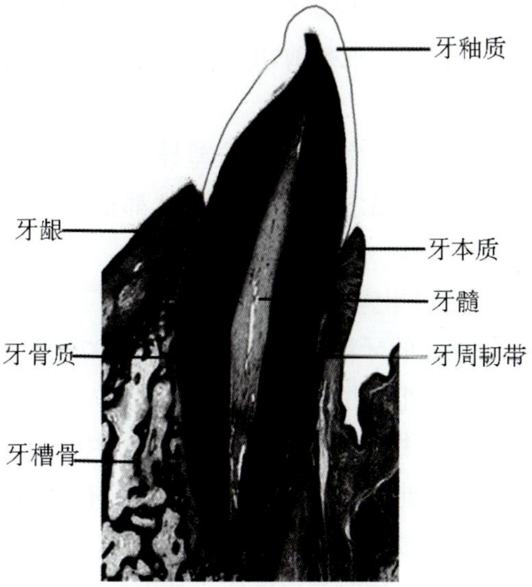


**图 3–1 牙体及牙周组织**

扫码“学一学”

扫码“看一看”

# 第一节　牙釉质

牙釉质（enamel）为覆盖于牙冠表面的高度矿化硬组织，是龋病最先侵及的组织。牙釉质内无细胞成分，是由上皮细胞分泌继而发生矿化而形成的组织，对咀嚼压力和摩擦力具有高度耐受性。釉柱是牙釉质的基本结构，其内部晶体按照一定的规律排列，使其脆性降低并且有一定的韧性，而釉柱中晶体的排列方向与龋病的脱矿方式有关。

## 一、理化特性

### （一）物理特性

牙釉质位于牙冠表面，形似帽状。切牙的切缘处釉质厚约 2mm，磨牙的牙尖处最厚（约 2.5mm）。牙釉质自切缘或牙尖处至牙颈部逐渐变薄，颈部呈刀刃状（图 3–2）。

牙釉质外观呈乳白色或淡黄色，颜色与其矿化程度和厚度有关。矿化程度越高则牙釉质越透明，其深部牙本质的黄色越容易显现；矿化程度低则牙釉质的透明度越差，牙本质颜色不能透过而呈乳白色。乳牙釉质的矿化程度较低，故呈乳白色。

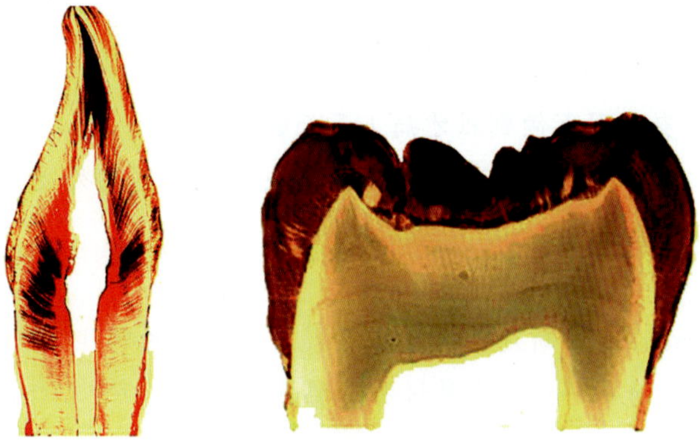

图 3–2　牙釉质的位置分布

牙釉质高度矿化，是人体最硬的组织，其硬度为洛氏硬度值 296，相当于牙本质硬度的 5 倍。它可以承受剪切力和撞击力，耐磨性强。由于其矿化程度高，所以具有很高的脆性，易于折断。

牙釉质的特性有部位差异，从表面至深部，从牙尖至牙颈部，其硬度和密度逐渐降低。由于牙釉质无机物含量和硬度都很高，无法用常规组织学方法观察，一般采用磨片观察其组织学结构。

### （二）化学特性

成熟的牙釉质，重量的 96%~97% 为无机物，其余为有机物和水。按体积计，无机物占 86%，有机物占 2%，水占 12%。

**1. 无机物**　牙釉质的无机物主要由富含钙离子（$Ca^{2+}$）和磷离子（$P^{3-}$）的羟磷灰石晶体构成。此外，牙釉质无机物还含有众多的微量元素。

牙釉质有些微量元素可使晶体具有耐龋潜力，如氟、硼、钡、锂、镁等；而有些微量元素可使牙釉质对龋更敏感，如碳酸盐、氯化镉、铁、铅等。

**2. 水** 成熟牙釉质，水约占其重量的 2%，以结合水和游离水的形式存在。由于一些离子（如氟）可以通过水而流动，所以水的分布具有重要意义。

**3. 有机物** 成熟牙釉质，有机物仅占其重量的 0.4%~0.8%，主要由蛋白质和脂类所组成。蛋白质主要来自于成釉细胞，主要有釉原蛋白、非釉原蛋白和蛋白酶三大类。在牙釉质的发育过程中具有重要作用，能有效调节牙釉质晶体的生长。

## 二、组织结构

### （一）釉柱釉质

牙釉质的基本结构是釉柱（enamel rod）。釉柱是由羟磷灰石晶体构成的细长柱状结构，起自釉质牙本质界，呈放射状贯穿牙釉质全层而到达牙釉质表面。其走行方向反映了成釉细胞形成牙釉质时向后退缩的路线（图 3–3）。

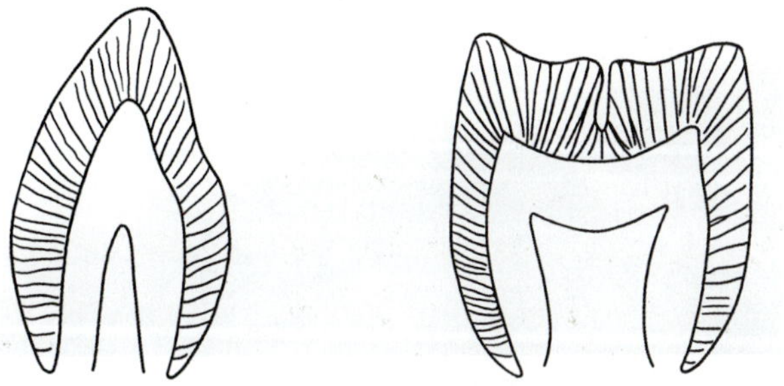

图 3–3 釉柱的排列

不同部位，釉柱的排列方式不同。在窝沟处，釉柱由釉质牙本质界向窝沟部集中；在近牙颈部，釉柱排列几乎呈水平状。

釉柱的直径平均为 4~6μm。牙釉质表面积比釉质牙本质界处的面积大，釉柱在牙齿表面的直径比深部的直径大一些。

光镜下釉柱的横剖面呈鱼鳞状排列（图 3–4）；电镜下釉柱的横断面呈球拍样，有一个近乎圆形较大的头部和一个较细长的尾部。头部朝向咬合面方向，尾部朝向牙颈方向。相邻釉柱均以头尾相嵌形式排列（图 3–5）。

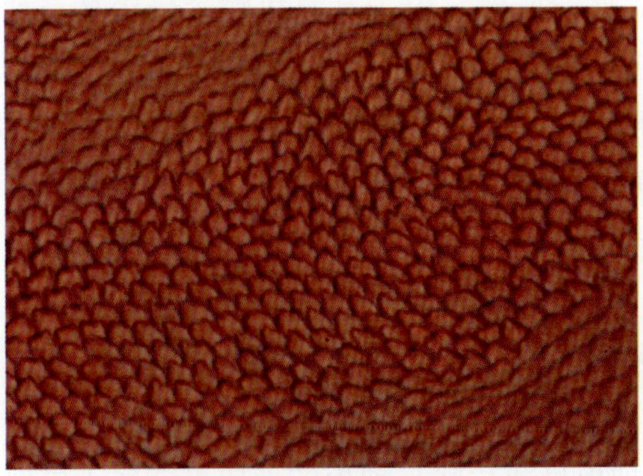

图 3–4 釉柱横断面

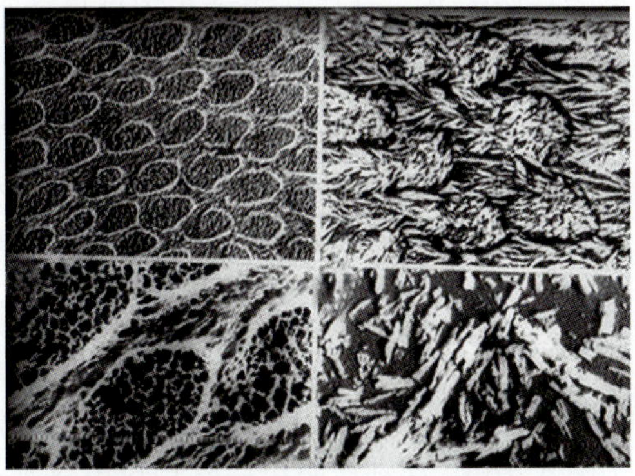

图 3–5 釉柱横断面（扫描电镜）

电镜观察，釉柱由一定排列方向的扁六棱柱形晶体所组成。晶体的体积在全身各种矿化组织晶体中体积最大，宽 60~70nm，厚 25~30 nm，其长度可贯穿于牙釉质厚度。釉柱头部的晶体互相平行排列，而从颈部向尾部移行时，晶体长轴逐渐与釉柱的长轴成一角度，至尾部时可达 65°~70° 的倾斜。

釉柱内部晶体方向的变化是逐渐的，但釉柱尾部的晶体与临近的釉柱头部晶体相比，其排列方向发生了明显的变化。一个釉柱尾部与相邻釉柱头部的两组晶体因其排列方式不同，相交处呈现参差不齐的增宽的间隙，称为釉柱间隙，正是这类间隙构成了釉柱头部清晰的弧形边界，即釉柱鞘。

### （二）无釉柱釉质

在牙釉质最内层首先形成的牙釉质、多数乳牙及恒牙表层的牙釉质，均看不到釉柱结构，电镜观察可见该处晶体相互平行排列，称为无釉柱釉质（图 3-6）。无釉柱釉质的形成可能与下列因素有关：成釉细胞在最初分泌牙釉质基质时 Tomes 突尚未形成，故造成内层无釉柱结构；外层则可能是成釉细胞分泌活动停止以及 Tomes 突退缩所致。

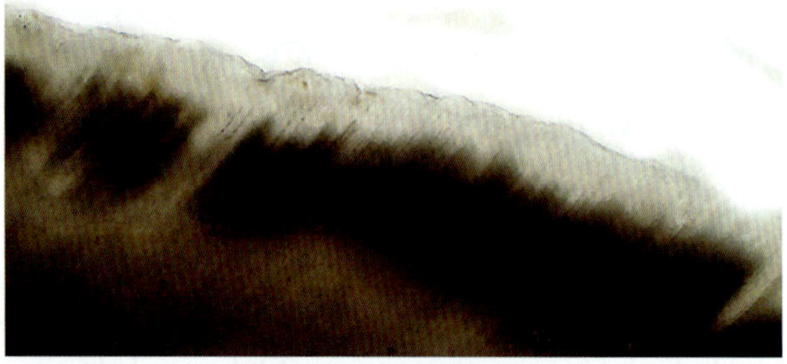

图 3-6　无釉柱釉质

### （三）釉质牙本质界及其相关结构

**1. 釉质牙本质界**　牙釉质与牙本质的交界面称为釉质牙本质界，它代表来自于上皮和外间充质两种不同矿化组织的交界面。其外形不是一条直线，而是由许多圆弧形的贝壳状小凹所构成，凸面朝向牙本质，凹面朝向牙釉质（图 3-7）。此种形态增大了牙釉质和牙本质的接触面，有利于两种组织更牢固地结合。在受剪切力较强的牙尖和切缘，这种小凹更加清晰。

**2. 釉丛**　釉丛（enamel tufts）起自釉质牙本质界延伸至牙釉质内，呈草丛状（图 3-8）。在牙釉质中排列均匀，分布在牙釉质内 1/3，在牙横断面磨片上更易见到。釉丛可能与牙釉质发育缺陷有关，是牙釉质矿化不良导致蛋白质残留所致。由于其有机物含量较高，被认为是牙釉质中薄弱区。

**3. 釉梭**　釉梭（enamel spindle）是起始于釉质牙本质交界伸向牙釉质的纺锤状结构，在牙尖及切缘多见（图 3-9）。釉梭形成于牙釉质发生的早期，成牙本质细胞的突起穿过基底膜，伸向前成釉细胞之间，其末端膨大的突起留在牙釉质内。在干燥牙磨片中，釉梭的有机物分解并有空气填充，在透射光下此空隙呈黑色。

**4. 釉板**　釉板（enamel lamella）是垂直于牙面的薄层板状结构，起自牙釉质表面，向釉质牙本质界延伸，可以贯穿整个牙釉质厚度。在磨片中呈棕黑色裂隙状结构，矿化程度低（图 3-10）。牙釉质脱矿后经扫描电镜观察，釉板呈薄片状。釉板的形成可能属于局部牙釉质成熟过程的缺陷，使水分和牙釉质基质残留在该区域。光镜观察磨片时，有时易将釉板与磨片标本制作时所产生的人工裂隙相混淆。

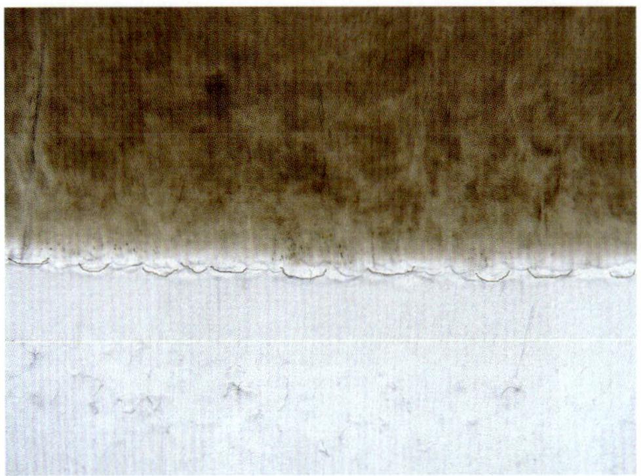

图 3-7　釉质牙本质界

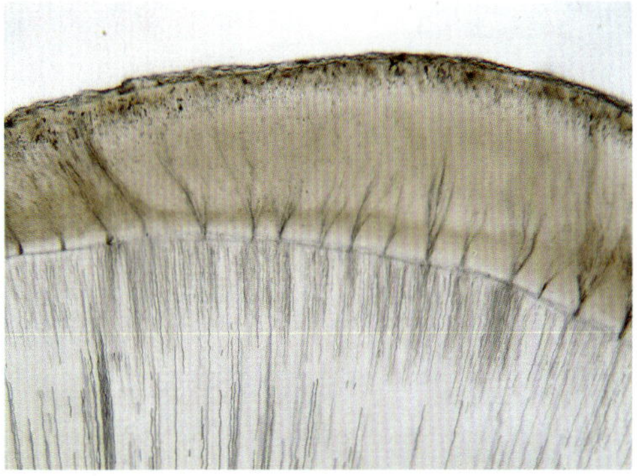

图 3-8　釉丛

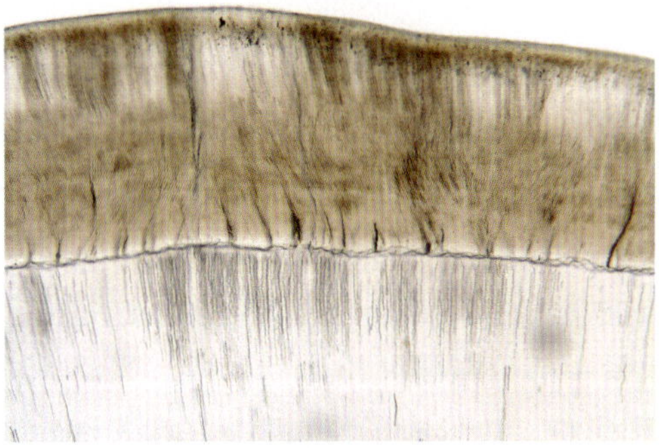

图 3-9　釉梭

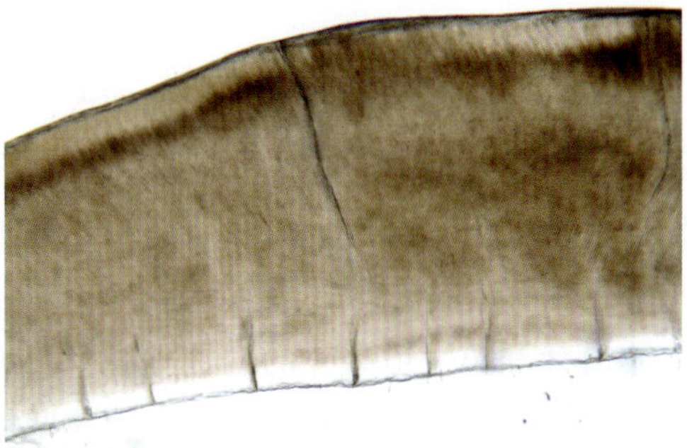

图 3-10　釉板

## （四）与牙釉质周期性生长相关的结构

**1. 横纹**　横纹（cross striations）是釉柱上与釉柱的长轴相垂直的细线，透光性低。横纹在釉柱上呈规律性重复分布，间隔约 4μm，使釉柱形状像梯子（图 3-11）。横纹处矿化程度较低，当牙釉质脱矿或矿化不良时横纹更加明显。

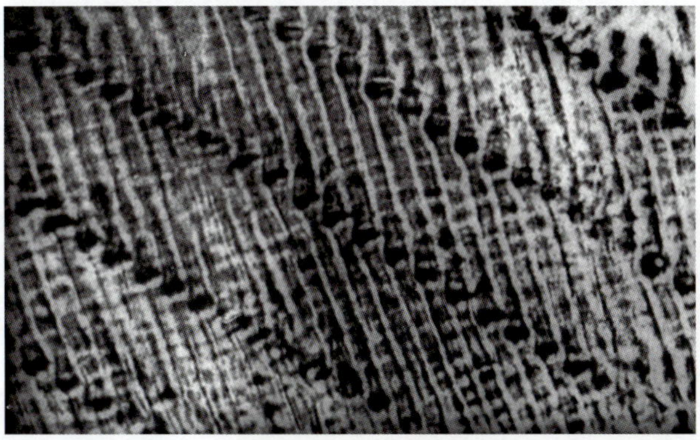

图 3-11　釉柱及横纹

横纹是牙釉质形成过程中节律性沉积所致，与成釉细胞每天的周期性形成牙釉质有关，代表每天牙釉质形成的速度。它反映了釉柱中有机物、无机物在含量和密度上的变化。

**2. 生长线**　牙釉质生长线（incremental lines）又称芮氏线（lines of Retzius）。低倍镜观察牙釉质横断磨片时，生长线呈深褐色同心环状排列，类似树的年轮（图 3-12）。在纵向磨片中，生长线自釉质牙本质界向外，沿着牙釉质形成的方向，在牙尖和切缘部呈环状，在牙颈部呈斜行线。

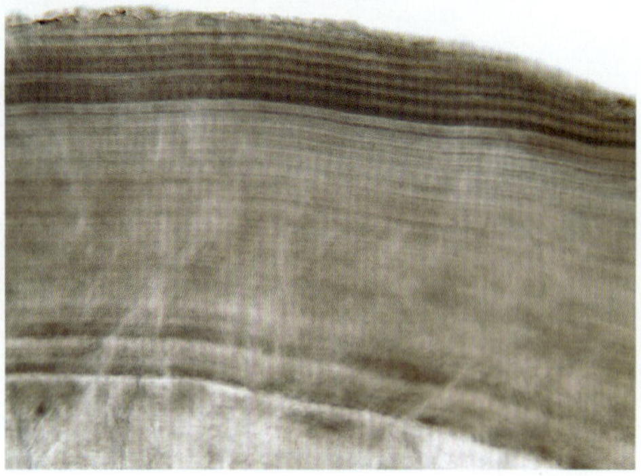

A

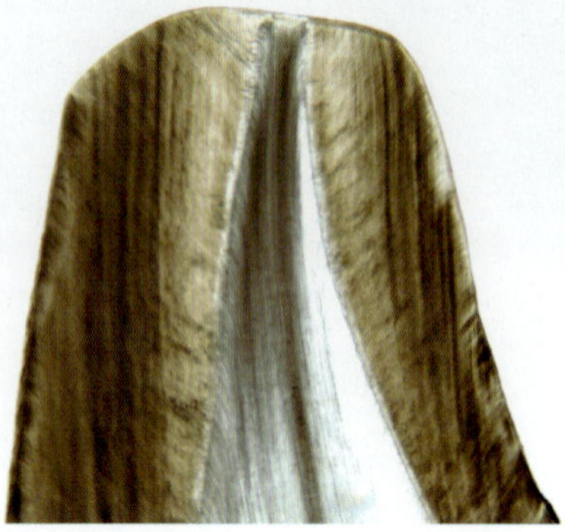

B

图 3–12　生长线

A. 横断面；B. 纵断面

生长线是牙釉质周期性生长速率改变所形成的间歇线，其宽度和间距因发育状况变化而不同，比横纹大得多，代表 5~10 天牙釉质形成的厚度。牙釉质发育不良时，生长线更加明显。扫描电镜观察，生长线处晶体排列不规则，空隙增多，有机物含量多，故光镜下因折光率改变而呈褐色。

在乳牙和第一恒磨牙的磨片上，常可见一条加重的生长线，称为新生线。这是由于乳牙和第一恒磨牙的牙釉质一部分在胎儿期形成，另一部分在婴儿出生后形成。当婴儿出生时，由于环境和营养的变化，牙釉质发育一度受到影响，故形成了特别明显的生长线。

### （五）与釉柱排列方向有关的结构

**1. 绞釉**　釉柱从釉质牙本质界至牙釉质表面的行程并不都是直线，牙釉质表面 1/3 的范围较直（直釉）；而内 2/3 则弯曲扭转，在牙尖及切缘处绞绕弯曲更加明显，称为绞釉（gnarled enamel）（图 3–13）。由于釉柱彼此相互缠绕，其长度大于相应部位牙釉质的厚度。绞釉可增强牙釉质的抗剪切力强度，咀嚼时不易被劈裂。

**2. 施雷格线**　用落射光观察牙纵向磨片时，牙釉质可见宽窄不等、明暗相间的带状结构，称为施雷格线（schreger line）。分布在牙釉质厚度的内 4/5 处，改变入射光角度可使明暗带发生变化。这是由于规则排列的釉柱排列方向改变产生的折光现象。暗区代表釉柱的横断面，亮区代表釉柱的纵切面（图 3–14）。

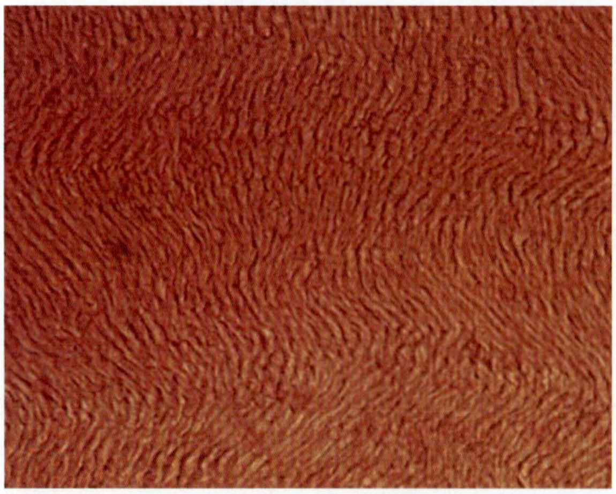

图 3–13　绞釉

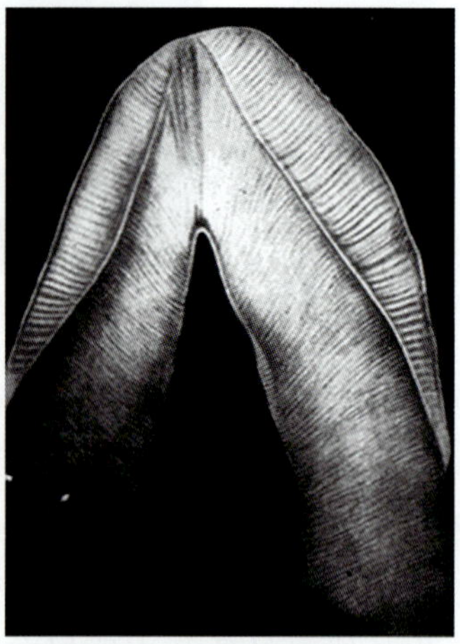

图 3–14　施雷格线

## 三、牙釉质的表面结构

**1. 釉小皮**　在新萌出的牙齿表面，有一层有机薄膜，称为釉小皮。釉小皮的结构与上皮下的基板相似，是成釉细胞在形成牙釉质后所分泌的物质。一经咀嚼即易被磨去，但在牙颈部可见残留。

**2. 釉面横纹**　牙釉质表面呈平行排列并与牙长轴垂直的浅凹线纹称为釉面横纹。其间隔为 30~100μm 宽，呈叠瓦状，在牙颈部尤为明显（图 3–15）。这是牙呈规律性发育的现象，也是牙釉质生长线到达牙表面的部位。釉面横纹、釉柱横纹和釉质生长线反映了牙齿呈节律性生长的现象。

**3. 窝沟**　在牙釉质咬合面，可见深浅不等的类圆形小窝和狭长的裂隙，称为窝沟（图 3–16）。在纵断面上，窝沟多呈烧瓶状或漏斗状，大多窄而长，有的较浅。裂隙宽度一般在 15~75μm，探针不能伸入。

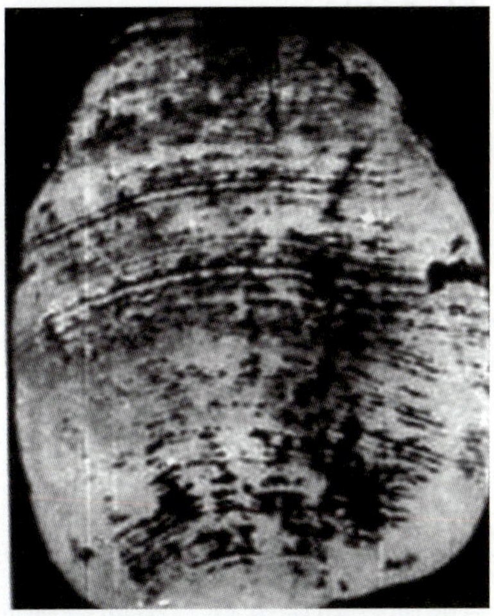

图 3–15　釉面横纹

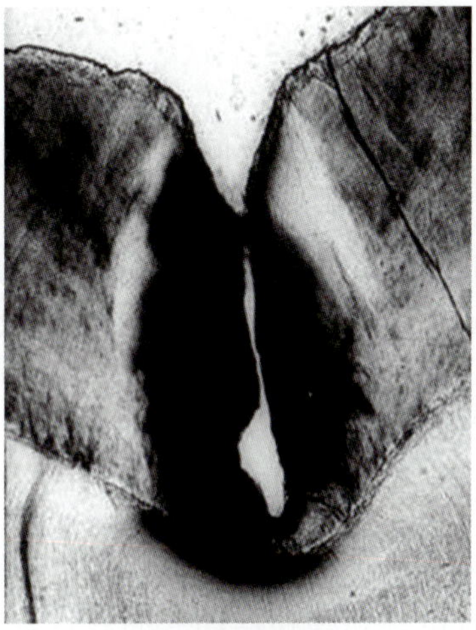

图 3–16　窝沟

### 知识链接

龋病是临床常见病，在以细菌为主的多种因素作用下，牙无机物脱矿、有机物分解，导致牙体硬组织发生慢性进行性破坏。窝沟处易发生食物和细菌的滞留，且不易清洁，故窝沟是龋病最好发生的部位，形成窝沟龋。由于窝沟附近的釉柱排列向窝沟底集中，所以窝沟龋的发生并非从窝沟底开始，而是从窝沟的侧壁开始。由于窝沟底部釉质较薄，窝沟龋形成后病变很容易进展到牙本质。由于牙髓牙本质是生理性复合体，所以会进一步引起牙本质的反应性改变和牙髓的炎症反应。

## 四、牙釉质结构的临床意义

牙釉质发育缺陷在人群中的比例很高，主要有形成不全和矿化不全。其发生与环境和遗传因素有关。临床上常用氟化物来预防牙釉质龋的发生。龋病的发生与牙釉质磷灰石晶体的溶解破坏有关，而氟离子能进入磷灰石晶体，与 $HCO^{3-}$ 和 $OH^{-}$ 等发生置换使牙釉质晶体的结构变得更为稳定，从而增强牙釉质的抗龋能力。

牙釉质咬合面的窝沟大多窄而长，常达牙釉质深部。窝沟内的细菌和食物残渣易滞留而不易清除，常成为龋病的始发部位；窝沟龋一旦发生，常很快累及深部组织。

釉柱的排列方向在临床上也具有一定的意义。绞釉的排列方式可增强牙釉质的抗剪切强度，咀嚼时不易被劈裂。手术时如需劈裂牙釉质，施力方向必须尽量与釉柱排列方向一致。

牙釉质表面酸蚀是临床进行树脂修复、窝沟封闭前的重要步骤。通过酸蚀使牙釉质表面磷灰石部分溶解而形成蜂窝状的粗糙面，以增加固位力。

**考点提示** 牙釉质的理化特性、组织结构和临床意义。

扫码“学一学”

扫码“看一看”

## 第二节　牙本质

牙本质（dentin）是一种有活力的矿化组织，构成牙齿的主体部分。其内为牙髓腔，外侧覆盖牙釉质和牙骨质，具有保护牙髓、支持牙釉质和牙骨质的作用。它由牙本质小管、成牙本质细胞突起和细胞间质组成。牙本质由成牙本质细胞分泌，由于牙本质与牙髓在胚胎发生和功能上关系密切，故二者常合称为牙髓牙本质复合体。

### 一、理化特性

#### （一）物理特性

牙本质的硬度比牙釉质低，比骨组织和牙骨质稍高，平均约为68KHN。因牙本质含有较多的水、有机物和管状结构，使其具有了一定的弹性和压缩性，因而给硬而易碎的牙釉质提供了一个良好的缓冲环境。牙本质组织结构的多孔性使其具有良好的渗透能力，组织液和牙局部微环境中的液体介质和离子可经过牙本质。牙本质通常呈淡黄色；但牙髓坏死时，牙本质呈灰黑色。

#### （二）化学特性

成熟牙本质重量的70%为无机物，有机物占20%，水占10%。按体积计算，无机物、有机物和水分的含量分别为50%、30%和20%。牙本质的有机成分、矿物质含量及硬度在不同部位也不尽相同。

**1. 无机物**　牙本质无机物的存在形式为羟基磷灰石晶体，分布于胶原纤维之间及纤维表面，晶体比牙釉质晶体小，与骨和牙骨质中的晶体相似。微量元素有碳酸钙、氟化物、镁、锌、金属磷酸盐和硫酸盐；钙离子含量较少，而碳含量较多。

**2. 有机物**　主要成分是胶原蛋白，约为18%，占有机物总量的85%~90%。主要为Ⅰ型胶原，还有少量Ⅲ型和Ⅴ型胶原。胶原作为支架，其空隙中容纳牙本质的大部分矿物质。牙本质涎蛋白、牙本质磷蛋白、牙本质基质蛋白-1和蛋白多糖等在成牙本质细胞诱导、分化和牙本质矿化中的作用越来越受到关注。

### 二、组织结构

牙本质主要由牙本质小管、成牙本质细胞突起和细胞间质所组成。

### （一）牙本质小管

牙本质中分布大量贯通于全层的管状空间，称为牙本质小管（dentinal tubule）。管腔内含有成牙本质细胞突起和组织液。牙本质小管自牙髓表面向釉质牙本质界呈放射状排列，在牙尖部及根尖部小管较直，而在牙颈部则弯曲呈“~”形，近牙髓端的凸弯向着根尖方向。牙本质小管近牙髓一端较粗，越向表面越细，且排列稀疏（图 3–17），在近牙髓端和近牙表面单位面积内小管数目之比约为 4：1。

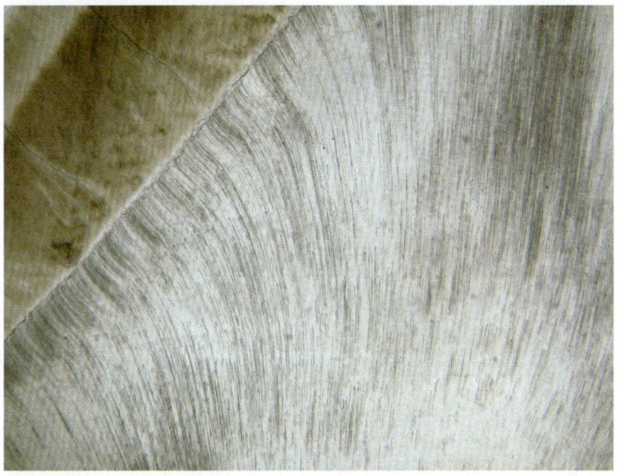

图 3–17　牙本质小管

牙本质小管自牙髓端向牙表面延伸过程中，沿途分出许多细小侧支，并与邻近牙本质小管的侧支互相吻合，形成复杂的网管结构。牙根部牙本质小管的侧支数目比牙冠部更多更明显，常形成袢状。

### （二）成牙本质细胞突起

成牙本质细胞质延伸至牙本质小管内形成的细胞质突起称为成牙本质细胞突起。成牙本质细胞胞体位于牙髓近牙本质侧，呈整齐的单层排列。成牙本质细胞突起伸入牙本质小管内，并在其行程中分出细小侧支进入小管的分支内，并与邻近的突起分支相联系。成牙本质细胞突起的形态、走向与牙本质小管相吻合，该突起在小管内的延伸长度一般到达牙本质小管近牙髓端 1/3 或 2/3。

成牙本质细胞突起和牙本质小管之间有一小的空隙，称为成牙本质细胞突周间隙。间隙内含组织液和少量有机物，为牙本质物质交换的主要场所。

### （三）细胞间质

牙本质的细胞间质为矿化的间质，是牙本质的主要成分，由基质和胶原纤维组成。基质为钙化的黏连质，胶原纤维较为纤细，主要为 I 型胶原。大部分胶原纤维与牙本质小管垂直并与牙表面平行，彼此交织成网。牙本质的矿化并不均匀，在不同区域因其矿化程度差异而具有不同的形态特点。

**1. 管周牙本质**　镜下观察牙本质横剖磨片，可清楚地见到围绕成牙本质细胞突起的间质形成环形的透明带，称为管周牙本质（peritubular dentin），它构成牙本质小管的壁。管周牙本质矿化程度高，胶原纤维含量极少。在脱矿切片，由于该处结构消失，故在成牙本质细胞突起周围呈环形空隙。在球间牙本质和近牙釉牙本质界处的牙本质中无管周牙本质。管周牙本质基质由成牙本质细胞合成。

**2. 管间牙本质**　管间牙本质（intertubular dentin）是位于管周牙本质之间的牙本质，构成了牙本质的主体（图 3–18）。管间牙本质矿化程度较管周牙本质低，而胶原纤维较多，主要为 I 型胶原。胶原纤维围绕小管成网状交织排列，并与小管垂直。

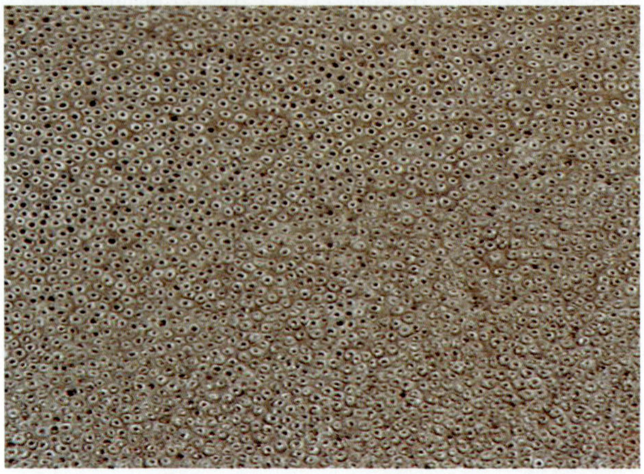

图 3–18　牙本质小管横断面

**3. 球间牙本质**　牙本质的钙化主要是球形钙化，由很多钙化球（团）融合而成。球间牙本质（interglobular dentin）是指钙化球间不规则的未钙化区或低钙化区，其中没有管周牙本质结构，但有牙本质小管通过。球间牙本质主要分布于牙冠部近釉质牙本质界处，大小不等，形态不规则，其边缘凹陷，很像许多相互连接球体之间的空隙（图 3–19）。在磨片中，球间牙本质矿化程度低，易被磨去，有空气填充，故呈灰黑色。氟牙症和维生素 D 缺乏时球间牙本质明显增多。

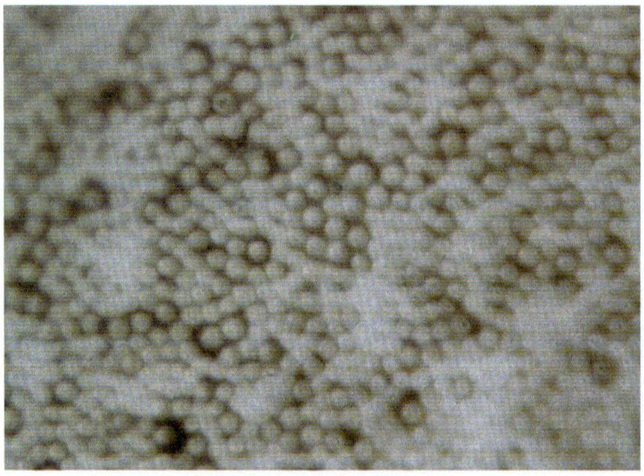

图 3–19　球间牙本质

**4. 生长线（incremental line）**　牙本质形成时呈节律性的一层层沉积，每天约 4μm。在每天形成的牙本质之间，可见与牙本质小管相垂直的间歇线纹，即短时生长线，代表牙本质每天的沉积量；在牙本质中，还有与短时生长线相重叠、约每隔 5 天的周期性生长线，即长期生长线（或 5 天生长线）（图 3–20）。长期生长线在常规切片或磨片中更容易观察到，也称埃布纳线（Von Ebner）。如牙本质发育障碍，则形成加重的生长线，称为欧文线（Owen line）。生长线矿化程度较低。

在乳牙和第一恒磨牙，牙本质因部分形成于出生前，而部分形成于出生后，两者之间有一条明显的生长线，称为新生线（图 3–21）。

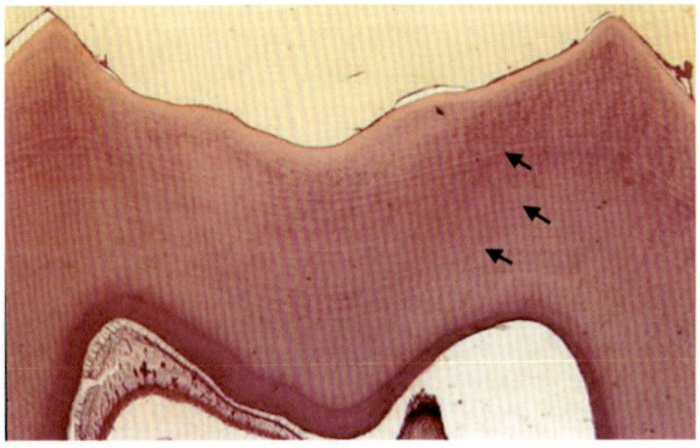

图 3-20　牙本质生长线

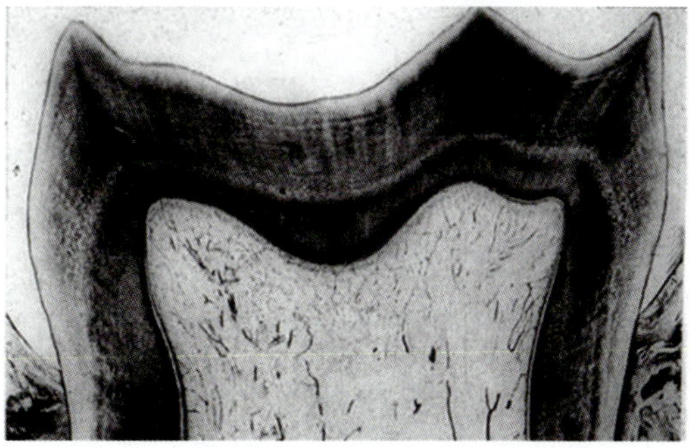

图 3-21　牙本质新生线

**5. 托姆斯颗粒层**　牙纵断磨片根部牙本质透明层的内侧有一层颗粒状的未矿化区称托姆斯颗粒层（Tomes granular layer）（图 3-22）。其形成原因可能是成牙本质细胞突起末端的膨大或矿化不全所致。

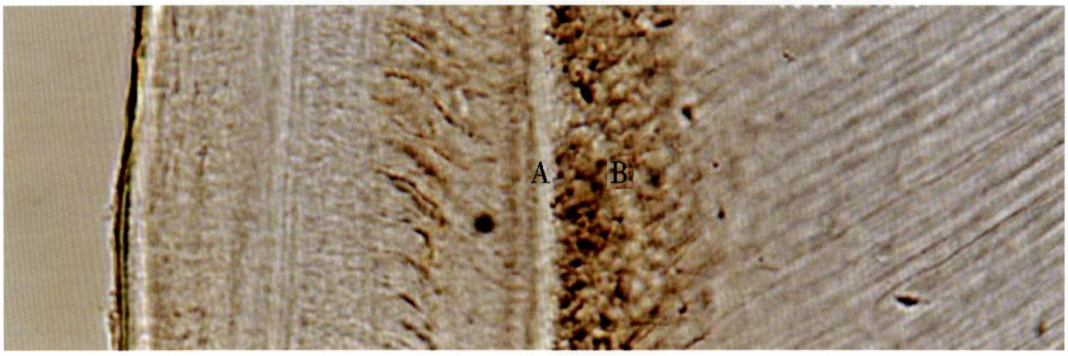


图 3-22　托姆斯颗粒层

A. 透明层；B. 托姆斯颗粒层

**6. 前期牙本质**　牙本质的形成是一有序的过程，即成牙本质细胞首先分泌基质，然后再进一步发生矿化。牙本质在一生中都在不断形成，在成牙本质细胞和矿化牙本质之间始终有一层尚未矿化的牙本质，称为前期牙本质（predentin）（图 3-23）。其厚度一般 10~12μm 不等，与牙本质沉积的速度有关，发育阶段的牙本质形成较快，前期牙本质较厚。前期牙本质与矿化牙本质的界限较清楚，呈不规则形，可见钙化小球。

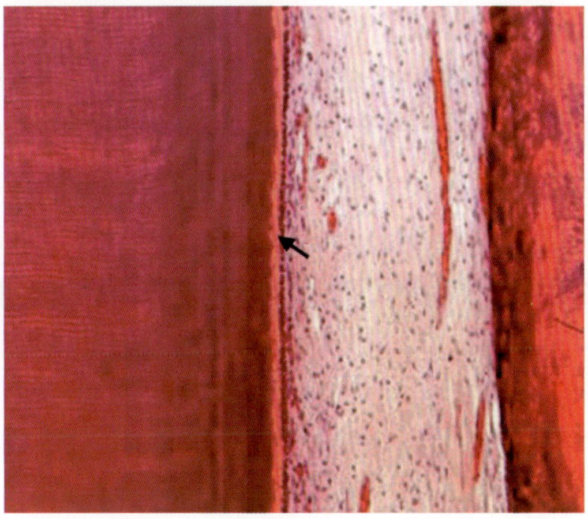

图 3-23　前期牙本质（箭头所示）

**考点提示** 牙本质的理化特性和组织结构。

## 三、牙本质的增龄性变化

在生理情况下，按牙本质形成时期的不同，可将其分为原发性牙本质和继发性牙本质。

**1. 原发性牙本质** 指牙发育过程中所形成的牙本质，它构成了牙本质的主体。最先形成的原发性牙本质，紧靠牙釉质和牙骨质。在牙冠部者称罩牙本质（图 3–24），在牙根部者称透明层。在罩牙本质和透明层内侧的牙本质称为髓周牙本质，其胶原纤维较细，排列方向不如罩牙本质规律。

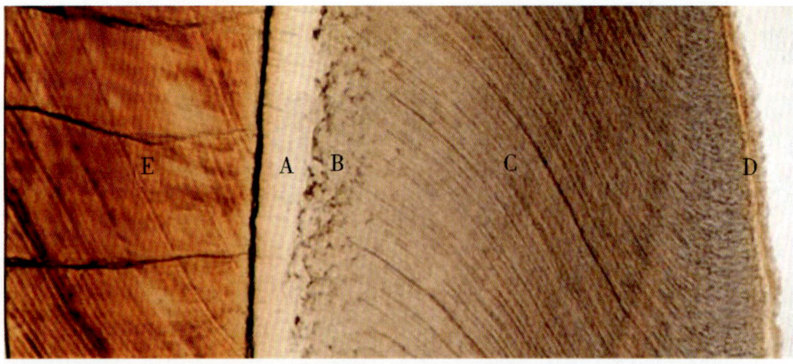


**图 3–24 罩牙本质**

A. 罩牙本质；B. 球间牙本质；C. 髓周牙本质；D. 前期牙本质；E. 牙釉质

**2. 继发性牙本质** 牙根发育完成，牙咬合关系建立后形成的牙本质称为继发性牙本质。继发性牙本质形成的速度较慢，其形成的速率与食物和牙所承受的咬合力有关。继发性牙本质小管的走行方向有较大的变异，稍呈水平，形状更不规则。由于牙本质小管走行方向的不同，使继发性牙本质和原发性牙本质之间常有一明显的分界线。

## 四、牙本质的反应性改变

在人的一生中，咀嚼、刷牙等机械性的摩擦常可造成牙本质的缺损，称为磨损。牙颈部的磨损常呈楔形，故称楔状缺损。牙本质损害时，牙髓牙本质复合体可发生一系列的反应性变化。

**1. 修复性牙本质** 当釉质受到各种刺激（龋病、磨损等）而遭受破坏时，其深部牙本质暴露，炎症通过牙本质小管引起成牙本质细胞发生变性坏死。牙髓深层的未分化细胞分化为成牙本质细胞，分泌牙本质基质，继而矿化，形成修复性牙本质（reparative dentin）。修复性牙本质也称为第三期牙本质或反应性牙本质。修复性牙本质小管排列紊乱且矿化程度低，与继发性牙本质之间分界清楚（图 3–25）。大多数情况下，修复性牙本质小管与继发性牙本质小管无延续性。

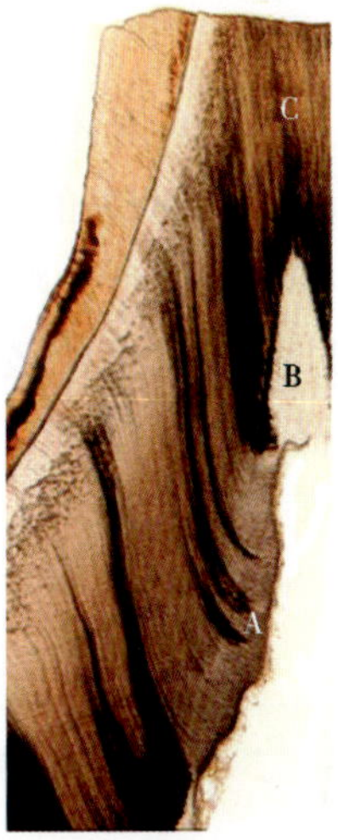


图 3-25 修复性牙本质

A. 继发性牙本质；B. 修复性牙本质；C. 死区

**2. 透明牙本质** 当牙本质受到较缓慢损伤（慢性龋病、磨损等）后，除形成修复性牙本质外，还可引起成牙本质细胞突起变性坏死，管周牙本质脱矿且钙盐沉积到小管并将其封闭（图 3-26）。由于小管内含有钙盐使其与周围间质的折光率没有明显差异，在磨片上呈透明状，故称透明牙本质（transparent dentin），又称硬化性牙本质。牙本质小管封闭后，可阻止或缓解外界刺激传入牙髓，防止牙髓损伤。

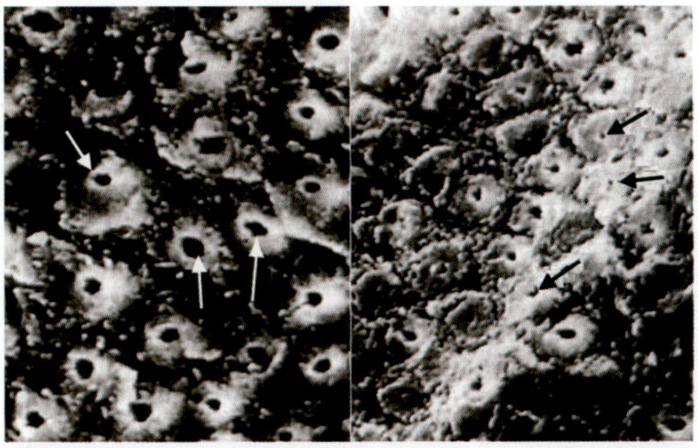

A B

图 3-26 牙本质小管

A. 正常牙本质小管；B. 牙本质小管内有晶体

**3. 死区** 因受到磨损、酸蚀或龋等较重的刺激，使小管内的成牙本质细胞突起发生坏死分解，小管内充满空气所致。在透射光显微镜下观察时，这部分牙本质呈黑色，称为死区（dead tract）。死区周边常有透明牙本质围绕，其近髓端则可见修复性牙本质。

**考点提示** 牙本质的反应性改变。

## 五、牙本质结构的临床意义

牙本质含有丰富的牙本质小管，近髓端的牙本质小管内含有来自牙髓的神经纤维。因此牙本质对外界刺激（机械、温度、化学）有明显的疼痛反应。

牙本质由于牙本质小管而具有良好的渗透性。龋病时细菌及其毒素可通过牙本质小管到达牙髓腔，所以龋病一旦累及牙本质，则很快发展至牙髓炎。

牙本质是一种较敏感的组织。牙根部牙骨质缺失或磨耗使牙本质暴露时，牙齿会对一些刺激性食物特别敏感。修复材料（草酸钾、氢氧化钙）能封闭牙本质小管的管腔，故可减轻牙本质的渗透性和敏感性。

# 第三节　牙髓

牙髓（pulp）是位于牙髓腔内的疏松结缔组织，周围被牙本质包绕。牙髓中的血管、淋巴管和神经仅通过根尖孔与根尖部的牙周组织相通连。牙髓分为冠髓（髓室内）和根髓（根管内），二者之间没有明显分界线。牙髓的主要功能是形成牙本质、营养、感觉、防御及修复。

扫码“学一学”

## 一、组织结构

牙髓是疏松结缔组织，包含细胞、纤维、神经、血管、淋巴管和细胞外基质。牙髓组织分为四层，由外向内依次为：①成牙本质细胞层：靠近牙本质的一层细胞；②乏细胞层：位于成牙本质细胞的内侧，细胞数量相对较少，称为乏细胞层或称 Weil 层，含有血管、无髓神经纤维和成纤维细胞的突起，在牙冠部较为明显；③多细胞层：位于乏细胞层的内侧，细胞排列密集，含有较多的未分化间充质细胞和成纤维细胞；④固有牙髓：位于牙髓中央区，细胞分布比较均匀，含丰富的血管和神经，称为固有牙髓或髓核（图 3–27）。

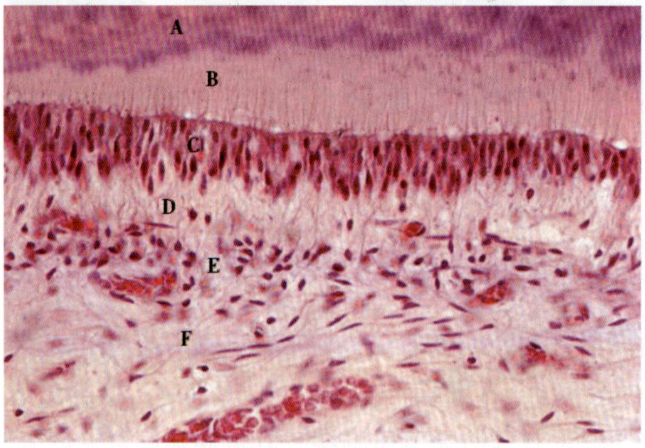


图 3–27　牙髓组织

A. 牙本质；B. 前期牙本质；C. 成牙本质细胞；D. 乏细胞层；E. 多细胞层；F. 髓核

### （一）细胞

**1. 成牙本质细胞**　成牙本质细胞（odontoblast）是牙髓的特征性细胞，位于牙髓周围，呈柱状，紧接前期牙本质排列成一层。细胞顶端发出一细长的突起伸入牙本质小管内，因此成牙本质细胞层是由成牙本质细胞的胞体构成。成牙本质细胞排列成栅栏状，细胞彼此拥挤，细胞核并不在同一水平。因此在光学显微镜下，成牙本质细胞层似由3~5层细胞构成。不同部位成牙本质细胞的大小、形状并非一致，牙冠部为较高的柱状细胞，反映了细胞的高活性状态；牙根中部逐渐变为立方形细胞；近根尖部的成牙本质细胞为扁平状，呈现相对休止状态。

成牙本质细胞的功能是形成牙本质。只要牙髓保持活力，牙本质在牙的一生中都在不断形成。

**2. 成纤维细胞** 成纤维细胞是牙髓中数量最多的细胞，是固有牙髓和多细胞层的主要细胞，故称为牙髓细胞。细胞呈星形，有突起互相连接，细胞核染色深，胞质淡染、均匀（图3–28）。电镜下有丰富的粗面内质网和线粒体，发达的高尔基复合体等，这说明它有活跃的合成胶原的功能。

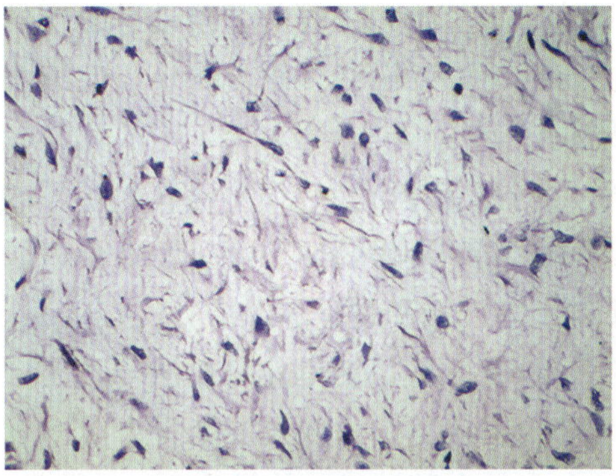

**图3–28 牙髓成纤维细胞**

牙髓成纤维细胞的形态反映了牙髓组织的功能和活性。年轻人牙髓的成纤维细胞数量较多，且具有活跃的合成功能；随着年龄的老化，牙髓成纤维细胞数量减少，形态呈扁平梭形，细胞器减少，表现为合成和分泌功能下降。成纤维细胞在创伤修复中发挥重要作用。

**3. 组织细胞** 组织细胞形态不规则，表面有短而钝的突起，胞核小而圆，染色深。通常位于小血管及毛细血管周围。在非活动时很难与成纤维细胞相鉴别，炎症时胞质内有颗粒，胞核增大，有明显的核仁，可转化为巨噬细胞。

**4. 未分化间充质细胞** 未分化间充质细胞比成纤维细胞小，但形态相似，有不明显的胞质突。在受到刺激时，可分化为牙髓组织中任何一种类型的细胞。在炎症中它可形成巨噬细胞；成牙本质细胞损伤时，它可移向牙本质并分化为成牙本质细胞，形成修复性牙本质。

**5. 淋巴细胞** T淋巴细胞是牙髓中一种重要的细胞，是牙髓中的主要免疫反应细胞。

**知识链接**

牙髓牙本质是一个生理性复合体。当牙釉质龋进一步发展引起牙本质龋损时，细菌可以通过牙本质小管进入牙髓组织内，导致牙髓炎症，患者出现牙痛等一系列临床表现。急性牙髓炎患者牙髓组织充血水肿，中性粒细胞浸润，严重者可发生牙髓脓肿；慢性牙髓炎是临床上最常见的一类，包括慢性闭锁性牙髓炎、慢性溃疡性牙髓炎和慢性增生性牙髓炎。牙髓炎症经根尖孔扩散至根尖周组织，则可引起根尖周炎；急性根尖周炎患者，临床主要表现为牙浮出感、早接触感和牙痛。

### （二）细胞间质

**1. 纤维** 牙髓内主要是胶原纤维和嗜银纤维。牙髓的胶原纤维主要为Ⅰ型和Ⅲ型纤维，纤维交织成网状。随着年龄的增加，胶原纤维逐渐增多。嗜银纤维（即网状纤维）为纤细的纤维，主要由Ⅲ型胶原蛋白构成，分布于牙髓细胞之间。在牙本质形成的早期，牙髓边缘聚集有粗大的科尔夫纤维束。

**2. 基质** 牙髓中的基质是无定型的胶样物质，富含阴离子多糖，与牙髓组织含水的性质有关。蛋白多糖的功能是支持细胞、调节各种细胞的相互作用。基质也是一个分子筛，可阻挡大分子蛋白质通过。

### （三）血管、淋巴管和神经

**1. 血管** 牙髓内血管丰富。血管来自颌骨的牙槽动脉分支，它们经根尖孔进入牙髓形成牙髓动脉，沿牙髓中轴前行并沿途发出许多侧支。牙髓毛细血管汇合形成牙髓静脉与牙髓动脉伴行，出根尖孔转为牙槽静脉。

**2. 淋巴管** 牙髓淋巴管常与血管伴行。毛细淋巴管起于牙髓表面，汇合成较大的小淋巴管，经髓核穿过根尖孔与牙周膜、牙龈的淋巴管丛相吻合。前牙的淋巴液流入颏下淋巴结，后牙淋巴液则引流入下颌下淋巴结和颈深淋巴结。

**3. 神经** 牙髓神经丰富，感觉敏锐，能迅速将刺激传送至中枢神经系统。上下颌牙槽神经的分支伴随血管进入牙髓，在牙髓中央伴血管走行，沿途发出分支，最终在多细胞层形成神经网。牙髓内的神经大多是有髓神经，传导痛觉；少数是无髓神经（交感神经），调节牙髓血管的收缩与扩张。

## 二、牙髓的增龄性变化

牙髓周边的成牙本质细胞形成牙本质。人的一生中，牙本质在不断形成；当牙本质受到刺激时，还会形成修复性牙本质。因此，牙髓腔的体积会随着年龄的增长而逐渐缩小。同时牙髓细胞成分逐渐减少，纤维逐渐增多；成牙本质细胞逐渐由高柱状的功能活跃状态转化为矮柱状或扁平状的休眠状态。老年人牙髓敏感性降低，活力降低，成牙本质细胞对刺激的反应缓慢。

## 三、牙髓结构的临床意义

牙髓位于牙髓腔内，但可通过成牙本质细胞突起与外界保持联系。当牙本质遭受刺激时，牙髓组织会产生相应的感觉。较轻微的刺激，可引起修复性牙本质形成；较重的刺激则可引起牙髓炎症反应。当牙髓发生炎症时，由于血管扩张充血、渗出和水肿，使牙髓腔压力增加，而周围有坚硬的牙体组织无法扩张以缓解压力，牙髓神经受压而产生剧烈疼痛。牙髓神经缺乏定位能力，故牙髓炎患者往往不能准确指出患牙的位置。

牙髓是疏松结缔组织，具有一定的修复能力。但由于牙髓解剖条件的限制，当牙髓发生急性炎症时，牙髓腔压力升高，并且侧支循环难以建立，所以牙髓组织很容易发生坏死。

**考点提示** 牙髓的组织结构与临床意义。

扫码"学一学"

# 第四节　牙骨质

牙骨质（cementum）是覆盖于牙根表面的一层矿化结缔组织。牙骨质在近牙颈部较薄，在根尖和磨牙根分叉处较厚。牙骨质是有高度反应性的矿化组织，是维系牙和牙周组织联系的重要结构。

## 一、理化特性

**1. 物理特性**　成熟的牙骨质为淡黄色，硬度较骨和牙本质低。牙骨质内含有丰富的穿通纤维，对维持牙齿的位置和功能具有重要作用。

**2. 化学特性**　牙骨质无机物约占其重量的45%~50%，有机物和水约50%~55%。无机盐与牙釉质、牙本质相似，以钙、磷离子为主，主要以磷灰石的形式存在。还含有多种微量元素，氟的含量较其他矿化组织多，表面含量较高，且随着年龄增长而增高。

牙骨质有机物主要为胶原蛋白和非胶原蛋白。最主要的胶原为Ⅰ型胶原，其功能主要为参与牙骨质的矿化。非胶原蛋白与牙骨质黏附功能和矿化有关。

## 二、组织结构

牙骨质的组织结构与骨密质相似，由细胞和矿化的细胞间质组成，细胞位于陷窝内。但牙骨质无哈佛管，也无血管和神经。

### （一）无细胞牙骨质和细胞牙骨质

**1. 无细胞牙骨质**　无细胞牙骨质（acellular cementum）紧贴于牙根部牙本质的表面，主要由牙骨质层板构成，不含细胞成分（图3-29）。分布于自牙颈部到近根尖1/3处，牙颈部全部为无细胞牙骨质。牙骨质是分层形成的，新形成的一层牙骨质沉积在先前形成的牙骨质表面，构成牙骨质层板。层板结构是牙骨质发育时期周期性沉积留下的痕迹。在脱钙切片上可清楚地显示牙骨质分层的生长线。

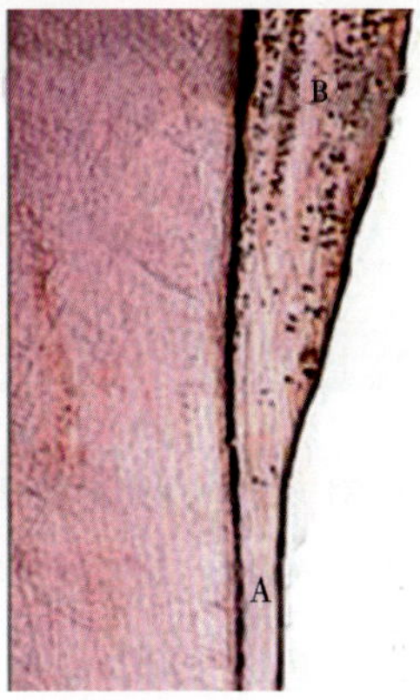


**图3-29　牙骨质**

A. 无细胞牙骨质；B. 细胞牙骨质

**2. 细胞牙骨质**　细胞牙骨质（cellular cementum）常位于无细胞牙骨质的表面或两者交替排列，近根尖1/3处可全部为细胞牙骨质。成熟牙骨质中的细胞为牙骨质细胞，位于牙骨质的陷窝内，类似骨细胞。细胞体积较小，呈卵圆形，表面有许多细小的突起向牙周膜方向伸展，以吸取营养（图 3-30）。相邻的突起可以相互吻合。在磨片中，由于细胞破坏消失，光镜下只能看到陷窝和小管。

牙骨质内的纤维主要由成牙骨质细胞和牙周膜成纤维细胞产生，成牙骨质细胞产生的纤维与牙根表面平行，牙周膜成纤维细胞产生的纤维与牙根表面垂直，并穿插其中，称为穿通纤维。

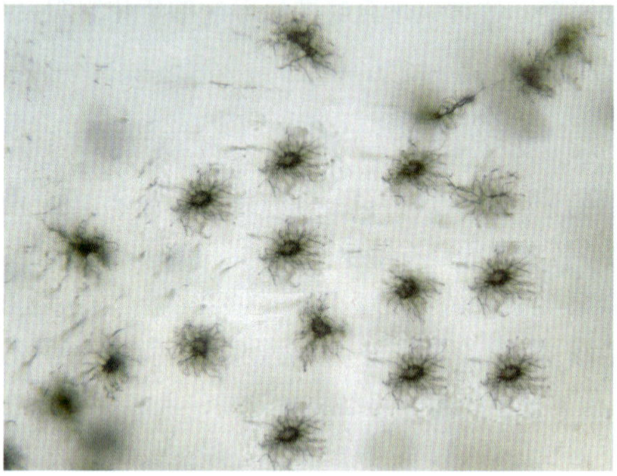

**图 3-30　牙骨质细胞**

### （二）牙釉质牙骨质界

牙釉质和牙骨质在牙颈部相接，相接处有三种情况：①牙骨质少许覆盖在牙釉质表面，占 60%；②牙釉质和牙骨质端端相接，占 30%；③牙骨质和牙釉质不相接，占 10%，由于部分牙本质暴露，容易发生牙本质过敏（图 3-31）。

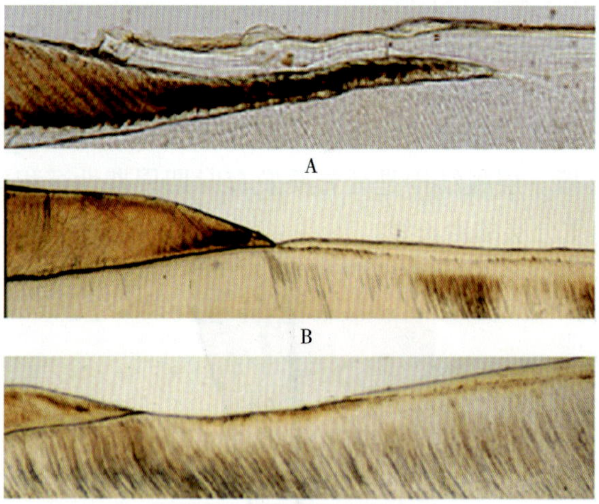

A

B

C

**图 3-31　牙釉质牙骨质界**

A. 牙骨质覆盖牙釉质；B. 牙釉质和牙骨质端端相接；C. 牙釉质和牙骨质相互分离

### （三）牙本质牙骨质界

牙本质和牙骨质紧密结合，光镜下两者之间可见一条较平坦的分界线。

## 三、牙骨质结构的临床意义

在生理情况下，牙骨质较固有牙槽骨具有更强的抗吸收能力，此特性对于正畸性牙移动很重要，这是临床正畸治疗时牙移动的基础。

在生理情况下，牙骨质一直在缓慢形成。当牙周膜纤维因适应牙功能的需要发生改变和更替时，可通过继发性牙骨质使新的牙周膜纤维重新附着至牙根。

当牙切缘和咬合面受到磨损时，可通过根尖部继发性牙骨质的形成而得到一定的补偿。当牙根表面有小范围的病理性吸收时，可通过继发性牙骨质的沉积而得到修复。

牙周炎时，牙骨质成为牙周袋的侧壁。治疗时须将受感染的牙骨质清理干净，治疗后新生牙骨质沉积可使创面修复，同时牙周膜新形成的纤维可附着于新形成的牙骨质，重建牙体与牙周组织的连接关系。

**考点提示** 牙骨质的理化特性、组织结构和临床意义。

## 本章小结

牙体组织由三种硬组织和一种软组织构成，即牙釉质、牙本质、牙骨质和牙髓。牙釉质位于牙冠表面，成熟牙釉质无机物占重量的96%~97%，是体内硬度最高的组织；牙釉质呈淡黄色或乳白色。牙釉质的基本结构单位是釉柱，为细长的柱状体。其横断面光镜下呈鱼鳞状，电镜下呈球拍状。釉质牙本质界由许多圆弧状的小凹连接而成，在釉质牙本质界釉质侧可见釉梭、釉丛和釉板；与牙釉质周期性生长有关的结构包括横纹、生长线和釉面横纹。

牙本质位于牙髓腔的周围，构成牙齿的主体；成熟牙本质重量的70%为无机物，有机物占20%，水占10%；牙本质由牙本质小管、成牙本质细胞突起和细胞间质构成；由于矿化程度的差异，牙本质间质出现不同的组织结构，如管周牙本质、管间牙本质、球间牙本质等；当牙本质受损后，会出现反应性改变，即修复性牙本质、透明牙本质和死区。

牙髓是位于牙髓腔内的疏松结缔组织，组织学上分为四层结构：成牙本质细胞层、乏细胞层、多细胞层和固有牙髓；成牙本质细胞是牙髓的特征性细胞，牙髓细胞是牙髓数量最多的细胞。

牙骨质覆盖于牙根表面，无机物占重量的45%~50%，有机物和水占50%~55%；牙骨质由细胞和矿化的细胞间质组成，无细胞牙骨质分布于牙颈部到近根尖1/3处，近根尖1/3全部是细胞牙骨质。釉质牙骨质界，牙骨质少许覆盖在牙釉质表面的情况占60%。牙骨质较牙槽骨具有更强的抗吸收能力，这是临床正畸治疗时牙移动的基础。

## 习 题

扫码“练一练”

**一、单项选择题**

1. 关于牙釉质的叙述错误的是

A. 釉质的颜色与釉质的厚度无关

B. 成熟牙釉质重量的96%~97%是无机物

C. 牙釉质的矿化程度越高，则牙釉质颜色呈淡黄色

D. 牙釉质是人体内硬度最高的组织

E. 儿童牙釉质的颜色呈乳白色

2. 关于牙釉质的叙述错误的是
A. 釉柱在牙釉质表面 2/3 较直
B. 釉柱在牙釉质内 2/3 常弯曲绞绕，即绞釉
C. 釉柱的直径在牙表面较大
D. 牙釉质横纹处矿化程度较低
E. 横纹间的距离相当于牙釉质每天形成的数量
3. 关于牙釉质的叙述错误的是
A. 光镜下釉柱横断面呈球拍状
B. 釉柱由近似圆形的头和一个较细长的尾构成
C. 相邻釉柱均以头尾镶嵌排列
D. 釉柱由呈一定排列方向的六棱柱晶体组成
E. 釉柱的头朝向咬合方向，尾朝向牙颈方向
4. 关于牙体组织的叙述错误的是
A. 釉板是垂直于牙面的薄层板状结构，可贯穿整个牙釉质厚度
B. 横纹的形成与成釉细胞每周的周期性形成牙釉质有关
C. 在乳牙和第一恒磨牙，可见一条加重了的生长线，即新生线
D. 釉板呈深褐色，含较多有机物
E. 无釉柱釉质见于最先形成的釉质和牙的表面
5. 关于施雷格线的叙述错误的是
A. 落射光观察牙纵断面磨片可见宽窄不等的明暗相间带
B. 分布于牙釉质厚度的内 4/5
C. 改变入射光的角度可使明暗带发生改变
D. 暗区代表釉柱的纵断面，明区代表釉柱的横断面
E. 是规则排列的釉柱排列方向改变而产生的折光现象
6. 关于牙釉质的叙述错误的是
A. 釉质的咬合面，有深浅不等的小窝或裂隙，即窝沟
B. 从纵断面观，窝沟呈漏斗状或烧瓶状
C. 窝沟内易残留食物残渣和细菌
D. 釉面横纹是釉柱横纹到达牙表面的位置
E. 窝沟是釉质龋的好发部位
7. 关于牙本质的叙述错误的是
A. 牙本质构成牙的主体
B. 牙本质是具有活力的矿化组织
C. 成牙本质细胞胞体位于牙本质内
D. 牙本质和牙髓称为牙髓牙本质复合体
E. 牙本质由牙本质小管、成牙本质细胞突起和细胞间质构成
8. 关于牙本质的叙述错误的是
A. 牙本质的颜色与牙髓活力和年龄有关，一般为浅黄色
B. 牙本质无机物占重量的 70%，有机物占 20%

C. 牙本质缺乏渗透能力
D. 牙本质具有一定的弹性
E. 牙本质的硬度比釉质低，比骨组织高
9. 关于牙本质的叙述错误的是
A. 牙本质小管为贯穿于牙本质全层的管状空间
B. 牙本质小管近牙髓一端较粗，
C. 牙本质小管内仅有成牙本质细胞突起
D. 牙本质小管沿途发出许多侧支，并相互吻合
E. 成牙本质细胞呈单层排列于牙髓周边
10. 关于牙本质的叙述错误的是
A. 牙本质主要是球形钙化
B. 由许多钙化小球相互融合形成充分矿化的牙本质
C. 牙本质钙化不良时，钙化小球融合不全而残留一些空隙
D. 球间牙本质主要见于牙颈部牙釉质深层。
E. 在牙磨片上球间牙本质呈黑色
11. 关于牙本质的叙述错误的是
A. 生长线是与牙本质小管垂直的间歇横纹
B. 生长线表示牙本质的发育和形成速率是周期性变化
C. 前期牙本质是最早形成的牙本质
D. 牙根部牙本质透明层内侧有一层颗粒状的未矿化区称为托姆斯颗粒层
E. 短时生长线代表牙本质周期性沉积的厚度
12. 关于牙本质的叙述错误的是
A. 前期牙本质是位于成牙本质细胞和矿化的牙本质之间尚未矿化的部分
B. 原发性牙本质构成牙本质的主体
C. 在一生中牙本质始终在有序的形成
D. 原发性牙本质和继发性牙本质没有明显的分界线，
E. 维生素 D 缺乏时球间牙本质增多
13. 关于牙本质的叙述错误的是
A. 牙本质分为原发性牙本质和继发性牙本质
B. 继发性牙本质形成速度较慢
C. 继发性牙本质中小管倾斜度较大
D. 在牙冠部最早形成者为罩牙本质
E. 在牙根部最早形成者为透明层
14. 关于牙本质的叙述错误的是
A. 修复性牙本质也称为第三期牙本质
B. 修复性牙本质矿化程度低，小管排列紊乱
C. 继发性牙本质和修复性牙本质分界清楚
D. 透明牙本质也称硬化牙本质，牙本质小管内无矿物盐沉积
E. 死区牙本质小管内有气体而呈黑色

15. 关于牙髓的叙述错误的是
A. 是一种疏松结缔组织
B. 由细胞、纤维、神经、血管和基质构成
C. 成牙本质细胞是最主要的细胞
D. 牙髓包括冠髓和根髓
E. 牙髓具有营养、感觉、防御和修复的功能
16. 关于牙髓的描述错误的是
A. 固有牙髓具有丰富的神经和血管
B. 成牙本质细胞位于牙髓周围
C. 成牙本质细胞紧临前期牙本质排列成一层
D. 不同部位的成牙本质细胞其形态一致
E. 成牙本质细胞的主要功能是形成牙本质
17. 关于牙髓的叙述错误的是
A. 成纤维细胞是牙髓主要的细胞
B. 成牙本质细胞呈柱状，有突起
C. 未分化的间充质细胞为储备细胞
D. 牙髓细胞呈圆形，核大，细胞质深染
E. 牙髓内血管、神经丰富
18. 关于牙骨质的叙述错误的是
A. 覆盖于牙根表面的矿化结缔组织
B. 维系牙齿与牙周组织的联系
C. 呈淡黄色
D. 牙骨质的硬度比牙本质高
E. 牙骨质无机物占重量的 45% ~50%
19. 关于牙骨质的叙述错误的是
A. 牙骨质内的纤维主要是胶原纤维
B. 成牙骨质细胞产生的纤维与牙表面平行排列
C. 来自牙周膜的纤维与牙根表面呈一定角度
D. 釉牙骨质界最常见的方式是端端相接
E. 穿通纤维把牙固定在牙槽窝内
20. 关于牙骨质的叙述错误的是
A. 牙骨质细胞位于陷窝内
B. 牙骨质细胞呈圆形，体积大
C. 牙骨质细胞表面有许多突起向牙周膜方向伸展
D. 牙骨质基质形成层板结构，层板之间的间隔为生长线
E. 牙骨质陷窝向周围有许多小管
21. 关于牙骨质的叙述错误的是
A. 根尖部为细胞牙骨质
B. 无细胞牙骨质分布于自牙颈部至近根尖 1/3 处
C. 成熟牙骨质中的细胞为成牙骨质细胞
D. 牙颈部常为无细胞牙骨质
E. 牙骨质中的纤维由成牙骨质细胞和牙周膜成纤维细胞产生

22. 下列叙述错误的是
A. 牙骨质较固有牙槽骨具有更强的抗吸收能力
B. 牙本质牙骨质界光镜下呈一条较平坦的直线
C. 牙槽骨具有遇压力增生，遇拉力吸收的特性
D. 牙周炎时，牙骨质成为牙周袋的一个壁
E. 釉质牙骨质界以少许牙骨质覆盖牙釉质为多见

**二、思考题**

刘某，男性，8 岁，因牙痛 2 天来门诊就医。查体：下颌右侧第 1 磨牙牙冠呈灰黑色，窝沟处有龋洞；龋洞内见暗红色肉芽组织。

1. 患者最可能的诊断是什么？如果病变继续加重，会进一步引起哪些组织的损伤？
2. 请用所学知识解释上述临床表现。

（李宪孟）

# 第四章

# 牙周组织

**学习目标**

**1. 掌握** 牙龈的组织结构；牙龈固有层纤维的分布特点及功能；牙周膜主纤维束的分布及功能；牙周膜细胞成分的形态、分布及生理病理意义；固有牙槽骨的组织结构特点及临床意义；牙槽骨的生物学特性及临床意义。

**2. 熟悉** 牙龈表面解剖；牙周膜结构与功能的关系。

**3. 了解** 牙周组织的血液供给、淋巴管及神经的分布；牙周膜和牙槽骨增龄变化；牙槽骨的密质骨和松质骨结构及分布。

4．能用显微镜辨认牙周组织的基本结构。

牙周组织（periodontium）又称牙支持组织，它包括牙龈、牙周膜、牙槽骨和牙骨质。牙骨质虽属于牙体组织，但它与牙龈、牙周膜、牙槽骨共同构成一个功能系统，该系统包绕在牙体周围，将牙牢固地固定在牙槽骨上，承受咬合力，共同完成保护和支持牙体的功能。

扫码“学一学”

扫码“看一看”

**案例讨论**

**【案例】**

刘先生，55 岁。下前牙松动、咬物无力十余年。检查：下前牙牙龈红肿，暗红色，触之易出血，牙周袋深 5 mm，叩痛（+），牙Ⅲ度松动，X 线见牙槽骨水平吸收，达根长 2/3，牙石（+++）。

**【讨论】**

1. 根据上述表现，刘先生可能患有何种疾病，这种疾病损坏了哪些组织？

2. 请用本章所学知识解释患者为什么有上述临床表现？

## 第一节　牙龈

牙龈（gingiva）是包围和覆盖在牙颈部和牙槽嵴表面的口腔黏膜，呈粉红色，坚韧不活动而微有弹性。牙龈在解剖学上分为游离龈，附着龈和牙间乳头三个部分（图 4-1）。

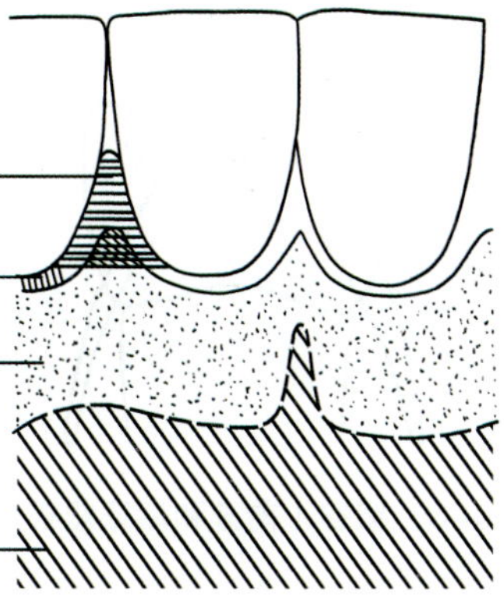


图 4-1 牙龈各部唇面观

## 一、表面解剖

### （一）游离龈

游离龈（free gingiva）又称边缘龈，是指牙龈围绕在牙颈部周围游离可动的部分，处于牙龈的边缘、不与牙面附着的部分黏膜组织。色泽比根方的附着龈稍红，在游离龈和牙表面之间环形狭小的间隙，称龈沟（gingival sulcus）。龈沟底部为结合上皮的冠方，内壁为牙齿，外壁则衬以龈沟上皮。龈沟内有龈沟液，成分与血清相似，具有清除异物，抗菌和增强牙龈组织免疫的能力，在许多情况下上皮和结缔组织细胞的这种功能受到影响，易形成菌斑和牙石，引起牙龈和牙周组织疾病。龈沟的深度是一个重要的临床指标，健康牙龈的龈沟正常深度约0.5~3mm，平均深度约 1.8 mm，当龈沟深超过 3mm 时，通常被认为是病理性的，称为牙周袋。

### （二）附着龈

附着龈（attached gingiva）占牙龈组织的大部分，在游离龈的根方，紧密附着在牙槽嵴表面。它与游离龈相连处常有一浅的凹沟，称为游离龈沟。由于附着龈缺乏黏膜下层，固有层直接附着于牙槽骨骨膜上，血管较少，因此，附着龈呈粉红色。健康的附着龈表面可见有橘皮样相对小而浅的凹陷，称为点彩（图 4-2）。浅凹是牙龈上皮钉突插入固有层所致。点彩的明显程度与个体、年龄、性别及健康状况有关，其作用主要是增强牙龈对机械摩擦力的抵抗。牙龈炎症水肿时表面点彩往往消失而变得光亮。

### （三）牙间乳头

牙间乳头（interdental papilla）是牙龈呈锥体状充填于相邻牙的牙间隙部分，也称龈乳头。牙间乳头在前牙呈三角形或圆锥形，在后牙体呈梯形。在后牙，颊侧和舌（腭）侧龈乳头顶端位置高，在牙邻面接触点下相互连接处低平、下凹像山谷，故称为龈谷（gingiva col）（图 4-3）。此处的上皮无角化，无钉突，对局部刺激物的抵抗能力较低，而且不易清洁，易形成菌斑和牙石，导致牙龈炎症。在老年和疾病情况下，由于牙间乳头退缩而使牙间隙暴露，可引起食物嵌塞，导致牙周炎的发生。

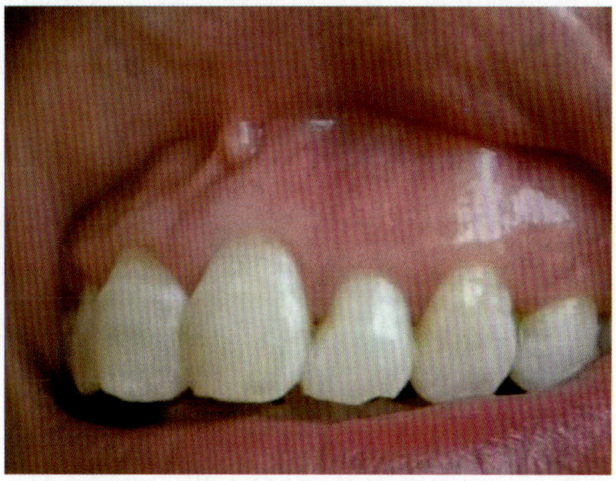

图 4-2 点彩

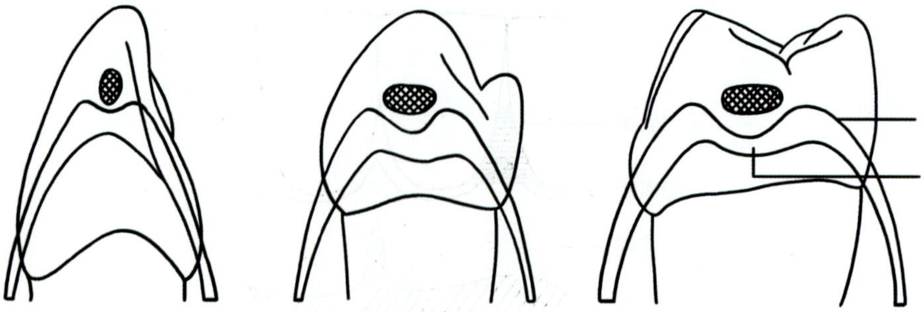


图 4-3　龈谷（前牙和后牙龈谷形成不同的形态）

## 二、组织结构

牙龈是口腔黏膜的一部分，结构上属于咀嚼黏膜，由上皮和固有层组成，无黏膜下层。

### （一）上皮层

按照功能和形态不同，上皮可分为牙龈上皮、龈沟上皮和结合上皮。

**1. 牙龈上皮（gingival epithelium）** 覆盖于游离龈的顶端和外表面，以及附着龈的表面。行使咀嚼黏膜的功能，不全角化的复层扁平上皮占多数，上皮钉突多而细长，较深的插入固有层中，使上皮与固有层的连接更为牢固（图 4-4）。上皮基底细胞生长活跃，偶见黑色素细胞，或含有黑色素颗粒，所以牙龈有时出现黑色斑块。

**2. 龈沟上皮（sulcular epithelium）** 是被覆牙龈沟内壁的牙龈上皮，从结合上皮的冠方延伸到游离龈的顶部，上皮薄，属于非角化的复层扁平上皮，上皮钉突短而少。在沟的底部和结合上皮连接，二者明显分界（图 4-4）。受龈沟内细菌分解产物的，激使龈沟结缔组织内常有炎细胞浸润。龈沟上皮因结缔组织炎症而丧失角化能力。龈沟上皮不能抵抗机械力，易破裂。

**3. 结合上皮（junctional epithelium）** 是牙龈上皮附着于牙表面的一条带状上皮，从龈沟底开始，向根尖方向附着在牙釉质或牙骨质的表面。结合上皮为无角化的复层扁平上皮，在龈沟底部较厚，向根方延伸约 2mm，在龈沟底部的上皮有 15~30 层细胞，向根尖方向逐渐变薄，为 3~4 层细胞（图 4-4）。结合上皮细胞来源于缩余釉上皮，多呈扁平状，长轴与牙面长轴平行，属于未角化的复层扁平上皮，无上皮钉突。但如受刺激，可见钉突增生，伸入结缔组织中。

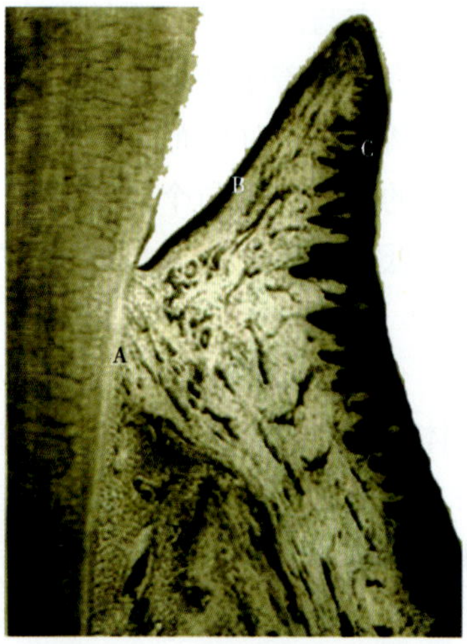


图 4-4　牙龈上皮层示意图

A. 结合上皮；B. 龈沟上皮；C. 牙龈上皮

电镜下结合上皮细胞含有丰富的高尔基复合体、粗面内质网和线粒体，细胞质张力细丝和桥粒较少，与细胞表面平行。细胞间的桥粒比牙龈其他区域的上皮细胞少，细胞外间隙大，能使牙龈结缔组织中的炎细胞、大分子的物质等进入龈沟。

结合上皮属于简单上皮，是一种未成熟的分化低的上皮。结合上皮形成许多半桥粒，使细胞与牙面紧密附着；结合上皮的表层不易脱落，其更新的细胞移动到牙表面，然后向牙冠方向脱落到龈沟中，基底细胞分裂增生补充脱落的表层细胞。结合上皮细胞在牙齿表面产生一种基板样物质（包括透明板和密板两个部分），并以半桥粒的方式附着其上，从而使结合上皮紧密地附着在牙面上（图 4–5），这种结合上皮与牙齿表面牢固的生物学连接关系，称为龈牙结合。龈牙结合既存在于结合上皮与牙面的连接，又存在于上皮细胞与结缔组织之间的连接，对维持牙周健康起重要作用。结合上皮的损伤，易造成龈牙结合关系的破坏。因此任何手术，例如牙周病的防治或制作修复体时，都不应损伤结合上皮，以免造成上述附着关系的破坏。

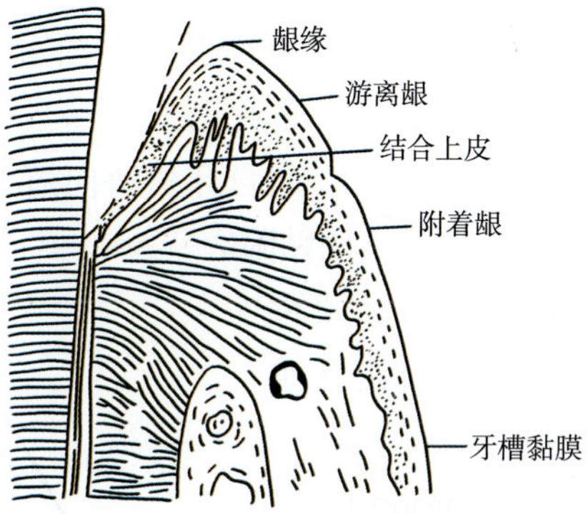


图 4–5　结合上皮结构示意图

结合上皮在牙表面的位置与年龄有关，幼年时结合上皮附着在牙釉质上，随着年龄增长而向根方移动，中年以后多在牙骨质表面（图 4–6）。结合上皮增殖能力较强，外科手术切除牙龈后，新的上皮附着能很快形成。

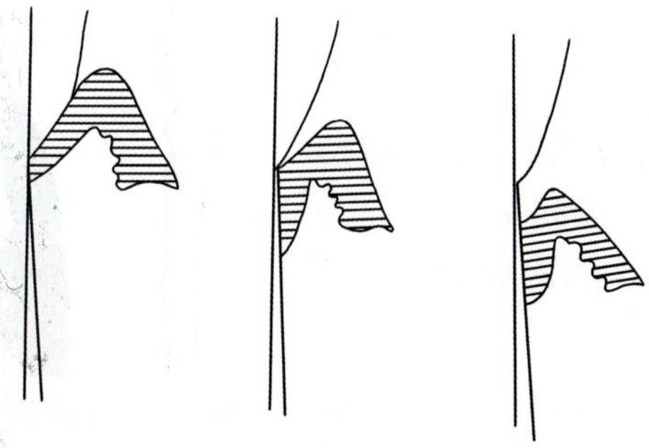

图 4–6　结合上皮随年龄增长向根方移动

**知识链接**

### 鉴别真假性牙周袋

临床上牙周探针探测深度为龈沟底至龈缘的距离。正常的龈沟深度为 1~3mm，牙周炎的患者探针探测深度超过 3mm，称为牙周袋，是结合上皮向根方移位的结果。当然龈沟深度超过 3mm 也可由牙龈肿胀造成，此时龈牙结合上皮没有向根方移位。因此结合上皮有无根方移位是鉴别真假性牙周袋的关键。

## （二）固有层

牙龈固有层由致密结缔组织构成，分为乳头层和网状层。乳头层邻接上皮，是位于上皮钉突之间的乳头状突起。网状层与牙槽骨骨膜相连，含丰富的胶原纤维束，并直接附着于牙槽骨和牙颈部，使牙龈与深层组织稳固贴附，不会移动。固有层胶原纤维束呈各种方向排列，为牙龈与牙、牙槽骨的附着提供支持，抵抗咀嚼力。根据纤维的方向和附着部位，分为以下 5 组（图 4–7）。

**1. 龈牙组（dentogingival group）** 从牙颈部牙骨质向冠方散开，止于牙龈固有层，是牙龈中纤维最多的一组，它可牵引牙龈使其与牙紧密结合。

**2. 牙槽龈组（alveologingival group）** 起自牙槽嵴向冠方展开，穿过固有层止于游离龈和附着龈固有层。它使牙龈与牙槽骨牢固贴附。

**3. 环行组（circular group）** 位于牙颈周围的游离龈，纤维呈环行排列。常与邻近其他纤维束缠绕在一起，比其他组的纤维细。

**4. 牙骨膜组（dentoperiosteal group）** 起自牙颈部的牙骨质，越过牙槽嵴插入牙槽嵴外侧的骨膜，进入牙槽突、前庭肌和口底。

**5. 越隔组（transseptal group）** 起自结合上皮的根方的牙骨质，呈水平方向越过牙槽中隔，止于邻牙相同部位，从而连接相邻的两牙，仅存于牙邻面。其主要功能是保持牙弓上相邻牙的正常接触，防止其分离。

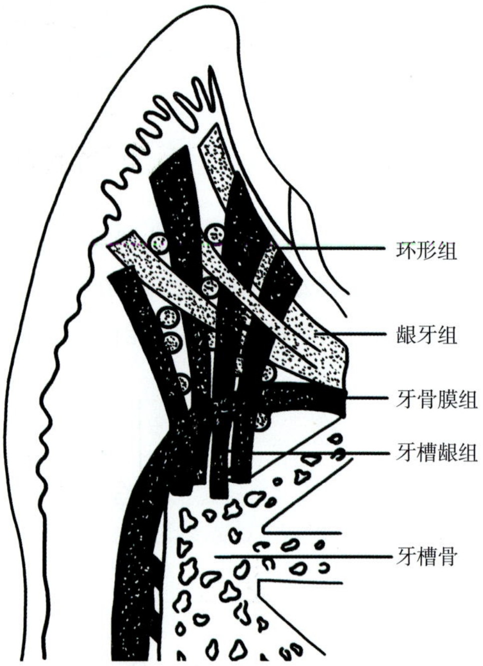

图 4–7 牙龈颊舌侧断面纤维束分布示意图

牙龈没有黏膜下层，固有层含有多种细胞成分，主要包括成纤维细胞和牙龈间充质干细胞，还有少量的淋巴细胞、浆细胞和巨噬细胞等。

## （三）血管和神经

牙龈的血管来自牙槽动脉的分支：①分布在牙槽骨颊舌侧的骨膜上动脉；②牙周膜的血管分支进入牙龈；③牙槽中隔动脉。牙龈含有丰富的淋巴管，起自牙龈固有层的乳头层，汇合成牙槽骨骨膜淋巴网，回流到颏下和下颌下淋巴结。

牙龈有丰富的神经，在上颌来自上牙槽神经、腭前神经和鼻腭神经；在下颌来自颏神经、颊神经和舌神经。牙龈有不同类型的神经末梢，如触觉小体、环状小体和球状小体，或有很细的神经纤维进入上皮层。

临床上因增龄及炎症引起牙龈向根方退缩，这是上皮附着会移到牙骨质位置使牙颈部暴露，从而容易引起牙本质过敏，同时也可形成楔状缺损及根龋，预防及控制牙龈炎是防治牙周炎的有效措施之一。

扫码“学一学”

# 第二节 牙周膜

牙周膜（periodontal membrane，PDL）也称牙周韧带，是位于牙根和牙槽骨之间的致密结缔组织。牙周膜与牙槽嵴表面的牙龈组织相延续，在牙根尖孔与牙髓相连。其厚度范围是0.15~0.38mm，在根中1/3最薄，随着年龄的增加其厚度逐渐减小。牙周膜作为连接牙骨质和牙槽骨间的纽带，其主要功能是抵抗和调节咀嚼过程中牙所承受的压力。

## 一、组织结构

牙周膜主要由纤维、基质和细胞构成。纤维主要包括胶原纤维和弹力纤维；细胞包括成纤维细胞、牙周膜干细胞、成牙骨质细胞、Malassez上皮剩余、成骨及破骨细胞等；细胞间由基质充填。

### （一）纤维

牙周膜内的纤维主要胶原纤维和不成熟的弹力纤维组成，其中胶原纤维数量最多，是构成牙周膜的主要成分，主要为Ⅰ型、Ⅲ型和Ⅻ型胶原。牙周膜中的胶原由成纤维细胞合成，在细胞外聚合成纤维，大多数胶原纤维排列成固定的、有一定方向的纤维束，称为主纤维束，这些纤维一端埋入牙槽骨，另一端埋入牙骨质中，仅在牙颈部游离分布在牙龈固有层中。埋在牙骨质中和牙槽骨中的主纤维称为穿通纤维或沙比纤维（Sharpey's fiber）。主纤维束之间疏松的纤维组织，称为间隙纤维，牙周血管和神经穿行于其中。不同部位的主纤维束有不同的方向和功能，自牙颈部向牙根尖方向可分为下列五组（图4-8）。

**1. 牙槽嵴组（alveolar crest group）** 自牙槽嵴顶呈放射状向牙冠方向走行，止于牙颈部的牙骨质，主要分布在唇颊、舌腭侧。其功能是将牙齿向牙槽窝内牵引，对抗侧方力，保持牙齿直立。

**2. 水平组（horizontal group）** 位于牙槽嵴组的根方，呈水平方向环绕整个牙齿周围。一端埋入牙槽骨，另一端埋入牙根面的牙骨质，主要功能是维持牙的直立，并与牙槽嵴纤维共同对抗侧方力，防止牙侧方移动。随着年龄增加，环状韧带逐渐向根方移动。

**3. 斜行组（oblique group）** 是牙周膜中数量最多、力量最强的一组纤维，分布于除根尖区和牙颈部以外的全部牙周间隙。纤维方向向根方倾斜约45°，附着牙骨质一端进根尖部，埋入牙槽骨的一端近牙颈部，将牙悬吊在牙槽窝内，功能是将咀嚼压力转变为牵引力，均匀的分散到牙槽骨上。

**4. 根尖组（apical group）** 起于根尖区牙骨质，呈放射状止于根尖周围的牙槽骨。其功能是固定牙根尖的位置，保护进出根尖孔的血管和神经。

**5. 根间组（interradicular group）** 只存在于多根牙，起于根分叉处的牙根间隔顶，止于根分叉区牙骨质。功能是防止牙根向冠方移动。

牙周膜主纤维在不同的位置上，其排列方向和功能虽不同，但是又相互协调，共同支持和稳定牙来完成咀嚼功能。

牙周膜还有少量弹力纤维，如 Oxytalan 耐酸纤维。电镜下观察，微细的纤维束广泛地分布在牙周膜中，在根尖区纤维束与牙骨质表面大致垂直，形成三维分支网，包绕牙根。该纤维一端与牙骨质或牙槽骨附着，另一端固定在血管壁和淋巴管壁上（图 4-9）。由于其在血管周围及口腔承受较大咀嚼压力的部位分布较多，故推测它可能与调节血流和增加组织承受压力有关。

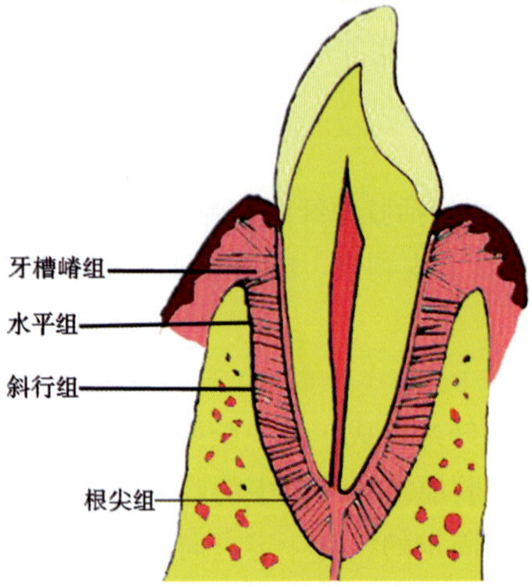


图 4-8　牙周膜主纤维束分布示意图

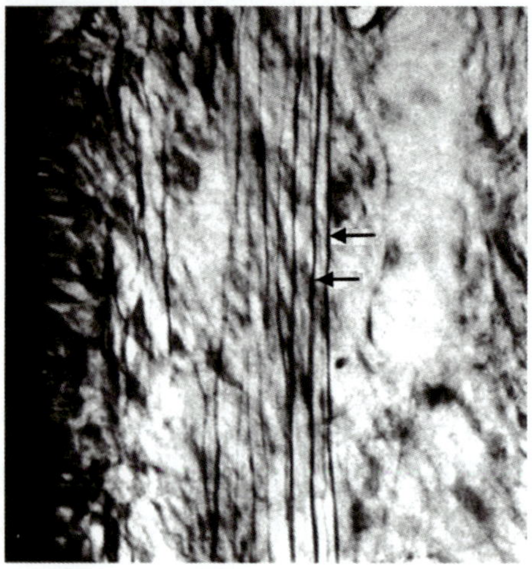

图 4-9　Oxytalan 纤维（箭头所示）

### （二）基质

基质是牙周膜的主要组成部分，呈无结构的胶状物质，充填在细胞、纤维、血管和神经之间。主要由氨基葡聚糖（GAG）、糖蛋白和水构成，其中水分占 70%，这样的结构在咀嚼过程中起缓冲作用，有助于牙抵抗咀嚼力，同时也维持牙周膜的代谢，保持细胞的形态和分化。当牙周出现外伤和炎症时，基质中的组织液会大量增加。

### （三）细胞

**1. 成纤维细胞**　成纤维细胞是牙周膜数量最多、功能最重要的细胞，具有独特且高效的合成与分解胞外基质中胶原蛋白的能力。细胞呈卵圆形或梭形，含 1~2 个细胞核。细胞质嗜碱性，细胞有多个突起，细胞排列方向与纤维束的长轴平行（图 4-10）。电镜下细胞有丰富的粗面内质网、核糖体和发达的高尔基复合体，还有许多伪足样胞质突起，相邻的胞质突起间有简化的桥粒连接和缝隙连接。成纤维细胞的功能是合成胶原，同时也具有对陈旧的胶原起吞噬和降解的功能，持续不断对胶原纤维进行改建，保持牙周膜中纤维的动态平衡。

**2. 成牙骨质细胞**　由成纤维细胞分化而来，分布在临近牙骨质侧的牙周膜。细胞扁平，平铺在根面上。在牙骨质形成时近似立方状（图 4-11），功能是合成牙骨质。电镜下与成纤维细胞相似，有丰富的粗面内质网，游离的核糖体和发达粗面内质网。在牙骨质形成过程中，成牙骨质细胞常被包埋在形成的牙骨质基质中，胞体位于牙骨质陷窝内，细胞突起伸入到牙骨质小管中，相邻的细胞突起间有缝隙连接。

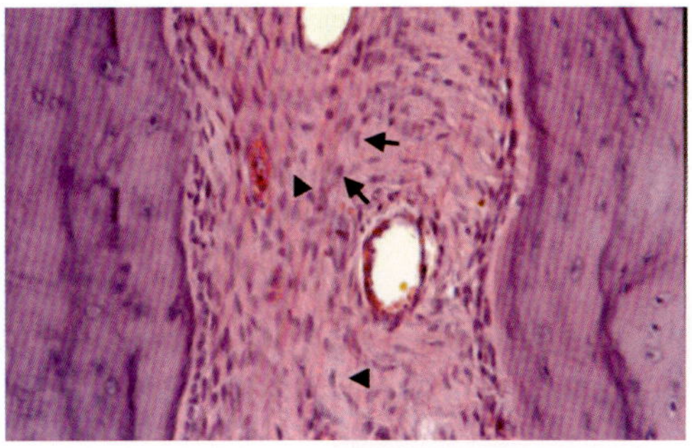

图 4-10 牙周膜结构

箭头所示为成纤维细胞

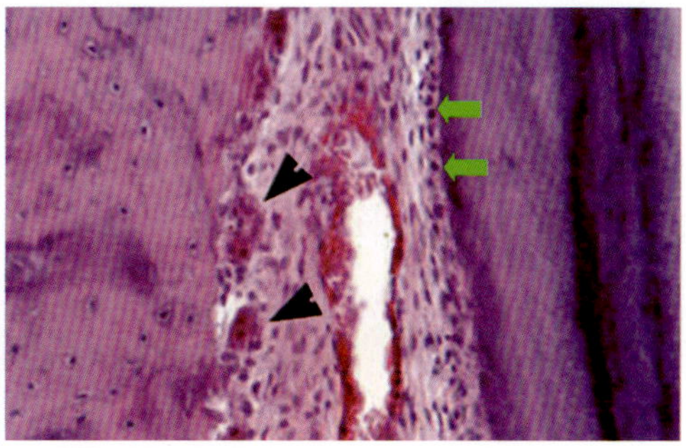

图 4-11 成牙骨质细胞

绿箭头所示为成牙骨质细胞，黑箭头所示为破骨细胞

**3. 成骨细胞** 是衬覆于牙槽窝表面的骨形成细胞，来源于间充质细胞。成骨细胞活动期为立方形，细胞核大而明显，胞质嗜碱性（图 4-12）。电镜下，细胞质有许多粗面内质网、线粒体和分泌小泡，高尔基复合体比较大，且仅存在细胞核附近。成骨细胞的功能是分泌骨基质，在新骨形成的过程中，成骨细胞被包埋在其中成为骨细胞。此外，成骨细胞在活化破骨细胞方面起控制作用。

**4. 破骨细胞和破牙骨质细胞** 它们均来源于单核细胞，分别出现于骨和牙骨质吸收处。在骨吸收时，出现蚕食状凹陷被称为 Howship 陷窝，破骨细胞常位于此吸收陷窝内（图 4-11）。破骨细胞的形态、大小不尽相同，它是一种多核巨细胞，细胞核的数目不等，细胞直径可达 50μm，胞质中分布许多线粒体，粗面内质网发达，溶酶体丰富，细胞质内有不同的小泡。除病理状况外，破骨细胞还常出现于牙齿正畸过程中受压侧以及牙槽骨的生理改建中。当骨吸收停止时，破骨细胞消失。当牙骨质面出现吸收时，在吸收处也可见到破骨细胞。

**5. Malassez 上皮剩余** 来源于牙根发育期的上皮根鞘残留的上皮细胞，主要分布于邻近牙骨质的牙周膜纤维间隙中。光镜下细胞呈立方形和圆形，胞质少，嗜碱性染色，核圆形。细胞排列为条索状和团块状，与牙根表面平行排列（图 4-13）。电镜下上皮剩余细胞由基底膜将细胞与牙周膜基质分开，细胞核常有凹沟，细胞质少，内含张力丝和大量的核糖体。平时上皮剩余细胞不活跃，处于相对静止状态；但当受到刺激时，这些细胞可增生，参与形成根尖囊肿及根侧囊肿，也可以形成牙源性肿瘤。

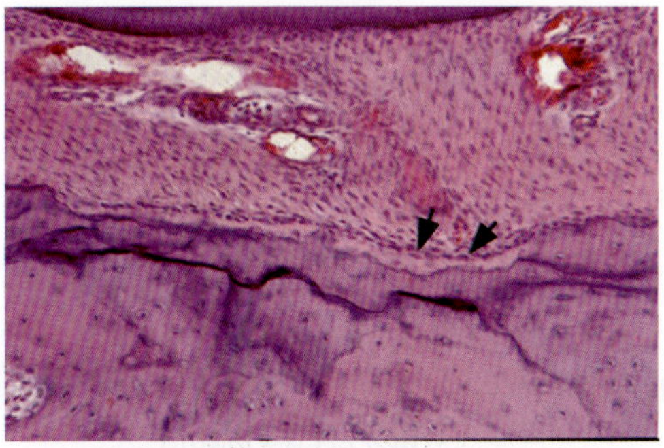

图 4-12 成骨细胞（箭头所示）

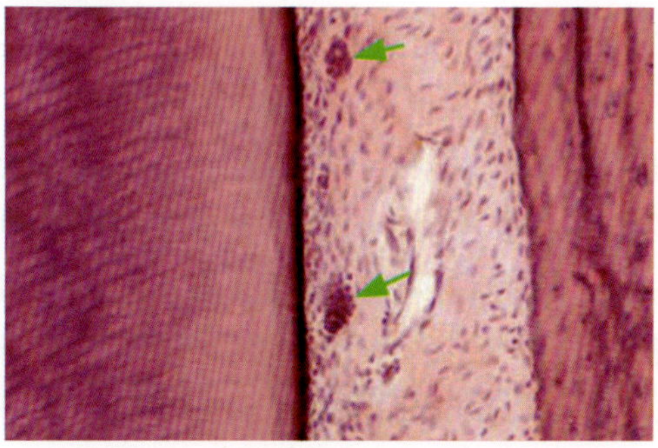

图 4-13 Malassez 上皮剩余

**6. 未分化间充质细胞** 多位于近牙槽骨面的血管附近和骨内膜间隙中，细胞体积小，细胞质少，胞核致密，细胞可自我更新，具有多向分化的潜能，又称牙周膜干细胞（periodontal ligament stem cells，PDLSCs）。这些细胞是牙周膜新生细胞的来源，不仅能够维持牙周组织稳态，而且参与牙周组织的再生。

**7. 牙骨质小体** 牙周膜中有时可见圆形的钙化团块，称为牙骨质小体（cementicle）。镜下观察，单个或多个呈同心圆状，可游离于牙周膜中，也可附着在牙骨质表面，或包埋在牙骨质内（图 4-14）。多数学者认为，牙骨质小体是以退化的上皮细胞为核心，继而发生钙盐沉积，成层矿化形成的。

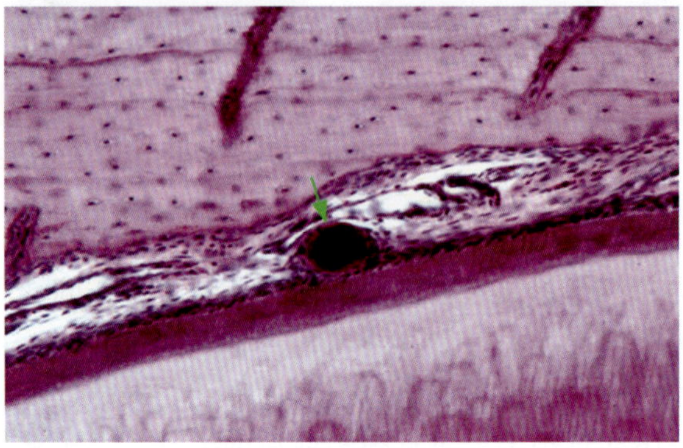

图 4-14 牙骨质小体

**考点提示** 牙周膜的组织结构和功能。

### （四）血管、淋巴管和神经

**1. 血管和淋巴管** 牙周膜的血液供应丰富，主要来自牙槽动脉的分支，其来源有三个方面：①来自牙龈的血管分支从冠方进入牙周膜；②来自牙槽骨的上、下牙槽动脉分支通过筛状板进入牙周膜；③来自上下牙槽动脉在进入根尖孔前的分支。上述来源的血管分支在牙周膜中吻合相互交织，形成树枝状的血管丛，并有许多动静脉吻合，围绕牙根，因此牙周膜内的血供比机体其他部位的结缔组织丰富。牙周膜内的淋巴管呈网状分布，与血管伴行，到达根尖部的淋巴管与来自牙龈和牙髓的淋巴管汇合，最后流入下颌下淋巴结和颏下淋巴结。当牙周膜发生炎症时可引起上述淋巴结肿大。

**2. 神经** 牙周膜有丰富的神经分布，来源有两个方面：①来自牙根尖区的神经纤维，沿牙周膜向牙龈方向走行；②来自牙槽窝骨壁的神经纤维分为两支，分别向牙龈和根尖方向走行，并与根尖来源的神经纤维合并。这些纤维多与血管伴行并相互吻合形成网状排列。它们在功能上分为感觉神经和自主神经两种。前者占多数，包括有髓神经纤维和无髓神经纤维，主要感受触觉、压觉和痛觉，而后者与牙周膜的血管调节有关。牙周膜神经很敏感，定位能力强，具有本体感觉。当根尖周炎、牙周炎和牙髓炎波及根尖组织和临床叩诊时，患者能准确指出患牙位置（图 4-15）。

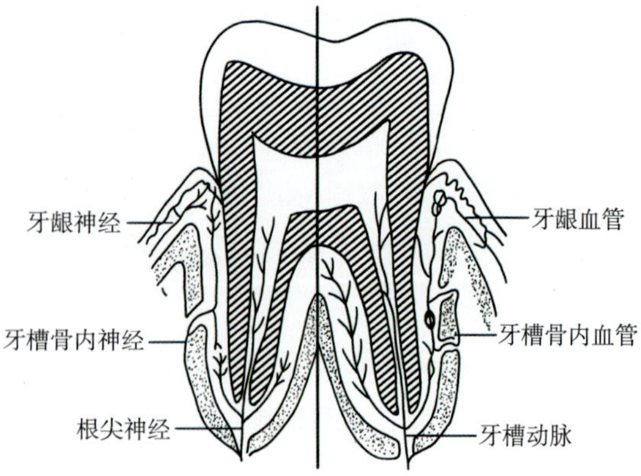


图 4-15 牙周膜的血管和神经示意图

## 二、牙周膜的功能

**1. 支持功能**　牙周膜的主纤维一端埋入牙骨质，一端埋入牙槽骨，将牙和牙槽骨紧密连接起来，使牙齿固定在牙槽窝内，维持牙龈组织与牙的咀嚼关系；同时牙周膜形成牙的软组织框，能抵抗各种外力（包括咬合力）冲击，起调节和缓冲作用，保护其中的血管、神经以及牙体特别是根尖免受外力的损害。牙周膜一旦受到损害，无论牙体如何完整，牙终因失去附着而松动甚至脱落，导致咀嚼功能丧失。

**2. 感觉功能**　牙周膜中有丰富的神经和末梢感觉器，对疼痛、压力、轻叩和震动都有很敏锐的感觉，通过神经系统的传导和反射，支配颌骨、肌肉和关节的运动，因此牙周膜具有调节和缓冲咀嚼力的作用。

**3. 营养功能**　牙周膜的血管不仅营养牙周膜本身，也为牙槽骨、牙骨质和牙龈提供营养来源。

**4. 形成功能**　牙周膜的合成细胞、吸收细胞和间充质干细胞在精确调控下，使牙周膜不断地进行更新和改建，处于一种相对稳定的状态。如成纤维细胞不仅能合成胶原基质，还可以吸收老旧胶原，吞噬异物，以控制牙周膜的结构平衡，使其处于良好的功能状态。成骨细胞和成牙骨质细胞不断形成新的牙槽骨和牙骨质，新生的牙周膜纤维被埋入其中，以保证牙周膜和牙骨质的正常附着关系。

**知识拓展**

正常情况下，牙周膜必须维持其宽度的稳定性。这要求牙骨质、牙槽骨的骨性改建与介于两者之间的牙周膜软组织改建达到平衡，要实现这种平衡必须对牙周膜的细胞进行精确的调控。任何干扰这一平衡的因素都会导致出现异常的病理状况。如：①当破骨细胞的分化及功能出现问题时，牙会与周围的骨质黏连导致无法顺利萌出；②当骨、牙的矿化异常时，会导致牙过早脱落，可见于低碱性磷酸酯酶症。

## 三、牙周膜的增龄变化及临床意义

**1. 牙周膜的增龄变化**　①随着年龄的增长，牙周膜中胶原纤维增多，直径增大，细胞成分减少，基质形成减少，其中硫酸软骨素减少。②随着年龄的增长，牙周膜厚度变薄。在青年人，牙周膜厚约为 0.21 mm，在成人厚为 0.18 mm，到老年时厚度减少到 0.15 mm。这种变化可能是由咀嚼功能降低引起的。③正常时结合上皮附着在牙骨质与牙釉质结合处，随着年龄增加和炎症的刺激，结合上皮附着的位置缓慢向根方移动（又称为被动萌出），达到根部牙骨质表面。此时，除牙龈、牙槽骨外，也包括牙周膜的萎缩。

**2. 临床意义**　牙周膜的结构与其功能密切相关。在一定条件下，牙周膜可发生适应功能的改建，当功能增强时，主纤维束粗大并呈良好的功能性排列，牙周膜宽度增大。反之，当功能减弱时，牙周膜宽度变窄，胶原纤维束的数量和厚度也相应减少。如埋伏牙或长时间不用的牙，牙周膜缩窄，胶原纤维束数量少且失去功能性排列，牙骨质和牙槽骨中的穿通纤维也减少。这种结构上的变化提示在临床上做矫形修复治疗时，必须要有一个过渡适应期，如咀嚼时应摘除修复体，吃饭后再带上修复体，这样可避免牙齿突然增加过重的负荷，逐渐通过牙周组织的改建来适应新的功能需要。

临床正畸治疗时，正畸力可使牙周膜发生明显的变化。在受牵拉侧，牙周膜增宽，胶原纤维束伸展，牙槽骨受牵拉可出现新生。在受压侧，牙周间隙变窄，相当于牙移动方向的牙槽骨吸收。适当的正畸力，可通过牙周组织的适应性改建，在牙齿的移动过程中保持牙体和牙周组织的正常附着关系；如果用力不当，引起牙周组织创伤，严重可导致牙髓坏死，牙变色。当牙周膜受到异常咬合力时，会引起咬合创伤，此时要及时调整，让受伤的牙周组织充分休息，使其恢复正常状态，否则会加重创伤导致不可逆转的病理改变。

牙周组织在正常情况下具有较强的修复能力。当牙周疾病造成组织破坏、吸收时，其修复能力随之增强，表现为病变组织被吸收，新的结缔组织形成，新骨和新牙骨质沉积，最终使已丧失的牙周支持组织再生，重建和恢复牙体与牙周组织的附着关系。

## 第三节 牙槽骨

扫码“学一学”

牙槽骨（alveolar bone）是上、下颌骨包围和支持牙根的骨组织，又称牙槽突（alveolar process）（图 4–16）。容纳牙根的窝称为牙槽窝，牙槽窝在冠方的游离缘称为牙槽嵴，两牙之间的牙槽骨称为牙槽中隔。

牙槽骨的生长发育依赖于牙的功能性刺激，它随着牙齿的发育、萌出和功能性咬合而形成并逐渐成熟，如果牙脱落，牙槽骨也随之萎缩。

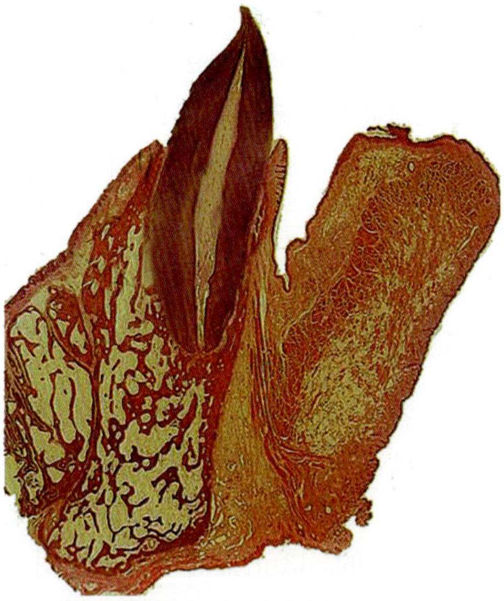

图 4–16　牙槽骨的分布

### 一、组织结构

牙槽骨由骨细胞和矿化的基质构成。骨细胞由骨前体细胞分化而来。前体细胞为扁平状，有小的突起，细胞核为椭圆形。骨细胞位于骨陷窝内，被矿化的基质包绕。骨基质由有机成分和无机成分组成。根据解剖部位牙槽骨可分为固有牙槽骨、密质骨、松质骨。

### （一）固有牙槽骨

固有牙槽骨（alveolar bone proper）衬于牙槽窝内壁，包绕牙根，与牙周膜相邻。它是一层多孔的骨板，又称筛状板，牙周膜的神经、血管穿行于筛状板的小孔进入骨髓。固有牙槽骨较薄，由于在X线片上显示为围绕牙周膜外侧的一条白色阻射线，故称硬骨板，亦称“白线”，此线是临床检验牙周组织健康与否的重要标志。当牙周膜发生炎症和外伤时，硬骨板消失。

组织学上，固有牙槽骨由平行排列的骨板构成，与牙槽窝壁平行。邻近牙周膜侧的固有牙槽骨呈板层排列，其中包埋了大量来自于牙周膜的纤维即穿通纤维，所以固有牙槽骨又称束骨（图4–17）。在邻近牙髓侧，由环形骨板和哈弗斯系统构成，其外层骨板呈同心圆状排列，中央形成的小管内有神经和血管通过。

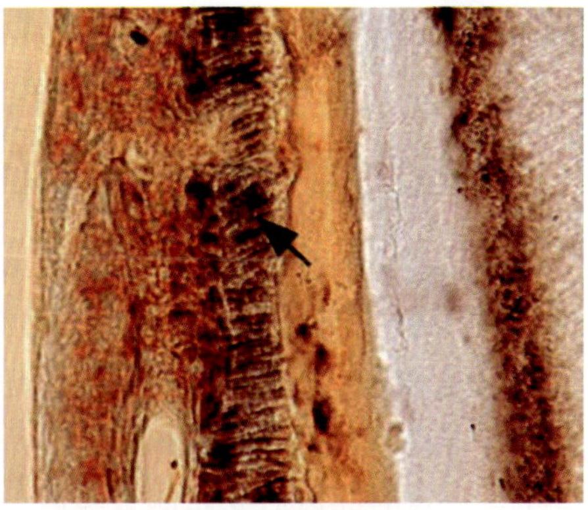

**图4–17　固有牙槽骨**

箭头所示为穿通纤维

### （二）密质骨

密质骨又称皮质骨，是牙槽骨的外表部分，即颌骨内、外骨板延伸的部分。表层为多层与表面平行排列的骨板，称外骨板；深部为哈弗斯系统及间骨板。密质骨的厚度并不一致，上颌牙槽骨的唇面，尤其是前牙区密质骨很薄，有许多血管和神经穿过的滋养管，而舌侧增厚。下颌密质骨比上颌厚而致密，通往内部的小孔很少，所以在施行局部麻醉时，上颌前牙用局部浸润麻醉的效果比下颌好。下颌的密质骨通常舌侧骨板比颊侧厚，但在前磨牙和磨牙区由于负荷较大的咀嚼力，颊侧骨板也增厚。

**知识链接**

**为什么上颌多用浸润麻醉而下颌多用阻滞麻醉**

浸润麻醉是将局麻药液注入组织内，以麻醉神经末梢，使局部神经末梢失去传导痛觉的功能而产生麻醉效果。在拔牙术及牙槽外科手术中，一般多在上颌牙槽突或下颌前牙区的牙槽突采用浸润麻醉，因为这些部位的牙槽骨皮质骨比较薄，并且疏松多孔，麻醉药液容易渗透入这些小孔，进入颌骨，麻醉牙神经丛。

口腔阻滞麻醉是将局部麻醉药物注射到颌面口腔相关神经干或主要分支周围，以阻断神经末梢传入的刺激，使该神经分布区域产生麻醉并达到全部失去痛觉的效果。口腔阻滞麻醉适用于骨质较致密的下颌骨区或局部有炎症及肿胀不宜做浸润麻醉者。由于注射位置一般较深，须注意严格无菌操作，以免深部感染引起不良后果。

### （三）松质骨

位于固有牙槽骨和密质骨之间，由骨小梁和骨髓构成。骨小梁呈针状和板层状排列，并相互连接形成多孔的网架，板层状排列的骨小梁常伴有哈弗斯系统，骨髓则充满在此间隙中。一般情况下，骨小梁的粗细及数量因牙的功能状态而异，功能大者，骨小梁粗而密，功能小者骨小梁细而疏，骨小梁的排列方向与咀嚼力相适应，如两牙尖的骨小梁，常呈水平状排列，而根尖周围的骨小梁常呈放射状排列，而无咀嚼功能的牙齿，骨小梁常呈无规则排列。骨小梁网架之间的骨髓在幼年时为红骨髓，成年后随着脂肪的增多，则变为黄骨髓。

**考点提示** 牙槽骨组织结构和生物学特性。

### 二、生物学特性及临床意义

牙槽骨具有高度可塑性，也是人体骨骼最活跃的部分，它不但随着牙的生长发育、萌出、脱落替换和咀嚼压力而变动，而且也随着牙的移动而不断改建。

牙槽骨具有遇到压力则吸收，遇到牵引力就增生的特性。一般情况下，这种新生和吸收保持着动态的平衡，临床上常利用此原理进行错颌畸形的矫治，如加一定强度的压力在牙上，一定时间以后受压侧骨吸收，牙的位置随之移动，而受牵引侧骨质增生来补偿牙移动后所留下的位置。

## 本章小结

牙周组织又称牙支持组织，包括牙龈、牙周膜、牙槽骨和牙骨质。它们包绕在牙体周围，将牙牢固地固定在牙槽骨上，承受咬合力，共同完成保护和支持牙体的功能。

牙龈是围绕并附着于牙颈部及牙槽骨表面的口腔黏膜部分，属于咀嚼上皮，由上皮和固有层组成，无黏膜下层。

牙周膜也称牙周韧带，是位于牙根和牙槽骨之间的致密的结缔组织，主要由纤维、基质和细胞构成。其中大量的主纤维束将牙齿固定在牙槽窝，并抵抗和调节牙齿所承受的各方面的咀嚼压力；基质呈无结构的胶状物质，主要由氨基葡聚糖、糖蛋白及水构成，充填在细胞、纤维、血管和神经之间，它们在咀嚼过程中起缓冲作用，有助于牙抵抗咀嚼力，同时也维持牙周膜的代谢，保持细胞的形态和分化。

牙槽骨又称牙槽突，是上、下颌骨包围和支持牙根的骨组织，由骨细胞和矿化的基质构成。按解剖部位可分为固有牙槽骨、密质骨、松质骨。它是人体骨骼最活跃的部分，具有高度可塑性。牙槽骨具有遇到压力则吸收，遇到牵引力就增生的特性。所以牙槽骨不但随着牙的生长发育、萌出、脱落替换和咀嚼压力而变动，而且也随着牙的移动而不断地改建。

# 习 题

扫码"练一练"

## 一、单项选择题

1. 正常情况下，龈沟的深度不超过

A. 3mm
B. 2mm
C. 4mm
D. 1mm
E. 5mm

2. 附着在牙表面的一条带状上皮为

A. 龈沟上皮
B. 附着龈上皮
C. 龈谷上皮
D. 结合上皮
E. 牙小皮

3. 正常结合上皮的组织学特点是

A. 无角化，有上皮钉突
B. 无角化，无上皮钉突
C. 不全角化，有上皮钉突
D. 正角化，有上皮钉突
E. 不全角化，无上皮钉突

4. 结合上皮与牙面紧密接合的方式是

A. 物理接合
B. 化学接合
C. 桥粒
D. 半桥粒
E. 紧密连接

5. 牙龈中纤维最多的一组是

A. 龈牙组
B. 牙槽龈组
C. 牙骨膜组
D. 环形组
E. 越隔组

6. 牙周膜中数目最多、力量最强大的是

A. 牙槽嵴组
B. 水平组
C. 斜行组
D. 环形组
E. 根间组

7. 牙骨质与骨组织的不同之处在于

A. 层板状排列
B. 陷窝中有生活的细胞
C. 能新生
D. 没有血管
E. 有陷窝

8. 牙槽骨中刚形成尚未矿化的为

A. 固有牙槽骨
B. 束状骨
C. 松质骨
D. 牙槽骨外骨板
E. 类骨质

9. 固有牙槽骨又称
A. 网状板
B. 束状板
C. 硬骨板
D. 基板
E. 松质骨板

10. 受到炎症刺激时，可增殖为颌骨囊肿和牙源性囊肿的牙周细胞
A. 成纤维细胞
B. 成牙骨质细胞
C. 成骨细胞
D. Malassez 上皮剩余
E. 未分化的间充质细胞

11. 牙槽骨的生物学特性哪项是错误的
A. 高度可塑性组织
B. 随牙齿的移动而改建
C. 随牙齿的生长、发育而变动
D. 牙齿缺失后会吸收
E. 受到压力时会增生

12. 关于牙周膜增龄性变化，哪项是错误的
A. 纤维成分增多，细胞成分减少
B. 牙周膜厚度增加
C. 牙龈逐渐退缩
D. 结合上皮缓慢向根尖移动
E. 其中硫酸软骨素减少

13. 有关牙周膜的功能叙述不正确的是
A. 其中血管只营养牙周膜本身
B. 感觉定位准确
C. 调节和缓冲咀嚼压力
D. 自我更新和改建
E. 对牙齿有支持作用

14. 关于固有牙槽骨的叙述，不正确的是
A. 又称筛状板
B. 在组织学上属于密质骨
C. 在 X 线上表现为围绕牙周膜外侧的投射影
D. 近牙周膜表面称束状骨
E. 近牙髓侧由哈弗斯系统构成

15. 牙槽嵴纤维分布于
A. 牙体的四周
B. 牙体的近远中侧
C. 牙体的唇侧
D. 牙体的唇舌侧
E. 牙体舌侧

16. 关于牙槽骨不正确的是
A. 分为固有牙槽骨、密质骨和松质骨
B. 是高度可塑性组织
C. 受压则增生，受牵则吸收
D. 可以进行改建
E. 牙槽骨受全身代谢的影响

17. 关于牙槽骨增龄性变化哪项是错误的
A. 牙槽嵴高度降低
B. 骨密度逐渐降低
C. 成骨功能力明显降低
D. 骨髓变为红骨髓
E. 骨髓变为黄骨髓

18. 将牙齿悬吊在牙槽窝内，使牙齿承受的咀嚼压力变为牵引力，均匀分散到牙槽骨上的牙周纤维称为

A. 牙槽嵴组　　　　B. 水平组

C. 斜行组　　　　D. 环形组

E. 根间组

**二、思考题**

1. 何谓结合上皮？结合上皮的形态特点及其与牙结合的方式如何？临床意义如何？

2. 牙槽骨的生物学特性及其临床意义。

3. 龈谷的所在部位及其病理意义。

（李　娜）

# 第五章

# 口腔黏膜

**学习目标**

1. **掌握** 口腔黏膜的基本组织结构；口腔黏膜的分类。
2. **熟悉** 咀嚼黏膜、被覆黏膜和特殊黏膜的组织结构特点。
3. **了解** 口腔黏膜的功能及增龄性变化。

口腔黏膜（oral mucosa、oral mucosa membrane）是指在口腔表面衬覆的组织。前借唇红与唇部皮肤相连，后与咽部黏膜相延续，在牙周以结合上皮与牙体组织相接，是一层完整的屏障结构。唾液腺分泌的唾液保持口腔的湿润状态。口腔黏膜的基本结构包括上皮和固有层。口腔黏膜的形态结构依所在部位及其功能特点的不同而有所不同，硬腭和牙龈黏膜因在咀嚼过程中经常受摩擦，所以结构较致密，有角化层；而唇、颊和口底黏膜，主要起衬覆作用，故结构组织较疏松，上皮无角化；舌背黏膜具有特殊的味蕾和舌乳头结构，与味觉和咀嚼有关。

扫码“学一学”

扫码“看一看”

**案例讨论**

**【案例】**

患者，女，25岁。经检查发现在唇、舌、颊等处，可见米粒或黄豆大小的呈圆形或卵圆形淡黄色黏膜缺损，疼痛难忍，曾局部使用溃疡膜，口服维生素B等，自觉效果不明显。现病史：患者于3年前出现口腔溃疡，每当身心疲惫、睡眠不足时，常常发作，每次1~3个，间隔1~2个月，位置不固定，疼痛感较为明显，一般1周左右愈合，未见瘢痕。

**【讨论】**

1. 患者病变部位会累及哪些组织？
2. 可能的诊断是什么？请用本章所学知识解释患者为什么有上述临床症状？

## 第一节 口腔黏膜的组织结构

口腔黏膜的组织结构和皮肤基本相似，由上皮和固有层构成。上皮相当于皮肤的表皮，固有层相当于皮肤的真皮。上皮借基底膜与固有层相连，但口腔黏膜无皮肤附属器，部分黏膜深部还有黏膜下层（图 5-1）。

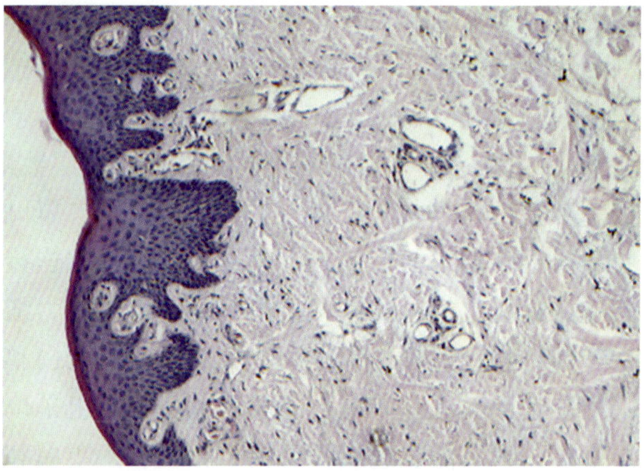

图 5-1　口腔黏膜的一般结构

**考点提示** 口腔黏膜的基本结构。

## 一、上皮

口腔黏膜上皮为复层扁平上皮，主要由角质形成细胞和少量非角质形成细胞组成。根据所在的部位及功能的不同，可分为角化和非角化复层扁平上皮。

### （一）角质形成细胞

角质形成细胞是构成上皮的主要细胞成分，它们在增殖、分裂和表面移动的过程中合成大量的角蛋白，出现角化和脱落。典型的口腔角化上皮从深层至表面可以分为四层，依次为基底层、棘层、颗粒层和角化层（图 5-2）。

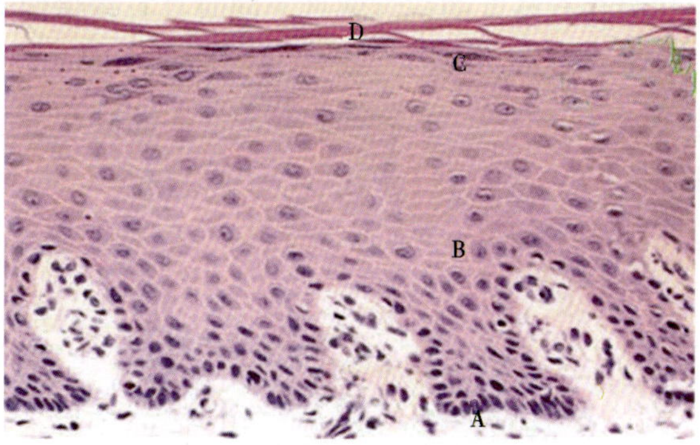


图 5-2　口腔黏膜上皮的组织结构

A. 基底层；B. 棘层；C. 颗粒层；D. 角化层

**1. 基底层（stratum basale）** 位于上皮的最深面，是一层立方形或矮柱状的细胞。细胞核大呈圆形，染色深。胞质内含丰富的游离核糖体，故 HE 染色强嗜碱性，借基底膜与固有层相连。电镜下细胞质可见丰富的游离核糖体和张力丝，细胞相邻面有桥粒连接，细胞基底面以半桥粒与基膜相连。基底细胞和邻近的棘细胞有增殖能力，称为生发层。生发层细胞具有干细胞特征，其分裂产生的子细胞部分维持原有的增殖功能，成为新的基底细胞，部分向表面迁移并逐渐分化成熟。生发层细胞的增殖可补充表皮脱落细胞，使口腔上皮始终处于更新的状态。不同部位的上皮更新的速度有差别，牙龈较长为41~57天，黏膜上皮为25天。正常情况下，脱落细胞的数量与新生细胞的数量保持平衡，如果平衡被打破，将导致上皮的增生或萎缩性病变。基底细胞在口腔上皮的创伤愈合中具有重要的再生修复作用。

**2. 棘层（stratum spinosum）** 位于基底层浅层，在上皮中层数最多，由4~10层体积较大的细胞组成，细胞呈多边形，越向表面越趋扁平。胞核圆形或卵圆形，位于细胞中央，内含1~2个核仁。胞质常伸出多而小的棘刺状突起与相邻的细胞连接，此突起称为细胞间桥。电镜下细胞间突起连接处可见桥粒连接，桥粒由附着斑和张力细丝构成。构成桥粒的蛋白质主要有两组，一组为桥粒钙依赖性黏附蛋白，有桥粒芯蛋白和桥粒胶蛋白。它们是一组跨膜蛋白，在黏膜上皮细胞间的黏附上起重要作用。另一组是位于细胞膜内侧的构成附着斑的蛋白，属于连接蛋白，功能是连接桥粒钙依赖性黏附蛋白和角蛋白丝。桥粒对维持上皮的完整性有重要的作用，某些疾病如寻常性天疱疮，桥粒蛋白成为自身抗原，引发抗原抗体反应，桥粒结构受到破坏，形成疱性病变。

**3. 颗粒层（stratum granulosum）** 位于棘层上方，由2~3层较扁的梭形细胞组成，胞核和细胞器渐趋退化。该层细胞主要特点是胞质内含有许多透明的角质颗粒，形状不规则，大小不等，HE染色强嗜碱性，呈深紫蓝色。电镜下，透明角质颗粒无膜包被，呈致密均质状。上皮为正角化时，尤其是病理性过度正角化时，此层明显；上皮为不全角化，此层可不明显；与棘层相比，细胞更成熟，细胞内蛋白质合成最活跃。

**4. 角化层（stratum corneum）** 位于上皮最表层，由数层排列紧密的扁平上皮细胞构成，是上皮细胞成熟的最后阶段。细胞界限不清，细胞间桥消失。若细胞器和细胞核消失，胞质内充满角质蛋白，HE染色为嗜酸性，均质红染，此种角化称正角化，如硬腭黏膜角化层。若细胞核发生固缩，但未消失，则称不全角化，如牙龈黏膜的角化层。此层细胞膜消失，取而代之的是由交联的蛋白质和脂类形成的角化包膜，此包膜约15nm厚，是上皮屏障的主要构成成分。角化包膜具有高度的抗溶解性，同时具有较强的柔韧性，对深层上皮细胞有保护作用。

非角化上皮由深层到表层依次为：基底层、棘层、中间层和表层。基底层细胞形态与角化上皮类似。棘层细胞体积大，细胞间桥不明显；中间层为表层和棘层的过渡；表层无角化，细胞扁平，有细胞核，胞质染色浅，细胞器少。

**知识链接**

细胞角蛋白（cytokeratin，CK）主要分布于上皮角质形成细胞内，是角质细胞的主要骨架蛋白。细胞角蛋白有20多种，命名为CK1- CK20，主要功能是维持上皮组织的完整性和连续性，对维持细胞的形态很重要。研究发现细胞角蛋白具有极高的保守性和组织分化特异性，与上皮细胞的增殖分化密切相关。病理状态下常有角蛋白类型的改变，如在白色海绵状斑痣，角蛋白4和13的基因发生突变，棘层细胞内角蛋白丝在细胞核周围聚集。

目前细胞角蛋白是一种临床常用的肿瘤免疫组织化学标记物，阳性表达见于上皮细胞、间皮细胞、癌和间皮瘤等。

## （二）非角质形成细胞

非角质形成细胞主要分布在上皮的深层，不参与上皮的增生与分化，约占上皮细胞数量的10%，分散存在于角质形成细胞之间，包括黑色素细胞、朗格汉斯细胞和梅克尔细胞。在普通的HE切片，他们的胞质不容易着色，环绕细胞周围形成一个透明环，因此又称为透明细胞。

**1. 黑色素细胞**　位于口腔黏膜上皮的基底层细胞之间，由胚胎早期的神经嵴细胞迁移而来并固定在此分裂繁殖。光镜下胞质透明，胞核圆形或卵圆形（图5-3）。特殊染色见胞质内有树枝状突起伸入基底细胞和棘细胞之间。电镜下胞质中除有丰富的核糖体、粗面内质网和发达的高尔基复合体外，还有许多椭圆形小体，称为黑色素小体（图5-4）。黑色素小体由高尔基复合体生成，有膜包被，内含有酪氨酸酶，能将酪氨酸转化为黑色素。当黑色素小体内出现黑色素后，则称为黑色素颗粒。角质形成细胞释放的许多因子对黑色素细胞的正常活动有重要的调节作用。临床上，牙龈、硬腭、颊黏膜和舌常见黑色素沉着，这些部位也是黑色素性病变的好发部位。

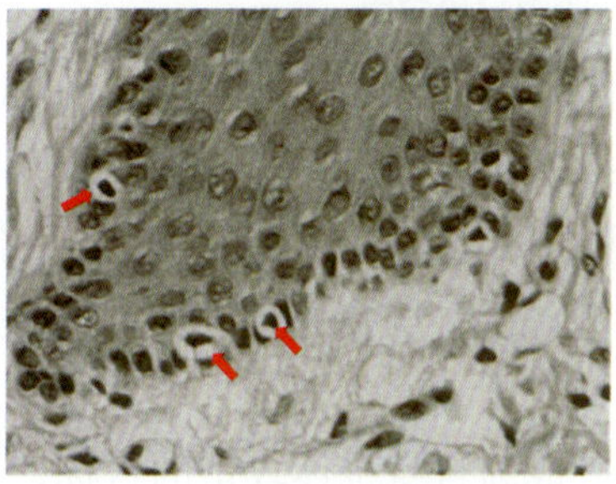

图5-3　光镜下的黑色素细胞

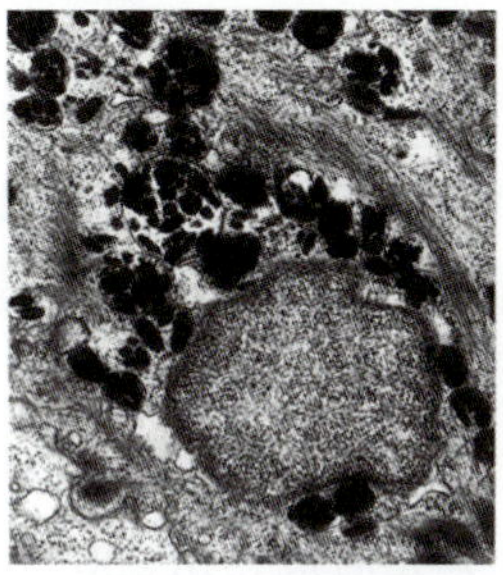

图5-4　电镜下的黑色素细胞

**2. 朗格汉斯细胞**　主要分散在棘细胞之间，也可见于基底层细胞间，来自造血组织。该细胞在非角化的口腔黏膜上皮中数量较多，HE染色胞质透明，核深染。用ATP酶组织化学染色可显示细胞具有树枝状突起。电镜下胞质内有特征性的被单位膜包绕的棒状或球拍样颗粒，称伯贝克颗粒或Birbeck granule颗粒（图5-5）。此细胞能识别、结合和处理进入黏膜的抗原，并把抗原呈递给T细胞，是一种抗原提呈细胞，与黏膜的免疫功能有关。

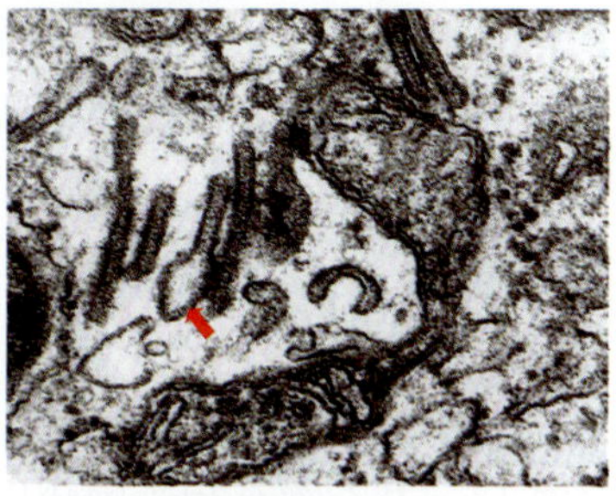

图5-5　电镜下的朗格汉斯细胞

箭头示为伯贝克小体

**3. 梅克尔细胞**　位于基底层，常成群分布，可能来源于神经嵴或上皮细胞。在HE染色切片中不易辨别。电镜下，细胞一般无树枝状突起，细胞内有少量张力细丝，胞质内可见发达的高尔基复合体和电子致密性膜被小泡，内含神经递质。该细胞是一种压力和触觉的感觉细胞。

## （三）基底膜

口腔黏膜上皮与深层固有层之间的交界面并非一条直线，呈波浪状，固有层结缔组织形成许多乳头状突起，上皮的深面形成许多上皮钉突，二者紧密镶嵌在一起。这种附着的方式扩大二者的接触面，使它们附着的更为牢固，也有利于二者的物质交换。

口腔黏膜上皮与其深面的固有层结缔组织间有一膜状结构，称基底膜（basement membrane）。光镜下呈淡红色，厚约1~4μm。电镜下可见基底膜由透明板、密板和网板三部分构成，透明板和密板通称为基板，上皮基底细胞借半桥粒附着于透明板，网板由结缔组织的成纤维细胞分泌产生，主要由基质和半环状的纤维构成，固有层的胶原纤维穿过半环形纤维形成的环状空隙与密板紧密连接。

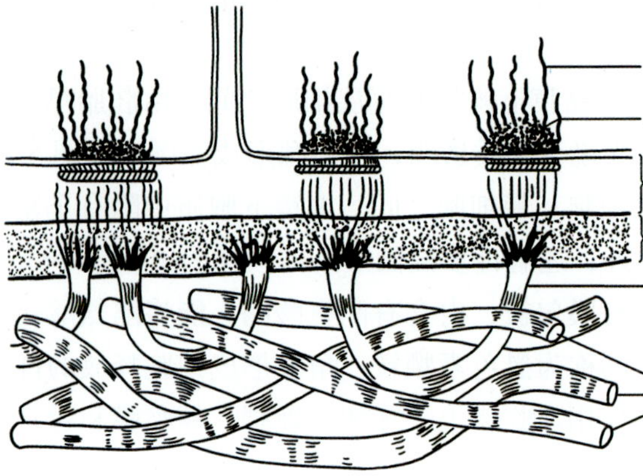


**图 5-6　基底膜结构模式图**

半桥粒的主要成分是 BP（bullous pemphigoid，BP）230、网蛋白、BP180 和整合素 α6，β4。透明板和密板的主要成分有层粘连蛋白和Ⅳ型胶原，以及起连接作用的多种糖蛋白如巢蛋白、基底膜聚糖。网板主要成分是Ⅶ型胶原，连接密板与下方的结缔组织（图 5-6）。基底膜主要起支持连接和固定的作用，同时也是一种屏障结构，具有选择通透性，便于血液与上皮细胞间进行物质交换，因此基底膜对于上皮组织的生理功能具有重要的意义。某些疾病时如大疱性类天疱疮，BP230 和 BP180 成为自身抗体攻击的目标，上皮和结缔组织在透明板处分离形成上皮下疱；在部分类天疱疮型扁平苔藓，BP180 为自身抗原，在非角蛋白性大疱型表皮松解症的半桥粒型表现为半桥粒蛋白的突变，在结合型为层粘连蛋白 5 基因的突变，在发育不良型为Ⅶ型胶原的突变，它们都形成疱性病变。癌前病变时，基底膜中的Ⅳ型胶原蛋白发生改变，有利于癌变细胞向结缔组织中浸润。

## 二、固有层

固有层为致密的结缔组织，固有层内有纤维、细胞和基质。伸入上皮部分的乳头称为乳头层，其余部分称为网状层，对上皮层起支持、营养等作用。乳头层胶原纤维较细，排列疏松，乳头的长短依所在部位有所不同。血管和神经纤维通过网状层进入乳头层，形成毛细血管网和神经末梢。部分神经末梢可进入上皮内，固有层的主要细胞是成纤维细胞，有合成和更新纤维及基质的功能。此外还有吞噬细胞、肥大细胞、少量炎细胞等。固有层的纤维主要是Ⅰ型胶原纤维，此外还有Ⅲ型胶原纤维和弹力纤维。固有层深面可有黏膜下层，亦可直接附着在骨膜上，固有层对上皮细胞的分化还具有调控作用。

## 三、黏膜下层

黏膜下层为疏松结缔组织，内含小唾液腺、血管、淋巴管、神经及脂肪组织。黏膜下层主要分布在被覆黏膜，其功能主要是为固有层提供营养和支持作用；而在牙龈、硬腭的大部分区域及舌背无黏膜下层，固有层与其深部的骨和肌组织之间紧密相连。

# 第二节　口腔黏膜的分类和结构特点

扫码“学一学”

根据所在的部位和功能，口腔黏膜可分为三类，即咀嚼黏膜、被覆黏膜和特殊黏膜。

## 一、咀嚼黏膜

咀嚼黏膜（masticatory mucosa），包括牙龈和硬腭黏膜，在咀嚼时能承受摩擦力和压力。咀嚼黏膜的上皮有角化，正角化时有明显的颗粒层，不全角化时颗粒层则不明显。棘层细胞间桥明显。固有层厚，乳头多而长，与上皮钉突形成良好的机械嵌合，可防止在外力作用下上皮和深面的结缔组织分离。固有层内胶原纤维束粗大且排列紧密（图 5–7）。咀嚼黏膜大部分无黏膜下层，大部分固有层深部直接附着在骨膜上形成黏骨膜，少数区域黏膜下层与骨膜相连，所以附着很牢固，不能移动。

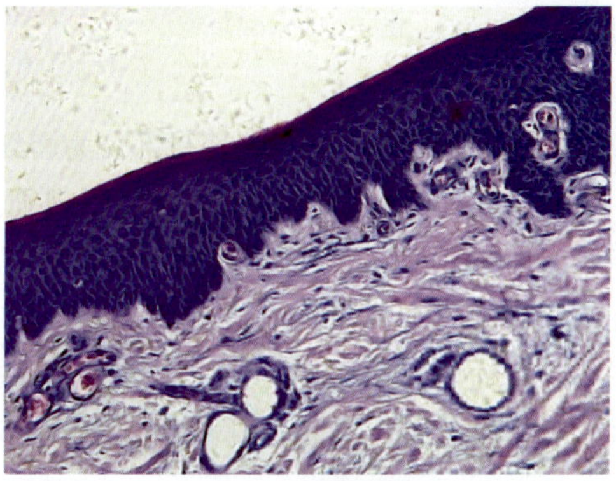

图 5–7　咀嚼黏膜

### （一）硬腭黏膜

硬腭黏膜由前 2/3 硬腭黏膜和后 1/3 的软腭黏膜组成。硬腭黏膜肉眼观呈浅粉红色，其边缘与牙龈相连，两者无明显分界。镜下，硬腭黏膜角化层较厚，以正角化为主。固有层具有咀嚼黏膜的一般特征。根据有无黏膜下层硬腭黏膜可分为牙龈区、中间区、脂肪区与腺区四部分（图 5–8）。牙龈区和中间区无黏膜下层，固有层与骨膜紧密相连，脂肪区和腺区有黏膜下层，其中分别含有脂肪和腺体，并被胶原纤维分隔形成若干个大小不等的小隔。腺区的腺体与软腭的腺体相连，为黏液腺。

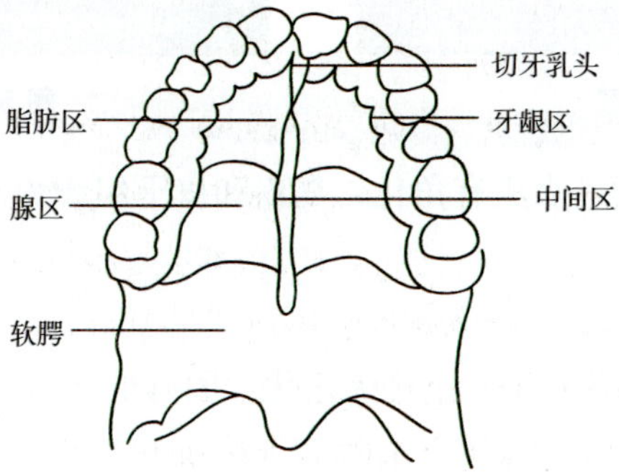


图 5–8　硬腭分区示意图

硬腭前方正中有一黏膜隆起，称切牙乳头，其深面有退化的鼻腭管的口腔部分。此管为一条长度不等的盲管，内衬假复层柱状上皮，管中有鼻腭神经和血管穿行，因此，切牙乳头是临床鼻腭神经阻滞麻醉的表面标志。硬腭前方侧部有隆起的黏膜皱襞，称腭皱襞。在腭中缝处，尤其是切牙乳头下方的固有层内有时可见上皮珠，细胞呈同心圆状排列，中央常发生角化，是腭突胚胎融合时遗留的上皮残余，可成为发育性囊肿的上皮来源。

硬腭黏膜与软腭黏膜相延续，两者有明显的分界。软腭黏膜无角化，固有层乳头少而短，黏膜下层疏松，含腭腺。

### （二）牙龈黏膜

见第四章牙周组织。

## 二、被覆黏膜

除咀嚼黏膜和舌背黏膜以外的口腔黏膜均为被覆黏膜（lining mucosa）。被覆黏膜表面平滑，粉红色。镜下观，上皮无角化，固有层胶原纤维束不如咀嚼黏膜中的粗大，弹力纤维和网状纤维较多，结缔组织乳头较短粗。上皮与结缔组织交界相对平坦，黏膜下层疏松，富有弹性，有一定的活动度（图 5–9）。

### （一）唇黏膜

唇的内侧为唇黏膜，外侧是皮肤，两者之间的移行部位为唇红。

唇黏膜上皮无角化，中间层较厚。固有层乳头短而且不规则。黏膜下层较厚，与固有层无明显的界限，里面含有小唾液腺和脂肪，深部附着于口轮匝肌。

唇红黏膜上皮薄，有角化，为不全角化的复层鳞状上皮，固有层乳头狭长，几乎延伸到上皮表面，乳头中有许多毛细血管袢（图 5–10），故血色可以透过上皮而使唇红呈朱红色。当贫血和缺氧时，唇红部苍白或发绀，唇红部黏膜下层没有小唾液腺和皮脂腺，故易干裂。

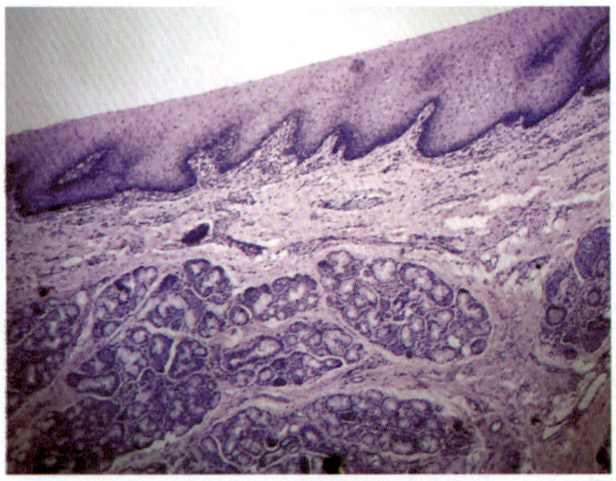

图 5–9　被覆黏膜

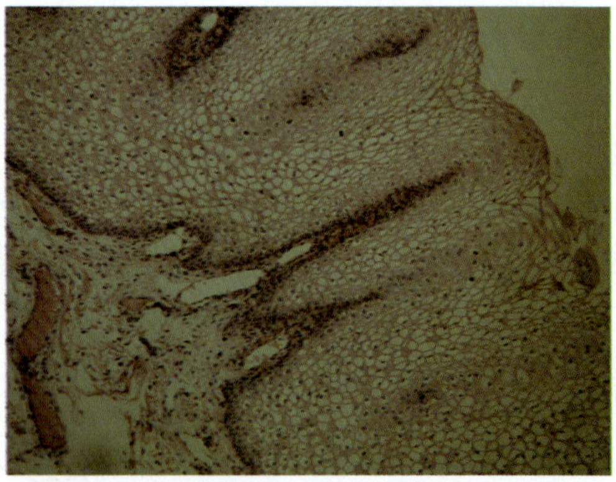

图 5–10　唇红黏膜

唇红外侧与皮肤相延续，表皮有角化，真皮和皮下组织内有皮脂腺、汗腺、毛囊等皮肤附属器官。

### （二）颊黏膜

颊黏膜组织结构与唇黏膜相似，上皮无角化，固有层结缔组织较致密，黏膜下层较厚，富含脂肪和小唾液腺，即颊腺。黏膜下层附着于颊肌上，有一定的张力，在咀嚼时不出现皱褶，不易被咬伤。在口角后方的颊黏膜咬合线区有时出现轻微角化，称白线（linea alba）。

颊黏膜有时可见成簇的粟粒状淡黄色小颗粒，称福代斯斑（Fordyce spot），为异位增生的皮脂腺。

### （三）口底和舌腹黏膜

口底黏膜较薄，与深层组织附着松弛，有利于舌的运动。舌下腺及其导管的开口位于口底舌下皱襞处。舌腹黏膜与口底黏膜相延续，光滑而薄，黏膜下层不明显，紧接舌肌周围的结缔组织。

### （四）软腭黏膜

软腭黏膜向前与硬腭黏膜相延续，颜色较硬腭深，两者有明显的分界。软腭黏膜上皮无角化，固有层乳头粗、少且短，血管较多。有疏松的黏膜下层，内含黏液腺。

## 三、特殊黏膜

特殊黏膜（specialized mucosa）是舌背黏膜，它具有特殊的结构和功能。舌为肌性器官，由纵横交错的舌肌构成，表面被覆黏膜。舌背黏膜上皮为复层鳞状上皮，使黏膜能牢固地附着于舌肌上而不易滑动。以界沟为分界，舌前2/3为舌体，后1/3为舌根。人字形界沟的顶点与舌背正中沟汇合点的稍后方，有一凹陷称舌盲孔，是胚胎时期甲状舌管始端的遗迹。舌体部黏膜向表面形成许多小突起，称为舌乳头。镜下观，每个舌乳头表面为上皮，内部为固有层形成的轴心。舌乳头按形态、大小和分布部位可分为丝状乳头、菌状乳头、轮廓乳头和叶状乳头四种。

**1. 丝状乳头（filiform papilla）** 数目最多，遍布于舌背，以舌尖部最多，该乳头体积较小，高度1~3 mm（图5-11），呈锥体形，尖端向舌根方向倾斜，末端有毛刷样突起，乳头表面有较厚的透明角化细胞层，其浅层细胞常角化、剥脱。若角化上皮脱落延迟，并与食物残渣、唾液、细菌等混杂附着于乳头表面，形成舌苔。舌苔的变化是临床中医辨证施治的重要依据。若舌苔不规则剥脱，则舌背呈地图样称为地图舌。青年人丝状乳头发达，到老年时萎缩渐变平滑。

**2. 菌状乳头（fungiform papilla）** 数目较少，散布于舌尖、舌侧缘的丝状乳头之间。色泽较红，呈圆形头大颈细的蘑菇状，高度0.1~1.5mm，直径0.1~1 mm。上皮较薄，无角化。固有层血管丰富，因而呈红色（图5-11）。有的菌状乳头的上皮内含少数的味蕾，可感受味觉。当多个菌状乳头增生、肿胀、充血时，舌表面似草莓状，称草莓舌。当菌状乳头、丝状乳头均萎缩消失，则舌面光滑如镜面，称光滑舌或镜面舌。

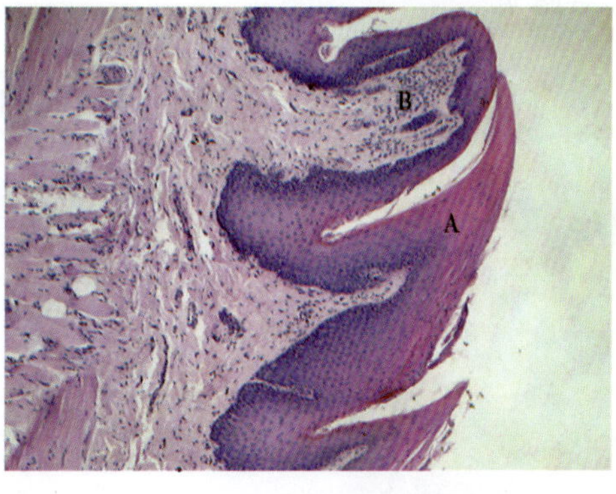


**图5-11 舌的丝状乳头与菌状乳头**

A. 丝状乳头；B. 菌状乳头

知识链接

## "地图舌"及其预防、护理

舌苔的色泽、分布、厚薄等变化可反映某些全身疾病状况，临床上是中医辨证论治的重要依据。当舌面上丝状乳头萎缩时，舌苔剥脱，形成斑块不规则，界限分明，宛如地图状，称为"地图舌"。它是一种发生在舌黏膜浅层的慢性边缘剥脱性舌炎。斑块的位置与形状随着时间的推移而发生变化。

发现地图舌后不必惊慌，多数可逐渐消失。日常生活中应注意排除和避免可能诱发地图舌的刺激因素，如不食用辛辣的刺激性食物，去除口腔内病灶，保持口腔卫生，用软毛牙刷刷牙。同时应做到合理饮食，注意多吃富含维生素的食物，必要时可直接服用复合维生素 B。调节情绪也非常重要，因为情绪紧张或过于激动都可能诱发地图舌。要避免疲劳，调整睡眠。

**3. 轮廓乳头（vallate papilla）** 在舌乳头中体积最大，数量最少，8~12 个，分布于人字形界沟的前方，沿界沟前方排成一列。呈矮柱状，高度 1~1.5 mm，直径 1~3 mm。乳头四周有轮廓沟环绕。沟外舌黏膜稍隆起，形成乳头的轮廓结构（图 5-12）。乳头表面上皮有角化，但侧壁上皮无角化。侧壁上皮内可见许多淡染的卵圆形小体即味蕾。在轮廓沟底部附近的舌肌纤维束有许多的小浆液腺称为味腺，其导管开口于轮廓沟底，分泌物可冲洗、清除该处食物残屑，溶解食物，协助味蕾发挥作用。

**4. 叶状乳头（foliate papilla）** 位于舌侧缘后部，为 5~8 条平行排列的皱襞。人类的叶状乳头已经退化，正常时不明显，炎症时可肿大并伴疼痛。

**5. 味蕾（taste bud）** 是由上皮分化形成的特殊器官，是味觉感受器，主要分布于轮廓乳头靠近轮廓沟的侧壁上皮内，也可见于菌状乳头、软腭、会厌等处的上皮内。镜下，味蕾为卵圆形的小体，基部位于基底膜上，顶部中央有圆孔即味孔，通于口腔（图 5-13）。构成味蕾的细胞有两种，即亮细胞和暗细胞，其长轴与上皮表面垂直，亮细胞较粗大，暗细胞较细长。有的细胞胞质突起伸出味孔称为味毛。神经末梢从味蕾基底部进入，与含味毛的味细胞形成化学突触，传导味觉。

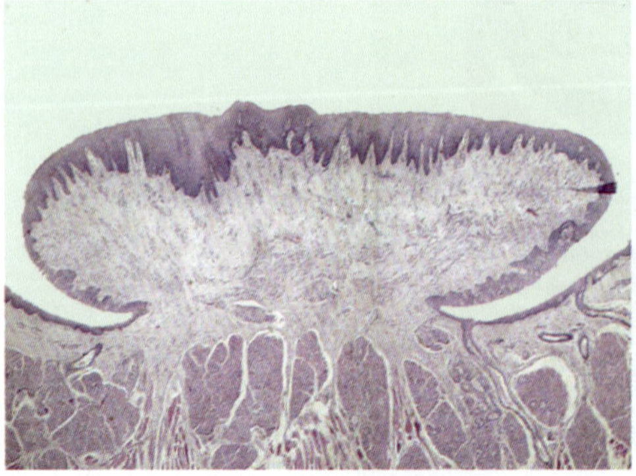

图 5-12　舌的轮廓乳头

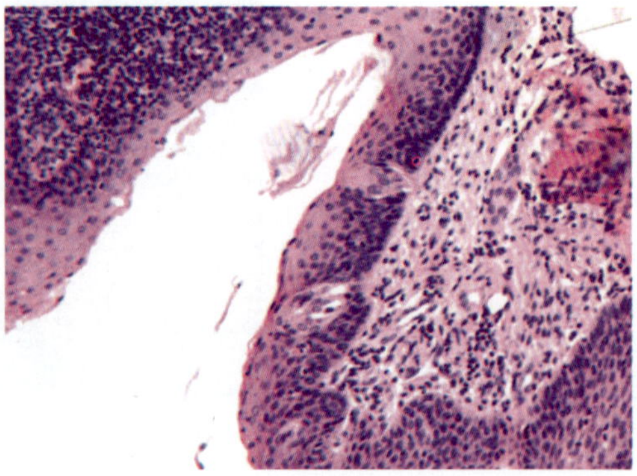

图 5-13　味蕾

在舌背的V形沟后方即舌根黏膜表面被覆非角化鳞状上皮。黏膜表面可见圆形或卵圆形小突起，称舌滤泡。镜下见每个滤泡含1个或1个以上的淋巴小结，可含生发中心。多数舌滤泡的中心都有1个小凹陷，称舌隐窝，隐窝内衬复层鳞状上皮，含小唾液腺的开口。舌根部的舌滤泡统称舌扁桃体，与腭扁桃体和咽扁桃体一起构成口咽部的淋巴环（图5-14）。

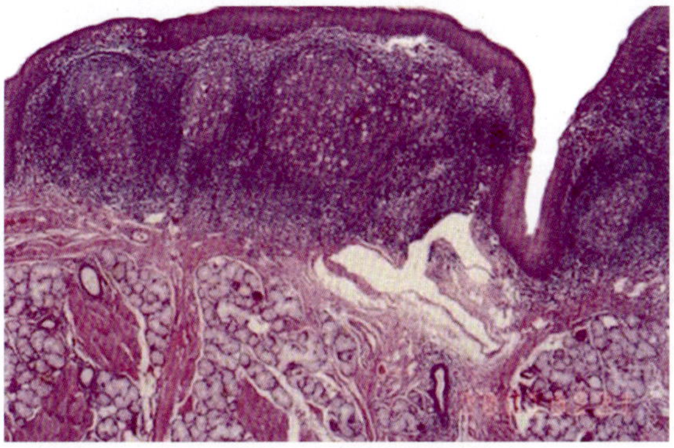

图5-14　舌根部淋巴组织

**考点提示**　口腔黏膜的分类及组织结构。

## 第三节　口腔黏膜的功能和增龄性变化

扫码"学一学"

### 一、口腔黏膜的功能

**1. 保护性功能**　主要体现在抵抗机械性刺激、限制微生物和毒性物质的入侵。咀嚼期间口腔黏膜常承受各种摩擦力、切力、压力、牵拉力，黏膜结构适应于承受这些力。如咀嚼黏膜的角化层可以抵抗较大的摩擦力，同时固有层紧密地附着于深部的骨组织以抵抗切力与压力。被覆黏膜的黏膜下层疏松，富有弹性，有利于组织的伸展，可以缓解牵拉力。口腔内有大量致病菌及其毒性产物，正常的口腔黏膜有屏障作用，可保护机体免受侵袭。

**2. 感觉功能**　口腔黏膜内有丰富的神经末梢，能对疼痛、触动、温度变化等多种刺激做出反应，可以启动吞咽、恶心、流涎等反射。还有特殊的感觉功能，即味觉。菌状乳头处味蕾主要感受甜味、咸味；叶状乳头处味蕾主要感受酸味；轮廓乳头、软腭、会厌处味蕾主要感受苦味。

### 二、口腔黏膜的增龄变化

**1. 口腔黏膜组织结构的变化**　增龄可引起黏膜上皮萎缩变薄，上皮钉突变短使上皮与固有层的接触面变平，舌背丝状乳头与味蕾数目减少，叶状乳头可增生。此时若饮食中缺乏维生素B等营养成分，则会加重上述变化。固有层结缔组织数量减少，胶原变性、断裂，弹力纤维增多；小涎腺萎缩，神经末梢密度降低，味蕾数量减少。

**2. 口腔黏膜功能的变化**　组织结构的增龄性变化和机体代谢活动的降低可引起功能的

变化。因神经末梢和味蕾的数量减少，黏膜感觉功能降低；血管变化可引起唇颊黏膜出现血管痣，舌腹出现静脉曲张性小结；小唾液腺发生萎缩，唾液分泌减少，故老年人，特别是绝经后女性常出现口干、黏膜烧灼感及味觉异常等现象。

**知识链接**

### “口干”的危害及保健

“口干”现象在临床上并不少见，尤其是老年人发病率更高。由于唾液分泌减少，口腔黏膜缺少润滑作用，极易受到损伤。口干的主要危害：①患者口腔干燥，有异物感、烧灼感，在咀嚼食物（尤其是较干燥的食物）时不能形成食团，而影响吞咽；②对牙齿和口腔黏膜的冲刷作用小，使口腔自洁作用变差，因而患龋齿率较高；③多数口干患者的味觉也受到影响，不能有效地刺激食欲，影响整个消化系统的功能。口干患者要特别注意保持口腔卫生，经常漱口和小口喝水以消除口干或异味。味觉异常者，可用金银花、麦冬、菊花等代茶饮用，补充足量的各种营养素，特别是蛋白质和维生素类；每日吃足量的刺激性食物，可咀嚼辣椒、泡菜、胡萝卜片等，特别是酸性食物，以刺激唾液分泌；流质和半流质饮食以缓解吞咽困难。

## 本章小结

口腔黏膜是指在口腔表面衬覆的组织，前借唇红与唇部皮肤相连，后与咽部黏膜相延续，是一层完整的屏障结构。唾液腺的导管开口于口腔黏膜，唾液使口腔黏膜保持湿润。

口腔黏膜的结构类似于皮肤，由上皮和固有层构成。上皮主要由角质形成细胞构成，角化上皮包括基底层、棘层、颗粒层和角化层；非角化上皮包括基底层、棘层、中间层和表层。黏膜上皮内还有少量非角质形成细胞，即黑色素细胞、梅克尔细胞和朗格汉斯细胞。固有层由致密的结缔组织构成，起支持作用。部分口腔黏膜深部有黏膜下层。

口腔黏膜依所在部位及功能特点的不同而有所不同，硬腭和牙龈黏膜在咀嚼过程中经常受摩擦，属于咀嚼黏膜；舌背黏膜与味觉感受和咀嚼有关，具有特殊的结构味蕾及舌乳头，属于特殊黏膜；其他部位黏膜主要起衬覆作用，属于无角化的被覆黏膜。

随着增龄性变化，口腔黏膜的上皮萎缩变薄，上皮钉突变短，小唾液腺发生萎缩，导致老年人唾液分泌减少。舌背丝状乳头及味蕾减少，叶状乳头可增生，使黏膜感觉功能降低。

扫码“练一练”

## 习 题

**一、单项选择题**

1. 口腔黏膜的基本组织结构是

A. 黏膜上皮　　B. 上皮和固有层

C. 上皮、固有层和黏膜下层　　D. 上皮和基底膜

E. 上皮和黏膜下层

2. 角化鳞状上皮中，由2~3层扁平细胞组成，细胞质内含嗜碱性透明角质颗粒，表面为正角化时，此层明显。表面为不全角化，此层不明显。该层是

A. 基底层　　B. 棘层
C. 颗粒层　　D. 角化层
E. 中间层

3. 复层鳞状上皮由表层向内的排列顺序为

A. 颗粒层、角化层、棘层和基底层　　B. 角化层、颗粒层、棘层和基底层
C. 颗粒层、棘层、角化层和基底层　　D. 基底层、棘层、颗粒层和角化层
E. 基底层、角化层、棘层和颗粒层

4. 上皮层中胞质内含嗜碱性透明角质颗粒的细胞是

A. 角化层　　B. 颗粒层
C. 基底层　　D. 棘层
E. 中间层

5. 口腔黏膜上皮体积最大、数量最多的细胞是

A. 角化层细胞　　B. 颗粒层细胞
C. 棘层细胞　　D. 基底层细胞
E. 固有层细胞

6. 非角化上皮的构成中没有的是

A. 基底层　　B. 中间层
C. 棘层　　D. 表层
E. 颗粒层和角化层

7. 非角质细胞被称为透明细胞是因为

A. 不参与上皮细胞增生　　B. 不含细胞角蛋白
C. 不含黑素颗粒　　D. 普通切片染色细胞质不着色
E. 细胞界限不清

8. 生发层细胞是指

A. 表层细胞　　B. 基层细胞
C. 颗粒层细胞和基底层细胞　　D. 基底细胞和邻近的棘层细胞
E. 角化细胞，中间细胞

9. 来源于造血组织的细胞是

A. 黑色素细胞　　B. 朗格汉斯细胞
C. 梅克尔细胞　　D. 树突状细胞
E. 以上都不是

10. 咀嚼黏膜包括

A. 腭黏膜　　B. 舌背黏膜
C. 颊黏膜　　D. 硬腭黏膜和牙龈
E. 牙龈和软腭黏膜

11. 关于口腔黏膜的叙述，哪项错误
A. 舌背黏膜属于特殊黏膜
B. 唇红部上皮无角化
C. 咀嚼黏膜的上皮较厚，可角化
D. 颊黏膜可发生异位增生的皮脂腺
E. 唇黏膜无角化，黏膜下层较厚，内含混合性腺体

12. 下列哪项不是被覆黏膜的特征
A. 上皮一般较咀嚼黏膜薄
B. 富有弹性，可承受张力
C. 黏膜表面无角化
D. 结缔组织乳头短粗
E. 有较疏松的黏膜下组织

13. 下列哪项不是硬腭黏膜的特点
A. 角化层较厚，以正角化为主
B. 固有层多与骨膜直接附着
C. 可分四个区
D. 牙龈区和中间区无黏膜下层
E. 脂肪区和腺区无黏膜下层

14. 关于唇黏膜和唇红黏膜的叙述错误的是
A. 无角化的复层鳞状上皮
B. 固有层为疏松的结缔组织
C. 唇黏膜黏膜下层较厚，与固有层无明显界限
D. 唇红的上皮有角化
E. 唇红处的固有层乳头狭长，几乎达上皮表面

15. 下列描述哪项不是咀嚼黏膜的特征
A. 有角化层
B. 棘层细胞间桥不明显
C. 上皮钉突多而长
D. 固有层厚
E. 牢固附着，不能移动

16. 口腔黏膜上皮层伸向固有层的结构被称为
A. 网状层
B. 结缔组织乳头
C. 上皮钉突
D. 黏膜下层
E. 角化层

17. 以下组织中含味蕾的是
A. 舌背黏膜
B. 舌腹黏膜
C. 硬腭黏膜
D. 颊黏膜
E. 唇黏膜

18. 不属于硬腭黏膜特点的是
A. 包括牙龈区、中间区、脂肪区和腺区
B. 牙龈区有黏膜下层
C. 脂肪区有黏膜下层
D. 腺区内含有黏液腺
E. 中间区固有层与骨膜附着紧密

19. 下列不是咀嚼黏膜特征的是
A. 有角化层
B. 颗粒层不明显
C. 上皮钉突多而细长
D. 固有层较厚
E. 胶原纤维粗大

20. 关于口腔黏膜，哪项错误

A. 咀嚼黏膜的上皮较厚，可角化

B. 唇红的上皮有角化

C. 唇黏膜可发生异位增生的皮脂腺

D. 舌腹黏膜属于特殊黏膜

E. 唇的黏膜下层较厚，内含混合性腺体

21. 丝状乳头的叙述，哪项正确

A. 数量最多，舌尖部多见

B. 上皮无角化

C. 乳头萎缩则形成舌苔

D. 上皮内有味蕾

E. 体积较小，颜色红

22. 口腔黏膜增龄性变化的描述，错误的是

A. 上皮萎缩变薄，钉突变短，上皮与固有层的接触面变平

B. 味蕾数量减少，味觉不同程度退化

C. 所有舌乳头萎缩，数量减少

D. 唾液分泌减少，对于某些疾病和肿瘤的易感性增高

E. 对外界刺激的抵抗力下降，受损后的修复功能降低

**二、思考题**

1. 简述口腔黏膜的组织学结构。

2. 咀嚼黏膜与被覆黏膜组织结构的异同点?

3. 试述唇红黏膜的组织特点及临床意义。

（李　娜）

# 第六章

# 唾 液 腺

**学习目标**

1. **掌握** 唾液腺的基本结构，腮腺、下颌下腺和舌下腺的结构特点。
2. **熟悉** 各种小唾液腺的组织结构特点。
3. **了解** 唾液腺的功能、增龄性变化及临床意义。
4. 学会用显微镜辨认唾液腺的腺泡、导管等结构。

唾液腺（salivary glands）又称涎腺，其分泌物即唾液（saliva）经导管系统开口于口腔黏膜，属于外分泌腺。除腮腺、下颌下腺和舌下腺三对大唾液腺外，人体还有很多小唾液腺，分布于口腔黏膜的黏膜下层，一般按其所在的解剖部位进行命名，如唇腺、颊腺、磨牙后腺、腭腺、舌腺等。唾液的 25% 由腮腺分泌，60% 来自下颌下腺，5% 来自舌下腺，5%~10% 来自小唾液腺。唾液腺分泌的唾液具有润滑黏膜、消化食物和清洁口腔等作用。

**案例讨论**

**【案例】**

患者，男，6 岁。因下唇发现一泡状物而就诊。

查体：患者下唇右侧见一泡状物，大小约 0.8cm × 0.5cm × 0.5cm，呈半透明状。

**【讨论】**

1. 患者可能的诊断是什么？
2. 请用本章所学知识简要解释其发病过程和临床表现。

扫码“学一学”

扫码“看一看”

## 第一节 唾液腺的一般组织学结构

唾液腺由实质和间质两部分组成。实质主要包括基本分泌单位（basic secretory unit）和肌上皮细胞，基本分泌单位包括腺泡和导管系统。腺泡是唾液腺的分泌部，导管系统包括闰管、分泌管和排泄管三部分。间质由纤维结缔组织构成，形成腺体的被膜和小叶间隔，内含血管、神经、淋巴管等。

## 一、分泌单位

### （一）腺泡

腺泡（acinus）由数个单层腺上皮细胞组成的球形或管球状结构，中央形成不明显的腺泡腔，连接于导管的末端，是腺体的分泌部。腺泡外围有一层薄的基底膜包绕，在腺上皮细胞和基底膜之间有扁平多突起的肌上皮细胞，它具有收缩能力，有助于分泌物的排出。根据腺泡的形态、结构和分泌物性质不同，将其分为浆液性、黏液性和混合性三种类型。

**1. 浆液性腺泡（serous acinus）** 呈球形，由浆液细胞构成，其分泌物稀薄呈水样，含唾液淀粉酶和少量黏液。光镜下，浆液细胞呈锥体形，底部较宽，紧附于基底膜上，顶部向着腺腔内。细胞质嗜碱性，内含 PAS 阳性的分泌颗粒即酶原颗粒。胞核为圆形，染色较深，位于基底部 1/3 处（图 6–1）。

电镜下，浆液细胞具有合成、储存和分泌蛋白质的超微结构特征。表现为粗面内质网和高尔基复合体发达，线粒体数量较多；细胞内分布着游离核糖体、溶酶体、微丝、微管等。相邻细胞间可见由桥粒、紧密连接和中间连接联合形成的连接复合体，及通向腺泡腔的细胞间小管，细胞顶端有微绒毛伸向小管和腺腔。蛋白质在粗面内质网的核糖体处合成，进入内质网的囊内，再转运至高尔基复合体进行糖基化，浓缩成致密小泡储存在分泌颗粒中。分泌颗粒位于细胞顶端的细胞质内，由单位膜包绕，通过胞吐的方式分泌至腺腔，属于局浆分泌。

**2. 黏液性腺泡（mucous acinus）** 呈管状，由黏液细胞构成，其分泌物中酶成分较少，主要为蛋白质与碳水化合物结合形成的黏液，较黏稠。光镜下，黏液细胞呈锥体形或三角形，胞核位于细胞的基底部，分泌物少时胞核较大，染色浅，分泌物多时胞核扁平，染色较深。细胞质内含有丰富的黏原颗粒，在固定和染色过程中，黏原颗粒被破坏，细胞质呈透明网状（图 6–2）。

电镜下，黏液细胞与浆液细胞相比，高尔基复合体更发达，表明碳水化合物合成较旺盛，主要是由于更多的糖类要加至分泌蛋白上。细胞质内充满分泌颗粒，比浆液细胞的分泌颗粒大、形状不规则，聚集在细胞顶端，通过胞吐方式将黏原颗粒分泌至腺腔内，也属于局浆分泌。

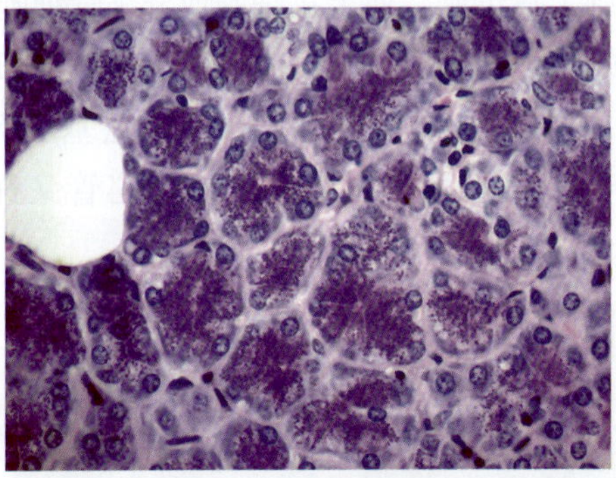

**图 6–1　浆液性腺泡**

浆液细胞内含嗜碱性酶原颗粒

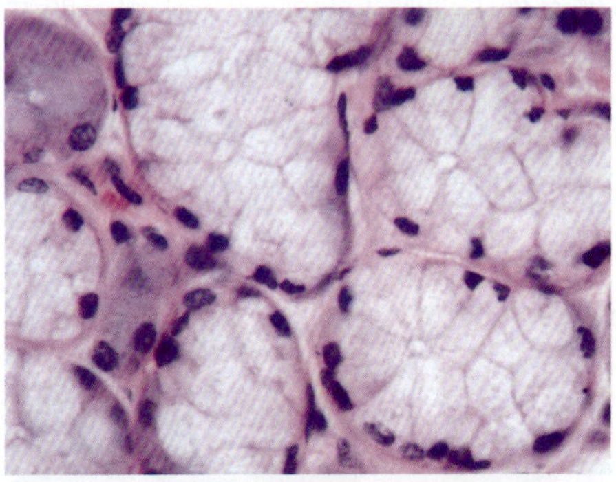

**图 6–2　黏液性腺泡**

黏液细胞质染色浅，呈透明网状

**3. 混合性腺泡（mixed acinus）** 由黏液细胞和浆液细胞共同组成，黏液细胞构成腺泡之大部分，与闰管相连；浆液细胞呈新月状位于腺泡盲端的表面，又称半月板（demilune）（图 6–3）。浆液细胞的分泌物通过细胞间小管排入腺泡腔内。最近研究显示半月板的形成是常规制片过程中的人工假象。当采用液氮等快速固定后，电镜观察发现，黏液细胞和浆液细胞呈整齐的单层排列，未观察到半月板的结构；而常规的固定使黏液细胞膨胀，挤压浆液细胞向基底部移位而形成半月结构。

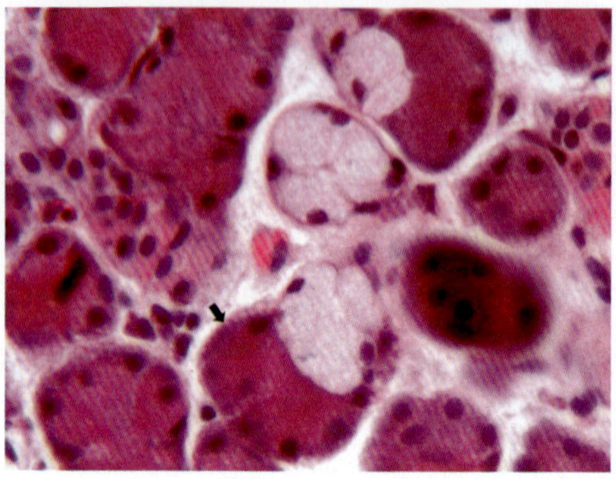

**图 6-3 混合性腺泡**

箭头所示为半月板

## （二）导管

唾液腺导管系统分支多、复杂，由闰管、分泌管和排泄管构成。闰管直接与腺泡相连，分泌物先入闰管，再导入分泌管，闰管和分泌管位于腺小叶内，分泌管离开腺小叶，穿行于小叶之间的结缔组织内，逐渐汇集成粗大的排泄管，最后汇入总导管，将分泌物排入口腔。

**1. 闰管（intercalated duct）** 是唾液腺导管最细小的终末分支部分，连接腺泡与分泌管。光镜下，管壁上皮细胞呈单层立方或矮柱状，细胞质较少，染色较淡，胞核圆形，位于细胞中央（图 6-4）。

电镜下，闰管细胞基底部细胞质内有少量的粗面内质网，顶部细胞质内有中等大小的高尔基复合体，在靠近腺泡端的细胞内可见少数分泌颗粒，细胞顶部有微绒毛突入腺腔，侧面有指状突起相互交错，相邻细胞间有连接复合体，深部有桥粒结构。在基底膜与闰管细胞之间有肌上皮细胞。

闰管长短不一，若黏液细胞多，则闰管较短；反之，闰管较长。如腮腺具有较长的闰管，舌下腺的闰管则短而不易见；再如腭腺等纯黏液腺，其腺泡直接连于排泄管的远端小管。闰管细胞可能发挥干细胞（stem cell）作用，能分化为腺上皮细胞、肌上皮细胞或分泌管细胞。

**2. 分泌管（secretory duct）** 与闰管相延续，较长；管径较粗。光镜下，管壁细胞由单层柱状细胞构成，细胞质丰富，呈强嗜酸性，胞核圆形，位于细胞中央或近基底部（图 6-5）。在近基底部的细胞质中，可见有与基底部垂直排列的纵纹，所以分泌管又称纹管（striated duct）。

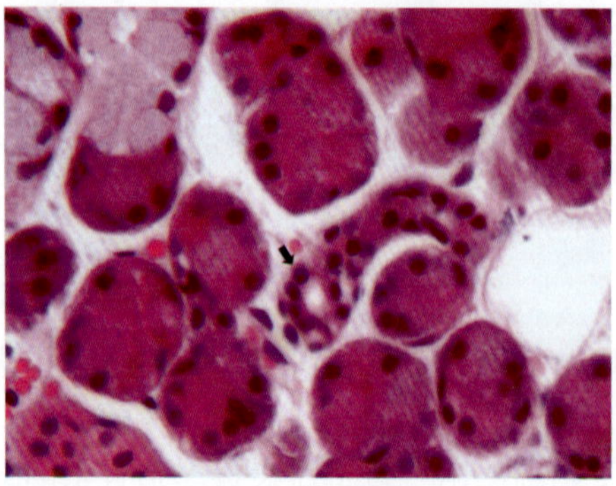

**图 6-4 闰管**

箭头所示为闰管

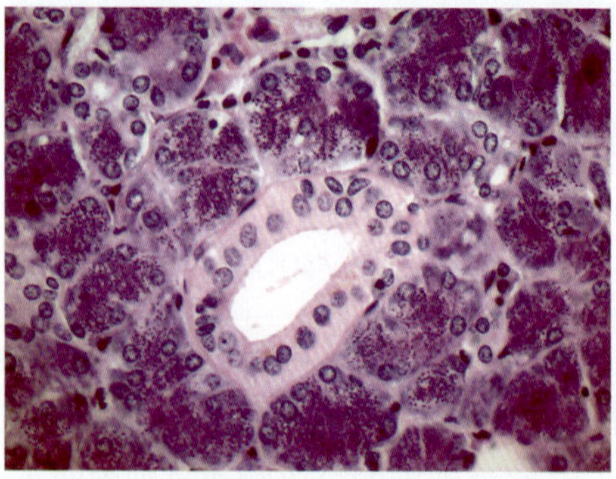

**图 6-5 分泌管**

电镜下，细胞顶部细胞质内含滑面内质网、游离核糖体、溶酶体等；胞核周围有少量粗面内质网和高尔基复合体，细胞腔面有短的微绒毛，相邻细胞间有连接复合体和桥粒等结构。在上皮细胞基底部细胞膜向内折形成许多垂直的皱褶，其内有纵行排列的线粒体，此结构构成了光镜下所见的纵纹，类似于肾小管，起"钠泵"的作用，是转运水和电解质的典型组织学结构。纹管上皮细胞能主动吸收分泌物中的钠和氯，并将钾离子排入管腔，并可重吸收或排出水，故可调节唾液中的电解质含量和唾液量。

**3. 排泄管（excretory duct）** 起始于小叶内的分泌管，出小叶后穿行于小叶间结缔组织，称小叶间导管。光镜下，管径变粗，管壁细胞由单层柱状上皮变为假复层或复层柱状上皮（图 6-6）。管壁除含有类似分泌管的柱状上皮外，近基底膜处还含有许多小的基底样细胞，即所谓储备细胞（reserve cells），也可能发挥干细胞的作用。小叶间导管最后汇集为更大的总排泄管，开口于口腔，其上皮逐渐变为复层鳞状上皮，与口腔黏膜上皮融合。

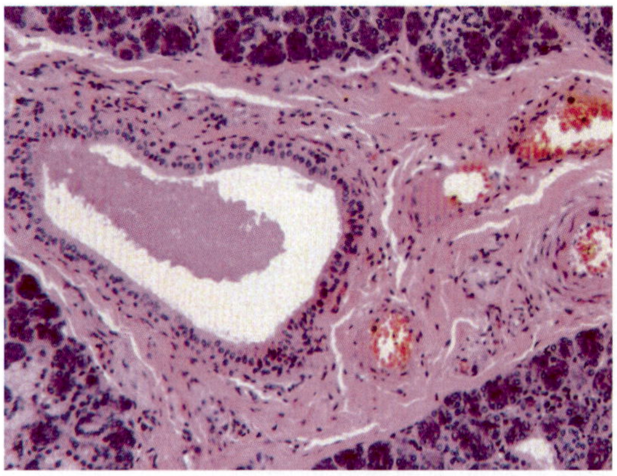

**图 6-6 排泄管**

## 二、肌上皮细胞

肌上皮细胞（myoepithelial cell）主要位于腺泡及闰管的外表面，腺泡细胞、闰管细胞与基底膜之间。通常每个腺泡有一个肌上皮细胞，也可以有两三个。常规切片中，肌上皮细胞难以辨认。光镜下，细胞体积小、形态扁平，发出 4~8 个分支状突起并呈放射状包绕在腺泡表面，形似篮子，故又称篮细胞（basket cell）。电镜下，肌上皮细胞细胞器较少，仅见散在的线粒体与粗面内质网，高尔基复合体常位于核周。细胞质内充满纵行排列的细丝，常聚合成致密小体，此结构类似于平滑肌细胞的肌微丝。经免疫荧光、免疫组织化学、电镜等方法证实，肌上皮细胞内含肌动蛋白和肌球蛋白，因此具有收缩功能，可协助腺泡或导管排出分泌物。由于肌上皮细胞位于腺上皮细胞与基底膜之间，借桥粒与腺上皮细胞相连，细胞内含有角蛋白等上皮细胞的特征性结构与免疫表型，提示其可能是上皮性来源。

**考点提示** 唾液腺的组织结构：腺泡、导管。

## 三、间质

唾液腺的间质由纤维结缔组织构成，包绕腺体形成被膜，并伸入腺体内，将腺体分隔成许多腺叶和腺小叶，血管、神经和导管均伴随该部分结缔组织进出腺体。小唾液腺没有被膜。结缔组织中含有浆细胞、成纤维细胞、巨噬细胞和淋巴细胞等。唾液腺内的浆细胞能分泌多种免疫球蛋白，主要是 IgA 和极少量 IgM，其中 IgA 通过腺细胞的胞饮作用进入腺细胞，并与腺细胞合成的分泌片结合，形成分泌性 IgA（sIgA）分泌到细胞外，经导管进入口腔，具有抵抗菌、抗病毒和抗其他致病因子的作用。

支配唾液腺分泌活动的神经属于自主神经系统，每个唾液腺均有感觉神经末梢和交感神经（肾上腺素能）、副交感神经（乙酰胆碱能）分布。但是有的小唾液腺有自主分泌活动，而不受神经控制。唾液的分泌完全受自主神经尤其是副交感神经所控制，$\beta$－肾上腺素神经（交感神经）受刺激时导致蛋白的分泌，唾液腺分泌量少而黏稠，有机成分较多；$\alpha$－肾上腺素能神经和胆碱能神经（副交感神经）受刺激时导致水和电解质的分泌，唾液分泌量多而稀薄，富含水分和盐类，但缺少有机成分。除神经递质的调节外，雌激素、糖皮质激素、肽类激素等也可在某种程度上调控唾液腺的分泌功能，但仅能改变唾液的成分，而不能使唾液分泌。

**知识链接**

唾液腺肿瘤是颌面部常见的肿瘤之一，由于唾液腺发生过程及形态结构复杂，导致唾液腺肿瘤细胞形态、组织结构和生物学行为复杂，因此唾液腺肿瘤具有多样性和复杂性。闰管细胞和排泄管的基底细胞具有干细胞的功能，是唾液腺再生和肿瘤形成的细胞来源。研究认为，肌上皮细胞在唾液腺肿瘤的发生中起重要作用，经免疫组织化学和电镜证实，它具有上皮细胞和间叶细胞的双重特性。肌上皮细胞能分泌抗侵袭因子，可阻止唾液腺恶性肿瘤向周围组织的浸润。

## 第二节　唾液腺的分布及其组织学特点

唾液腺可根据腺体的大小（大唾液腺、小唾液腺）、腺泡的类型（浆液腺、黏液腺、混合性腺）和部位（腮腺、下颌下腺、舌下腺等）进行分类。大唾液腺（major salivary glands）包括腮腺、下颌下腺和舌下腺，成对分布，位于口腔外，借较长的导管系统与口腔相通。小唾液腺（minor salivary glands）位于口腔内，主要分布于口腔黏膜的黏膜下层，如唇腺、颊腺、腭腺和舌腺等。

扫码“学一学”

### 一、大唾液腺

#### （一）腮腺

腮腺（parotid gland）是最大的唾液腺，形态不规则，分浅、深两叶。浅叶位于皮下、外耳前方，深叶深入下颌后窝内。腮腺导管（Stensen’s duct）是腮腺分泌物的排出管，在成年人，腮腺导管开口于上颌第二磨牙相对应的颊黏膜上，开口处呈乳头状。沿导管走行，在咬肌表面的附近可有副腮腺存在。

腮腺表面有结缔组织包绕形成腮腺被膜。腮腺的腺泡是纯的浆液性腺泡，属浆液腺，但在新生儿腮腺中可含少许黏液性腺泡。腮腺的闰管较长，有分支；分泌管较多，染色较浅，与深染的腺泡形成鲜明的对比，HE 染色容易观察（图 6–7）。腮腺的分泌物较稀薄，富含唾液淀粉酶。

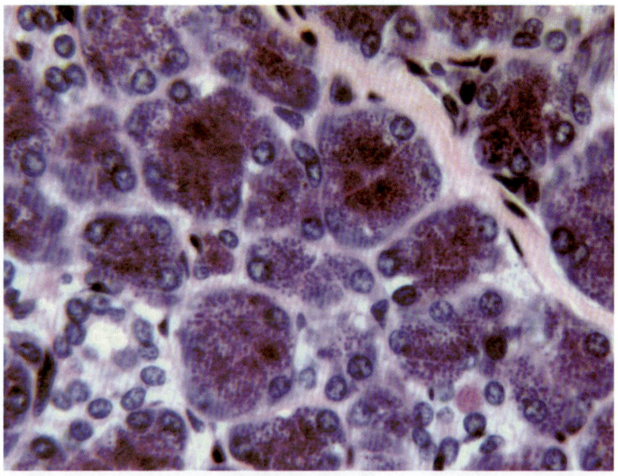

图 6–7 腮腺

腮腺的叶间及小叶间结缔组织较疏松，含血管、神经及排泄管。腮腺内常见大量脂肪细胞，随年龄增长而增多。在腮腺内还可见小的淋巴结，通常位于腮腺表面，约 5~10 个，有时淋巴组织呈壳样包绕在腺小叶外围，有的淋巴结的髓质内可见到导管和腺泡样结构。

### （二）下颌下腺

下颌下腺（submandibular gland）大部分位于下颌骨内侧的颌下三角内，有明确的被膜，是第二大唾液腺。下颌下腺主导管（Wharton’s duct）向前走行，开口于舌系带两侧的舌下肉阜，开口处呈乳头状。

下颌下腺是混合性腺，以浆液性腺泡为主，并有少数黏液性腺泡和混合性腺泡，混合性腺泡中可见明显的半月板（图 6–8）。导管系统与腮腺相似，闰管较腮腺少而短，分泌管多而长。在下颌下腺导管周围可见弥散的淋巴组织。下颌下腺分泌物较腮腺黏稠，除唾液淀粉酶外还含有较多黏蛋白。

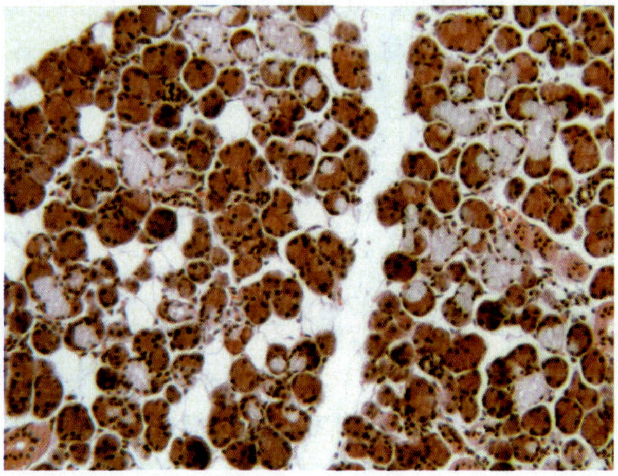

图 6–8 下颌下腺

### （三）舌下腺

舌下腺（sublingual gland）在大唾液腺中体积最小的一对，位于口底黏膜下和下颌舌骨肌之间，由一对较大的和若干个较小的腺体组成，呈杏仁状，无明确的结缔组织被膜。舌下腺主导管（Bartholin's duct）可开口于下颌下腺导管或直接开口于舌下区黏膜。较小的腺体导管或与舌下腺主导管联合，或独自开口于舌下皱襞处。

舌下腺也是一种混合性腺，以黏液性腺泡为主，纯浆液性腺泡很少（图6-9），有少数混合性腺泡。闰管和分泌管发育不良，腺泡可直接与排泄管的远侧小管相连。舌下腺分泌物较黏稠，含有大量黏蛋白和少量唾液淀粉酶。

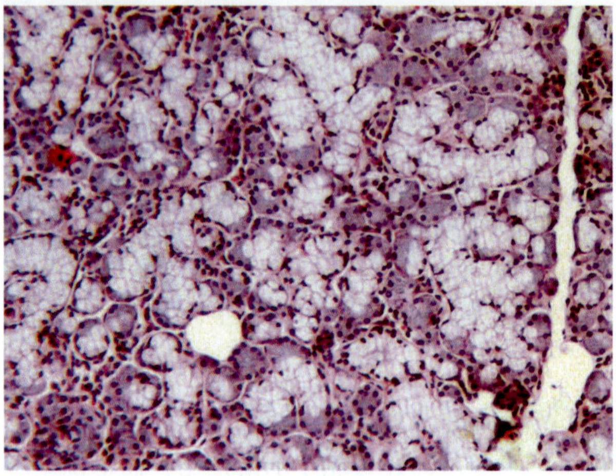

图6-9　舌下腺

## 二、小唾液腺

小唾液腺（minor salivary gland）分布于口腔黏膜的黏膜下层，包括唇腺、颊腺、舌腺、腭腺、舌腭腺和磨牙后腺等。其中，唇腺、颊腺、磨牙后腺均属于混合性腺，以黏液性腺泡为主。唇腺的黏液性腺泡有细胞间小管，闰管长短不一，小叶间导管也很短。在唇腺结缔组织中，浆细胞分泌IgA，与腺细胞的分泌片结合形成分泌型IgA，排入口腔，具有免疫作用，唇腺是唾液分泌型IgA的主要来源。腭腺、舌腭腺均属于纯黏液腺。前者位于硬腭的腺区、软腭和悬雍垂（又称腭垂），后者位于舌腭皱襞的咽侧。舌腺包括舌前腺、舌后腺和味腺。舌前腺位于舌腹面舌系带两侧近舌尖处的黏膜下，是以黏液性腺泡为主的混合性腺；舌后腺位于舌根部和舌边缘区，是纯黏液腺；味腺分布于轮廓乳头环沟下方的舌肌纤维之间，是纯浆液腺，亦称von Ebner腺，导管开口于轮廓乳头的沟内。唇、颊、磨牙后区、腭和舌等处是小唾液腺的主要分布部位，这些部位也是黏液囊肿和唾液腺肿瘤的好发部位。

### 知识链接

黏液囊肿是口腔颌面部常见病变，是一类由于小唾液腺导管破裂或阻塞所致的黏液外渗或潴留而发生的软组织囊肿。常发生于下唇黏膜、舌和口底等部位。黏液囊肿大小不等，直径可由几毫米至1厘米。根据位于组织内深度的不同，临床表现可有不同。浅在者其病变表面呈淡蓝色、透明易破裂；深在者表面黏膜与周围口腔黏膜颜色一致。黏液囊肿可自行消退或破溃，故可反复发作。舌下囊肿是特指一种发生于口底的黏液囊肿，又称蛤蟆肿，多见于青少年，大多数舌下囊肿为外渗性囊肿。

# 第三节 唾液腺的功能与增龄性变化

扫码"学一学"

## 一、唾液腺的功能

唾液腺最主要的功能是产生和分泌唾液。正常情况下，成人唾液一天的分泌量为1000~1500ml，其中水分占99%以上，还有少量的无机离子（如钠、钾、氯、钙、磷酸根、碳酸氢根等）和有机物（包括糖蛋白、富脯蛋白、味觉素、淀粉酶、溶菌酶、免疫球蛋白等）。唾液pH在6.7~7.4之间波动。唾液可通过润滑、清洁、抗菌等功能发挥维持口腔健康的作用。

**1. 消化功能** 唾液中的α-淀粉酶分解食物中的碳水化合物，产生麦芽糖；舌下腺产生的脂溶性酶可水解甘油三酯为甘油二酯和脂肪酸，便于食物在食管和胃中继续消化。

**2. 润滑、保护和防御功能** 唾液的99%是水，其含的糖蛋白（黏蛋白）在咀嚼、吞咽和语言中起润滑作用，唾液中的黏蛋白和富脯蛋白可形成黏液膜保护口腔黏膜。唾液中的磷酸根、碳酸氢根等离子，具有缓冲作用，改变菌斑内pH，使致龋菌失去理想生存环境，发挥保护牙釉质、抑制脱矿和减少龋病的作用。

**3. 抗菌功能** 唾液中的IgA、溶菌酶等可抑制微生物与口腔黏膜的黏附，具有杀菌、抑菌的作用。

**4. 内分泌功能** 在分泌管上皮细胞的分泌颗粒中有一种蛋白质类内分泌素，即腮腺素，其功能是维持腮腺的正常分泌活动，并对骨、软骨及牙等的正常发育和矿化有一定的促进作用。

此外，唾液中含有与味觉感受相关的味觉素等物质，有助于味觉感受。

## 二、唾液腺的增龄性变化

随着年龄的增长，唾液的分泌量减少而黏稠，其组织学改变为腺实质减少、腺泡变性和萎缩，导管扩张，消失的腺实质被纤维结缔组织和脂肪细胞取代，间质纤维性变及炎细胞浸润等，这种现象随年龄的增长日趋加重。导管的变化还包括导管内出现沉积物，导管上皮增生，部分上皮伴鳞状上皮化生、黏液细胞化生和大嗜酸粒细胞化生。

## 本章小结

唾液腺包括三对大唾液腺（腮腺、下颌下腺和舌下腺）和许多小唾液腺（如唇腺、颊腺、舌腺、腭腺和磨牙后腺等），所分泌的唾液经过导管排入口腔，具有润滑口腔黏膜、溶解食物和辅助消化等功能。唾液腺组织学结构由实质和间质两大部分组成。实质主要包括基本分泌单位和肌上皮细胞，基本分泌单位包括腺泡和导管系统。腺泡是唾液腺的分泌部，有浆液性腺泡、黏液性腺泡和混合性腺泡三种类型；导管系统包括闰管、分泌管和排泄管三部分。间质由纤维结缔组织构成，形成腺体的被膜和小叶间隔，内含血管、神经、淋巴管等。

腮腺是唾液腺中体积最大者，腺泡是纯浆液腺，闰管较长、分泌管较多，总导管开口于上颌第二磨牙相对应的口腔黏膜处。下颌下腺是第二大唾液腺，是以浆液性腺泡为主的混合性腺，闰管较短、分泌管多而长，总导管开口于舌系带两侧的舌下肉阜。舌下腺是大唾液腺中体积最小者，是以黏液性腺泡为主的混合腺，闰管和分泌管发育不良，腺泡可直接与排泄管的远侧小管相连，主导管可开口于下颌下腺导管或直接开口于舌下区黏膜。小唾液腺分布于口腔黏膜的黏膜下层，其中唇腺、颊腺、磨牙后腺均属于以黏液性腺泡为主的混合腺；腭腺、舌腭腺均属于纯黏液腺；舌腺包括舌前腺（以黏液性腺泡为主的混合性腺）、舌后腺（纯黏液腺）和味腺（纯浆液腺）。小唾液腺分布区如唇、颊、腭和舌等部位是黏液囊肿和唾液腺肿瘤的好发部位。

## 习　题

扫码“练一练”

**一、单项选择题**

1. 在唾液腺中体积最大的是

A. 腮腺　B. 下颌下腺　C. 舌下腺　D. 唇腺　E. 腭腺

2. 唾液腺中唾液分泌量最大的是

A. 腮腺　B. 下颌下腺　C. 舌下腺　D. 唇腺　E. 腭腺

3. 唾液腺中闰管最长的是

A. 腮腺　B. 下颌下腺　C. 舌下腺　D. 唇腺　E. 腭腺

4. 关于唾液腺的描述，下列叙述哪项错误

A. 唾液腺的实质主要包括腺泡与导管

B. 所有的唾液腺结缔组织都在腺体表面形成被膜

C. 唾液腺间质深入腺体内将腺体分割成腺叶或腺小叶

D. 唾液腺的肌上皮细胞可协助排泄唾液

E. 唾液腺的分泌受自主神经的支配

5. 下列关于腮腺的描述，错误的是

A. 腮腺是唾液腺中体积最大的　B. 腮腺的分泌量是唾液腺中最大的

C. 腮腺属于纯浆液腺　D. 腮腺的闰管较长

E. 新生儿腮腺中可有少许黏液性腺泡

6. 关于下颌下腺的叙述哪项错误

A. 下颌下腺的分泌量是唾液腺中最大的

B. 下颌下腺是第二大唾液腺

C. 下颌下腺的腺泡是以浆液性腺泡为主的混合腺

D. 下颌下腺的腺泡是以黏液性腺泡为主的混合腺

E. 下颌下腺闰管较腮腺短

7. 关于舌下腺的叙述哪项错误

A. 舌下腺是第三大唾液腺

B. 舌下腺是混合性腺

C. 舌下腺是以黏液性腺泡为主的混合腺

D. 舌下腺主导管往往开口于下颌下腺导管

E. 舌下腺闰管多而长

8. 下列关于唇腺，叙述错误的是

A. 唇腺主要位于唇黏膜的黏膜下层

B. 唇腺是口腔唾液中分泌型 IgA 的主要来源

C. 唇腺是以黏液性腺泡为主的混合腺

D. 唇腺无被膜

E. 唇腺内只含有黏液性腺泡

9. 关于唾液的叙述哪项错误

A. 唾液具有润滑口腔黏膜的作用

B. 唾液的分泌量减少可降低龋病的发病率

C. 唾液的 99% 是水

D. 唾液具有消化功能

E. 唾液具有清洁口腔的作用

10. 关于肌上皮细胞的叙述，哪项错误

A. 肌上皮细胞主要分布于腺泡和闰管的外围

B. 肌上皮细胞又称篮细胞

C. 肌上皮细胞形态宽大，细胞质丰富

D. 肌上皮细胞细胞质内含有肌微丝结构

E. 肌上皮细胞有协助排泄的作用

11. 浆液性腺泡的细胞质特点是

A. 含嗜碱性的酶原颗粒

B. 含嗜酸性的黏原颗粒

C. 含嗜酸性的酶原颗粒

D. 含嗜碱性的黏原颗粒

E. 细胞质呈透明网状

12. 黏液性腺泡的细胞质特点是

A. 含嗜碱性的酶原颗粒

B. 含嗜酸性的黏原颗粒

C. 含嗜酸性的酶原颗粒

D. 含嗜碱性的黏原颗粒

E. 细胞质呈透明网状

13. 混合性腺泡的特点是

A. 浆液性腺泡构成主体

B. 黏液性腺泡构成主体

C. 半月板呈透明网状

D. 不含肌上皮细胞

E. 半月板呈强嗜酸性

14. 肌上皮细胞的特点是

A. 体积大

B. 形态扁平

C. 胞核相对较小

D. 排泄管周含有肌上皮细胞

E. 细胞质无突起

15. 关于闰管的特点正确的是

A. 黏液细胞多，闰管长

B. 连接腺泡与排泄管

C. 不具有分化能力

D. 闰管周围一般无肌上皮细胞

E. 导管的终末分支

16. 关于分泌管的特点正确的是

A. 细胞质丰富，呈强嗜酸性

B. 细胞质丰富，呈强嗜碱性

C. 细胞质呈透明网状

D. 基底部有平行于基底面的纹理

E. 具有吸 $K^+$ 排 $Na^+$ 的作用

17. 关于排泄管的特点正确的是

A. 细胞质丰富，呈强嗜酸性

B. 扁平或立方状上皮

C. 细胞质呈透明网状

D. 管壁薄、管腔小

E. 开口处与口腔黏膜上皮融合

18. 关于唾液腺间质的特点错误的是

A. 所有腺体表面均有被膜

B. 间质内浆细胞可形成多种免疫球蛋白

C. 唾液的分泌受自主神经控制

D. 纤维结缔组织内有神经血管伴行

E. 副交感神经兴奋，唾液分泌量多而稀薄

19. 关于腮腺的特点，错误的是

A. 腮腺内可见大量脂肪组织

B. 腮腺内可见小的淋巴结

C. 腮腺可发生淋巴上皮病变

D. 腮腺表面有被膜

E. 腮腺分泌物较黏稠

20. 关于唾液的特点，错误的是

A. 一天的分泌量为 1000~1500ml

B. pH 为酸性

C. 分泌量少，易发生龋病

D. 可含有 IgA

E. 随着年龄增长，量少而黏稠

**二、思考题**

患者，男，15 岁。因下唇右侧见一泡状物，大小约 1.0 cm × 0.5 cm × 0.5 cm，呈半透明状。自行咬破后有黏液流出，而后反复发作。

1. 患者最可能的诊断是什么？

2. 请根据所学知识简要解释其发病过程和临床表现。

（王　霞）

# 第七章

# 颞下颌关节

**学习目标**

1. **掌握** 关节软骨的组织学形态及特点。
2. **熟悉** 髁状突关节结节、关节盘的组织结构特点。
3. **了解** 滑膜及滑液的功能，关节的血管和神经分布特点。
4. 学会用显微镜辨认关节软骨的组织学形态。

扫码“学一学”

扫码“看一看”

颞下颌关节（temporomandibular joint，TMJ）也称下颌关节（mandibular articulation），是位于颞下颌关节窝和颞骨关节隆起及下颌髁突之间的动关节。在颞骨的下颌凹及下颌骨的髁突之间有一纤维性板叫关节盘，是一个卵圆形的纤维板，周边与关节囊相结合。颞下颌关节由下颌骨髁突、颞骨关节面、关节盘及关节囊构成。与大多数滑膜关节不同的是：①在 TMJ 内，关节盘将关节间隙分成髁状突与关节盘之间的关节下腔和位于关节盘和颞骨之间的关节上腔。②在 TMJ 内，颞下颌关节的关节部分，覆盖的是纤维或者纤维软骨组织。TMJ 即灵活又能负重，可进行相当大幅度的铰链及滑行运动。

**案例讨论**

**【案例】**

患者，男，32 岁。在张闭口时颞下颌关节区出现弹响，无明显疼痛。查体，患者张口度Ⅱ度。

**【讨论】**

1. 患者可能的诊断是什么？
2. 请用本章所学知识简要解释该疾病有何病理变化。

## 一、颞下颌关节的关节面

### （一）成人髁突的关节

髁突表面覆盖着纤维软骨，由表层至深层可分为 4 层结构：

**1. 关节表面带** 由致密的无血管的纤维组织构成。其中主要为 I 型胶原，也有少许弹力纤维。在关节最表面，胶原平行于表面排列。此带约有 10 列纤维细胞。但随年龄增加此带细胞成分逐渐减少。

**2. 增殖带** 又叫多细胞带，此层细胞丰富，有许多密集的小细胞组成，这些细胞可增生，可见有丝分裂象。此带的细胞可增殖并能分化出软骨母细胞、软骨细胞及成纤维细胞。此带是髁状突软骨生长最活跃的部位，是髁状突软骨生长和形成的中心，并在关节面的改建和修复中起重要的作用。随着年龄的增长，此带细胞会减少，老年人此带不很清晰。

**3. 肥大带** 又叫纤维软骨带，是一层富含胶原纤维的软骨带，含有类似软骨细胞的圆细胞，4~5 列。老年人此带极薄，甚至消失。此层可有不同的表现。

**4. 钙化软骨带** 位于纤维软骨最深层，与骨组织相连，为覆盖深部骨组织的薄层钙化软骨，苏木精 – 伊红染色与骨不同（图 7–1）。

关节面深部与钙化软骨带过度的为骨组织。表面为密质骨，深部为松质骨及骨髓。骨小梁的排列方向与密质骨垂直，从而使它具有较大的支持力，随年龄的增长，骨小梁逐渐变粗，骨髓腔变窄，红骨髓逐渐变为黄骨髓，密质骨增厚。

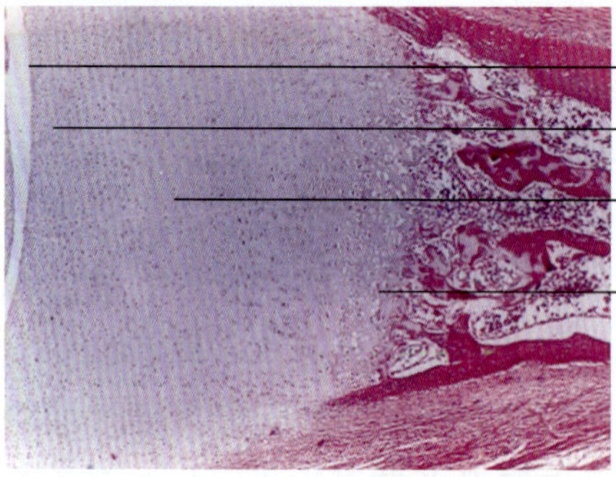


**图 7–1 纤维软骨的 4 层结构**

**考点提示** 髁突四带的组织学结构。

### （二）关节窝和关节结节

**1. 关节窝** 表面覆盖一层结缔组织，可分为两层，内层纤维与骨表面有一定角度，有许多血管分布；外层纤维与表面环行排列，无血管分布。其下方是纤维软骨，在关节凹处很薄，向关节结节后方的斜坡迅速增厚，在关节结节后斜面处最厚。其结构特点与此区为关节功能负重区相适应。骨组织位于纤维结缔组织下方，分密质骨和松质骨。

**2. 关节结节** 关节结节前斜面是颞下窝的延长，斜度小，覆盖层较厚，为纤维软骨，与髁突组织学结构相同。关结节后斜面是承受咀嚼压力的主要部位，其表面的纤维软骨层加厚，是关节的负重区。故在颞下颌关节紊乱综合征的晚期，常发生关节结节后斜面的骨质破坏。

## 二、关节盘

关节盘（interarticular disc）位于关节窝和髁突之间，呈椭圆形，其周围与关节囊相接，其形状与关节面一致，与髁突水平轴一致，内外径大于前后径。似帽状覆盖在髁突上，使关节窝和髁突之间的运动更协调。关节盘前后缘较中央厚。成年人的关节盘比儿童厚。关节盘由致密的粗大纤维组成，主要是 I 型胶原，内含大量成纤维细胞。依关节盘的位置和厚薄，把关节盘由前向后分成四个带（区），即前带、中带、后带及双板区。

**1. 前带** 较厚，约 2.5mm，位于髁突之前，内外径宽而前后径窄；由致密的胶原纤维和弹力纤维构成，胶原纤维的走向主要为前后方向，内有血管和神经分布。前带又分为上、下两个板，上板的纤维与关节囊和关节结节前斜面的滑膜相连，下板附着在髁突颈前部，两板之间有翼外肌，翼外肌上头插入关节盘，下头与髁突颈部相连，从而保证了关节盘与髁突的同步运动。

**2. 中带**　此带最薄，约 1.5mm，介于关节结节后斜面与髁突前斜面，为关节的功能区。由前后方向排列胶原纤维和细弹力纤维构成，可见软骨样细胞和软骨基质，活体时透明，无血管和神经，其上下面均衬以纤维型滑膜。

**3. 后带**　最厚，约为 3mm，位于关节凹的最深处，介于关节结节后斜面、下颌关节窝底和髁突之间，前后径较前带和中间带长，由胶原纤维和弹力纤维构成，但胶原纤维排列方向不定，无血管和神经分布，其上下面也均衬以纤维型滑膜。

**4. 双板区**　分上、下两个板。上板即颞后附着，由胶原纤维和粗大的弹力纤维组成。下板即下颌后附着，较薄，主要为粗大的胶原纤维，无弹力纤维，有韧带的功能。上、下板间含有丰富血管和神经末梢的疏松结缔组织和脂肪组织。

## 三、滑膜

滑膜（synovial membrane）为薄层结缔组织，衬覆整个关节囊（包括上下腔及关节盘，不包括关节面），尤其穹隆部和后上面更明显。含有丰富的血管、神经、淋巴管和较多的细胞，形成关节的内覆盖。滑膜伸向关节腔的突起，有皱褶和滑膜绒毛（图 7-2）。随着年龄增长或受到病理性损伤，皱褶数量增加。

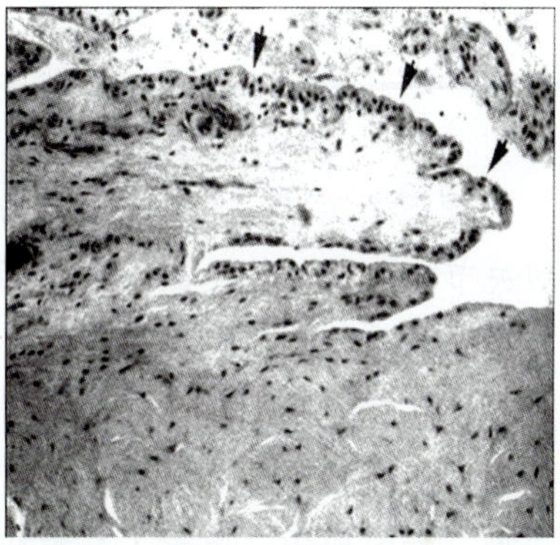

图 7-2　关节囊内表面的滑膜皱褶及滑膜细胞（箭头所指）

滑膜一般分 2 层结构：含丰富细胞的内膜层和含丰富血管的内膜下层。内膜层通常由 1~4 层滑膜细胞构成，细胞间为无形的间质，不含纤维，超微结构显示有两种滑膜细胞。A 型细胞含较多的线粒体和溶酶体，粗面内质网较少，细胞可形成伪足，见吞饮小泡，具有吞噬功能，可能分泌透明质酸；B 型细胞含较多的粗面内质网，产生富蛋白的分泌物。有时内膜消失，内膜下层直接暴露于关节腔内。滑膜表面为不连续细胞层，内有巨噬样细胞和纤维样细胞，前者具有吞噬、合成透明质酸的作用；后者能向滑液内分泌蛋白质。内膜下层为疏松的结缔组织，与关节囊纤维融合，其中含血管、成纤维细胞、巨噬细胞、肥大细胞和脂肪。

滑膜能向关节腔内分泌滑液，这种分泌功能与咀嚼运动的周期有关。滑液的主要成分包括：透明质酸、蛋白质、黏液素、脂肪、酶、单核细胞、淋巴细胞和巨噬细胞等。其作用是营养无血管的关节盘和关节表面软骨，并具有润滑作用，能减少关节运动时的摩擦及增加关节活动的功效。

## 四、关节囊

颞下颌关节的关节囊（articulating capsule）较为松弛，上方附着于下颌窝和关节结节的周围，下方附着于髁突颈，关节囊的前份薄弱。囊外有外侧韧带加强，包括一个中间韧带（蝶下颌韧带）、一个侧方韧带（颞下颌韧带）和一个后方韧带（茎突下颌韧带）。

### 五、血管和神经

**1. 血液供应** 血液供应主要来自于颞浅动脉和颌内动脉的分支，血液主要回流到翼静脉丛。在关节后方颞浅动脉的分支和鼓室前动脉的分支到达颞下颌关节，关节外侧有面横动脉的分支，关节前方有颞深后动脉、翼外肌动脉和咀嚼肌动脉等分支参与关节血供。关节囊壁上有丰富的血管丛，与滑液的产生有关。关节盘后方双板区中的血管与翼静脉丛相通。关节盘较薄的区域无血管。

**2. 神经支配** TMJ 的神经来自耳颞神经、咬肌神经、颞深后神经和翼外肌神经的关节分支，都是三叉神经下颌支的分支。有髓纤维及无髓纤维神经进入关节囊及关节盘，支配关节的前、后、中间及侧方区。神经末梢为痛觉感受器和位置觉感受器，分布于关节盘的周围区和滑膜皱褶，主要有 4 种，即 Ruffini 末梢、环层小体、高尔基肌腱小体和游离的神经末梢。随年龄的增长，关节囊及关节盘神经数量减少。

**考点提示** 关节窝、关节结节、关节盘、滑膜、关节囊和血管神经的组织学特点。

## 本章小结

颞下颌关节，也称下颌关节，是位于颞下颌关节窝和颞骨关节隆起及下颌髁突之间的动关节。它的结构由颞骨的下颌关节窝及关节结节、下颌骨髁突、两者之间的关节盘、关节囊和血管神经组成。颞下颌关节的关节面的髁突，从表层至深层可分为四个带，即关节表面带、增殖带、肥大带和钙化软骨带。关节窝和关节结节表面均有一薄层密质骨覆盖，下方为松质骨，骨小梁的排列方向与骨表面垂直。关节盘位于关节窝和髁突之间，略呈椭圆形，分为前带、中带、后带和双板区。滑膜一般衬在整个关节囊的内表面，通常为内膜层和内膜下层两层结构。滑膜能向关节腔内分泌滑液，具有润滑作用，能减少关节运动时的摩擦等。关节囊是包绕关节及关节结节的致密结缔组织。上方附着于下颌窝和关节结节的周围，下方附着于髁突颈，关节囊的前份薄弱。囊外有外侧韧带加强。颞下颌关节的主要动脉供应是依靠颌内动脉的关节深支和颞浅动脉。其神经主要来自耳颞神经的关节分支、咬肌神经和颞深后神经。

## 习　题

扫码“练一练”

### 一、单项选择题

1. 髁突表面纤维软骨从表面至深层的 4 个带依次为

A. 关节表面带、增殖带、纤维软骨带、钙化软骨带
B. 关节表面带、纤维软骨带、钙化软骨带、增殖带
C. 钙化软骨带、关节表面带、增殖带、纤维软骨带
D. 关节表面带、钙化软骨带、纤维软骨带、增殖带
E. 以上都不对

2. 髁突软骨的生长和形成中心为

A. 纤维软骨带　　B. 钙化软骨带

C. 增殖带　　D. 后带

E. 关节表面带

3. 髁突关节表面带由致密的哪项组织构成

A. 软骨　　B. 骨组织

C. 脂肪组织　　D. 有血管的纤维组织

E. 无血管的纤维组织

4. 髁突关节表面带胶原纤维为

A. Ⅰ型胶原　　B. Ⅱ型胶原

C. Ⅲ型胶原　　D. Ⅳ型胶原

E. Ⅴ型胶原

5. 髁突表面纤维软骨在关节面改建和修复过程中起重要作用的是

A. 纤维性关节表面带　　B. 多细胞带

C. 纤维软骨带　　D. 钙化软骨带

E. 没有定论

6. 关节窝骨质的表面有一薄层纤维结缔组织覆盖，由于纤维的排列方向不同而分成两层，外层纤维与骨表面平行排列，血管分布

A. 无　　B. 有较多

C. 不一定有　　D. 可能有

E. 有少量

7. 下列哪一项不是关节盘从前到后的组织学分布

A. 增生带　　B. 双板区

C. 后带　　D. 中带

E. 前带

8. 关节盘的前带位于髁突的

A. 下部　　B. 上部

C. 中部　　D. 前部

E. 后部

9. 关节盘中带的组织结构类型是

A. 胶原纤维　　B. 透明纤维

C. 弹力纤维　　D. 胶原纤维和弹性纤维

E. 透明纤维和胶原纤维

10. 关节盘中最厚的是

A. 前带　　B. 上带

C. 中带　　D. 双板区

E. 后带

11. 关节盘中最薄的是

A. 前带　　B. 上带

C. 中带　　D. 双板区

E. 后带

12. 关节盘中最容易发生穿孔的是

A. 前带　　B. 上带

C. 中带　　D. 双板区

E. 后带

13. 肥大带又叫纤维软骨带，其表面细胞主要类型是

A. 破骨细胞　　B. 成骨细胞

C. 上皮细胞　　D. 软骨细胞

E. 纤维细胞

14. 关节盘上、下表面均为

A. 凸面　　B. 凹面

C 平面　　D. 因人而异

E. 凹凸相对

15. 关节盘的组成不包括

A. 前带　　B. 中带

C. 后带　　D. 双极区

E. 下带

16. 关节盘从前向后分为

A. 双板区、前带、中带、后带　　B. 前带、中带、双板区、后带

C. 前带、中带、后带、双板区　　D. 前带、双板区、中带、后带

E. 以上都不对

17. 关节盘的胶原纤维为

A. Ⅰ型胶原　　B. Ⅱ型胶原

C. Ⅲ型胶原　　D. Ⅳ型胶原

E. Ⅴ型胶原

18. 成年人关节盘中不含血管和神经的是

A. 前带和后带　　B. 中带和双板区

C. 前带和中带　　D. 中带和后带

E. 前带和双板区

19. 滑膜所在的部位是

A. 关节囊内表面　　B. 中间带

C. 前带　　D. 关节盘

E. 关节面

**二、思考题**

1. 随着年龄的增长，颞下颌关节有什么变化？

2. 简述关节软骨的组织学形态及特点。

3. 髁突关节结节、关节盘的组织结构各有何特点？

（郭方兴）

# 第二篇

# 口腔病理学

# 第八章

# 牙发育异常

**学习目标**

1. **掌握** 牙发育异常的概念、分类；牙结构异常的种类、临床表现。

2. **熟悉** 牙萌出和脱落异常的病因及特点；牙数目异常的临床表现特点；牙形态异常的种类。

3. **了解** 牙其他异常。

牙发育异常（disorders of development of teeth）是指牙齿发育期间，在某些致病因素的作用下，使牙板、牙胚的分化异常或后期的形成异常而导致牙齿在萌出时间、数目形态和结构方面发生异常。牙发育异常，可形成于出生前，也可形成于出生后。发生时期越早，其发育异常越严重。

牙发育异常的病因可能为先天遗传性，也可能为后天获得性。后天获得性者可能由全身性疾病（如代谢性疾病）引起，也可能由局部环境因素引起。

牙发育异常可分为：牙萌出及脱落异常、牙数目异常、牙形态异常、牙结构异常等。

**案例讨论**

**【案例】**

患者，女，7岁。因下颌出现双排牙现象就诊。

查体：患者下颌两侧乳中切牙未脱落，乳牙松动，恒中切牙萌出。

**【讨论】**

1. 患者可能的诊断是什么？
2. 请用本章所学知识简要解释原因。

扫码“学一学”

## 第一节　牙萌出及脱落异常

### 一、牙萌出异常

各个牙的萌出和脱落都有一定的生理时间范围，如超出了生理范围就称为异常。可发生于乳牙，也可发生于恒牙。

**1. 乳牙早萌** 乳牙早萌最常见于胎生牙或新生牙，多见于下颌乳中切牙。胎生牙（natal teeth）为出生时即已萌出的牙。新生牙（neonatal teeth）为出生后30天内萌出的牙。这种过早萌出的牙，其牙冠部的牙釉质、牙本质结构正常，但牙根尚未发育完成且缺乏牙槽骨支持，故易松动，为了防止被新生儿吸入或导致舌损伤，临床上常拔除此牙。

**2. 恒牙早萌** 恒牙早萌多为乳牙过早脱落，致使个别恒牙过早萌出。偶见多数或全部恒牙早萌。这往往与垂体、甲状腺和生殖腺功能亢进有关。

## 二、迟萌

迟萌包括乳牙迟萌和恒牙迟萌，并有个别牙迟萌和全口牙迟萌。个别恒牙迟萌往往与乳牙滞留、乳牙过早脱有关，牙胚的发育异常、创伤性移位、萌出囊肿等也可导致延迟萌出，也有的因长期用牙龈咀嚼导致牙龈局部角化层增厚致使恒牙萌出困难；全口牙迟萌往往与某些全身疾病（如佝偻病、克汀病和甲状腺功能不全）、维生素缺乏或遗传因素等有关。

## 三、过早脱落

过早脱落常见于龋病及其后遗症、慢性牙周病等。有时，牙的早失与一些特别疾病有关，如低磷酸酯酶症、遗传性掌跖过角化症、青春前期牙周炎等。

## 四、乳牙滞留

乳牙滞留是指乳牙在应脱落的时间内未脱落而滞留于口腔之中。乳牙滞留可分为个别乳牙滞留和全口乳牙滞留两种情况。临床上常见的是个别乳牙滞留，可能与继生恒牙缺失或阻生有关，也可能是恒牙从乳牙旁边萌出而引起，此种情况应尽早拔除滞留乳牙。全口乳牙滞留多与维生素D缺乏、内分泌障碍或遗传因素有关。

个别乳牙滞留多见于乳磨牙或尖牙，有时乳切牙也可滞留。滞留的乳牙牙根可伴有不同程度的吸收，有的滞留乳牙可保留到二三十岁，但表面往往呈一定程度的磨损。牙根因吸收和颌骨支持不足，常有一定的松动度。

## 五、牙阻生

牙阻生是指超过了正常的萌出时间，牙仍在颌骨内未萌出或仅部分萌出。一个或数个牙受累，可呈对称性。因牙胚发育方向、位置异常或局部受阻等因素导致牙萌出方向异常，不能萌出到正常牙列的位置上。个别阻生牙多因牙列拥挤或位置不正常，缺乏萌出位置而形成。在恒牙列，最常累及的牙是第三恒磨牙、下颌前磨牙、上颌尖牙，乳牙列罕见（图8-1）。

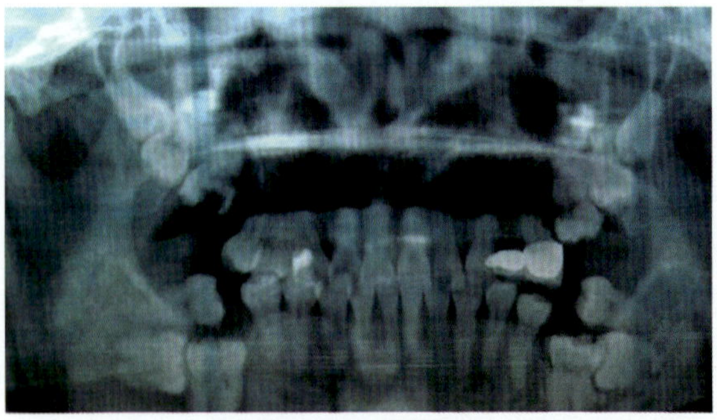

**图8-1 阻生齿**

扫码“学一学”

## 第二节　牙数目异常

### 一、多生牙

多生牙（supernumerary teeth，additional teeth，hyperdontia）也称额外牙，是指比正常牙列多的牙，最常见于上颌前牙区、磨牙区，下颌前磨牙区次之。

发生于特定部位的多生牙有特殊的命名。正中牙（mesiodens）是发生于上颌中切牙之间的多生牙，是最常见的多生牙（图 8-2），大部分为圆锥状牙冠、短牙根。远中磨牙（distomolar）位于第三磨牙远中。多生牙有时与某些缺陷有关，如腭裂、锁骨颅骨发育不良，这些病变可阻止牙萌出或导致邻近牙的移位、吸收，如牙未萌出还可形成含牙囊肿。

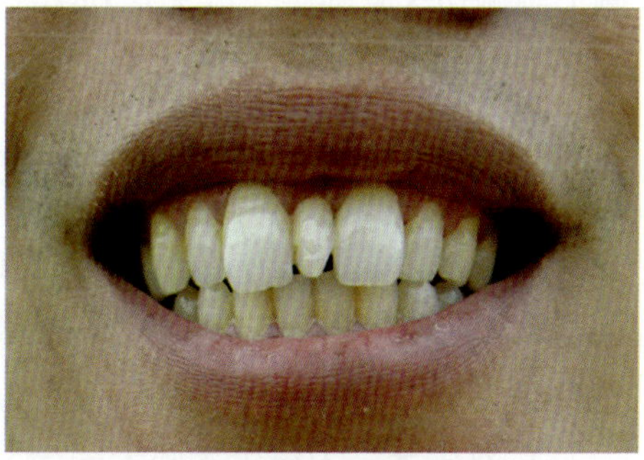

图 8-2　多生牙

### 二、少牙和无牙

少牙指一个或数个牙缺失。无牙指单颌或双颌牙列完全缺失，它们可以是孤立性病变，也可以是全身性病变在口腔中的表现。

少牙多见于恒牙列，除第三磨牙的缺失外，少牙在人群恒牙列中发生率约为 2%~10%，在乳牙列发生率小于 1%。少牙可以是对称性的，在对称性缺失时，第三磨牙、上颌恒侧切牙、下颌第二前磨牙是最常累及的牙。上颌侧切牙缺失有时与遗传因素有关。乳牙的先天性缺失很少见，乳牙先天性缺失时，常常其继生恒牙也不能形成。少牙的遗传学机制尚未明了，但已证实病变涉及一些与牙发育有关的调节基因，如 *MSX* 1、*PAX* 9 等。少牙者常同时伴有小牙、牙槽骨发育不良、乳牙滞留等表现。

无牙罕见，常为全身性发育异常的局部表现，最常见的是遗传性少汗外胚层发育不良，常为 X 染色体隐性遗传。因无牙支持，无牙患者的牙槽突较短。

扫码“学一学”

## 第三节　牙形态异常

牙形态异常可累及牙冠、牙根，或两者均累及。最常见的牙冠形态异常为上颌恒侧切牙，另外牙根的数量、走形、形态和大小的变化也非常多见。

### 一、牙大小异常

牙和颌骨两者的大小主要由遗传因素决定。牙与颌骨大小的比例有很大变化，在不同种族性别之间牙的大小存在着差异。此外牙的大小还受基因、环境等因素的影响。巨牙（macrodontia）和小牙（microdontia）分别指比正常牙大或比正常牙小的牙。

累及整个牙列的巨牙少见，可能与垂体巨大症、松果体增生有关。比较常见的病变为牙列中仅有数个牙明显较正常牙大。

牙列中弥漫性的小牙少见（图 8-3），常见于 down 综合征、垂体性侏儒症等。比较常见的为牙列中出现个别比正常牙小的牙。上颌侧切牙最为常见，发病率为 0.8%~8.4%，可能与常染色体显性遗传有关。

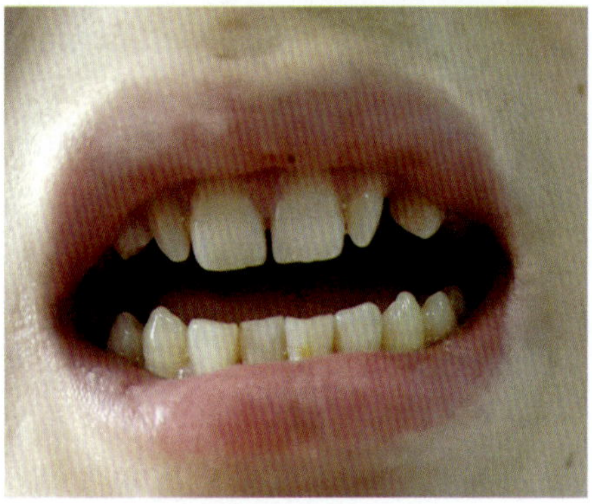

图 8-3　小牙

牙大小异常经常和牙数目异常同时存在。如小牙常和少牙密切相关，如一侧上颌侧切牙缺失，对侧上颌侧切牙常缺失。巨牙常和多生牙有关。小牙、少牙常发生于女性，巨牙、多生牙常见于男性。

## 二、双生牙、融合牙、结合牙

在牙的发育过程中两个牙结合在一起可导致牙形态异常。根据结合程度不同，异常可仅累及牙冠或牙根，或牙冠、牙根同时累及。

根据病因不同，可分为双生牙（gemination）、融合牙（fusion）、结合牙（concrescence）：

**1. 双生牙**　为单个牙胚未完全分裂而形成的具有两个牙冠的牙齿，但通常共有一个牙根和根管。一般牙列中牙的数目正常。

**2. 融合牙**　为两个分别发育的牙胚联合，导致两个牙融合，特点是两牙的牙本质相连。牙列中牙的数目减少（图 8-4）。

双生牙、融合牙在乳牙列和恒牙列均可见，乳牙列较恒牙列多见。在乳牙列，大部分病变累及下颌前牙。恒牙列中切牙、尖牙最常见，可呈双侧对称性。

**3. 结合牙**　两个相邻牙根靠牙骨质连接在一起的牙。可以是发育性的，也可以是炎症性的。发育性的结合牙多见于第二磨牙，其牙根距阻生的第三磨牙牙根很近，邻牙根可能由于拥挤、创伤等外力作用使两牙的牙骨质结合成一体。炎症性者常因严重龋病致根尖周围感染，骨吸收后相邻牙根之间有修复性牙骨质沉积，使两邻牙形成牙骨质性结合（图 8-5）。

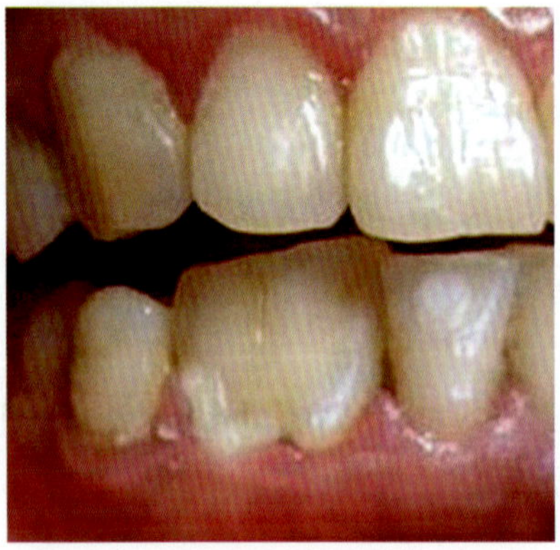

图 8-4　融合牙

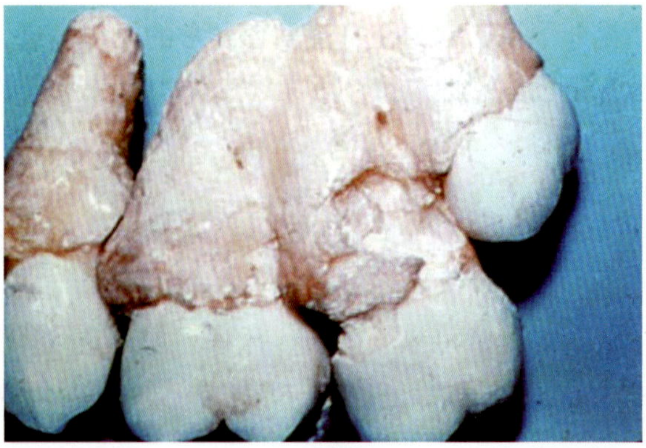

图 8-5　结合牙

## 三、畸形中央尖

畸形中央尖是指前磨牙、磨牙的中央沟或颊尖舌侧嵴上的牙尖样突起（图 8-6）。临床上多见于下颌前磨牙，特别是下颌第二前磨牙多发，且常呈对称性。此牙尖常由釉质、牙本质和牙髓组成。由于咬合磨损，畸形中央尖常被磨平，导致牙髓外露，致使患牙呈无龋性牙髓炎、牙髓坏死，影响牙根的发育。

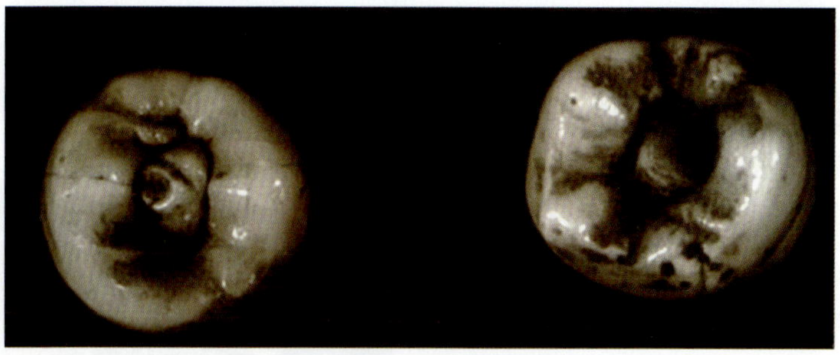

图 8-6　畸形中央尖

**考点提示**　畸形中央尖的好发牙位。

## 四、牙内陷

牙内陷是指发生于牙冠或牙根的深凹陷，内衬一层釉质（图 8-7），是一种常见的发育畸形。形成原因是在牙发育期间，成釉器过度增殖，呈过度卷曲重叠并深入到牙乳头内所致。临床上表现为畸形舌侧窝、畸形舌侧尖和牙中牙。

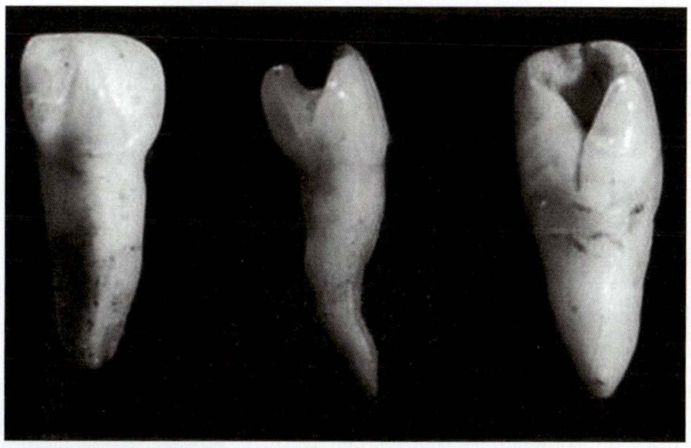

图 8-7　牙内陷

**1. 畸形舌侧窝**　畸形舌侧窝多发生在上颌侧切牙，牙的舌侧窝呈囊状深陷。个别情况下表现为舌侧窝呈深浅不一的纵形裂沟，有时可达到根尖部将牙根一分为二。畸形舌侧窝是牙内陷中最轻的一种畸形，由于其窝底部牙釉质较薄，有时甚至无牙釉质覆盖，细菌、食物残渣常滞留其内，易引起龋病、牙髓病等其他疾病。

**2. 畸形舌侧尖**　畸形舌侧尖是发生于前牙牙面轮廓清晰的一种副牙尖，又叫鹰爪尖，在前牙面从釉牙骨质界到切缘其凸径至少增长 1/2。3/4 见于恒牙列，主要位于恒上颌侧切牙（约 55%）、中切牙（约 33%）；下颌中切牙（约 6%）、下颌尖牙（约 4%）。乳牙列罕见。男女均可发病。临床上大部分病例的牙尖突起都位于舌侧面，形成一类似鹰爪样的三尖样结构。牙尖和牙融合之间形成一深的发育沟，部分可以含有延伸的牙髓组织。

**3. 牙中牙**　牙中牙是牙内陷最为严重的一型。由于成釉器皱褶更加深入内陷，并在此基础上发育出牙釉质和牙本质，形成一个牙中好像含有另外一个小牙的结构，称为牙中牙。

有的牙内陷严重膨胀，干扰牙结构的形成，导致牙的畸形发育，形成膨胀性牙瘤，可累及单个牙、多个牙或双侧牙。

### 五、异位釉质

异位釉质是指在正常无釉质的部位出现了异常釉质，包括釉珠和颈部釉质延伸。

**1. 釉珠** 是最常见的异位釉质（图8-8）。为半球形结构，多在磨牙根分叉或近釉质牙本质界处。可以全由釉质构成，或者含牙本质及牙髓组织。较多见于上颌磨牙，其次见于下颌磨牙，也可见于乳磨牙。多数患者为单个釉珠，偶见一个牙上有4个釉珠。釉珠大部分是由于成牙本质细胞层局部膨大，使Hertwig's上皮根鞘和发育中的牙本质接触时间过长，诱发牙釉质过度形成而致。

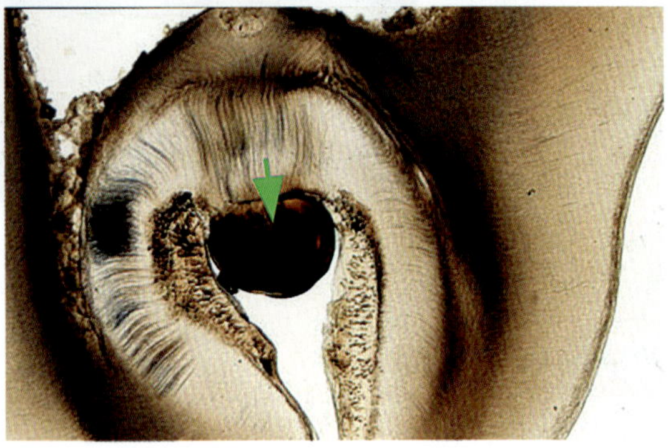

图8-8 釉珠

**2. 颈部釉质延伸** 是指位于磨牙颊侧的、从釉质牙本质界沿根面延伸至磨牙根分叉的三角形釉质延伸，三角形的底与冠部牙釉质相延续，尖朝向根分叉。多见于下颌磨牙颊侧。临床上易被累及的牙依次为第一磨牙、第二磨牙和第三磨牙。这种釉质阻止了牙周组织与深部结缔组织的附着和半桥粒的形成，形成牙周组织的薄弱区域。某些病例颈部釉质延伸还与炎症性囊肿的发育有关。

## 第四节 牙结构异常

扫码“学一学”

### 一、牙釉质结构异常

牙釉质的发育分两阶段，第一阶段称分泌期。成釉细胞行使双重功能，产生基质并进行初矿化。产生基质蛋白即釉原蛋白、釉蛋白、成釉蛋白、釉丛蛋白的合成和分泌，其中釉原蛋白约占90%。牙萌出前，牙釉质中水和蛋白质因重吸收含量降低，矿物质含量增高，基质矿化成熟。牙釉质发育不全由于成釉细胞受损，分泌的釉质基质量减少，导致牙釉质变薄或呈点状、带状或沟状缺损，若不伴发矿化不良则硬度正常（图8-9）。

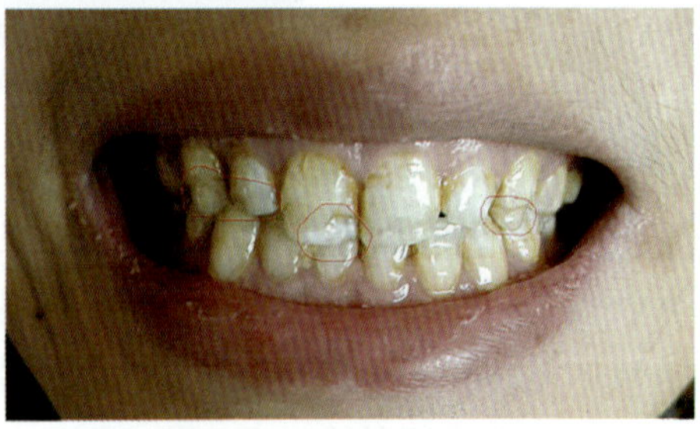

图8-9 釉质发育不全

釉质形成不全（enamel hypoplasia）是由于成釉细胞出现了变化，继而不能产生正常量的基质。但形成的基质可像正常牙釉质一样完全矿化。釉质形成不全在临床上表现为牙釉质表面出现窝状、沟状凹陷，甚至整个牙釉质厚度会降低。磨片上显示为釉柱数量减少且方向异常，有些病变常常无釉柱。

釉质矿化不全（hypomineralized enamel）是由于成釉细胞未能使形成的基质完全钙化。临床上表现为牙釉质呈白色且不透光，牙萌出后由于色素沉着变色，继而牙釉质脱落。

形成不全和矿化不全的牙釉质可以影响单个牙、一组牙或全部牙，形成的牙釉质结构异常依病变的严重程度、持续时间、病变性质而不同。

牙釉质形成不全、矿化不全的常见病因及导致的部分病变类型如下：①局部因素：感染、创伤、放射治疗、特发性（釉质混浊症）。②全身因素：环境或系统性因素有先天性的感染（如风疹、梅毒）、新生儿溶血病、出生后严重的儿童感染（特别是病毒疹）、儿童慢性病（如先天性心脏病、胃肠道和内分泌疾病）等。

局部因素引起的釉质发育异常常见的有Turner牙、釉质混浊症等，全身因素引起的釉质发育异常常见的有先天性梅毒牙、氟牙症、釉质形成缺陷症等。

### （一）Turner牙

Turner牙（Turner teeth）是指与乳牙有关的感染或创伤引起继生恒牙成釉细胞的损伤，导致继生恒牙釉质形成不全或矿化不全。

病变最常见于上、下颌前磨牙及上颌恒切牙。前磨牙的病变主要与乳磨牙的感染有关，这是因为乳磨牙易出现病变，根尖感染后影响了位于根分叉处的恒前磨牙牙胚所致。上颌切牙区的病变主要是因为乳前牙易受到外伤，从而影响到根方发育中的恒前牙胚。

病变牙有不同表现，釉质缺陷轻者表现为部分区域的白、黄、棕色，中度者为牙面出现窝沟和不规则凹陷，严重者出现全冠的牙釉质发育不全。

### （二）釉质混浊症

釉质混浊症（enamel opacities）也称非氟性釉质混浊症（ non fluoride enamel opacities），指在牙釉质平滑面上出现白色、不透光的混浊斑块，萌出后由于色素沉着导致斑块变成棕色，但牙釉质厚度并未减少。病因为局部因素，病变随机分布，乳牙、恒牙均可累及，最常见于上颌中切牙。

釉质混浊症应与轻度氟牙症相鉴别，氟牙症累及多数牙，呈对称性，病变在牙面上呈水平分布；而釉质混浊症病变多为一个或数个牙，且不对称，牙面上为局限性的圆形、椭圆形斑块。

### （三）先天性梅毒牙

先天性梅毒牙（ congenital syphilitic teeth）是由于梅毒螺旋体感染牙胚，侵犯成釉器使牙釉质发育障碍。多累及恒切牙、第一恒磨牙。

病变的切牙称Hutchinson牙（图8-10），其近远中面向切缘而不是牙颈部逐渐变细，形成螺丝刀样外观，切缘中间常有一新月形凹陷。病变的第一恒磨牙称桑葚牙（mulberry molars），似圆顶形，病变牙牙尖缩窄，咬合面直径小于牙颈部直径，咬合面及牙冠近咬合面1/3处表面有许多颗粒状细小的釉质球团，可伴有牙本质发育障碍。

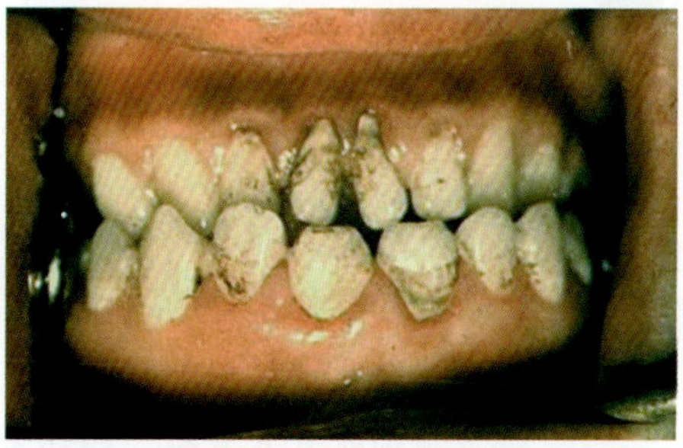

图8-10　Hutchinson牙

先天性梅毒牙的形成是由于在牙发育期，牙滤泡受到梅毒螺旋体感染，导致牙囊的慢性炎症和纤维化。发育中的牙受到压迫，成釉细胞扭曲造成牙源性上皮增生，增生的上皮突向牙乳头内，导致形成牙切缘中间特征性的裂隙。

### (四)氟牙症

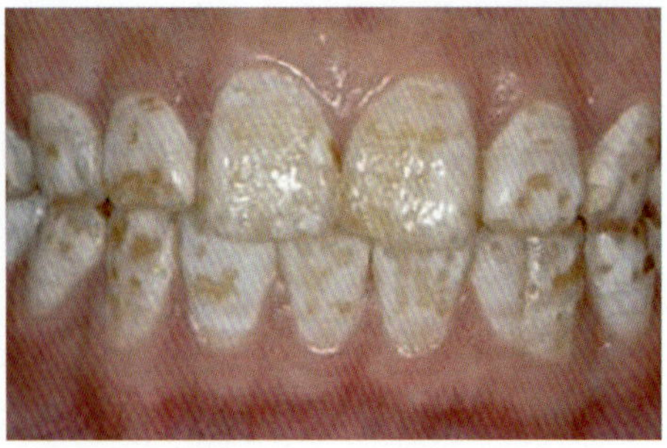

图 8-11　氟牙症

氟牙症(dental fluorosis)又称斑釉(mottled enamel)、氟斑牙(图 8-11)。在牙发育阶段，如果饮水中氟含量过高，或其他途径摄入过多的氟，氟离子导致牙釉质形成不全和钙化不全，这种牙釉质的发育障碍即为氟牙症。

病变严重程度与摄取氟的剂量、时间呈正相关。氟是维持人体生命必需的微量元素之一，也是牙和骨骼发育必不可少的元素之一。在牙发育的关键时期摄入较高的氟导致较严重的氟牙症。在牙釉质形成的成熟早期对氟特别敏感，而分泌期最不敏感。

病变对称性地发生，严重程度不同，常见于恒牙列。发生在乳牙的病变很少，因为乳牙的牙釉质主要在胎儿期形成，此时氟很难经母体通过胎盘进入胎儿体内。所以乳牙几乎不发生氟牙症。

氟牙症主要见于恒牙列，临床最多见于前磨牙、上颌切牙、第二磨牙，其次是尖牙、第一磨牙、下颌切牙。

临床表现与病变程度有关。病变轻者，牙釉质上出现无光泽的白色斑点、斑块或条纹；中等程度者，病变区呈黄色、棕色、黑色，可伴有不同程度的，牙釉质形成障碍，牙面上出现不规则凹陷；病变较重者，多个窝状凹陷相互融合，而牙正常形态丧失。

氟牙症在临床上和组织学上与其他类型的釉质矿化不全、发育不全难以区分。氟牙症牙具有抗龋性，虽然氟牙症的病变使酸更易侵入牙齿，但釉柱比正常釉柱具有更强的抗酸溶解性。

造成氟牙症的确切机制尚不明确，但病变与牙发育期成釉细胞的损伤有关，当摄入的氟含量很高(>6ppm)时，造成成釉细胞损伤，导致了成釉细胞功能缺陷，使得牙釉质表面出现不同程度的缺陷，质脆易碎。

**考点提示** 氟斑牙的临床特征。

**知识链接**

#### 四环素牙

在牙发育期间，婴幼儿如果长期服用或注射四环素类药物(如四环素、金霉素、土霉素等)可引起牙着色，牙着色程度与四环素的种类、剂量和给药次数有关，牙齿的着色是永久性的。特别是四环素引起的牙着色最为明显，故称之为四环素牙。

形成原因是牙发育时，四环素被牙本质吸收，在牙本质内沉着使牙着色，也可以伴发牙釉质发育不全即牙釉质钙化程度降低或缺损，这种牙抗龋能力差。临床患牙一般为黄褐色或灰褐色。轻度者表现为均匀的淡黄色或淡灰色；中度者表现为均匀的灰色或浅褐色；重度者为不均匀的黄褐色、灰褐色，甚至黑色。

## 二、牙本质结构异常

### （一）遗传性乳光牙本质

牙本质结构异常大多数是遗传性的，但也有一些系统性的（如影响钙代谢或钙化的系统性疾病）和环境因素也可能导致异常牙本质的形成。

遗传性乳光牙本质（图 8–12），是一种常染色体显性遗传性疾病，主要累及牙本质，无其他全身异常表现。染色体异常定位于 4q。与常染色体显性遗传的釉质形成缺陷症的异常基因定位相同。

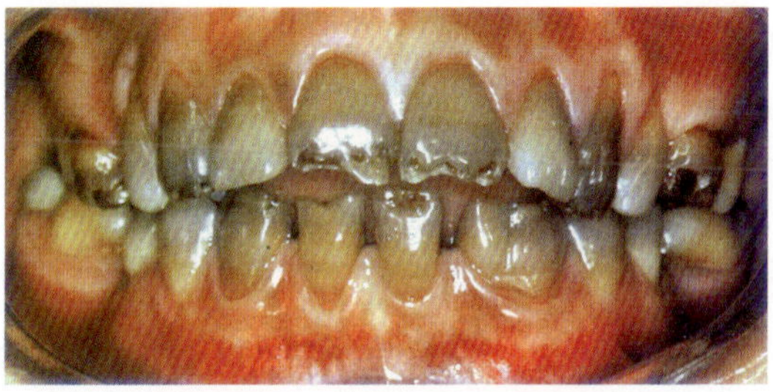

图 8–12　遗传性乳光牙本质

遗传性乳光牙本质的发病率约为 1/8000，男女相等。乳、恒牙列均可累及。病变程度因牙发育阶段不同而异，乳牙病变最重，其次是恒切牙和第一磨牙，第二、三磨牙累及最少。

**1. 肉眼观察**　刚萌出的牙形态正常，但颜色呈蓝色到棕色改变，或呈乳光色、琥珀色，常伴明显的半透明。牙釉质很容易剥脱，牙本质暴露后牙显著磨耗。X 线表现：病变牙呈球形牙冠，颈部缩窄，根细，根管和髓腔较早封闭，但偶尔受累牙可见正常牙髓腔或牙髓腔明显增大，形成牙本质壁薄的壳状牙。

**2. 镜下观察**　罩牙本质结构正常，其余牙本质结构发生改变：牙本质小管少而不规则，走行于颗粒状的牙本质基质中；球间牙本质增多，有些区域无牙本质小管。牙髓腔表面可见少数不典型的成牙本质细胞，细胞或牙髓残余可被包埋于结构紊乱的牙本质中。该牙的釉质基本正常，只有 1/3 可伴有牙釉质发育不全。

### （二）牙本质结构不良

牙本质结构不良（dentin dysplasia）罕见，为常染色体显性疾病，病变与牙本质形成缺陷症无关。此病有Ⅰ、Ⅱ两种类型。

Ⅰ型牙本质结构不良（dentin dysplasia type Ⅰ）也叫根部牙本质结构不良、无根牙（rootless teeth）。恒牙的牙釉质及冠部的牙本质结构正常，根部牙本质无正常结构，其牙根明显缩短。根部牙本质结构的变化多样，中央部分的牙本质小管排列紊乱，有许多球形钙化的小体，外周牙本质结构正常，形成典型的“水流围绕圆石”样结构。

Ⅰ型牙本质发育不良的形成是由于 Hertwig 上皮根鞘的缺陷，上皮根鞘断裂而不能与牙乳头协同工作，导致形成异常牙本质的融合球状团块，牙根明显缩短。

Ⅱ型牙本质结构不良（dentin dysplasia type Ⅱ）即冠部牙本质结构不良，许多特征组织学上与遗传性乳光牙本质相似，但与Ⅰ型牙本质结构不良不同。乳、恒牙列的牙根长度均正常。恒牙牙釉质及冠部牙本质正常，近牙髓腔有大量球间牙本质形成，根部牙本质无小管。乳牙的特征与牙本质形成缺陷症更相似，牙呈蓝琥珀棕色半透明，恒牙颜色正常。

X 线上，牙的改变包括球形牙冠、牙颈部缩窄、牙根细及髓腔早期封闭，可见髓腔明显扩大，内可见髓石。

## 三、牙骨质结构异常

牙骨质由无细胞性牙骨质和细胞性牙骨质构成，细胞性牙骨质在一生中可不断形成。

### （一）牙骨质过度增生

牙骨质过变增生（hypercementosis）是局部因素或全身疾患的结果，可影响一个或多个牙。有些牙骨质过度增生与牙根粘连有关，有些病因不明，这些病因包括以下几种。

**1. 根尖周炎症** 在炎症周围的牙骨质发生吸收，导致较远处的牙骨质受到刺激而沉积，造成了牙骨质的增厚或局部膨大。

**2. 无功能和未萌出牙** 这些牙可导致牙骨质的区域性吸收，但也可发生牙骨质的过度沉积。

**3. 机械刺激** 作用于牙的过度外力可导致牙骨质吸收，但低于阈值的机械刺激可引起牙骨质沉积。

### （二）牙骨质发育不全

较少见。在锁骨颅骨发育不全症，无细胞性牙骨质沉积后，细胞性牙骨质缺失。低磷酸酯酶症是一种常染色体隐性疾病，以血清碱性磷酸酯酶降低、与佝偻病相似的四肢畸形、颅盖骨未钙化为特征，并出现牙早失，牙骨质发育不良，牙本质形成也可异常。

## 本章小结

在某些致病因素的作用下，牙板、牙胚的分化异常或后期的形成异常而导致牙齿在萌出时间、数目形态和结构发生异常称牙发育异常，可形成于出生前，也可形成于出生后。牙发育异常的病因可能为先天遗传性，也可能为后天获得性。牙发育异常包括牙萌出及脱落异常、牙数目和大小异常、牙形态异常、牙结构异常等。牙萌出及脱落异常包括早萌、迟萌、过早脱落、乳牙滞留和牙阻生。牙数目异常有少牙和无牙，牙大小异常有巨牙和小牙等。牙形态异常可累及牙冠、牙根，或两者均累及，包括双生牙、融合牙、结合牙、畸形中央尖、畸形舌侧尖、牙内陷和异位釉质等。牙内陷临床上表现为畸形舌侧窝、畸形舌侧尖和牙中牙。 牙结构异常有釉质结构异常、牙本质结构异常和牙骨质结构异常。

扫码“练一练”

## 习 题

**一、单项选择题**

1. 乳牙滞留是指

A. 继生恒牙已萌出，按时脱落的乳牙　　B. 乳牙牙根大部分吸收，未能脱落的乳牙

C. 乳牙牙根吸收 2/3，未能脱落的乳牙　　D. 恒牙未萌出，保留在恒牙列的乳牙

E. 继生恒牙缺失，未能脱落的乳牙

2. 恒牙迟萌的原因中除了

A. 乳牙早失　　B. 牙胚创伤

C. 恒牙先天缺失　　D. 乳牙滞留

E. 牙胚发育异常

3. 多生牙常发生在
A. 下中切牙之间　B. 上中切牙之间
C. 下颌前磨牙之间　D. 上颌侧切牙远中
E. 第三磨牙远中
4. 釉珠常附着在
A. 根尖牙骨质表面　B. 髓腔内壁
C. 近颈部牙骨质表面　D. 根管内壁
E. 牙冠表面
5. 畸形中央尖常见于
A. 下颌前磨牙　B. 上颌前磨牙
C. 下颌磨牙　D. 上颌磨牙
E. 阻生牙
6. 牙内陷常见于
A. 上颌中切牙　B. 上颌侧切牙
C. 上颌尖牙　D. 下颌侧切牙
E. 下颌中切牙
7. 两个发育完成后的牙借增生的牙骨质结合在一起，这种牙称为
A. 融合牙　B. 双生牙
C. 结合牙　D. 牙中牙
E. 以上都不是
8. 牙釉质发育不全镜下所见哪项正确
A. 牙釉质变薄　B. 柱间质增宽
C. 釉柱横纹及生长线明显　D. 釉丛、釉梭数目增多
E. 以上均是
9. 造成牙釉质发育不全的病因不包括
A. 婴幼儿水痘　B. 婴幼儿营养不良
C. 母亲患牙周炎　D. 母亲患风疹
E. 母亲患梅毒
10. 儿童一般在几岁之前居住于高氟区才会发生氟斑牙
A. 6~7 岁　B. 8~9 岁
C. 9~10 岁　D. 11 岁
E. 12 岁
11. 四环素牙是由于四环素沉积在哪一层形成的
A. 牙釉质　B. 牙本质
C. 牙髓　D. 牙骨质
E. 牙周膜
12. 关于氟斑牙描述哪项是不正确的
A. 多见于上前牙　B. 牙面上有白垩色斑点或黄褐色斑点
C. 重症者牙釉质缺损，牙面粗糙不平　D. 镜下见牙釉质表层多孔状
E. 釉柱间区有时可发育良好

13. 氟斑牙一般发生在

A. 乳切牙

B. 乳尖牙

C. 乳磨牙

D. 恒牙

E. 乳侧切牙

14. 氟牙症

A. 是一种特殊的釉质发育不全

B. 患者易发生龋病

C. 主要是饮用水中氟含量过低所致

D. 在氟牙症流行区饮水中氟含量约在 0.2ppm 以下

E. 牙釉质由羟磷灰石取代钙氟磷灰石

15. 四环素牙

A. 色素沉着于牙釉质内

B. 是由于釉质基质不能形成所致

C. 是由于已形成的釉质基质不能及时矿化所致

D. 形成白垩状不透明的釉质表面

E. 服用四环素时间的长短与牙变色的深浅有关系

16. 牙本质发育不全症的特征是

A. 牙釉质发生结构变化，而牙本质结构基本正常

B. 牙釉质结构基本正常，而牙本质发生结构变化

C. 牙釉质发生结构变化，牙本质也发生结构变化

D. 牙釉质和牙本质结构基本正常，但有过度矿化

E. 牙釉质结构基本正常，牙本质发生结构变化，有过度矿化

**二、思考题**

1. 融合牙、双生牙和结合牙的区别。

2. 牙内陷有几种形式？

（孙小钧）

# 第九章

# 龋　病

**学习目标**

1. **掌握**　龋病的概念、龋病的病因；牙釉质龋和牙本质龋的病理变化。
2. **熟悉**　龋病的临床分型、牙骨质龋的病理变化。
3. **了解**　龋病发病机制及各种病因学说。
4. 能在光镜下观察牙釉质平滑面龋和牙本质龋的病理变化。

龋病（dental caries）是在以细菌为主的多因素作用下，牙无机物脱矿、有机物分解，导致牙体硬组织发生慢性进行性破坏的一种疾病。

在多种致病因素同时作用下，致使龋病牙体硬组织在色、质、形各个方面均发生变化。病变早期，病损区牙面呈白垩色，继而有色素沉着呈黄褐色或棕褐色，有粗糙感。病变进一步发展，则病变部位的牙体组织质地变软，脱落后形成龋洞，出现临床症状。龋病的发生是一个复杂的、动态的过程，涉及离子在牙与周围环境之间界面上移动的生化过程以及细菌与宿主防御机制之间的生物学过程。

龋病是一种常见病、多发病，发病率占口腔疾病之首。世界卫生组织将龋病列为危害人类的三大疾病之一，广泛发生在世界各地，任何种族、年龄和性别。

龋病进展缓慢，一般情况不危及生命，不易受到人们的重视。实际上龋病给人造成的危害极大，特别是因龋病而引起的牙髓病、根尖周病、颌骨炎症，甚至可能引起颌骨囊肿或肿瘤，造成患者的痛苦，咀嚼功能丧失，重者可危及生命。由于从早期显微镜下可见的病变进展到临床可见的龋洞需要相当长的一段时间，如在病变早期采取相应的措施可使病变静止，故开展龋病的早期检测及治疗，对于降低患龋率、保障人民健康具有重要意义。

**案例讨论**

**【案例】**

患者，女，26 岁。

主诉：下颌后牙牙面黑色月余，吃冷热食物有一过性敏感。

查体：患者下颌右侧第一磨牙中央窝颜色变黑，探诊时可卡探针。高速涡轮手机制备时见中央窝有一龋洞，达牙本质浅层，未累及深部牙本质。

**【讨论】**

1. 患者可能的诊断是什么？
2. 请用本章所学知识简要解释牙本质龋发展过程及其病理变化。

扫码“学一学”

# 第一节　龋病的病因和发病机制

对龋病的病因、发病机制的研究经历了长期、复杂的探讨过程，相继有很多学者提出了各种学说。早期龋病病因理论大致可分为两大类，包括内源性理论和外源性理论。内源性理论认为龋病是由于牙内部的变化造成的，主要有体液学说、磷酸酶学说、结构论等。外源性理论认为龋病的发生主要是由外界因素所致，主要有化学酸学说、寄生腐败学说、蛋白溶解学说、蛋白溶解 - 螯合学说、化学细菌学说等。关于龋病的病因及发病机制，一直存在着多方面的争议，下面对一些代表性的龋病病因学说作一介绍。

## 一、龋病的病因学

龋病是牙受多因素复杂作用、动态变化的结果。20 世纪 60 年代初，Keyes 在总结以往龋病研究的基础上，提出“三联因素”学说，其主要观点为：宿主利用摄入的食物，经过细菌的产酸作用，使牙硬组织逐渐脱矿形成龋坏，即细菌、食物、宿主构成致龋的根本三要素。此后，有些学者认为时间因素必须包括其中，提出了“四联因素”理论，指出菌斑中致龋菌利用食物中糖类产酸，使局部微环境的 pH 降低，这种低 pH 状态必须在牙面上维持一定时间才能形成龋病（图 9–1）。

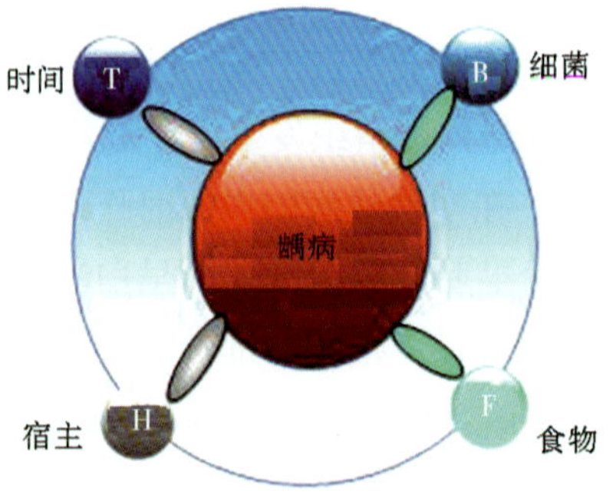


图 9–1　龋病病因的“四联因素”理论

### （一）细菌和菌斑因素

大量的实验证据表明，细菌对于龋病的发生是必不可少的。如灭菌大鼠在无菌环境下饲养，给予无菌饲料，大鼠不发生龋病；同样的大鼠在普通环境中饲养，可发生龋病。口腔中的细菌能在离体条件下分解有机物产酸，使牙釉质和牙本质脱矿，从而造成龋样损害；流行病学研究证明，由龋损部位分离出来的某些微生物，接种于其他动物（鼠，猴子等），能使之产生龋病。

20 世纪 50 年代中期，Orland 等在其进行的龋病动物实验研究中证明，无菌环境下的牙不会患龋；细菌可使离体牙产生龋样病变。但是，并非所有细菌都能致龋。20 世纪 60 年代以后，Keyes 等成功地分离并证实了变形链球菌与龋病的发生有关。目前已经基本明确与龋病相关的细菌主要有：链球菌属的变形链球菌、血链球菌、轻链球菌等；乳杆菌属的干酪乳杆菌、嗜酸乳杆菌、发酵乳杆菌等；放线菌属的黏性放线菌、内氏放线菌等。

细菌在牙面上以菌斑形式存在。菌斑是一种附着在牙或牙龈表面上的薄的致密性膜状物，是由细菌和唾液糖蛋白及细菌胞外多糖等基质构成的细菌斑块。而牙齿表面的获得性薄膜则是菌斑形成的基础。牙菌斑的形成过程包括唾液薄膜的形成、细菌的黏附和聚集、菌斑的成熟等复杂阶段（图 9–2）。通常同一成熟的菌斑中多以一种细菌为主。

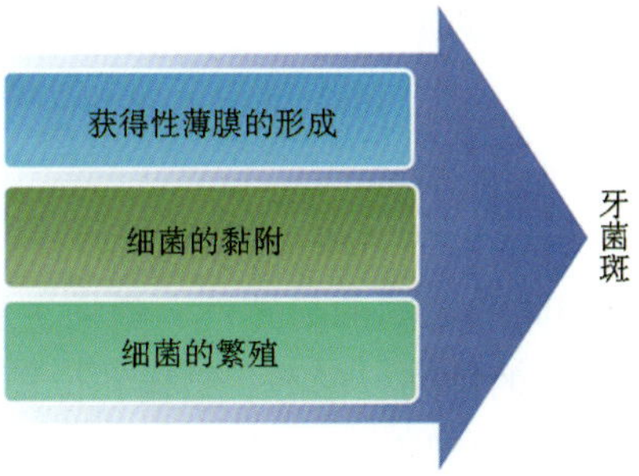


图 9-2　菌斑形成过程

牙菌斑的形成过程如下。

**1. 获得性薄膜**　也称为唾液薄膜，是由唾液糖蛋白选择性的依附于牙面而形成的生物膜，其厚度为 30~60μm。在牙面清洁或抛光后 20 分钟内即可形成，1~2 小时内达到稳定。

**2. 细菌的黏附**　细菌易在获得性薄膜上附着，首先为丝状菌垂直附着，以后有球菌（主要为链球菌）、杆菌在菌丝之间附着，像“玉米棒”样附着。

**3. 菌斑成熟**　细菌大量繁殖，各种细菌、微生物增多，致密菌斑形成。菌斑中含有大量有机物和无机离子，其中按体积比计算 60%~70% 为细菌等有机成分；按重量比计算 80% 是水，只有 20% 为固体物质。从成分上看，蛋白质占菌斑干重的 40%~50%，主要为细菌及唾液糖蛋白；碳水化合物占 13%~18%，主要为葡萄糖和细胞内、外多糖；脂肪占菌斑干重的 10%~14%，主要是微生物的磷脂类物质；无机盐占菌斑干重的 5%~10%，主要为钙、磷、高浓度氟等。这些成分为细菌生存提供了良好的生长、发育、繁殖和代谢环境。大量实验证明，变形链球菌是致龋力最强的细菌。

牙菌斑是龋病和牙周病的重要致病源。菌斑致龋的机制一般认为，当口腔中有糖存在时，菌斑中的细菌分解糖（蔗糖、葡萄糖）而产酸，加之细菌代谢可以产生一些酸，使局部 pH 下降。实验证明 pH 下降到临界值以下时，可造成羟基磷灰石中的钙丢失，晶体溶解。临界 pH 有较大差异，一般为 5.5 左右。 随着酸的消耗和唾液缓冲作用的调节，pH 缓慢回升，至接近中性时，牙釉质中游离的无机离子沉积在表面，发生牙釉质的再矿化；随着菌斑中 pH 的反复改变，在菌斑和牙釉质的临界面内不断发生脱矿与再矿化，使牙釉质表面形成一层高度矿化的透光层。当脱矿明显大于再矿化时，大量的矿物离子丢失，龋病便开始发生。

### （二）食物因素

食物与龋病的关系十分密切，对龋形成的影响主要取决于食物的化学组成和物理性状两方面。单糖、双糖类比多糖类易被细菌利用而产生酸，其中蔗糖最容易被利用。糖类在细菌的葡萄糖基转移酶作用下转变成细胞外葡聚糖，葡聚糖黏性很大，细菌可借助其黏性附着在牙面或牙石上，菌斑中的细菌还利用糖产酸。各类糖的致龋性与其产酸能力呈正相关，其顺序从最易产酸开始，分别为：蔗糖、葡萄糖、麦芽糖、乳糖、果糖、山梨糖、木糖醇。其中蔗糖与龋病的关系最为密切，山梨糖和木糖醇基本不能被致龋菌利用产酸，故常用作防龋的甜味剂替代品。食物的物理性状也影响其致龋力，稠度大、附着性强的食物在牙面上滞留时间长，致龋力强。粗糙、纤维性食物咀嚼时对牙面有自洁作用，可减少龋病的发生。

此外，矿物质也通过影响牙结构的发育和细菌的代谢而影响龋病的发生。如钙、磷可以通过影响牙的矿化而影响龋病的形成；适当的氟离子可以增强牙釉质抗酸能力，因而有利于减少龋病的发生；钼、锶、钡、钒等微量元素可以减少龋病的发生，硒可以促进龋病的发生。

### （三）宿主因素

并非所有牙或牙面均具有相同的对龋的易感性，龋病进展的速率也有所差异。影响龋病形成的宿主因素很多方面，如牙的排列、形态、结构和位置都与龋病的发生有直接关系。牙齿排列不齐、牙表面深而窄的点隙裂沟、釉质发育不全等均有利于龋病的发生。另外唾液的流速、缓冲能力、黏稠度以及成分等都与龋病形成关系密切。机体的免疫状态、遗传因素和易感性也使龋病在不同个体有所不同。

## 二、龋病的发病机制学说

龋病的发病机制，长期以来许多学者对此进行了大量的研究，也提出了多种不同学说。很多学者研究提出了外源性理论（如化学细菌学说、蛋白溶学说、蛋白溶解－螯合学说等），这些学说各有不同的片面性，但对龋病形成理论的认识和发展起到了重要作用。这里只简要介绍经典的龋病发病机制学说。

### （一）化学细菌学说

化学细菌学说由美国牙医师 WD.Miller 于 1889 年在德国工作期间首次提出。其主要内容包括：①口腔微生物通过分泌酶或自身代谢碳水化合物产生酸（如乳酸，丁酸，乙酸等）；②存在于牙面的糖类是细菌代谢的主要底物，淀粉性食物更容易被利用；③产生的酸可溶解牙釉质，使牙釉质完整性被破坏，牙本质无机物脱矿，细菌分泌的蛋白溶解酶分解牙本质基质，最终龋洞形成。但是，化学细菌学说也存在着局限性，它未指出特异的致龋菌群，也未阐明微生物在牙面的存在方式。

### （二）蛋白溶解学说

该学说由 Gottlieb（1947）、Frisbie（1947）及 Pincus（1950）等学者提出。该学说认为：在偏碱性环境中，口腔内细菌首先通过产生蛋白溶解酶破坏有机物多的部位如釉板等，然后产酸性细菌产酸溶解无机物而形成龋病。蛋白溶解学说注意到在牙有机物较多的部位易发生龋，阐述了龋病形成过程中的有机物分解机制，也承认化学细菌学说中细菌产酸脱矿的存在。它强调有机物分解在前，然后才是无机物分解。但实验证明只有先用酸处理的牙，才可使有机物分解；仅有蛋白溶解酶处理，不会使牙脱矿，也不会致龋。

### （三）蛋白溶解－螯合学说

由 Schatz、Martin 等人在 1955 年提出。所谓螯合是指金属离子与螯合剂通过配位键的形式结合形成一种高度稳定化合物的过程。该学说的主要内容是：龋病造成的牙组织的破坏是从釉质中的有机成分开始，细菌产生的蛋白溶解酶分解牙釉质中的有机成分，形成酸离子、胺、氨基酸、肽、聚磷酸盐、碳酸盐等衍生物，这些产物具有螯合特性，可和钙离子螯合，形成可溶性的钙螯合物，造成无机成分的脱矿，龋病病损形成。

该学说认为有机物先分解，并螯合无机离子，使之共同破坏，提出了重要的蛋白溶解－螯合这一生物学现象。但该学说的局限性在于：牙釉质中仅有不足 1% 的有机物，如何通过其产生的螯合作用启动 96% 的无机物分解？这些尚无证据支持。

### （四）“三联因素”学说

1962 年，Keyes 提出“三联因素”学说，其主要观点为，龋病是由细菌（菌斑）、食物

（糖）和宿主（牙）三个主要因素相互作用产生的，三因素缺一不可，这构成了当代龋病发病理论的基本框架。由于龋病是一种慢性进行性疾病，从早期牙釉质龋至临床可见的龋洞一般需 1.5~2 年，故时间因素是形成龋病的必要条件。因此，在 20 世纪 70 年代，又有“四联因素学说”产生，即细菌、食物、宿主和时间共同决定龋病形成。目前这一观点已被人们广泛接受，并在进一步探索和完善之中。

扫码“看一看”

扫码“学一学”

## 第二节 龋病的病理变化

组织学上根据龋病累及的牙体组织不同，可将龋病分为牙釉质龋、牙本质龋和牙骨质龋。

临床上由于不同龋病特点各异，故提出各种分类：根据龋损发生的部位不同，可分为平滑面龋、窝沟龋、牙颈部龋和根面龋；根据病变侵犯的深度，可分为浅龋、中龋和深龋；根据龋病与治疗的关系，可分为原发性龋和继发性龋；根据病变进展的速度，可分为急性龋，慢性龋和静止龋。

### 一、牙釉质龋

牙釉质龋（enamel caries）是指发生在牙釉质内的龋病病变，属于临床上的浅龋。对牙釉质龋的组织学研究，一般均通过牙釉质的磨片，利用普通光镜、偏光显微镜、显微放射摄影等进行观察研究。此外，还可以通过特殊的样品制备技术，应用扫描和透射电镜，电子显微镜分析探针等进行原位的定性和定量研究。

牙釉质龋依据发生部位不同，其病损形状和损害程度也不相同，可分为平滑面龋和窝沟龋。牙釉质龋发生在牙邻接面接触点根方、颊舌面近龈缘牙颈部者为平滑面龋；始发于咬合面窝沟点隙者称为窝沟龋。

平滑面龋和窝沟龋在显微镜下有基本相同的组织学规律，但由于窝沟和平滑面的本身解剖结构和矿化差别不同，其形成的龋损特征各不相同。

#### （一）平滑面龋

常发生在牙邻接面接触点根方、颊舌面近龈缘牙颈部。早期牙釉质龋在牙菌斑下开始，龋损范围呈口大底小的锥体形损害外形，尚未出现龋洞。肉眼观察可见牙釉质表面完整，呈白垩色点状或斑状无光泽区域。用探针检查，表面有粗糙感。光学显微镜下观察牙釉质早期平滑面龋磨片，可见釉柱横纹和生长线明显。以后逐渐有色素沉着，外观多呈黄褐色。病变继续发展，牙釉质深层受累，呈三角形病损，其尖端朝向釉质牙本质界，为龋损的最早和活跃部；三角形的底位于牙釉质表面，龋损的边缘色素沉着明显（图 9–3）。三角形的龋损形态与釉柱的走行基本相符。

偏光显微镜检查是将牙磨片经不同介质浸渍后通过观察牙釉质的颜色变化或透光性是否有改变，以判断牙釉质脱矿是否存在以及脱矿程度的方法。正常牙釉质由紧密排列的羟基磷灰石晶体构成，晶体大小为 35~40nm，牙釉质含有占总体积 0.1% 左右的小孔，且小孔的大小与水分子大小相同；正常釉质偏光下呈负双折射，但发生龋病时，牙釉质由于脱矿，其中孔隙大小和容积均发生了改变，偏光显微镜下表现为正双折射，晶体大小也有变化，使损害程度不同的部位呈现了不同的变化。由深层向表层可分为四层改变：即透明层、暗层，病损体部和表层（图 9–4）。

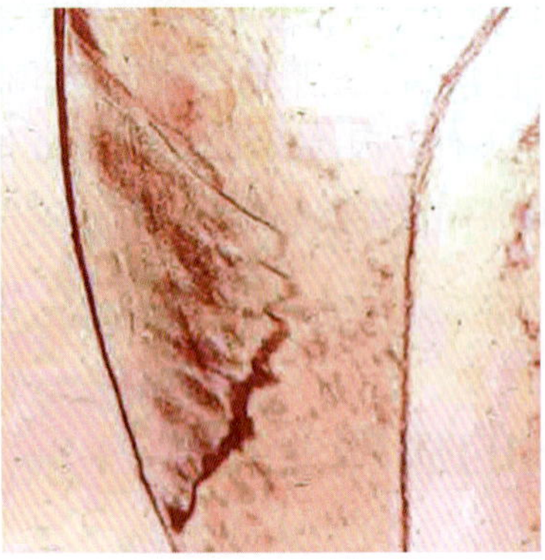

图 9-3 平滑面龋

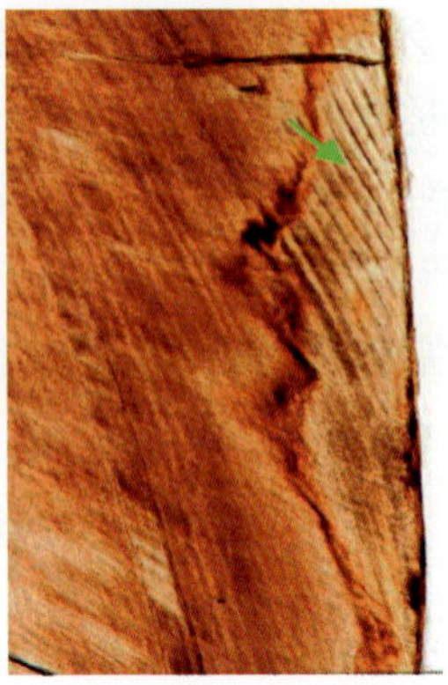

图 9-4 釉质平滑面龋病理分层

**1. 透明层** 与正常牙釉质相连，是病损的最前沿区域，因磨片下结构透明而得名。此层牙釉质已经脱矿，晶体间的小孔增多，孔隙容积占 1%，正常牙釉质孔隙容积为 0.1%。在正交偏振光显微镜下观察呈负双折射，晶体间增加的小孔孔径可使加拿大树胶（折光率 1.52）或喹啉（折光率 1.62）等大分子物质进入，故封片时它们间的折光率与正常牙釉质无明显差异，在透射光下呈透明状。显微放射摄影显示，此层比正常牙釉质透射率高。化学分析显示，此层的晶体体积略小于正常牙釉质体积，都表明透明层存在着脱矿现象。透明层并非在所有病变中都存在，约出现在 50% 的病例中，或只存在于病变的部分区域。这与观察方法和病变的进展方式不同有关。

高分辨率扫描电镜可见羟基磷灰石晶体由正常晶体 35~40nm 减小为 25~30nm，提示晶体边缘有溶解，也可见到晶体中心溶解现象。

**2. 暗层** 位于透明层的表面，呈暗褐色，结构浑浊，模糊不清。由于此层孔隙增多，占釉质容积的 2%~4%，且孔隙大小不等，部分孔隙较大，部分孔隙较透明层中的小。当磨片浸渍于树胶或喹啉时，其大分子不能进入较小的孔隙中而充满空气（折光率为 1.0），折光率与正常牙釉质相差悬殊，故磨片观察时呈暗黑色。

大量较小孔隙的形成存在两种情况，一种为直接脱矿形成新的微孔；另一种为部分小孔内壁矿物盐再矿化使其孔径缩小变成微孔。其矿物盐的来源多为透明层溶解游离出来的无机离子，或为表面病损体部大量脱矿沉积所致。说明牙釉质龋病变发展中多数存在着脱矿与再矿化交替进行的现象。

暗层在偏振光显微镜下呈正双折射。电镜见某些晶体直径可达 45~100nm，明显大于正常牙釉质和深部暗层的晶体直径，表明有牙釉质再矿化的形成。暗层可见于 85%~90% 的病例中。

### 知识链接

再矿化在牙釉质中存在，对龋病的防治有至关重要的意义。在牙釉质龋早期，去除菌斑、使用某些防龋制剂促进牙釉质再矿化，就能终止龋病发展，使龋病长期处于静止状态。有人用碳酸氢钠溶液和氟化钠混合液浸泡早期牙釉质龋离体牙（因正畸原因拔出的前磨牙），1 周后用扫描电镜观察，见牙釉质龋表面形成明显、规则的沉积物，表明碳酸氢钠溶液能够促进脱矿牙釉质的再矿化，且能增加氟化钠溶液对早期牙釉质龋的再矿化作用。

**3. 病损体部**　位于暗层表面到表层之间，是牙釉质龋病变的主体部分，也是病变最重的部位。该层有些部位生长线、横纹等可见明显纹理，又称为“纹理明显层”，其发生机制不清。该层孔隙所占容积达 5%~25% 不等，中心部严重，孔隙容积约占 25%，周边略轻，约占 5%。由于孔隙直径进一步增大，大分子树胶及喹啉均能进入，故用它们浸渍磨片时，此区域显得较透明。

病损体部在偏振光下呈正双折射，电镜观察见晶体明显减小，直径为 10~30nm，边缘及中心溶解更加明显，几乎看不到再矿化的迹象，表明此层脱矿严重。几乎所有病例均出现病损体部。

**4. 表层**　位于龋损的最表层，脱矿程度明显较病损体部轻，结构和理化组成接近于正常牙釉质，偏振光观察呈负双折射，孔隙容积约占 5%，晶体大小也趋于正常，甚至有的大于正常，为 40~75nm，表明有再矿化现象。由于矿化程度比病损体部高故磨片下呈 X 线阻射像，但离子分析表明其仍有 1%~10% 的脱矿存在。

表层最易受菌斑等外界刺激作用，但是龋坏却比深部的病损体部轻，对此有不同观点。以往认为牙釉质表面结构矿化程度高、镁含量低、氟含量高，这些特性使表层具有更强的抗酸能力，故损害轻微。现有实验证明，将正常牙置入人工龋液中，可以使牙釉质表面形成坚硬的表层；将去除牙釉质表层的牙置入人工龋液中，同样可以在缺损表面形成一层阻射的表层。表明表层的形成存在着再矿化现象，即来自深层脱矿游离出来的离子和来自牙外周人工龋液中无机离子的沉积，可以使缺损牙表面形成一层矿化程度高的表层。表层在约 90% 的病例中可见到。

总之，牙釉质平滑面龋是在菌斑下的酸作用下，表层下首先晶体结构紊乱，进而脱矿与再矿化交替作用而形成。由于再矿化的作用，透明层中逐渐有暗层形成。病损体部有许多较大孔隙存在，树胶或喹啉充入呈现透明变化，并且纹理明显。当孔隙达到一定空间比例，细菌开始进入，并产生更大的破坏。当脱矿持续进展到一定程度，牙硬组织便发生缺损，龋洞形成。

**考点提示**　牙釉质龋的病理变化。

### （二）窝沟龋

其龋损性质与平滑面龋相同，但由于窝沟处解剖形态和釉柱排列方向不同于平滑面，故其病变进展程度和方式也有其特点。一般窝沟龋病损并非从底部开始，而是起自于其侧壁，沿釉柱长轴方向向深部延伸，呈口小底大的底向下的锥体形。由于窝沟底部牙釉质菲薄，且牙本质富含小管，矿化程度低，龋坏很快发展至釉质牙本质界，牙本质受累后病变进展更加迅速（图 9–5）。某些窝沟狭窄者未形成广泛病变，临床上不易发现，但其深部已经形成大面积潜行性龋损。因此，窝沟龋比平滑面龋进展快，程度严重。

牙釉质龋形成的病理机制：牙釉质重量的 96%~97% 是无机物，其主要形式是羟基磷灰石晶体，故牙釉质龋的发生本质上类似于酸对羟基磷灰石晶体腐蚀的晶体物理化学过程。牙釉质的晶体并非化学纯的羟基磷灰石，它含有一定量的镁、钠和碳酸根离子等杂元素。有实验研究表明，这些杂元素能使牙釉质晶体在弱酸中的溶解性增加，牙釉质晶体相对不稳定。这些杂质分子主要位于牙釉质晶体的中央和边缘，因此，龋病牙釉质晶体的溶解破坏也首先发生于此。晶体中央溶解造成晶体中央穿孔、晶体部分晶格条纹发生改变；晶体周缘溶解，造成晶体间的微隙扩大，晶体进一步溶解，使相邻晶体的穿孔溶解区不断融合，致使晶体不断破坏，最终形成龋洞。

龋病的形成主要是晶体的进行性溶解所致，同时也往往伴随着晶体的再矿化，脱矿与再矿化不断交替进行。控制牙釉质晶体稳定性的因素主要包括局部微环境的 pH、钙、磷和氟离子浓度等。其中 pH 的高低直接影响晶体的稳定过程，当 pH 在 4~7 时，pH 每减低一个单位，羟基磷灰石溶解度增加 7 倍；pH 较高时，钙、磷离子达到一定浓度，使晶体趋于形成和稳定；而局部 pH 降低，则导致晶体溶解。当进食碳水化合物后，由于酸沿晶体间微隙扩散和唾液缓冲作用，使局部 pH 升高。由于牙表面唾液薄膜和菌斑的阻遏作用、唾液的缓冲作用和电化学梯度影响，使局部微环境中的钙、磷浓度达到过饱和状态，进而使晶体表面出现新的晶格。这种新形成的晶体可以是磷酸氢钙或其他磷酸盐。当微环境存在氟离子时，可以形成氟磷灰石或氟羟磷灰石。由于氟离子的原子半径小于羟基，氟替代羟基后完全可以进入磷灰石结构中的钙三角平面中，形成晶格结构更加稳定的氟磷灰石，这就是氟防龋的分子机制。此外，釉质晶体间存在一些由有机物和水构成的微孔结构，是酸易侵入的潜在通道；釉质表面也存在一些灶性孔；釉质中一些有机成分多的部位如釉板、釉梭、釉丛、釉柱横纹及釉质生长线等，也可以成为龋病的好发部位，但有的尚未明确。

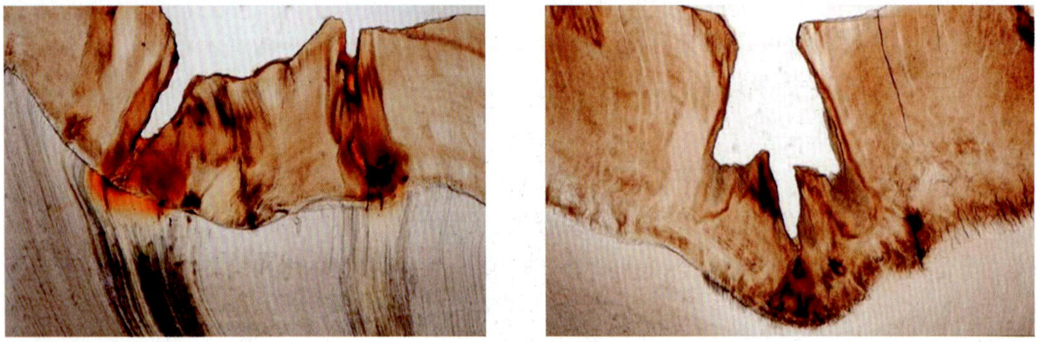

A　　B

**图 9-5　窝沟龋**

## 二、牙本质龋

牙本质龋（dentine caries）多是牙釉质龋进一步向深层发展所致或根部牙骨质龋发展而来。牙本质龋时，因龋洞较深，对外界各种刺激均易出现过敏、疼痛等较明显的临床症状。

牙本质与牙釉质在理化特性和组织结构上均有很大的不同，因而牙本质龋有其自身特点：①牙本质中的有机成分比牙釉质多，主要为胶原纤维，约占重量的 20%。因此，在龋病形成过程中，除无机盐晶体溶解外，有机基质的分解破坏也是一个重要方面。②牙本质小管贯穿牙本质全层，内含成牙本质细胞突起，故牙本质龋一旦形成，进展迅速。③由于牙本质与牙髓关系密切，二者形成牙髓牙本质复合体。因此，牙本质龋一旦形成，同时伴有牙髓组织的一系列防御性反应出现。④由于牙本质龋来自牙釉质或牙骨质，病变进展到釉质牙骨质界或牙本质牙骨质界时横向扩展，并沿牙本质小管侵入。因此，形成的牙本质龋往往呈底向外、尖端向髓腔的锥体形损害，在磨片上呈三角形（图 9-6）。

**考点提示**　牙本质龋和牙釉质龋的区别和联系

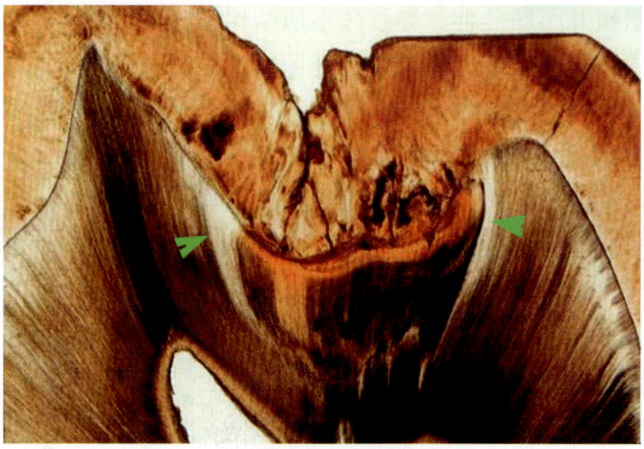

图 9-6 牙本质龋

箭头所指三角形区

牙本质龋进展迅速。首先细菌及其代谢产物沿牙本质小管扩散，导致前沿区脱矿，结构不清；由于脱矿层深部的 pH 相对较高，脱矿游离出来的钙、磷离子和成牙本质细胞分泌的钙、磷离子在深层沉积，使牙本质小管内及成牙本质细胞突起钙盐沉积形成透明层；龋病进一步扩展，大量细菌进入牙本质小管内并不断繁殖、产酸，分泌酶分解蛋白质等有机物，使牙本质破坏不断扩大，最终龋洞形成。牙本质龋的病理改变自深部到表层共分为四层。

**1. 透明层** 又称硬化层，是牙本质龋最深层，最早出现的改变。光镜下观察磨片，此层牙本质小管内矿物盐沉积，管内与管外折光率几乎一致而呈透明状，牙本质小管结构不清晰。电镜下观察：初期可见无机盐晶体从成牙本质细胞突起及其周围开始沉积，以后逐渐充满牙本质小管；晶体形状为针状或方形。观察发现此层中存在管周、管间无机盐溶解现象。牙本质小管内钙盐可能来源于表层脱矿或成牙本质细胞突起分泌的矿物盐。由于透明层中牙本质小管闭锁不通，有助于阻碍细菌侵入，在一定程度上可使龋病发展减慢或停止。透明层的形成需要一定的时间，如龋病进展较快，则无此层。

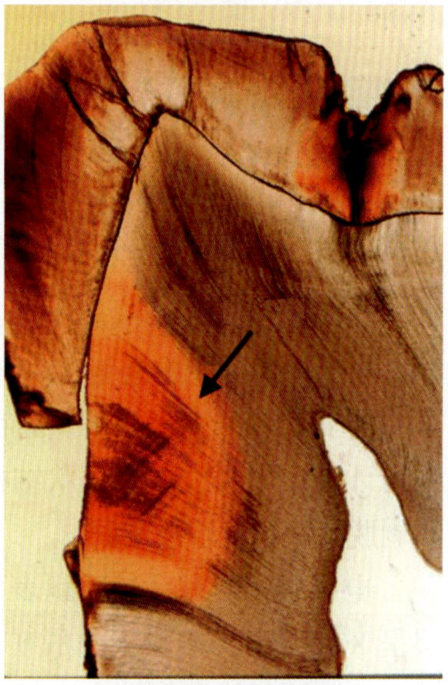

图 9-7 透明层和死区（箭头所示）

**2. 脱矿层** 位于透明层表面，是在细菌侵入前，酸已扩散到该区所引起的脱矿改变。光镜下观察磨片：此层牙本质小管形态仍然比较完整，牙本质小管内基本无细菌侵入，但管周牙本质和管间牙本质磷灰石数目减少，说明有脱矿存在。管周牙本质和管间牙本质中胶原纤维结构基本完好。但有时管周牙本质可见有比正常牙本质中大的晶体存在，表明也有再矿化的现象。在该层中，有些牙本质小管因下方透明层的形成而堵塞了小管的营养通道，使远端成牙本质细胞突起变性坏死，牙本质小管充满空气，密度低呈黑色，称为死区（dead tract）（图 9-7）。脱矿层色素易于沉着而呈淡黄色。理论上此层无细菌存在，故龋病治疗的窝洞制备时可以保留此层。

**3. 细菌侵入层** 位于脱矿层表面，牙本质小管内有不同程度的细菌侵入。此层细菌在牙本质小管中向下繁殖并不断延伸，导致牙本质结构和功能上的一系列变化。细菌侵入分为两个阶段，首先由产酸菌组成，主要是乳杆菌，产生的酸渗入牙本质晶体间，导致牙本质小管脱矿；然后，产酸菌及蛋白溶解菌混合存在，它们进一步破坏已脱矿的牙本质基质。

光镜下观察患牙切片：可见病灶区呈梭形扩大的蓝染病灶，病灶内充满了坏死的基质残屑和细菌团；局部由于细菌迅速繁殖，小管融合呈椭圆形液化坏死灶，多个坏死灶相连使小管呈“串珠样”外观；无机物丧失后，由于牙本质有机基质收缩，部分坏死区形成纵向或横向裂隙（图 9-8）。病变可以沿生长线扩展，或沿牙本质小管分支扩展，或相邻牙本质小管液化灶互相融合。由于此层含有大量细菌，故治疗时必须除去。

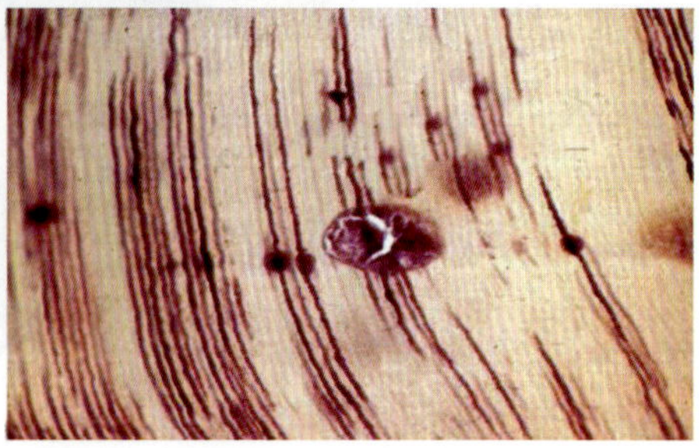

**图 9-8　牙本质龋**

**4. 坏死崩解层**　是牙本质龋损的最表层，也是牙本质龋的龋洞底。此层几乎无正常牙本质结构，由牙本质坏死的崩解组织及细菌、食物残渣等组成，治疗时应彻底去除。

由于牙本质与牙髓是结构功能的复合体，故任何作用于牙本质，甚至接近牙本质的外界刺激都会引起牙髓的一定反应。如果刺激作用缓慢、温和，则可通过成牙本质细胞突起刺激牙髓，使成牙本质细胞和未分化的间充质细胞在受损伤对应的髓腔内壁上形成修复性牙本质，以阻止刺激的进一步发展；如果刺激作用强烈，则可引起牙髓充血、牙髓炎和牙髓变性，甚至牙髓坏死。

**考点提示**　牙本质龋的发展过程及病理变化。

## 三、牙骨质龋

牙骨质龋（cementum caries）是指当牙龈萎缩、牙根暴露后，暴露的牙骨质发生的龋损，临床上多见于中老年人。

牙骨质龋是在大量菌斑的存在下，细菌及其酸性产物可通过穿通纤维侵入深层牙骨质，并沿牙骨质生长线或层板状结构上下扩展，使牙骨质无机物脱矿，有机物分解，进而牙骨质剥脱、缺损，形成龋洞。

电镜观察发现牙骨质龋表面有许多浅凹陷，内有大量细菌。显微放射显影可见早期表层呈 X 线阻射，表层下方脱矿，以后病变不断进展，牙骨质磷灰石晶体出现脱矿、溶解、破坏，胶原纤维断裂消失，最后结构崩解。如牙骨质龋进展缓慢，其相对应的髓腔内壁可见修复性牙本质形成。

由于牙骨质矿化程度低，且颈部牙骨质较薄弱，故其龋病进展可以很快进入牙本质，然后形成与冠部牙本质龋相同的病理改变（图 9-9）。但是，随着年龄的增加，牙本质小管因矿物盐的沉积导致管径缩小，甚至闭锁，所以发生在颈部的牙本质龋一般比冠部牙本质龋进展慢；另外，牙根部牙本质小管数量比牙冠部少，也与其进展慢有一定关系。

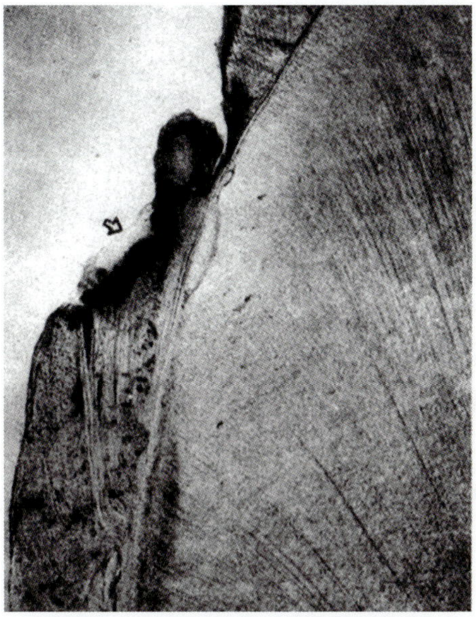

图 9-9 牙骨质龋（箭头所指）

**考点提示** 牙骨质龋的病理变化。

## 本章小结

本章主要讲述龋病的概念、病因、发病机制和病理变化。龋病是多种因素导致的疾病，细菌、食物和宿主三大因素必不可少。平滑面龋光镜下呈三角形，顶部向着釉质牙本质界，基底部向着釉质表面；由深层向表层可分为四层改变，即透明层、暗层、病损体部和表层。窝沟龋临床上最常见，其形态也呈三角形，但基底部向着釉质牙本质界，顶部向着窝沟壁，呈口小底大的潜行性龋损，窝沟龋进展快，程度严重。牙本质龋多由牙釉质龋进一步向深层发展所致，由深至表面共分为四层：即透明层、脱矿层、细菌侵入层和坏死崩解层。牙骨质龋多见于老人，多发生于牙龈萎缩、牙根暴露后，牙骨质表面菌斑沉积，继而龋病形成。

## 习 题

扫码“练一练”

**一、单项选择题**

1. 为了防止继发龋产生，临床窝洞制备时应彻底清除的组织是

A. 透明层　　B. 脱矿层

C. 细菌侵入层　　D. B+C

E. A+B+C

2. 下列哪项是牙本质的反应性改变

A. 原发性牙本质　　B. 继发性牙本质

C. 前期牙本质　　D. 死区

E. 髓周牙本质

3. 光镜下早期牙釉质龋未脱矿的磨片，其病损四层结构由里向外分别是

A. 透明层→暗层→病损体部→表层
B. 暗层→透明层→病损体部→表层
C. 暗层→病损体部→透明层→表层
D. 病损体部→透明层→暗层→表层
E. 病损体部→暗层→透明层→表层

4. 根面龋累及牙本质后其病变进展较冠部牙本质龋缓慢的原因是

A. 牙骨质较薄，牙本质较厚
B. 根面龋菌斑中 pH 值较高
C. 根面龋表层和表层下脱矿少
D. 颈部牙本质小管数量比冠部少，且随年龄增加牙本质矿化程度提高
E. 以上均是

5. 死区位于牙本质龋病损的哪一层

A. 脂肪变性层
B. 透明层
C. 脱矿层
D. 细菌侵入层
E. 坏死崩解层

6. 关于牙本质龋描述哪项是错误的

A. 牙本质内含有机物较多，龋病发展过程既有无机晶体的溶解又有有机物的酶解破坏
B. 牙本质龋沿着牙本质小管发展，进展较快
C. 牙髓和牙本质为一生理性复合体，牙本质龋时伴有牙髓组织一系列防御性反应出现
D. 牙本质龋在病理形态上与牙釉质龋一样为三角形病变，但三角形的尖指向牙髓腔侧
E. 牙本质龋透明层的产生与牙釉质龋一样，是由于封片的树胶进入孔隙所产生

7. 牙本质龋的脱矿层在窝洞制备时可以保留，其原因是

A. 脱矿不明显
B. 有再矿化现象
C. 所有小管已被矿物盐沉积而封闭
D. 无细菌侵入
E. 全部去除易引起牙髓感染

8. 在牙釉质龋病损中包含脱矿与再矿化交替进行过程的是

A. 透明层
B. 病损体部
C. 表层
D. 暗层
E. 正常牙釉质

9. 平滑面龋中，牙釉质晶体脱矿导致间隙增大，形成较大的孔隙；磨片浸封时，树胶分子足以进入这封孔隙；这一层称为

A. 透明层
B. 暗层
C. 病损体层
D. 表面
E. 正常釉质

10. 牙本质龋中的脱矿层

A. 牙本质小管结构不明显
B. 成牙本质细胞发生脂肪变性
C. 扩张的小管可排列成串珠状
D. 牙本质小管结构较完整
E. 以上都对

11. 死区常见于牙本质龋的哪一层

A. 坏死崩解层
B. 细菌侵入层
C. 脱矿层
D. 透明层

E. 以上都不是
12. 关于牙釉质龋的叙述，错误的是
A. 可分为透明层、暗层、病损体部和表层
B. 暗层中的变化没有脱矿和再矿化的过程
C. 窝沟龋通常可形成口小底大的潜行性龋
D. 病损体部脱矿最严重
E. 表层有再矿化现象
13. 牙本质龋最前缘的主要改变是
A. 脱矿
B. 细菌侵入
C. 牙本质小管内钙盐沉积形成透明牙本质
D. 坏死灶形成
E. 再矿化
14. 关于牙本质龋，以下哪项错误
A. 与牙釉质龋相比，其发展较快
B. 常形成一底向内、顶向外并稍圆突的三角形病损
C. 细菌侵入时可沿牙本质小管侧支扩张
D. 最先侵入的细菌可能是产酸菌
E. 牙髓牙本质复合体的防御性反应可形成修复性牙本质
15. 关于牙骨质龋病理形态描述哪项错误
A. 扫描电镜可见表面的凹陷内有大量的细菌和菌斑
B. 显微放射影显示表层和表层下均脱矿，矿化程度一样
C. 脱矿的牙骨质易沿生长线崩裂、缺失，使病变较快累及牙本质
D. 可形成牙骨质下的潜行性龋
E. 牙骨质龋进展缓慢，可刺激牙髓组织修复性反应出现，形成修复性牙本质
16. 关于牙釉质龋病损体部描述哪项错误
A. 偏振光显微镜呈正双折射，其颜色与暗层相似
B. 该层孔隙所占容积在边缘区较少，中心区较多
C. 牙釉质横纹及生长线比别的区更清楚
D. 该层晶体直径可减少至 10~30nm
E. 病损体部脱矿为 4 个区中最严重
17. 牙釉质龋中的透明层
A. 是病变范围最广泛的一层
B. 是龋损时最早发生的组织学改变
C. 脱矿和再矿化同时存在
D. 该层的空隙容积约占牙釉质容积的 5%
E. 与病损体部相连
18. 关于平滑面牙釉质龋显微镜下所见哪项是错误的
A. 早期，病损区的釉柱横纹及生长线变得明显
B. 牙釉质龋继续发展，牙釉质深层受累，病损区呈三角形
C. 三角形的基底部向着牙釉质的表面
D. 三角形的基底部向着釉质牙本质界

E. 在三角形病损处，可见淡棕黄色色素沉着，其边缘处颜色较深

19. 牙本质龋的病理变化不包括

A. 透明层
B. 脱矿层
C. 细菌侵入层
D. 钙化层
E. 坏死崩解层

20. 关于牙本质龋透明层，错误的说法是

A. 管腔中矿物盐沉积
B. 牙本质小管变窄
C. 硬度较正常牙本质高
D. 存在轻度的脱矿
E. 可出现脂肪变层

21. 关于牙本质龋脱矿层，错误的说法是

A. 小管形态不完整
B. 无细菌侵入
C. 有再矿化现象发生
D. 色素容易沉着
E. 部分成牙本质细胞突变性坏死

22. 关于早期牙釉质龋透明层，错误的说法是

A. 最早发生脱矿
B. 晶体间孔隙较正常釉质大
C. 孔隙容积为 0.1%
D. 镁和碳酸盐含量降低
E. 晶体溶解首先开始于釉柱边缘

23. 下列哪项不符合牙本质龋的特点

A. 存在有机质的分解
B. 脱矿层牙本质小管形态破坏严重
C. 沿牙本质小管细菌侵入
D. 最先侵入的细菌可能是厌氧菌
E. 牙髓牙本质复合体的防御性反应可形成修复性牙本质

24. 关于早期牙釉质龋表层，错误的说法是

A. 与正常釉质较为相似
B. 脱矿程度明显较病损体部低
C. 孔隙容积约占釉质体积的 5%
D. 与再矿化现象有关
E. 约出现在 50% 的病例中

25. 关于牙本质龋细菌侵入层，错误的说法是

A. 早期乳杆菌侵入为主
B. 随后以产酸菌和蛋白溶解菌为主
C. 小管周围可发生再矿化
D. 管周牙本质保持完整
E. 一般一个牙本质小管中为一种细菌

**二、思考题**

1. 龋病的病理分型包括哪些?
2. 牙釉质平滑面龋的病理变化。
3. 牙本质龋的病理变化。

（陈凤金）

# 第十章

# 牙髓病

**学习目标**

1. **掌握** 急性牙髓炎和慢性牙髓炎的病理变化及相互关系。
2. **熟悉** 牙髓充血及牙髓变性坏死的病理变化。
3. **了解** 各型牙髓病的病因及临床表现。
4. 学会用显微镜辨认各型牙髓炎的病理特征。

牙髓病是指发生于牙髓组织的一类疾病。牙髓组织位于坚硬的牙髓腔内，是疏松结缔组织，富含血管、神经和各种细胞（牙髓血管管腔大、管壁薄且管壁缺少弹力纤维，故受刺激后易发生扩张充血；牙髓神经可传导痛觉，但缺乏定位能力；牙髓因含有各种防御功能的细胞，故对外界的刺激可以产生防御性反应）。在胚胎发生上，牙髓和牙本质关系密切，称为牙髓牙本质复合体，因此牙体疾病（如龋病、外伤等），可通过牙本质小管将刺激传入牙髓，引起牙髓组织炎症或修复反应。在解剖结构上牙髓通过狭窄的根尖孔与牙周组织相连，其营养血管也通过根尖孔出入，因此，随着年龄的增长，根尖孔不断缩窄，牙髓的血液供应也会逐渐减少，导致牙髓在结构和功能上出现一系列退行性变化，临床上伴随出现不同的症状。

- 牙髓病组织病理学分类
  - 牙髓炎
    - 牙髓充血
    - 急性牙髓炎
      - 急性浆液性牙髓炎
      - 急性化脓性牙髓炎
    - 慢性牙髓炎
      - 慢性闭锁性牙髓炎
      - 慢性溃疡性牙髓炎
      - 慢性增生性牙髓炎
  - 牙髓变性和坏死
    - 牙髓变性
      - 成牙本质细胞空泡性变
      - 牙髓纤维性变
      - 牙髓网状萎缩
      - 牙髓钙化
    - 牙髓坏死
  - 牙体吸收

**案例讨论**

**【案例】**

患者，男，45 岁。

主诉：下颌牙剧烈疼痛 1 天，向耳颞部放散，夜间疼痛尤甚。

查体：患者右侧下颌第一磨牙牙冠颜色变黑，近中邻舌面见一龋洞，深达牙本质深层。探痛明显，有穿髓点。

**【讨论】**

1. 患者可能的诊断是什么？
2. 请用本章所学知识简要解释其病理发展过程和临床表现。

扫码“学一学”

扫码“看一看”

## 第一节　牙髓炎

牙髓炎（pulpitis）是牙髓病中最常见的一类疾病，其最主要的致病因素是细菌感染。由于髓腔周围有坚硬的牙本质包绕，而牙髓又缺乏侧支循环，所以一旦发生炎症，髓腔内压力增高，较高的压力压迫神经产生剧痛，并使感染很快在髓腔内扩散。此外，唯一的根尖孔通道受压，不仅使牙髓组织的营养来源被阻断，其清除炎症产物的能力也被限制，从而直接影响后期修复愈合。故由于髓腔本身的特点（狭窄的根尖孔、牙本质缺乏弹性、缺乏侧支循环），牙髓一旦发生急性炎症，将难以痊愈，导致牙髓坏死。

**【病因】**

引起牙髓炎的病因很多，主要是细菌因素。

**1. 细菌因素**　引起牙髓炎的细菌种类较多，主要是专性厌氧菌和兼性厌氧菌。感染途径主要有：①经深龋到达髓腔是最常见的感染途径。②经牙隐裂、楔状缺损、重度磨耗、酸蚀等使细菌侵入髓腔。③牙周袋内的细菌经根尖孔或侧支根管等牙周途径逆行进入髓腔。该途径引发的牙髓炎又称为逆行性牙髓炎。④经血源感染途径，多发生于损伤或退行性变的牙髓，临床上非常罕见。

**2. 物理因素**　最重要的是医源性因素：①深龋未垫底，直接用金属充填，外界温度刺激可传入牙髓引起损伤；②备洞或牙体预备时，高速电钻或砂轮产热超过牙髓生理承受能力；③正畸治疗时施力不当；④相邻或对颌牙上应用了不同材料的金属修复体等，均可刺激牙髓发生炎症性变化。

另外急慢性创伤性因素亦可引起牙髓炎，如：交通事故、体育运动、暴力、咀嚼硬物等，均可导致牙髓损伤，甚至牙髓坏死。

**3. 化学因素**　主要指窝洞的消毒药物、垫底物和充填物使用不当，如使用刺激性较强的药物消毒（如酚类消毒药物），深龋直接用磷酸锌水门汀垫底或直接用复合树脂充填。

以上各因素是否引发牙髓炎，与细菌数量、毒力、理化刺激强度、持续时间、机体抵抗力及牙髓血供情况等密切相关。

**考点提示** 牙髓炎的病因、发病机制。

## 一、牙髓充血

牙髓充血（pulp hyperemia）是指牙髓血管以扩张、充血为主的病理变化，有生理性和病理性之分。生理性牙髓充血见于牙发育期、牙根吸收期、月经期和妊娠期等，高空飞行时由于气压下降也可引起牙髓暂时性充血。病理性牙髓充血实际为牙髓炎的早期表现，大多数由深龋引起，细菌或其代谢产物经牙本质小管轻微而缓慢刺激牙髓，使龋损相对应的牙髓组织呈现充血状态。创伤引起根尖周牙周膜充血、水肿，也可波及牙髓导致牙髓充血。其他牙体病如磨耗、磨损、楔状缺损等也可引起牙髓充血。病理性牙髓充血若能及时去除病因，仍可以恢复正常状态，因此又称可复性牙髓炎。若刺激因素持续存在，则可发展成急性或慢性牙髓炎，成为不可复性病变。在临床上要注重该病变的早期诊断和及时治疗。

**【临床表现】**

病理性牙髓充血主要表现为牙本质过敏。患牙对冷热温度刺激或酸甜刺激较敏感，其中对冷刺激尤为敏感。疼痛特点是突然的、短暂的轻到中度疼痛，刺激去除后疼痛立刻消失，无叩痛，无放射痛，无自发痛。

**【病理变化】**

肉眼见充血的牙髓呈红色。光镜下，可见牙髓血管扩张、充血呈树枝状，血浆渗出，组织水肿，少量红细胞外渗，无炎细胞浸润（图 10–1）。若血流缓慢、血浆浓缩，也可导致血栓形成。

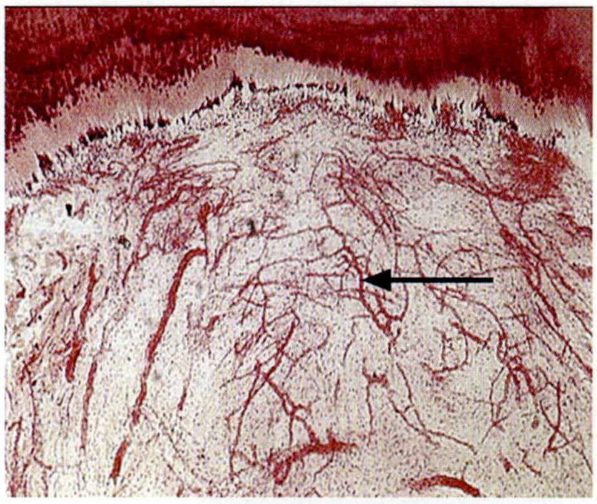

**图 10–1　牙髓充血**

箭头所示为扩张充血的血管

**知识链接**

“充血”是所有炎症过程中均存在的一种病理表现，因此，严格讲“牙髓充血”不能构成一种组织学诊断，更谈不上是临床诊断用语。在临床工作中，主要表现为患牙对冷热温度刺激或酸甜刺激较敏感，其中对冷刺激尤为敏感。疼痛特点是突然的、短暂的、轻到中度疼痛，刺激去除后疼痛立刻消失，无叩痛，无放射痛，无自发痛。若能及时彻底去除致病因素，进行安抚治疗，充血牙髓是可以恢复到原有状态的，因此称为“可复性牙髓炎”更符合实际。

## 二、急性牙髓炎

急性牙髓炎（acute pulpitis）多由牙髓充血发展而来或为慢性牙髓炎的急性发作。

【临床表现】

患者常因突发剧烈牙痛而就诊。多数患者曾有冷热刺激痛或化学刺激痛史。疼痛特点为：①自发性痛；②阵发性痛；③放射性痛；④夜间疼痛发作；⑤疼痛不能定位，常沿三叉神经第 2~3 支支配的区域放射至患侧的上下颌、面部及耳颞部；⑥晚期"热痛冷缓解"，即热刺激可诱发或加重疼痛，冷刺激可使疼痛缓解。所以一旦临床上诊断为急性牙髓炎，应尽早开髓引流，以减轻患者的痛苦。若未及时治疗，随着疾病的发展，炎症渗出物可经根尖孔波及根尖周组织，引起根尖周炎，患者可出现叩痛及咬合痛。

【病理变化】

急性牙髓炎早期病变局限在受刺激部位相对应的髓腔部，牙髓血管扩张充血，通透性增加，血浆渗出，组织水肿，少量中性粒细胞游出，成牙本质细胞变性，具有浆液性炎症的特征，称为急性浆液性牙髓炎（acute serous pulpitis）（图 10–2）。

晚期，随着炎症加重，渗出不断增加，髓腔内压力增大，导致局部微循环障碍，牙髓组织变性甚至坏死。坏死的组织和炎症细胞释放大量炎性介质和细胞因子，这些炎性介质趋化更多中性粒细胞向炎症中心集聚，进一步加重炎症反应。中性粒细胞在杀灭细菌的同时释放溶酶体酶和蛋白水解酶，使组织液化坏死，形成脓肿（图 10–3）。此时脓肿局限，脓肿中心为液化坏死组织，周围有密集的中性粒细胞及少量淋巴细胞、浆细胞、巨噬细胞，其余牙髓组织基本正常。这时若未及时治疗，炎症可迅速扩展到整个牙髓组织，形成多个小脓肿，导致髓腔局部压力极度增高，最终使整个牙髓组织液化坏死，此时称为急性化脓性牙髓炎。

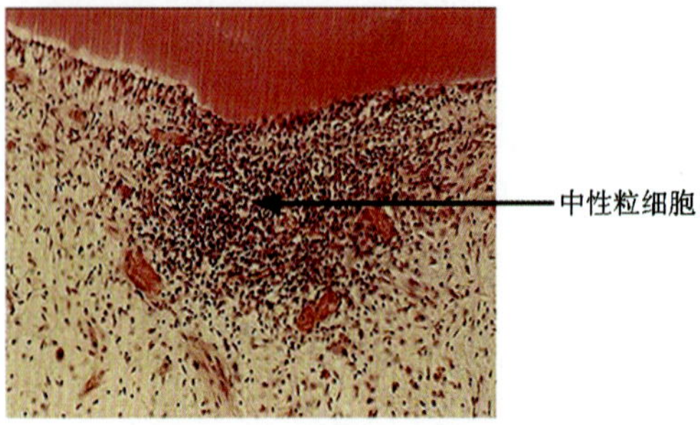


**图 10–2　急性浆液性牙髓炎**

牙髓血管扩张、充血，中性粒细胞渗出（箭头所示），成牙本质细胞坏死

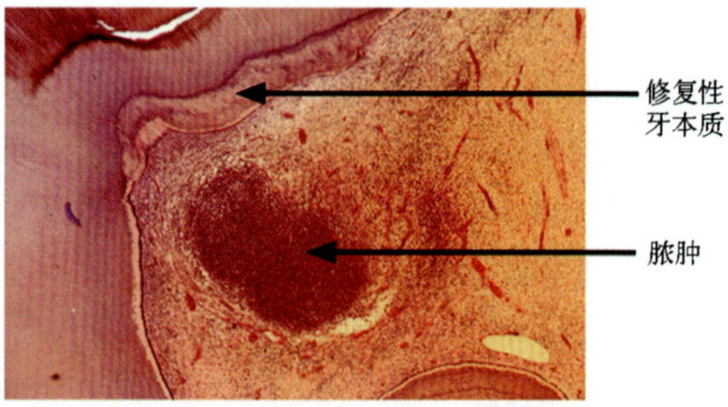


**图 10–3　急性化脓性牙髓炎**

髓角处脓肿形成（下方箭头），对应处可见修复性牙本质形成（上方箭头）

## 三、慢性牙髓炎

慢性牙髓炎（chronic pulpitis）是临床上最常见的一类牙髓炎，多由龋病发展而来，部分由急性牙髓炎转变而来。当机体抵抗力降低或炎性渗出物引流不畅时，慢性牙髓炎又可急性发作。根据髓腔开放与否，将慢性牙髓炎分为以下三型：

### （一）慢性闭锁性牙髓炎

慢性闭锁性牙髓炎（chronic closed pulpitis）是指患牙牙髓腔尚未开放的慢性牙髓炎。常发生在有深龋、楔状缺损、牙隐裂、牙外伤等，但尚未穿髓的患牙。

【临床表现】

患者一般无明显自发性剧烈疼痛，常表现为钝痛或隐痛，可明确指出患牙部位。常有冷热刺激痛史，这种疼痛可放射至患侧头部、颌面部，去除刺激后疼痛持续较长时间。检查可见深龋洞，无穿髓孔。炎症常累及整个牙髓和根尖部牙周膜，因此患者常有轻度咬合痛和叩痛。

【病理变化】

此型病变特点为在未开放的髓腔内肉芽组织增生。光镜下见炎性肉芽组织形成，即病变区域牙髓血管扩张、充血，淋巴细胞、浆细胞、巨噬细胞及中性粒细胞浸润，伴毛细血管和成纤维细胞增生。若机体抵抗力弱或细菌毒力较强时，可形成小脓肿甚至牙髓坏死（图 10–4）。随着病程迁延，可见增生的胶原纤维包绕炎症区域。病程长者，可见髓腔壁局部有修复性牙本质形成。

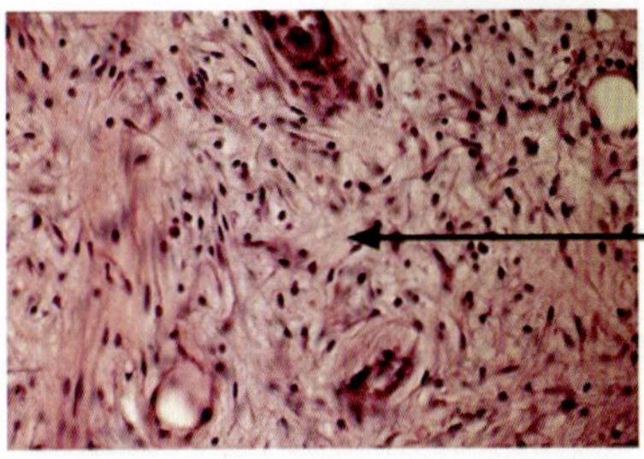


A

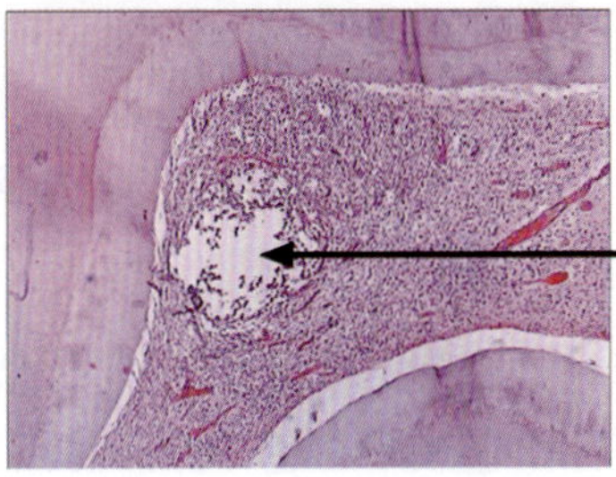


B

图 10–4　慢性闭锁性牙髓炎

A. 箭头所示为增生的肉芽组织；B. 箭头所示为髓角形成局限性脓肿，周围肉芽组织包绕，髓室顶完整无牙髓暴露

## （二）慢性溃疡性牙髓炎

慢性溃疡性牙髓炎（chronic ulcerative pulpitis）是指牙髓腔开放、暴露的牙髓表面有溃疡形成的慢性牙髓炎。

【临床表现】

典型的临床特征是遇冷热刺激痛或食物嵌入龋洞后剧痛，刺激去除后疼痛仍持续一段时间。进食酸甜食物也可引起疼痛，多无自发痛，可有咬合痛。检查可见穿髓孔。

【病理变化】

此型病变特点为在开放的髓腔内有牙髓组织溃疡形成。镜下见患牙有较大的穿髓孔（图 10–5），穿髓孔表面有炎性渗出物、坏死物质及食物残渣覆盖，有时可见不规则钙化物沉积，从而阻挡病原刺激向深部扩散。其下方为炎性肉芽组织和新生胶原纤维，再往深部存活的牙髓组织表现为血管扩张充血，散在慢性炎症细胞浸润。

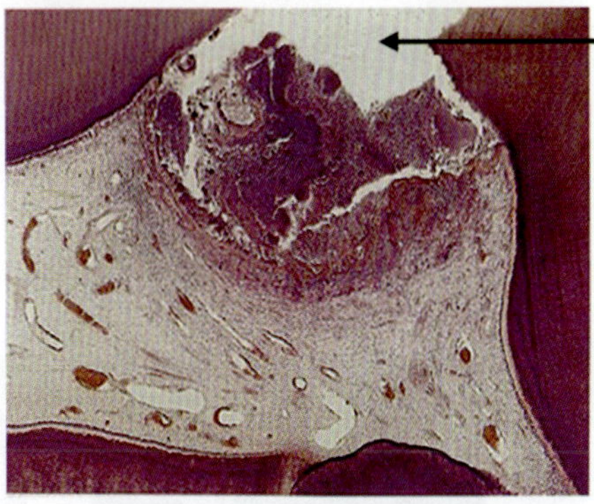


图 10–5　慢性溃疡性牙髓炎

可见较大穿髓孔，表面为坏死物质覆盖，钙化物沉积，下方为炎性肉芽组织（箭头所示为穿髓孔）

## （三）慢性增生性牙髓炎

慢性增生性牙髓炎（chronic hyperplastic pulpitis）多见于患牙根尖孔粗大、血运丰富且穿髓孔较大者，炎症牙髓增生。增生的炎性牙髓组织呈息肉状经穿髓孔突出，因此又称牙

髓息肉。

【临床表现】

多见于儿童及青少年的乳磨牙或第一恒磨牙。患牙有大而深的龋洞，增生的牙髓常充满整个龋洞或突出到龋洞外，呈暗红色或粉红色，多无明显自发痛症状，但进食时易出血或有轻微疼痛，故患者不敢用患侧咀嚼食物。

【病理变化】

肉眼可见患牙增生的牙髓息肉呈红色“蘑菇”状，充满龋洞或突出到龋洞外（图 10–6）。

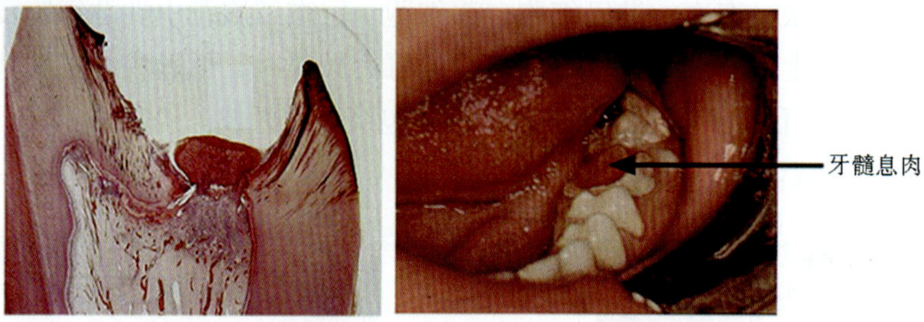


图 10–6　慢性增生性牙髓炎

箭头所示：增生的牙髓息肉呈红色“蘑菇”状

根据息肉是否有上皮覆盖分为两种类型，即溃疡型和上皮型（图 10–7）。溃疡型者无上皮覆盖，表面红色或暗红色，探诊易出血，镜下见其表面为炎性渗出物和坏死组织，深部为炎性肉芽组织（由新生毛细血管、成纤维细胞和大量的炎细胞构成）。

上皮型者表面有上皮覆盖，呈粉红色，较坚实，探诊不易出血。镜下见表面被覆复层鳞状上皮，深部由肉芽组织构成，其中炎症细胞减少，胶原纤维增生。鳞状上皮可能为口腔黏膜上皮细胞脱落种植而来，或由龋洞邻近的牙龈上皮增生而来。

此外，临床上牙周炎患者的牙齿，深牙周袋内的细菌经根尖孔或侧支根管等牙周途径进入髓腔引发的逆行性牙髓炎，表现为急性或慢性牙髓炎，其临床和病理同上述表现。另外还有一型较特殊的牙髓炎称残髓炎，是指发生于残留根管内的牙髓组织的炎症，临床上常伴有咬合不适或咬合痛等症状。

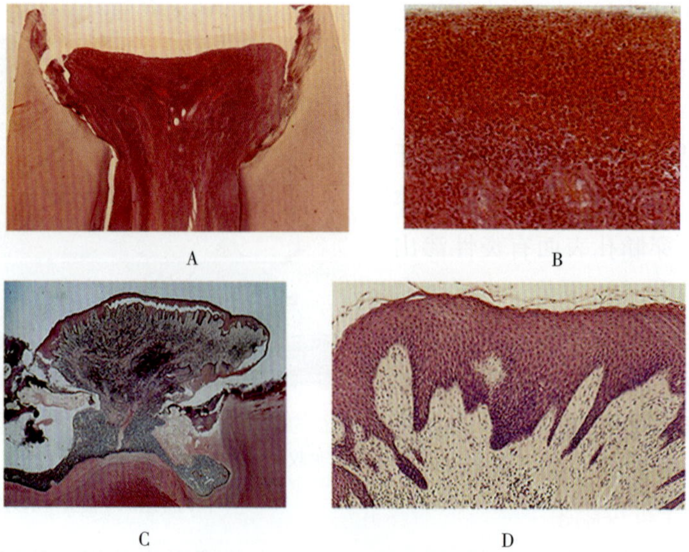


图 10–7　慢性增生性牙髓炎

A、B 为溃疡型牙髓息肉；C、D 为上皮型牙髓息内

**知识链接**

在临床鉴别诊断时，如果出现上述各型慢性牙髓炎的典型临床表现及病理变化，可分别诊断为慢性闭锁型牙髓炎、慢性增生型牙髓炎和慢性溃疡型牙髓炎，如果临床表现及病理不典型，诊断不明确时，对患牙作出“慢性牙髓炎”的诊断即可，因其在临床治疗方法上并无区别。

另外，深龋和牙髓炎的鉴别要点，主要表现为深龋无明确牙髓炎的表现，且无自发性疼痛。但如果去净龋损组织后发现露髓孔，或未去净时已经露髓，都应诊断为“慢性牙髓炎”。

**考点提示** 各型牙髓炎的病理变化及临床特点。

扫码“学一学”

扫码“看一看”

## 第二节　牙髓变性和坏死

### 一、牙髓变性

牙髓变性（pulp degeneration）是指牙髓组织受到长期慢性刺激，或因年龄增高，根尖孔缩窄，牙髓血供不足等，使其代谢障碍而出现的退行性变。由于病变过程渐进缓慢，一般不引起临床症状。常见的牙髓变性有四种类型。

**1. 成牙本质细胞空泡性变**　指成牙本质细胞内或细胞间液体积聚形成水泡。镜下见成牙本质细胞内或细胞间水泡形成，挤压邻近成牙本质细胞使之成堆，状似稻草束，严重者细胞可减少或消失（图 10-8）。多由牙髓血供不足、细菌及其毒素、牙治疗性创伤或刺激性充填材料等刺激所引起。

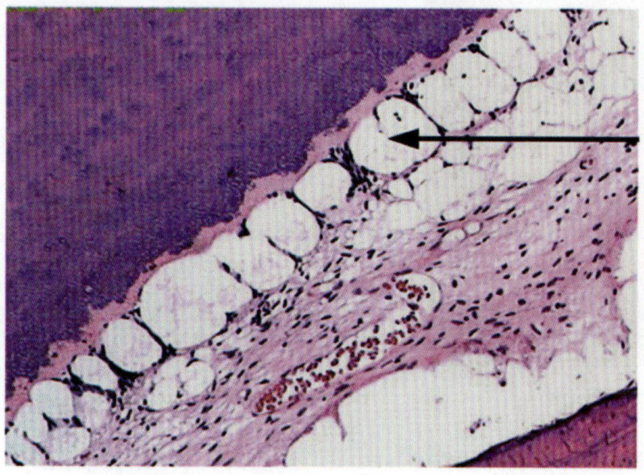

**图 10-8　成牙本质细胞空泡性变**

箭头所示：成牙本质细胞内和细胞间液体集聚，受挤压状似稻草束

**2. 牙髓钙化**　是指牙髓组织由于营养不良或组织变性，钙盐不断沉积形成大小不等的钙化团块。牙髓钙化有两种形式，一种称弥散性钙化，钙化团块多散在于根管内；另一种称

髓石，变性坏死的牙髓细胞首先形成钙化中心，然后钙盐层层沉积逐渐形成髓石，部分髓石可见不规则的牙本质小管样结构。髓石多以大块形式游离或附着于冠部的髓腔内（图 10-9）。后者 X 线片可见髓腔内有阻射影像。髓石多无症状，少数可出现与体位有关的自发痛，疼痛可沿三叉神经分布区放射。

弥散性钙化镜下表现为沙砾状的钙盐颗粒，沿根管长轴沉积于玻璃样变性或纤维样变性的根髓上（图 10-10）；髓石剖面则呈现同心圆状的钙化团块。

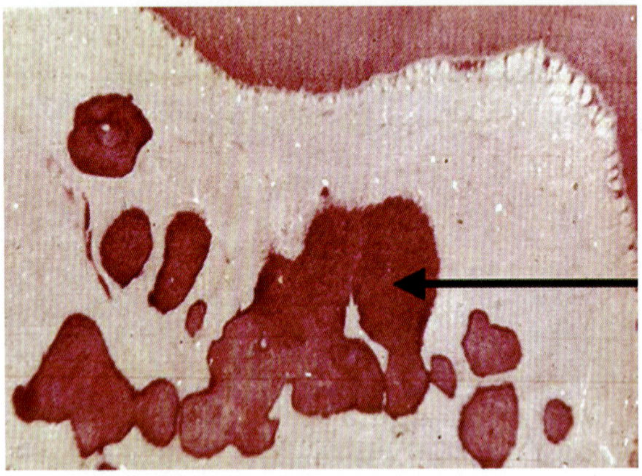

**图 10-9　牙髓钙化（髓石）**

箭头所示：在牙髓组织变性的基础上钙盐沉积形成大小不等的钙化团块

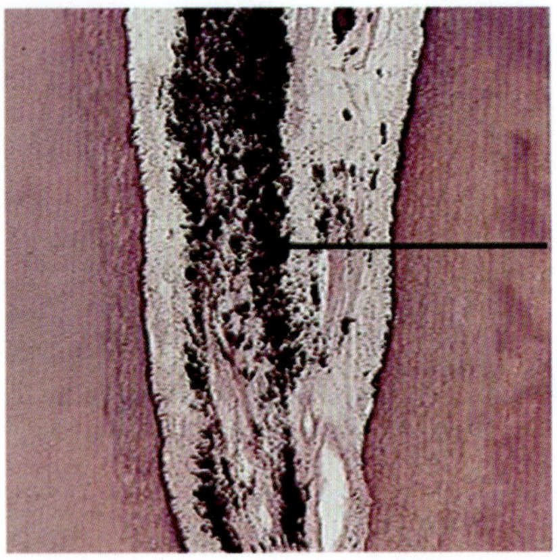

**图 10-10　牙髓钙化（弥散型钙化）**

箭头所示：沙砾状的钙盐颗粒沿根管长轴沉积在变性的牙髓组织上

**2. 牙髓纤维性变**　多因牙髓血供不足，牙髓内细胞成分、血管、神经等明显减少，胶原纤维粗大明显增多，呈现均匀红染的玻璃样变性（图 10-11）。多见于老年人牙髓。

**3. 牙髓网状萎缩**　多由于牙髓血供不足，牙髓组织中出现大小不等的空泡状间隙，其中充满液体，不仅牙髓细胞减少，成牙本质细胞、血管和神经都减少或消失，使整个牙髓似纤维网状结构（图 10-12）。多见于老年人牙髓。

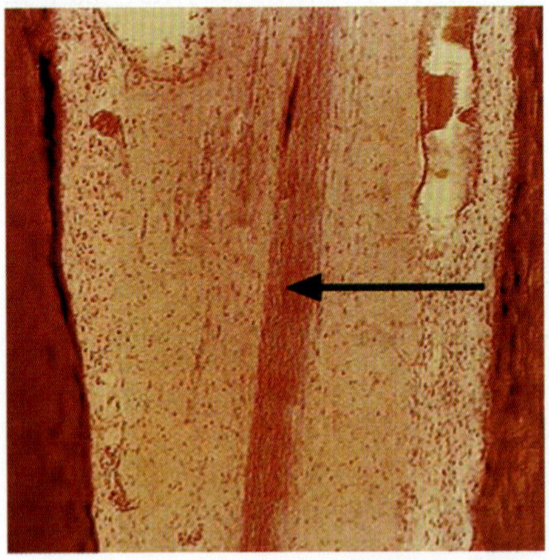

**图 10-11　牙髓纤维性变**

箭头所示：胶原纤维呈现均匀红染的玻璃样变性

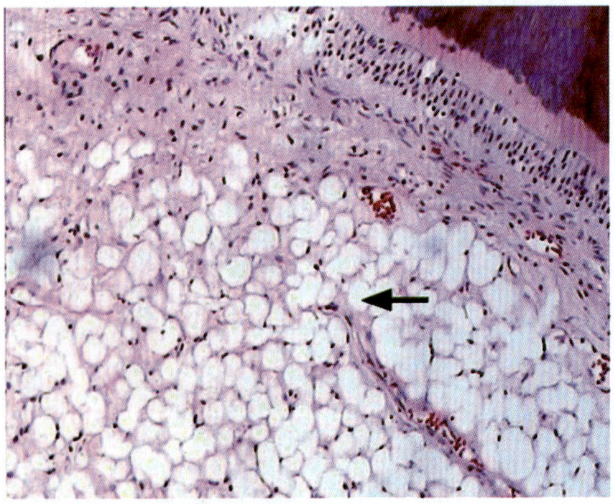

**图 10-12　牙髓网状萎缩**

箭头所示：牙髓细胞减少，整个牙髓似纤维网状结构

## 二、牙髓坏死

**【病因】**

牙髓坏死（Pulp necrosis）多为未经适当治疗的牙髓炎的自然结局，也可见牙外伤及医

源性损伤等。临床产生牙髓坏死的常见原因：①修复治疗进行牙体预备时，手机磨除牙体组织过度产热超过牙髓的生理承受力；②某些充填材料的刺激或微渗漏；③正畸治疗时过度用力，使根尖血管断裂致牙髓血供受阻；④某些严重老年性营养不良。

【临床表现】

患者一般无自觉症状，常因牙冠呈黑黄色或灰色等变色而就诊。多数有急、慢性牙髓炎病史或牙外伤史等。完全坏死的牙体牙髓活力测试无反应；部分坏死的牙齿可能出现牙髓炎症状。

【病理变化】

镜下观察坏死的牙髓呈现为无结构的红染颗粒，核固缩、碎裂、溶解，牙髓结构消失（图 10–13）。

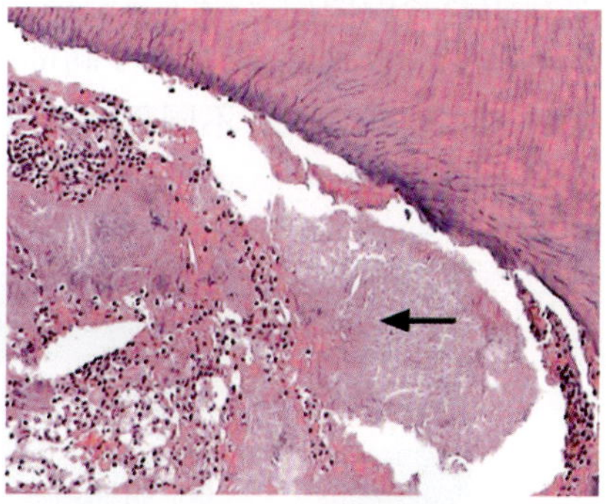

**图 10–13 牙髓坏死**

箭头所示：牙髓结构消失，呈现为无结构的红染颗粒

若牙髓坏死伴有腐败菌感染，使牙髓呈现黑色或黑绿色外观，则称牙髓坏疽。牙髓坏疽时由于坏死的牙髓组织被腐败菌分解，产生的硫化氢与血红蛋白中释放出来的铁相结合，生成硫化铁，使牙髓呈现黑色或黑绿色。同时，腐败菌分解蛋白质产生的吲哚类物质，可产生恶臭。牙髓坏死若未经及时治疗，病变可向根尖周组织扩散，导致根尖周炎症。

## 第三节 牙体吸收

扫码"学一学"

牙体吸收（resorption of teeth）分为生理性吸收和病理性吸收。

【病因】

生理性吸收发生在乳恒牙交替乳牙脱落时，由于恒牙萌出时所产生的压力使乳牙牙根吸收。

病理性吸收包括牙外吸收和牙内吸收两种。牙外吸收较常见，可能的原因有：炎症性吸收（慢性根尖脓肿、根尖肉芽肿、慢性牙周炎）；肿瘤或囊肿压迫性吸收；过大咬合力或不当正畸力造成牙外吸收等。牙内吸收相对少见，可发生在受过创伤的牙、再植牙、正畸治疗的牙及活髓保留治疗的牙。

【临床表现】

**1. 牙外吸收** 指从牙表面开始的吸收过程。典型的牙外吸收呈虫蚀状牙缺损。X 线片表现为边界不清、密度不一的透光区。多数病例累及恒牙根部。

**2. 牙内吸收** 指从牙髓腔内壁开始向牙表面的吸收。通常无症状，只有常规 X 线片才能发现（X 线显示为圆形或卵圆形的透射区，或髓腔边缘呈不规则增大的透射区）。当伴有明显牙髓炎症时常可出现疼痛（图 10–14）。若吸收发生在髓室内，且接近牙表面时，红色肉芽组织可透过薄层牙体组织，使牙冠显示出粉红色的斑点。若发生在根管内时，牙冠颜色没有改变。吸收严重者可使患牙穿孔、破损或折断。

【病理变化】

**1. 牙外吸收** 镜下见被吸收牙的牙根表面呈现蚕食状的小凹陷，若吸收处于活动期，凹陷内可见破骨细胞；若吸收相对静止时，则无破骨细胞。如刺激减弱或机体抵抗力增强时，则吸收陷窝内可见牙骨质修复。

**2. 牙内吸收** 镜下见牙髓部分或全部被肉芽组织取代，成牙本质细胞和前期牙本质消失，髓腔面牙本质有不同程度的吸收，可见不规则凹陷，凹陷内有破骨细胞（图 10–15）。

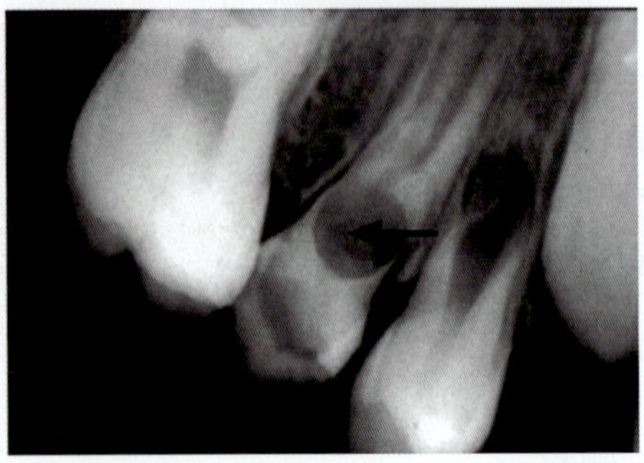

**图 10–14 牙内吸收（X 线片）**

箭头所示为内吸收边界清楚的透光区

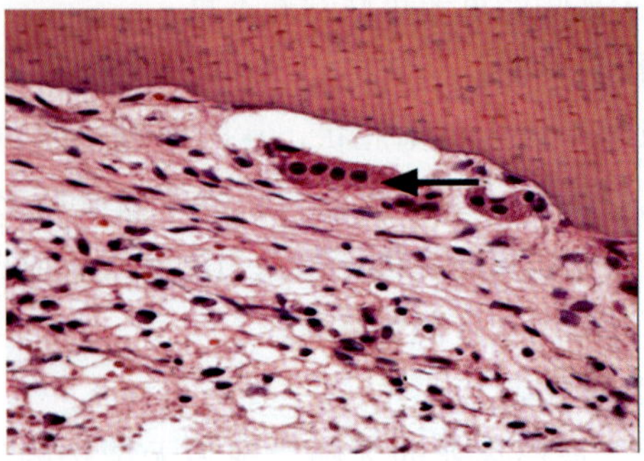

**图 10–15 牙内吸收（切片）**

箭头所示：牙本质内壁可见不规则凹陷，凹陷内有破骨细胞

**考点提示** 牙髓变性坏死、牙体吸收的病理变化。

## 本章小结

牙髓病是指发生于牙髓组织的一类疾病，包括各型牙髓炎、牙髓变性、牙髓坏死、牙体吸收，其中最常见的是牙髓炎症。引起牙髓炎的病因很多，主要有细菌、物理及化学等因素。其中细菌感染是导致牙髓炎的主要病因。

急性牙髓炎：早期为浆液性炎症的特征，可见血管扩张充血，通透性增加，液体渗出，组织水肿。后期是化脓性的炎症，形成多个小脓肿，导致髓腔局部压力极度增高，最终使整个牙髓组织液化坏死。

慢性牙髓炎分为慢性闭锁性牙髓炎、慢性溃疡性牙髓炎及慢性增生性牙髓炎。慢性闭锁性牙髓炎发生在有龋损或磨耗但未穿髓的牙齿，血管扩张充血，慢性炎细胞浸润，成纤维细胞增生，肉芽组织形成。慢性溃疡性牙髓炎，有较大的穿髓孔，穿髓孔表面有食物残渣、炎性渗出物及变性坏死组织，穿髓孔下方有炎性肉芽组织和新生的胶原纤维。慢性增生性牙髓炎，又叫牙髓息肉，分为上皮性息肉和溃疡性息肉两种。溃疡型无上皮覆盖，探诊易出血，镜下见其表面为炎性渗出物和坏死组织，深部为炎性肉芽组织。上皮型有上皮覆盖，探诊不易出血，镜下见表面被覆复层鳞状上皮，深部由肉芽组织构成，其中炎症细胞减少，胶原纤维增生。残髓炎是慢性牙髓炎的一个特殊类型。根管内残留牙髓血管扩张充血、组织水肿，淋巴细胞、浆细胞和中性粒细胞等炎细胞浸润，严重者也可见牙髓脓肿或坏死。

## 习　题

扫码"练一练"

**一、单项选择题**

1. 牙髓的病理性充血又称为

A. 牙髓纤维性变　　B. 急性浆液性牙髓炎

C. 急性化脓性牙髓炎　　D. 慢性闭锁性牙髓炎

E. 可复性牙髓炎

2. 关于急性牙髓炎描述正确的是

A. 可分为闭锁性和溃疡性两类　　B. 有大量淋巴细胞和浆细胞浸润

C. 常伴肉芽组织形成　　D. 常导致牙髓发生营养不良和退行性变

E. 不及时治疗会迅速波及整个牙髓

3. 急性化脓性牙髓炎病灶中数量最多的细胞是

A. 浆细胞　　B. 中性粒细胞

C. 嗜酸性粒细胞　　D. 淋巴细胞

E. 巨噬细胞

4. 慢性牙髓炎好发的牙位是

A. 乳磨牙　　B. 第一恒磨牙

C. 第二恒磨牙　　D. 第三恒磨牙

E. 乳尖牙

5. 患牙可见较大穿髓孔，表面有炎性渗出物及食物残渣覆盖，下方是炎性肉芽组织，此病的描述是

A. 急性化脓性牙髓炎　　B. 慢性化脓性牙髓炎

C. 慢性溃疡性牙髓炎　　D. 慢性增生性牙髓炎

E. 急性浆液性牙髓炎

6. 关于慢性牙髓炎描述正确的是

A. 血管壁有中性粒细胞游出和纤维蛋白渗出

B. 炎细胞释放出大量的化学介质

C. 得不到及时治疗炎症会迅速向周围扩散

D. 有大量的淋巴细胞、浆细胞、巨噬细胞浸润

E. 多数会迅速导致牙髓坏死

7. 关于牙髓钙化描述错误的是

A. 髓石形成多见于冠髓　　B. 髓石一般不引起临床症状

C. 髓石中可含牙本质小管样结构　　D. 弥漫性钙化常见于髓室底部

E. 髓石可游离于髓室内或附着于髓室壁

8. 牙髓坏死伴发腐败菌感染又称为

A. 牙髓坏疽　　B. 牙髓脓肿

C. 牙髓变性　　D. 牙髓坏死

E. 牙髓梗死

9. 关于牙髓息肉描述正确的是

A. 又称慢性牙髓脓肿
B. 表现为慢性炎症性牙髓组织的过度增生
C. 多发生于中老年患者
D. 患牙一般无穿髓孔
E. 多发生于切牙

10. 下述牙髓炎的病因中，最常见的是

A. 细菌感染
B. 化学药物
C. 金属充填物刺激
D. 牙周炎症
E. 咬合创伤

11. 下列哪项不属于牙髓变性

A. 牙髓坏死液化
B. 成牙本质细胞空泡性变
C. 牙髓网状萎缩
D. 牙髓纤维性变
E. 牙髓钙化

12. 未经治疗的急性牙髓炎最常见的结局是

A. 牙内吸收
B. 牙髓萎缩
C. 牙髓坏死
D. 牙髓变性
E. 牙髓钙化

13. 急性化脓性牙髓炎最主要的病变是

A. 毛细血管扩张充血
B. 牙髓水肿
C. 大量中性粒细胞浸润
D. 牙髓坏死形成脓肿
E. 根尖周脓肿

14. 病理性牙髓充血的主要临床表现是

A. 自发痛
B. 持续痛
C. 咬合痛
D. 嵌塞痛
E. 牙本质过敏

15. 牙髓网状萎缩多见于

A. 更年期牙髓
B. 儿童牙髓
C. 老年人牙髓
D. 妊娠期牙髓
E. 青春期牙髓

16. 不属于生理性牙髓充血的是

A. 牙发育期间的牙髓充血
B. 深龋引起的牙髓充血状态
C. 月经期的牙髓充血
D. 妊娠期的牙髓充血
E. 高空飞行由于气压下降引起的牙髓暂时性充血状态

17. 多见于儿童和青少年的牙髓病是

A. 逆行性牙髓炎
B. 慢性闭锁性牙髓炎
C. 慢性增生性牙髓炎
D. 牙髓变性
E. 慢性溃疡性牙髓炎

18. 某女，34 岁，左下后牙咬合不适数月，临床检查患牙可探及穿髓孔，较敏感。其穿髓孔处牙髓组织变化由表及里依次为炎性坏死渗出物、炎性肉芽组织、新生的胶原纤维及散在的炎细胞浸润。此患者的病理诊断是

A. 急性浆液性牙髓炎　　B. 急性化脓性牙随炎
C. 慢性闭锁性牙髓炎　　D. 慢性溃疡性牙髓炎
E. 慢性增生性牙髓炎

19. 慢性增生性牙髓炎多见于

A. 更年期　　B. 儿童及青少年
C. 成年人　　D. 青春期
E. 妊娠期

20. 牙髓结构消失，细胞核固缩、核碎裂、核溶解，整个牙髓呈现为无结构的红染颗粒，是以下哪种疾病的病理表现

A. 牙髓纤维性变　　B. 牙髓网状萎缩
C. 牙髓坏死　　D. 髓石
E. 成牙本质细胞空泡性变

**二、思考题**

某男，12 岁，因上前牙牙冠变色来诊。临床检查：左上颌中切牙牙冠发暗，冷热诊检查无反应。仔细询问病史，该牙曾在半年前因跌倒受过碰撞。

1. 请用所学知识解释上述临床及病理学表现。

2. 最有可能的病理诊断是什么？

（郭方兴）

# 第十一章

# 根尖周炎

**学习目标**

**1. 掌握** 急性根尖周炎的临床病理分期、临床特点、病理变化及排脓途径；慢性根尖周炎的类型及病理变化。

**2. 熟悉** 根尖周肉芽肿的继发性改变。

**3. 了解** 根尖周炎的病因

4. 能用显微镜观察根尖周组织疾病的病理变化

**案例讨论**

**【案例】**

患者：男，43 岁。

主诉：自述后牙咬合无力，偶有疼痛。

查体：X 线片示左下颌第二磨牙根尖有边界清楚的透射区。镜下可见边界清楚的炎性团块，内有新生的毛细血管、成纤维细胞及各种炎细胞。

**【讨论】**

1. 患者可能的诊断是什么？

2. 请用本章所学知识简要解释其病理发展过程和临床表现。

根尖周炎（periapical periodontitis）指发生在根尖周组织的炎症性疾病，绝大多数根尖周炎继发于牙髓疾病。病变范围包括根尖部牙周膜、牙骨质和牙槽骨。与牙髓组织相比，根尖周组织具有丰富的血管网和良好的侧支循环，因此对炎症具有较强的组织修复能力；牙周韧带中有丰富的神经末梢，患牙可以明确定位；此外，由于牙周韧带淋巴循环丰富，炎症时可出现引流区淋巴结肿大。

**【病因】**

感染是根尖周炎的最主要病因，其次是物理、化学刺激和免疫学因素。

**1. 细菌因素** 细菌感染通常是以厌氧菌为主的混合感染。常见的感染途径有 3 种。①牙髓炎和牙髓坏死：感染细菌、细菌代谢物和牙髓坏死物质可通过根尖孔，到达根尖周组织，引起炎症；②深牙周袋：当严重的牙周炎有较深牙周袋时，袋内的细菌及毒素可扩散至根尖周组织，引起根尖周炎；③全身的菌血症和脓毒血症：身体其他部位的感染，病原菌或毒素随血液循环扩散至根尖周组织，引起根尖周炎症，见于根尖周有创伤等情况，临床较少见。

**2. 物理因素**　由医源性因素和机械外力的损伤引起。①医源性因素：在根管治疗时，根管治疗器械穿出根尖孔或将感染物质直接推出至根尖周，引起根尖周组织感染；充填物或修复体过高，造成根尖周咬合创伤。②机械外力的损伤：如跌倒、碰撞、突咬硬物等引起根尖周组织创伤。

**3. 化学因素**　常为医源性因素引起，如失活剂用量大或放置时间过长，根管治疗时选用的根管消毒药不当等均可引起药物性根尖周炎。

**4. 免疫学因素**　根尖周炎随着细菌的毒力、理化刺激的强弱、机体抵抗力的状况和局部治疗情况的不同而相互转化，其发展变化如图所示（图 11-1）。

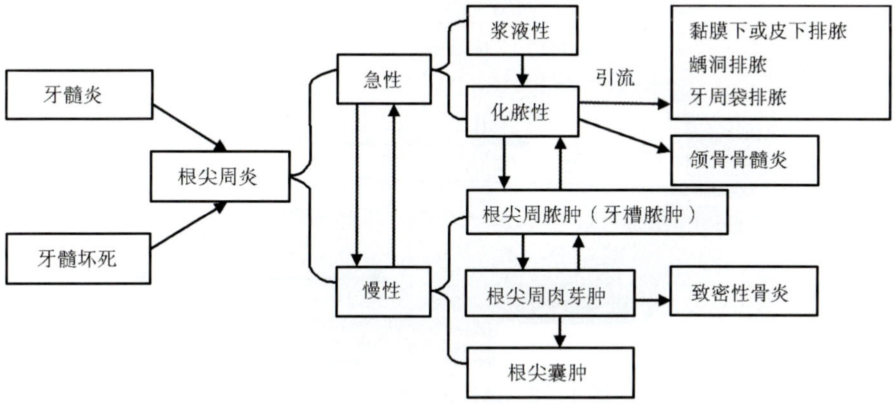


**图 11-1　根尖周炎的发展变化（示意图）**

扫码“看一看”

## 第一节　急性根尖周炎

急性根尖周炎（acute periapical periodontitis）是由牙髓炎症性病变向根尖周扩散而引发，最常见的是慢性根尖周炎的急性发作。临床病理上可分为急性浆液期根尖周炎和急性化脓期根尖周炎两个阶段。

扫码“学一学”

**【临床表现】**

病变经历从浆液性炎症到化脓性炎症的一系列变化。

**1. 急性浆液期**　初期患牙有轻微疼痛，咬紧患牙疼痛有所缓解。随着炎症发展逐渐表现为钝痛、浮出感和早接触。

**2. 急性化脓期**　根据病程分为三个阶段。①根尖脓肿：患牙逐渐伸长感明显，不能咬合，呈持续性自发痛，搏动性跳痛，叩诊疼痛剧烈，疼痛不受温度变化影响，且能准确定位。②骨膜下脓肿：当脓肿穿破牙槽骨达骨膜下时，由于骨膜致密坚韧，张力大，疼痛达最高峰，此时可伴有全身症状，如发热、白细胞增多和引流区淋巴结肿大等。③黏膜下脓肿或皮下脓肿：当脓液穿破骨膜到达黏膜下或皮下时，疼痛有所缓解，形成黏膜下脓肿或皮下脓肿。此时黏膜或皮肤红肿，扪诊有波动感。若脓液穿破黏膜或皮肤，在黏膜或皮肤上留下瘘口，脓液排出，炎症转化成为慢性。若脓液不能及时引流，则可引发大量中性粒细胞浸润，从而引起广泛的化脓性炎症，面部出现弥漫性红肿，疼痛加剧，张口受限，即蜂窝织炎的表现。

**【病理变化】**

**1. 急性浆液期** 炎症早期，根尖周牙周膜组织血管扩张充血，浆液渗出，组织水肿，少量中性粒细胞浸润，这一阶段称急性浆液性根尖周炎，持续时间较为短暂。

**2. 急性化脓期** 炎症进一步发展，根尖周血管持续扩张充血，可见大量中性粒细胞游出，中性粒细胞吞噬大量的细菌及其产物，同时释放溶酶体酶等使根尖部牙周组织液化、坏死，形成脓肿。脓肿中心为坏死液化的组织及脓细胞；周围组织有大量中性粒细胞浸润。炎症继续发展，则迅速向周围的牙槽骨扩散蔓延，形成局限性牙槽突骨髓炎，称急性化脓性根尖周炎，也称急性牙槽脓肿（图 11-2）。

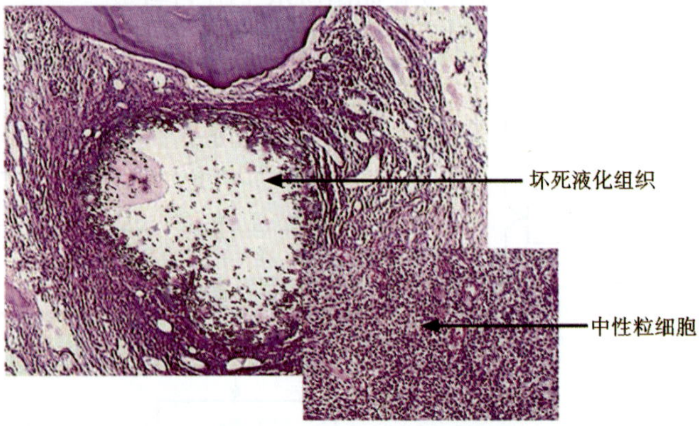


图 11-2 急性化脓性根尖周炎

脓肿若未得到及时引流，则可从组织结构薄弱处排出，常见的排脓途径包括：①脓液穿过骨髓腔，突破骨膜、黏膜或皮肤排脓，是最常见的排脓途径；②根管粗大及根尖孔也较大的牙，通过根尖孔经根管向龋洞内排脓，对周围组织破坏较小，是最理想的排脓途径；③通过深牙周袋向龈沟或牙周袋内排脓。此排脓途径会加重对牙周组织的破坏，是最差的排脓途径（图 11-3）。

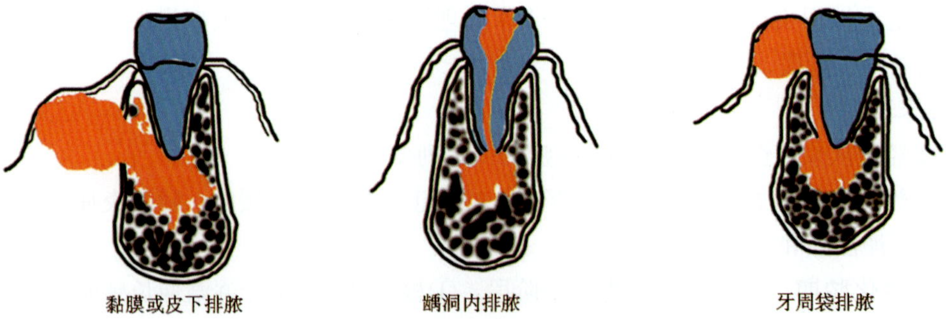


图 11-3 急性化脓性根尖周炎排脓途径

**考点提示** 急性根尖周炎的病理变化。

# 第二节　慢性根尖周炎

慢性根尖周炎（chronic periapical periodontitis）是指由于根管内感染或病源刺激物长期缓慢刺激而导致的根尖周组织的慢性炎症反应，通常表现为以增生为主的炎症。随机体抵抗力或刺激的变化，临床上可表现急、慢性炎症的交替转化。当机体抵抗力降低或刺激增强时，慢性炎症急性发作，根尖周牙槽骨和根尖牙骨质受到破坏；反之，当机体抵抗力增强或刺激较弱时，急性炎症向慢性转化，破坏的根尖周组织开始修复。慢性根尖周炎的常见类型有：根尖周肉芽肿、慢性根尖周脓肿、根尖周囊肿（本病将在牙源性囊肿章节中详细介绍）。

扫码“学一学”

## 一、根尖周肉芽肿

根尖周肉芽肿（periapical granuloma）是慢性根尖周炎中的主要病变类型，主要由于根管内感染或病源刺激物的长期缓慢刺激，使根尖周正常组织结构破坏，逐渐被增生的炎性肉芽组织所取代。

**【临床表现】**

根尖周肉芽肿患者多无明显自觉症状，少数可伴有咀嚼不适或轻微疼痛。检查患牙常有较深龋洞或曾咀嚼不适而长期失用，牙石沉积。X线检查发现，病变范围大小依病程长短而不同，患病时间短、病变小者，根尖区牙周间隙增宽；病程长、病损范围大者，患牙根尖区有界限清楚的圆形透射区。若病变处于稳定状态或进行缓慢，则病变周围可见到阻射的硬骨缘。

**【病理变化】**

肉眼观，患牙根尖部附有一团软组织，粉红色，表面光滑有被膜，因与牙周韧带相连可随患牙一同拔出。镜下观，根尖部有炎性肉芽组织形成，即新生的毛细血管、成纤维细胞、淋巴细胞、浆细胞、巨噬细胞和少量中性粒细胞浸润。肉芽组织中可见成簇吞噬脂质的泡沫细胞，部分病例可见含铁血黄素及胆固醇结晶溶解后遗留的梭形裂隙，裂隙周围有多核巨细胞。肉芽组织周围通常有纤维组织包绕，根尖区牙槽骨和牙骨质有吸收（图 11-4）。

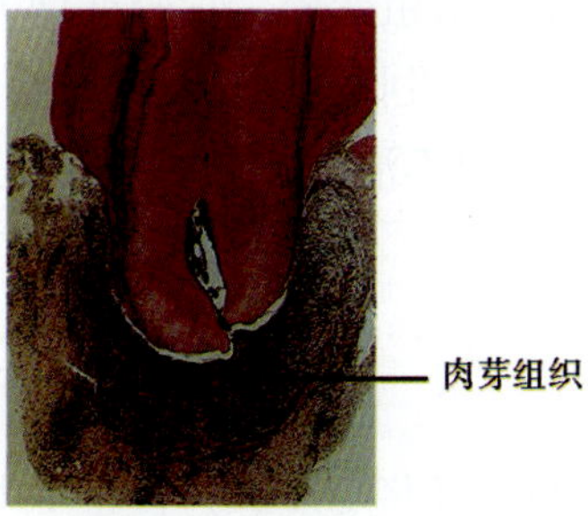


**图 11-4　根尖周肉芽肿**

根尖周组织结构破坏，被炎性肉芽组织取代，根尖牙骨质有吸收

有时根尖周肉芽肿内可见增生的上皮团或上皮条索相互交织成网状（图 11-5），这些上皮来源可能有：① Malassez 上皮剩余；②经瘘道口长入的黏膜上皮或皮肤；③呼吸道上皮，

见于病变与鼻腔或上颌窦相通的病例；④牙周袋壁上皮。

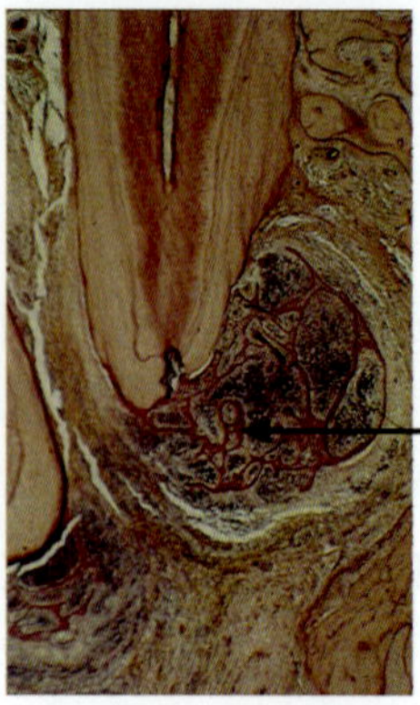


图 11-5 根尖周肉芽肿上皮条索

根尖周肉芽肿随机体抵抗力、刺激强度的不同，组织病理学特点可能出现以下变化。

1. 若机体抵抗力增强而刺激较弱时，则纤维性修复增强，病变缩小；反之，病变扩大。

2. 体积较大的根尖周肉芽肿，中心因供血不足而液化坏死，形成根尖脓肿。若机体抵抗力降低或刺激增强时，可出现急性牙槽脓肿症状，脓液向周围组织穿孔引流形成窦道时有脓液流出，迁延为慢性牙槽脓肿，临床可出现反复肿胀的情况。

3. 上皮性根尖周肉芽肿，可以转变为根尖囊肿：①上皮中央由于营养障碍，液化变性，形成囊肿；②上皮包裹炎性肉芽组织，肉芽组织中心退化变性；③增生的上皮被覆脓腔，当炎症缓解后，使根尖周肉芽肿转变为根尖囊肿（图 11-6）。

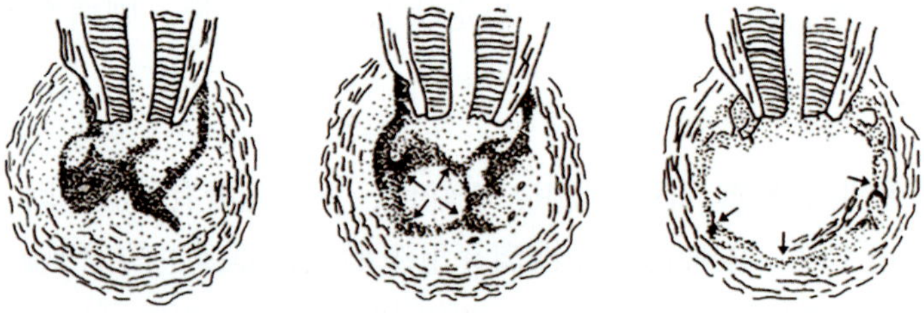

图 11-6 根尖周肉芽肿发展为根尖周囊肿过程示意图

4. 部分年轻患者机体抵抗力强，在低毒刺激长期作用下，炎症缓解，病变范围逐渐缩小，吸收的牙槽骨重新沉积，骨小梁增粗变密，骨密度增大，髓腔缩小，根尖周肉芽肿中纤维成分增加，少量慢性炎细胞浸润。吸收的牙骨质也开始修复甚至过度沉积。X 线片下根尖周呈局灶性阻射影像，与正常骨分界不清，此称致密性骨炎。

**知识链接**

致密性骨炎的患牙一般不引起任何不适症状，临床上也没有反复肿痛的病史，只有在 X 线检查时偶然发现。若进行完善的根管治疗，其影像可恢复正常。

**考点提示** 根尖周肉芽肿内上皮的来源。

## 二、慢性根尖周脓肿

慢性根尖周脓肿（chronic periapical abscess）：又称慢性牙槽脓肿，常由急性根尖周炎（急性牙槽脓肿）未彻底治疗迁延而来，或由根尖周肉芽肿发展所致。

**【临床表现】**

慢性根尖周脓肿多无明显的自觉症状，部分患者有咀嚼不适或咀嚼痛。也有因牙龈发现小脓包而就诊者。脓肿自行破溃排脓者，常可在患牙附近黏膜或皮肤上见到红色肉芽状外观的瘘口，有时有脓液流出。X 线检查可见患牙根尖区有边界模糊的不规则透射影。

**【病理变化】**

肉眼观，患牙根尖周有污秽的脓性分泌物黏附，根尖粗糙不平。镜下观，根尖区牙周膜内脓肿形成，脓肿中央为液化坏死组织和脓细胞，脓肿周围为炎性肉芽组织（有散在的中性粒细胞、淋巴细胞、浆细胞及巨噬细胞浸润，可见增生的毛细血管和成纤维细胞），肉芽组织外周有纤维结缔组织包绕（图 11-7）。根尖牙槽骨和牙骨质有不同程度的吸收，吸收陷窝内可见破骨细胞。

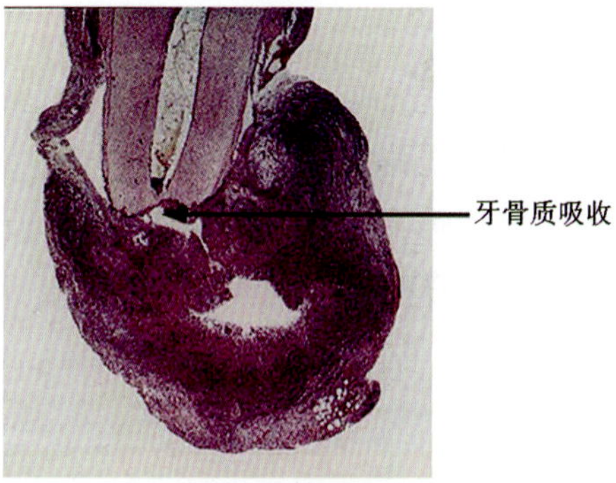


**图 11-7　慢性根尖周脓肿**

脓肿中央为坏死液化组织，周围为炎性肉芽组织，外周包绕纤维结缔组织

当脓肿破溃后可形成瘘管，瘘管壁被覆复层鳞状上皮，这些上皮可来自 Malassez 上皮剩余，口腔黏膜或皮肤上皮经瘘道口长入。

**考点提示** 慢性根尖周炎的病理变化。

### 知识链接

在慢性根尖周炎中，早期的根尖囊肿与根尖周肉芽肿和慢性根尖周脓肿，在临床表现和 X 线很难准确分辨，加之治疗原则和方法基本相同，都采取根管治疗，因此临床上可统称为“慢性根尖周炎”。

## 本章小结

根尖周炎是由细菌感染、物理、化学刺激和免疫学因素所引起的根尖周组织炎症性疾病。急性根尖周炎临床病理上分为急性浆液性根尖周炎和急性化脓性根尖周炎，这部分重点内容包括急性根尖周炎的三个阶段以及排脓途径。慢性根尖周炎常见的类型包括根尖周肉芽肿、慢性根尖周脓肿、根尖周囊肿，主要内容包括根尖周肉芽肿、慢性根尖周脓肿和根尖周囊肿的病理学特点，各类型之间的发展与转归。

## 习　题

扫码“练一练”

**一、单项选择题**

1. 关于根尖周炎的叙述错误的是

A. 发生于牙根尖周围组织的炎症性疾病

B. 多继发于牙髓炎

C. 主要临床表现为牙痛，疼痛定位准确

D. 很少引起面部红肿和局部淋巴结肿大

E. 常累及临近牙槽骨和根尖牙骨质

2. 引起根尖周炎的病原体最常见的是

A. 厌氧菌　　B. 金黄色葡萄球菌

C. 溶血性链球菌　　D. 大肠杆菌

E. 草绿色链球菌

3. 急性浆液性根尖周炎的临床表现哪项错误

A. 出现轻微牙痛　　B. 咬紧患牙疼痛可缓解

C. 不能确定患牙位置　　D. 牙浮出感

E. 牙早接触感

4. 急性化脓性根尖周炎的临床表现哪项错误

A. 临床表现与炎症部位无关

B. 出现持续性、搏动性牙痛

C. 牙齿浮出感明显

D. 可出现局部淋巴结肿大

E. 面部可出现红肿，形成蜂窝织炎

5. 急性根尖周炎时，哪种病变疼痛最严重

A. 急性浆液性炎　　B. 骨膜下脓肿

C. 根尖周脓肿　　D. 黏膜下脓肿

E. 皮下脓肿

6. 关于急性根尖周炎的叙述哪项错误
A. 主要由单一细菌感染所致
B. 多为慢性根尖周炎的急性发作
C. 局部充血水肿，大量中性白细胞浸润
D. 炎症局部组织坏死液化形成脓肿
E. 急性化脓性根尖周炎也称急性牙槽脓肿
7. 关于急性化脓性根尖周炎最常见的排脓途径
A. 龋洞　　B. 黏膜或皮肤
C. 深牙周袋　　D. 上颌窦
E. 鼻腔
8. 关于慢性根尖周炎的叙述哪项错误
A. 通常表现为以增生为主的炎症
B. 急慢性根尖周炎可以相互转化
C. 常见类型有根尖周肉芽肿、慢性根尖周脓肿、根尖周囊肿
D. 机体抵抗力降低时可引起急性发作
E. 很少累及牙槽骨和牙骨质
9. 关于根尖周肉芽肿临床表现的叙述哪项错误
A. 慢性根尖周炎的主要类型
B. 患牙常有较深的龋洞
C. 患牙牙冠常变色失去光泽
D. 患者多有明显的自觉症状
E. X 检查可见根尖处有圆形边界清楚的透射区
10. 关于根尖周肉芽肿病理变化的叙述哪项错误
A. 患牙根尖常附着卵圆形软组织团块
B. 主要病理变化为肉芽组织增生
C. 病灶内无巨噬细胞和泡沫细胞
D. 有大量慢性炎细胞浸润
E. 可见含铁血黄素和上皮条索
11. 慢性根尖周肉芽肿病灶内不易见到
A. 成纤维细胞　　B. 毛细血管
C. 郎罕斯巨细胞　　D. 巨噬细胞
E. 浆细胞和淋巴细胞
12. 根尖周肉芽肿病灶内的上皮成分主要来源于
A. 口腔黏膜上皮　　B. Malassez 上皮剩余
C. 皮肤上皮　　D. 呼吸道上皮
E. 鼻窦上皮

13. 下列哪项不是根尖周肉芽肿的继发性改变
A. 机体抵抗力增强时纤维成分增多，牙骨质吸收停止
B. 机体抵抗力减弱时炎细胞增多，破骨细胞活跃
C. 形成感染性肉芽肿性炎
D. 慢性根尖周脓肿形成
E. 转化为根尖周囊肿
14. 关于致密性骨炎的叙述哪项错误
A. 主要见于老年人
B. 病变范围逐渐减小
C. 骨小梁增粗变密
D. 吸收的牙骨质开始修复
E. X 线检查根尖周呈局灶性阻射影像
15. 慢性根尖周脓肿临床表现的叙述哪项错误
A. 慢性根尖周脓肿又称为慢性牙槽脓肿
B. 常由急性牙槽脓肿未彻底治愈迁延而来
C. 多无明显的自觉症状，患者有咀嚼不适
D. X 线检查患牙根尖区有边界模糊的不规则透射区
E. 患者多不伴有龋损和牙髓炎史
16. 慢性根尖周脓肿病理变化的叙述哪项错误
A. 根尖区牙周膜内脓肿形成
B. 脓肿中央为脓液，含大量脓细胞
C. 脓腔周围血管扩张充血，无肉芽组织
D. 脓肿周围有慢性炎细胞浸润
E. 黏膜或皮肤可见瘘口

**二、思考题**

1. 急性根尖脓肿的临床特点及排脓途径有哪些？
2. 试述根尖周肉芽肿的病理变化。

（陈凤全）

# 第十二章

# 牙周组织病

**学习目标**

1. **掌握** 慢性龈炎及龈增生的临床病理特征；牙周炎临床表现及病理变化。
2. **熟悉** 牙周炎的病因；剥脱性龈病损的概念；牙周创伤的病理变化。
3. **了解** 牙周炎的发病机制；牙周变性、牙周萎缩的病理特点。
4. 学会用显微镜观察牙周组织病的病理变化。

**案例讨论**

**【案例】**

患者，男，56岁。下前牙松动、咬物无力十余年。

查体：下前牙唇舌侧牙龈红肿，触之易出血，牙周袋深5mm，扣痛（+），牙Ⅲ度松动。X线：牙槽骨水平吸收，达根长2/3，牙石（+++）。

**【讨论】**

1. 该患者最可能的诊断是什么？说出诊断依据。
2. 请说明该疾病的病因及发展过程。

牙周组织病是指发生在牙的支持组织的疾病，又称牙周病，广义的牙周病包括牙龈病和牙周炎。牙龈病是指仅局限于牙龈组织的一组疾病，病变不侵犯深部牙周组织，最为多见的是牙龈炎。牙周炎是指病变从牙龈波及到深部牙周组织的牙周韧带、牙槽骨及牙骨质的疾病，可导致牙松动、脱落，甚至丧失咀嚼功能。临床上所说的牙周病特指由牙菌斑诱发的牙周组织的炎症性疾病，不包括牙龈病。

除此之外，牙周组织病还包括某些其他牙龈疾病和发生在牙周组织的其他病理变化，如牙周变性、牙周创伤和牙周萎缩等。

扫码“学一学”

## 第一节　牙龈病

牙龈病分为牙菌斑性牙龈病和非菌斑性牙龈病损。牙菌斑性牙龈病以慢性龈炎最常见，病变仅局限于牙龈，无深部牙周组织的破坏。非菌斑性牙龈病损，大多数不是一种独立性疾病，而是某些疾病在牙龈上的一种表现，如剥脱性龈病损等。

## 一、牙菌斑性牙龈病

### （一）慢性龈炎

慢性龈炎（chronic gingivitis）临床常见病变主要局限于牙龈组织的边缘部位，又称边缘性龈炎；当炎症局限于牙龈乳头时则称为牙龈乳头炎。

【病因】

主要由口腔细菌及其毒性产物引起，可疑致病菌有：黏性放线菌、牙龈二氧化碳嗜纤维菌等。口腔不洁导致的软垢、牙石、食物嵌塞和不良修复体等，也可促进和加重龈炎的发生发展。

【临床表现】

慢性龈炎多发生在口腔卫生不良的儿童或青少年，以及无刷牙习惯的成年人。此病可分为两种类型：一种为炎症水肿型，表现为龈缘红肿、光亮、松软、易出血；另一种为纤维增生型，一般病程较长，龈缘肿胀、坚实，呈炎症性增生，亦称增生性龈炎。

【病理变化】

病变仅局限于游离龈、龈乳头及龈沟底附近，龈沟壁处有炎细胞浸润，在龈沟上皮的下方固有层内可见中性粒细胞、淋巴细胞浸润，炎细胞浸润区域的胶原纤维大多变性或丧失（图 12–1）。

炎症水肿型：似炎性肉芽组织。上皮下纤维结缔组织水肿明显，其间有大量淋巴细胞、中性粒细胞及少量浆细胞浸润，毛细血管扩张充血。

纤维增生型：似瘢痕组织，上皮下纤维结缔组织增生成束，束间可见少量的淋巴细胞及浆细胞浸润，毛细血管增生不明显。

**考点提示** 慢性龈炎的病理变化。

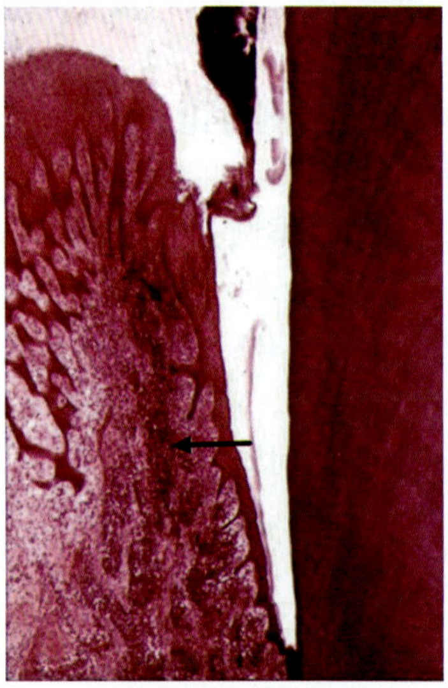

**图 12–1　慢性龈炎**

固有层炎细胞浸润

### （二）龈增生

龈增生（gingival hyperplasia）是指由多种原因引发的以纤维结缔组织增生为主要改变的一组疾病，又称增生性龈炎。

【病因】

主要由全身性因素引起，多合并有菌斑感染或其他局部刺激性因素而呈现为炎症性增生。青春期龈炎、妊娠期龈炎等，常和女性内分泌因素改变有关，又称激素性龈炎；由于服用某种药物引起的龈增生，称药物性龈炎，如服用抗癫痫药物苯妥英钠或使用某些免疫抑制剂等；蛋白质、叶酸、维生素 C、微量元素锌等缺乏及某些血液病等，也会引起牙龈增生。

【临床表现】

牙龈弥漫性或局限性增生肿大，可覆盖部分牙冠，形成假性牙周袋。与内分泌相关的龈增生，一旦青春期或妊娠期过后，病变会逐渐消退；药物性龈增生，停药后通常也可逆转。

【病理变化】

主要组织病理学改变为纤维结缔组织增生，粗大的胶原纤维形成瘢痕样结构，炎症常不明显；还可出现胶原纤维水肿变性及毛细血管增生、扩张、充血等变化。

### （三）维生素C缺乏性龈炎

【病因】

维生素C缺乏性龈炎（vitamin C deficient gingivitis）主要是由维生素C缺乏引起的牙龈组织慢性炎症性病变，牙龈呈紫红色炎性增生。维生素C缺乏所引起的口腔表现，在临床上较为多见，特别是口腔卫生不良者，常因合并牙龈炎局部出血而就诊。严重维生素C缺乏可引起坏血病，近年来已较为少见。

【临床表现】

牙龈极易出血，特别是在刷牙或咀嚼时，触之出血明显。牙龈呈紫红色，质软，肿胀的牙龈可覆盖一部分牙冠。长时间维生素C缺乏，可引起牙周膜纤维水肿进而导致牙松动。口腔黏膜和皮肤由于出血可出现瘀斑，关节腔可出现血肿进而导致疼痛等症状。

【病理变化】

维生素C缺乏性龈炎的主要病理特点是牙龈组织水肿、出血。上皮下结缔组织中陈旧性出血灶周围可见大量含铁血黄素颗粒，并见慢性炎细胞如淋巴细胞及浆细胞浸润。胶原纤维明显减少，牙龈及牙周膜纤维水肿，毛细血管增生、扩张、充血及出血明显。

**知识链接**

实验研究表明，维生素C缺乏的动物，其形成胶原的能力受阻，细胞间质的产生减少。因此，维生素C对创伤愈合、骨和软骨的修复性再生具有重要的作用。此外，维生素C在体内参与糖代谢及氧化还原过程，可增强机体抗感染能力及免疫系统的防御功能。

## 二、非菌斑性牙龈病损

### （一）急性坏死性溃疡性龈炎

急性坏死性溃疡性龈炎（acute necrotizing ulcerative gingivitis）又称为急性坏死性龈炎、奋森龈炎、梭螺菌龈炎、战壕口炎等。其重症型可从牙龈溃疡发展到坏疽性口炎（走马疳），病死率极高。如果未经治疗，大多患者将死于败血症，因此应早期发现，早期防治。

【病因】

本病主要发生于营养不良和口腔不洁的儿童。梭形杆菌及奋森螺旋体是该病的主要病原菌，其存在于龈沟或牙周袋的深部，主要为厌氧菌，但一般并不致病。本病的诱发因素是机体抵抗力低下，在营养不良、极度虚弱或各种传染病之后的儿童易发病。“战壕口炎”一词也说明本病在战壕等恶劣环境下极易发病流行，是一种严重营养不良引起的疾病，为多因素联合作用的结果。

【临床表现】

本病较少见，但常突然发病，病变牙龈的龈缘及龈乳头坏死，表面覆以灰白色假膜，坏死组织成为腐肉脱落后形成牙龈边缘区的蚕蚀状缺损（图12-2）。有特殊的腐败性口臭，患部极易出血。局部病损区可有灼痛、麻木及肿胀感，可伴有颌下淋巴结肿大和发热等体征。本病易复发，还可并发口炎（黏膜的假膜性溃疡）。坏疽性口炎常为重症型，可造成严重的面颊缺损，且病死率较高。

【病理变化】

镜下为非特异性的炎症改变。病变表面有纤维素性渗出物及变性坏死组织共同形成的污秽假膜，深部纤维结缔组织水肿，血管扩张充血，大量中性粒细胞浸润。龈沟液涂片可见大量梭形杆菌及奋森螺旋体等病原微生物。

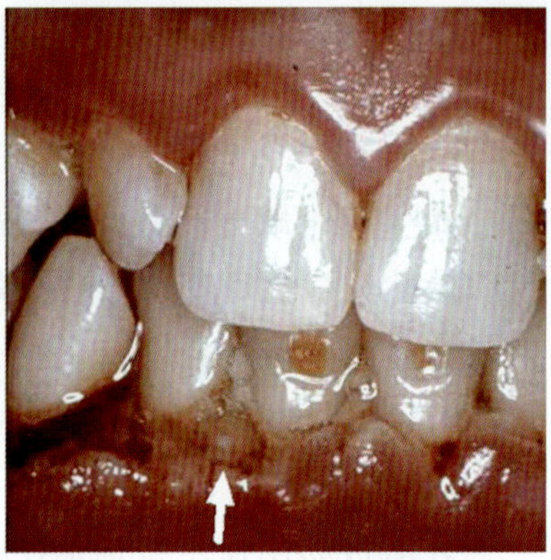

图 12-2 急性坏死溃疡性龈炎

### （二）浆细胞龈炎

浆细胞龈炎（palsma cell gingivitis）又称浆细胞龈口炎或变态反应性龈炎。一般所谓的特发性浆细胞龈口炎是指弥漫性龈炎、舌炎及唇炎同时出现，为浆细胞浸润综合征。本病是发生于牙龈或口腔黏膜等部位的浆细胞浸润性疾病。

【病因】

本病为一种过敏反应性疾病。其过敏原多种多样，如牙膏、口香糖等，其中某些成分可诱发牙龈组织发生变态反应，一旦停止与过敏原接触，病变可逐渐恢复。有学者认为口腔的真菌，如白色念珠菌感染可诱发本病。

【临床表现】

病变多发生于年轻女性。病变部位牙龈红肿、光亮，多发生于游离龈或附着龈，也可发生于唇、舌腭及口底黏膜。发生于唇黏膜者可出现鳞状脱屑；发生于舌黏膜者可呈现舌背红肿、光亮；发生于口角部位则出现口角炎。浆细胞龈炎的病变处也可呈现小结节或颗粒肉芽状结构。患者一般状况良好，实验室检查一般无明显异常改变。

【病理变化】

病变部位浆细胞弥漫浸润是本病的特征。黏膜固有层的结缔组织内可见呈片状或灶性聚集的浆细胞浸润。表面上皮多完整，有时可出现糜烂或溃疡。炎细胞可浸润到固有层下方的结缔组织中。本病镜下应与发生于牙龈的浆细胞肉芽肿相区别，该病主要特征为肉芽组织结构，而炎细胞不仅有浆细胞浸润，还可伴有少量的淋巴细胞。

### （三）剥脱性龈病损

剥脱性龈病损（desquamative lesion of gingiva）是指局限于牙龈的发红及脱屑样病变。

【病因】

本病一般不是独立性的疾病，而是多种疾病在牙龈的表现，如类天疱疮、扁平苔藓、天疱疮、红斑狼疮或其他大疱性疾病。

【临床表现】

多见于女性，尤其是绝经期的女性。主要表现为牙龈鲜红、光亮及上皮表层剥脱，使牙龈表面粗糙、红亮。上皮分离未脱落可形成白色假膜；如脱皮面积较大时，可出现极度疼痛等症状。除了寻常性天疱疮外，本病损一般病程较长，有的可自行缓解，也可慢性迁延、反复发作。

【病理变化】

镜下分为疱型与苔藓型。疱型为上皮与结缔组织间形成基底下疱，结缔组织内有大量炎细胞浸润，病变同良性黏膜类天疱疮；若在上皮层内形成上皮内疱，则病变同天疱疮。苔藓型患者，可见上皮萎缩，棘层变薄，基底细胞水肿、液化，常可见到胶样小体，固有层有密集的淋巴细胞浸润，病变多符合类天疱疮样扁平苔藓或萎缩型扁平苔藓。

## 第二节　牙周炎

扫码“学一学”

牙周炎（periodontitis）是发生在牙支持组织上的感染性疾病，是一种多因素性疾病。口腔细菌为发病的始动因子。始发部位从游离龈的龈沟处开始，逐渐向深部发展，可破坏牙周膜、牙槽骨及牙骨质。牙周炎是口腔领域中两大多发病（龋病与牙周炎）之一，是破坏人类咀嚼器官的最主要疾病。世界卫生组织已将牙周健康状况列为人类保健水平的一项重要指标。

**【病因】**

牙周炎的发生、发展过程是细菌微生物与宿主之间相互作用的结果。牙周组织破坏是由于口腔细菌感染引发的一系列炎症性变化及免疫反应。口腔细菌对牙周组织的破坏作用大于宿主的防御机制，则牙周炎症进一步扩大及恶化，导致牙的松动、脱落。近年来随着口腔卫生学的发展，已经把口腔菌斑、软垢及牙石作为主要的防治对象。对牙周炎的病因及其发病机制的探讨，在国内外也已成为口腔医学中最主要的研究课题之一。

**1. 牙菌斑**　口腔细菌为牙周炎的主要病源因子。菌斑及其毒性产物是引发牙周炎的始动因子，细菌及其毒性代谢产物通过上皮进入牙周组织，诱发了初期的炎症反应，菌斑中细菌及其毒性代谢产物可直接侵入并破坏牙周组织，还可通过宿主的防御系统引发免疫反应，间接损害牙周组织。因此，对牙周炎的治疗必须针对其病因，抗菌仍为基本疗法。

**知识链接**

牙菌斑是一种细菌性生物膜，为基质包裹的互相黏附或附着于牙面、牙周或修复体表面的软而未矿化的细菌性群体，不能被水冲去或含漱掉。形成过程包括获得性薄膜的形成、细菌黏附和共聚以及菌斑成熟。

口腔内的细菌种类繁多，大多数是对人体无害的口腔正常菌群，仅有一小部分毒性极强的细菌具有致病性。各种类型的牙周炎其致病菌不同，而且也不完全是由单一菌种引起，有的类型可能是多种微生物联合作用的结果。

**2. 局部促进因素**　软垢、牙石是公认的影响牙周炎发生发展的局部因素。软垢是牙面上软而未钙化的黏性沉积物，主要成分是微生物团块、脱落上皮细胞、食物碎屑等，它是细菌的良好培养基。牙石是沉积于牙面或修复体表面钙化的菌斑及软垢，不易被去除。软垢和牙石的致病作用与它们吸附的细菌及毒素、对牙龈组织的机械性损伤，以及妨碍口腔卫生等因素有关。其他的局部促进因素还有食物嵌塞、咬合创伤、不良修复体、牙位异常和不良习惯等。

**3. 全身影响因素** 宿主的易感性在牙周炎的发生和发展过程中起着重要作用，它影响着牙周炎的发生、病变程度、类型及预后。它可增加宿主对牙周病的易感性，是早发性或重度牙周炎的主要决定因素之一。侵袭性牙周炎有明显家族聚集倾向。另外，糖尿病、骨质疏松以及艾滋病等系统性疾病也是牙周炎的易感因素。糖尿病是牙周炎的危险因素之一。此外，内分泌紊乱、吸烟、营养不良、精神压力和老龄等也是牙周炎的全身易感因素。吸烟是牙周炎发展、加重的高危因素。

**【发病机制】**

牙周炎的发病机制是一个极其复杂、有待进一步深入研究探讨的课题。在牙周炎发生机制的研究中，不可忽视的重要一点是宿主本身存在的先天易感性问题。个体对外界病原微生物反应的差异性很大，致病因素对牙周组织的直接损伤主要是细菌的内毒素、酶、代谢产物。而免疫应答反应的强弱是宿主对微生物反应差异性的根源。此外，体内激素水平的改变，也影响机体对菌斑的反应。

**1. 牙菌斑** 牙菌斑的致病性主要是菌斑内细菌通过内毒素、酶及代谢产物等直接刺激或破坏牙周组织，并通过细菌抗原成分活化了宿主的多种防御细胞，释放大量炎症介质，引发了局部的免疫反应，导致牙周组织的继发性损伤。

内毒素是 $G^-$ 厌氧菌菌膜上的脂多糖成分，对牙周组织具有很强的毒性和抗原性，主要损伤细胞成分。细菌内毒素能阻碍细胞的营养代谢，抑制成纤维细胞的生长和分裂；又能活化破骨细胞，促进骨组织的吸收；还可增强吞噬细胞释放溶酶体酶引发组织损伤，促进炎症反应。

细菌的另一种毒性物质是细菌酶，它对组织具有很强的毒性作用，主要破坏牙周组织的细胞间质成分。如蛋白酶、胶原酶、硫酸软骨素酶、玻璃酸酶等，可破坏结合上皮的细胞间质，导致细胞间隙增大，通透性增加，为细菌及其毒性产物的侵入开辟了通道，并进一步破坏结缔组织中的胶原与基质成分，使牙周组织变性及降解，增加骨的吸收，促进牙周袋加深。

**2. 中性粒细胞** 中性粒细胞是宿主抵御外界病原微生物的第一道防线，在细菌的趋化作用下，进入牙周组织，在抗体及补体的协助下吞噬细菌。中性粒细胞发生质或量的缺陷，都会加速牙周炎的发生和发展。

**3. 细胞因子** 菌斑及其毒性产物引发并驱动了炎症反应，同时激活了宿主的防御细胞，如 T 细胞、B 细胞、巨噬细胞、成纤维细胞等，产生并释放白细胞介素、肿瘤坏死因子、基质金属蛋白酶、前列腺素 E2 等多种细胞因子，这些内源因子即炎症介质又导致了组织的继发性损伤。

细胞因子是一种由细胞分泌的信使因子，可将信息传递给其他细胞，并具有多种作用，包括引起及维持免疫反应、炎症反应，调节细胞的生长、分化等。细胞因子种类繁多，功能与作用不同，互相关联、功能可有重叠、形成网络，调控宿主的免疫反应。许多细胞因子又可再作用于分泌它们的细胞，进行自我刺激，又可产生其他细胞因子。

综上所述，牙周炎的发展过程，是口腔菌斑与宿主之间通过复杂的分子机制相互作用的结果。宿主的防御过程分为两类：一是非特异性的炎症反应，另一种为特异性的免疫应答反应，即体液免疫、细胞免疫及补体系统。菌斑在牙周炎的病因中起决定性作用，诱发了初期的炎症过程；宿主的遗传因素决定其易感性。宿主的防御屏障以及防御细胞在抵御外界病原微生物的同时，释放的大量细胞因子参与了牙周组织的继发性损伤，并在介导炎症过程的扩大与持续中起了关键的作用。

【临床表现】

慢性牙周炎最常见于成年人，也可见于儿童和青少年。与感染的细菌类型有关，可伴有局部或全身因素。临床上分为局限型与广泛型两种。

牙周炎的主要临床特征为牙周溢脓和牙松动。在牙周炎的初期一般症状不明显，随病变的进展可逐渐出现咀嚼无力、牙龈肿胀、出血、牙周袋溢脓、口臭、牙齿松动以及伸长、倾斜、移位等，严重者牙齿脱落。

X 线表现为牙槽嵴顶消失，牙周膜间隙增宽，牙槽骨的硬骨板可出现不同程度的吸收，严重者牙槽部分或全部吸收、破坏、消失。

【病理变化】

**1. 活动期牙周炎的病理变化**　活动期牙周炎是指已经出现牙周袋及牙槽骨吸收时的牙周组织的各种病理改变。

扫码“看一看”

（1）牙面上可见不同程度的菌斑、软垢及牙石堆积（图 12-3）。

（2）牙周袋内有大量炎性渗出物，可检出免疫球蛋白及补体等成分。

（3）龈沟上皮出现糜烂或溃疡，部分上皮呈条索状或网眼状向结缔组织内增生，有大量炎细胞浸润，部分炎细胞渗出至牙周袋内。

（4）结合上皮向根方增殖、延伸，形成深牙周袋（图 12-4），其周围有密集的炎细胞浸润。

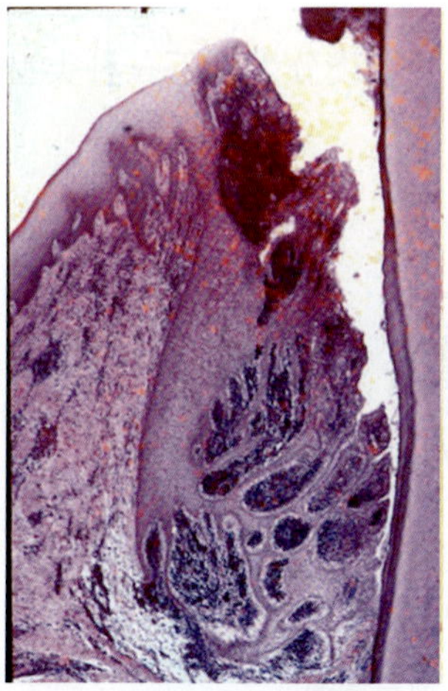

**图 12-3　牙周炎**

龈沟上皮糜烂，牙面上见菌斑、软垢及牙石

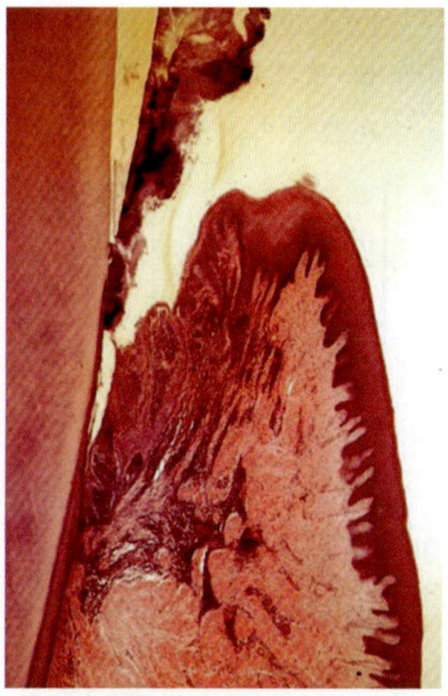

**图 12-4　牙周炎**

龈沟上皮固有层炎细胞浸润，牙周袋形成

（5）龈沟上皮及结合上皮下方的胶原纤维变性、水肿、丧失，大部分被炎细胞取代。

（6）牙槽骨表面出现活跃的破骨细胞性骨吸收陷窝。牙槽嵴顶及固有牙槽骨吸收、破坏。

（7）牙周膜的基质及胶原变性、降解，由于牙槽骨的吸收、破坏，导致牙周膜间隙增宽。

（8）深牙周袋使根面的牙骨质暴露，可见牙石与牙骨质牢固地附着（图 12-5）。

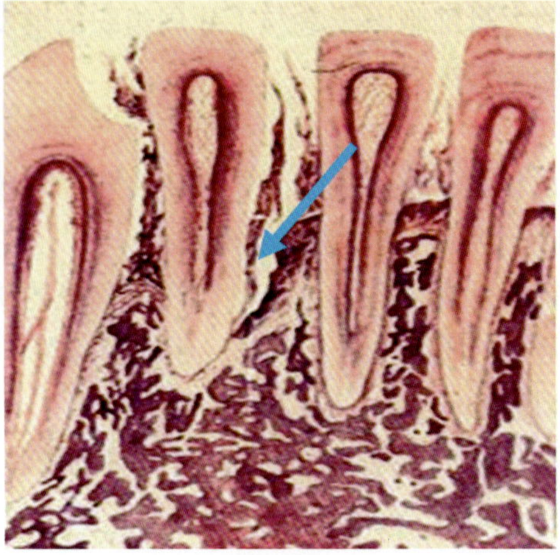

图 12-5　牙周炎（活动期）

大量牙石与牙骨质牢固地附着（箭头所示），牙槽骨破坏

**2. 静止期牙周炎（修复期）的病理变化**

（1）龈沟上皮及结合上皮周围的炎症明显减轻，牙周膜内可见大量新生的纤维结缔组织，可见粗大的胶原纤维束及部分毛细血管增生。其间有少量的慢性炎细胞浸润。

（2）牙槽骨的吸收呈静止状态，一般看不到破骨细胞。原有的吸收陷窝区有新的类骨质形成。

（3）牙根面被吸收的牙骨质也出现新生现象，并可见增生的粗大胶原纤维束附着在根面的牙骨质上，常呈棘状。

**3. 牙槽骨的吸收与牙周袋形成**　临床病理上将牙周袋分为以下三种类型（图 12-6）。

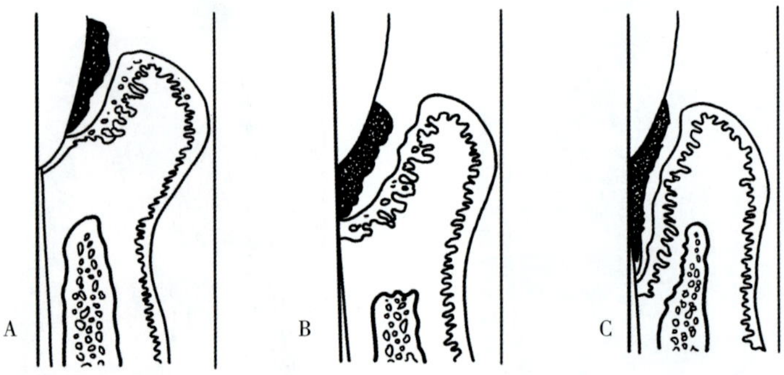


图 12-6　牙周袋的类型示意图

A. 龈袋；B. 骨上袋；C. 骨内袋

（1）龈袋（gingival packet）：又称假性牙周袋。结合上皮未向根方移位，牙槽骨尚无明显吸收，牙槽骨的高度并未丧失，仅有牙龈组织炎性增生、肿胀、体积增大，使龈缘覆盖牙冠而形成。

（2）骨上袋（supragingival pocket）：牙槽嵴呈水平型吸收，其高度明显降低，牙周袋底在牙槽嵴的冠方，导致骨上袋形成。

（3）骨内袋（intrabony pocket）：牙槽骨发生垂直型吸收，牙槽骨的高度变化不明显。牙周袋底位于牙槽嵴根方，位于牙根面与牙槽骨之间，称为骨内袋，亦称骨下袋。X 线表现：牙槽骨垂直吸收，牙周间隙明显增宽。

**考点提示** 牙周炎的病理变化。

## 第三节　牙周组织的其他病变

发生在牙支持组织的其他病变，包括牙周组织的变性、创伤和萎缩。这些病变一旦合并菌斑感染则会出现牙周炎的改变，同时还会加重、促进牙周炎的发生发展。

扫码"学一学"

### 一、牙周变性

牙周变性是指牙周组织的非炎症性、营养不良性变化，属于退行性改变。牙周组织变性包括水样变性、玻璃样变、黏液变性等，这些病变常是某种全身性疾病的一部分。

**【病理变化】**

牙周组织变性的病理改变包括牙周膜主纤维束消失并发生水样变性、玻璃样变、病理性钙化（图 12-7）、局灶性坏死等；牙骨质形成障碍，发生颗粒样钙化等病理性沉积；发生广泛的骨吸收、骨的沉积线紊乱等病理性成骨。牙周膜内的血管也可发生各种变化，如血管增生、扩张，管壁增厚，管腔狭窄甚至闭塞等改变。

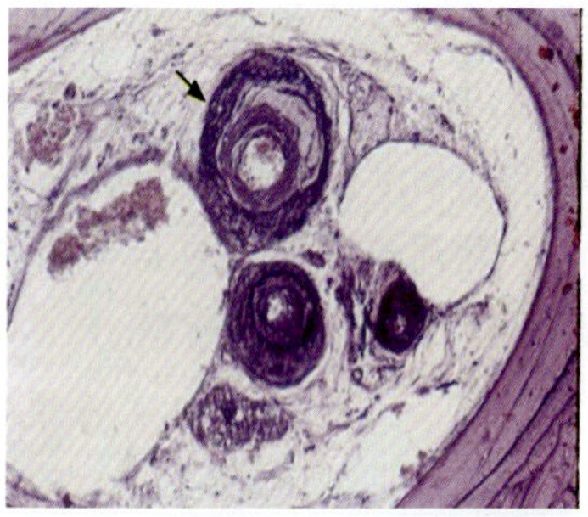

图 12-7　牙周变性（病理性钙化）

### 二、牙周创伤

牙周创伤包括咬合创伤、外科创伤和牙髓治疗创伤等。咬合创伤（occlusal trauma）可以加重牙周炎的发生、发展，它是一种致伤性咬合关系引起的牙周组织的病理性改变，这种咬合关系称之为创伤性咬合，去除病因后，牙周组织中的创伤性病理变化常能恢复。若咬合创伤同时合并有局部细菌感染，则可加重炎症的发生与发展。

**【病理变化】**

牙周创伤的病理变化与其受力方面有关，侧方力比垂直力对牙周组织的损伤更加严重。受牵引侧的硬骨板可出现成层增生，牙周间隙增宽，牙周膜纤维增粗。受压侧的牙周膜组织可有变性、坏死及钙化，牙槽骨硬骨板消失。

### 三、牙周萎缩

临床上牙周萎缩主要指牙龈退缩。最常见的牙龈退缩是牙周炎炎症消退后的组织萎缩。一般先有牙槽嵴的吸收，即先有骨的退缩、牙槽骨高度变低，后出现牙龈退缩。增龄引起的牙周萎缩称为老年性萎缩。由于老龄化引起的牙龈萎缩以及生理性牙继续萌出，致使牙颈部暴露，则易发生牙颈部过敏及根面龋。如果未到高龄的牙龈萎缩又称为早老性萎缩，可能是由于某些内分泌代谢紊乱，影响了牙周组织的再生修复功能。此外，局部因素也可引起局限性的牙周萎缩，如食物嵌塞、牙石、不良的修复体等局部刺激，一旦去除刺激，局限性的牙龈萎缩可逐渐恢复。

**【病理变化】**

牙周萎缩病理变化并不明显，组织学上主要表现为牙周组织体积缩小，上皮变薄，上皮细胞及结缔组织成分减少。牙周膜变窄，主纤维束变细，排列不规则，骨小梁变细等。

## 本章小结

牙周组织病是指发生在牙支持组织的疾病，又称为牙周病，广义的牙周病包括牙龈病和牙周炎，狭义的牙周病特指牙周炎。牙龈病是指仅局限于牙龈组织的一组疾病，不侵犯深部牙周组织，可分为牙菌斑性牙龈病和非菌斑性牙龈病损两类。牙菌斑性牙龈病在临床上的表现可受多种因素的影响，常见疾病有慢性龈炎、龈增生、维生素C缺乏性龈炎等。非菌斑性牙龈病损，大多不是一种独立性疾病，而是某些疾病在牙龈上的一种表现，常见的有急性坏死性溃疡性龈炎、浆细胞龈炎、剥脱性龈病损等疾病。

牙周炎是发生在牙的支持组织的感染性疾病，其始发部位从游离龈的龈沟处开始，逐渐向深部发展，可破坏牙周膜、牙槽骨及牙骨质。牙周组织破坏是由于口腔细菌感染引发的一系列炎症性变化及免疫反应。口腔细菌对牙周组织的破坏作用大于宿主的防御机制，则牙周炎症进一步扩大及恶化，导致牙的松动、脱落。牙槽骨吸收与牙周袋形成在临床病理上可分为三种情况：龈袋、骨上袋和骨内袋。

牙周组织病还包括某些其他牙龈疾病和发生在牙周组织的其他病理变化，如牙周变性、牙周创伤和牙周萎缩等。

## 习　题

扫码“练一练”

**一、单项选择题**

1. 关于活动期牙周炎，以下哪项错误

A. 牙面有菌斑、软垢、牙石

B. 牙槽骨增生

C. 牙周袋形成

D. 牙骨质吸收

E. 龈沟上皮糜烂

2. 龈袋是指

A. 牙周袋邻近牙龈的部分

B. 龈沟

C. 假性牙周袋

D. 由于牙槽嵴水平吸收在牙龈和牙冠之间形成的沟袋

E. 早期骨内袋

3. 在边缘性龈炎中，下列哪一项是错误的

A. 口腔不清洁　　B. 牙龈发红，松软和易出血

C. 上皮增生　　D. 炎症波及牙周膜

E. 点彩消失

4. 决定牙周炎进展和结局的主要因素是
A. 细菌微生物　　B. 食物因素
C. 环境因素　　D. 时间因素
E. 宿主因素
5. 下列哪项不属于活动期牙周炎的病理变化
A. 结合上皮下方的胶原纤维水肿、变性、丧失
B. 牙糟嵴顶的固有牙槽骨吸收、消失
C. 结缔组织内出现大量的中性粒细胞
D. 牙周袋内有大量炎性渗出物
E. 结合上皮向根方增殖、延伸，形成深牙周袋
6. 牙周炎致病菌菌膜上所含脂多糖的描述错误的是
A. 主要损伤细胞成分　　B. 细菌生长繁殖时直接释放的物质
C. 抑制成纤维细胞的生长、繁殖　　D. 活化破骨细胞，促进骨吸收破坏
E. 增强吞噬细胞释放溶酶体酶，引起组织损伤
7. 慢性牙龈炎与牙周炎之间关系正确的是
A. 慢性牙龈炎一定发展为牙周炎
B. 慢性牙龈炎一定不会发展为牙周炎
C. 慢性牙龈炎有一部分会发展为牙周炎
D. 慢性牙龈炎绝大多数会发展为牙周炎
E. 慢性牙龈炎与慢性牙周炎之间存在因果关系
8. 关于静止期牙周炎的病理变化下列哪项错误
A. 牙槽骨内常见成骨细胞和破骨细胞
B. 牙周袋与牙槽骨之间可见大量新生的纤维结缔组织增生
C. 牙槽骨吸收呈静止状态，牙槽嵴旁骨吸收处可见新骨形成
D. 牙周袋壁上皮和结合上皮周围炎症明显减少
E. 根面被吸收的牙骨质也可有新生现象
9. 内分泌因素引起的牙龈病不包括
A. 伴白血病性龈炎　　B. 妊娠期龈炎
C. 青春期龈炎　　D. 月经期龈炎
E. 激素性龈炎
10. 炎症水肿型慢性牙龈炎的病理变化不包括
A. 牙龈纤维结缔组织水肿明显
B. 毛细血管扩张、充血
C. 牙龈组织内有大量淋巴细胞、中性粒细胞浸润
D. 有少量浆细胞浸润
E. 牙龈纤维结缔组织增生明显
11. 不属于独立性疾病的是
A. 慢性牙龈炎　　B. 龈增生
C. 奋森龈炎　　D. 急性坏死性溃疡性牙龈炎
E. 剥脱性龈病损

12. 牙周炎的始动因子是

A. 软垢
B. 牙石
C. 食物残渣
D. 牙菌斑
E. 遗传

13. 下列哪项不是牙周炎的典型病理改变

A. 龈缘及龈乳头坏死
B. 牙周袋形成
C. 牙槽骨吸收
D. 结合上皮破坏
E. 牙骨质暴露

**二、思考题**

1. 慢性龈炎和龈增生的病变有何异同?
2. 活动期牙周炎的病理变化主要有哪些?

（侯菊花）

# 第十三章

# 口腔黏膜病

**学习目标**

**1. 掌握** 口腔黏膜病的基本病理变化；口腔黏膜白斑、扁平苔藓、慢性盘状红斑狼疮和复发性阿弗他溃疡的主要病理变化。

**2. 熟悉** 口腔念珠菌病、口腔黏膜下纤维化、口腔黏膜红斑、黏膜良性淋巴组织增生病、良性游走性舌炎、天疱疮、疱疹性口炎的病理变化特点。

**3. 了解** 良性黏膜类天疱疮、多形性红斑、复发性坏死性黏膜腺周围炎、白塞综合症、韦格内肉芽肿、结节病、肉芽肿性唇炎和艾滋病口腔表征的主要病理特点。

4. 能用显微镜辨认口腔黏膜病的主要病理变化。

---

**案例讨论**

**【案例】**

患者，女，58 岁，因舌黏膜红肿、糜烂半年，近期加重来医院就诊。

检查：舌左侧缘黏膜红肿，部分区域糜烂，表面不光滑，颗粒状，高起黏膜。

病理活检：高分化鳞状细胞癌，侵及固有层。

**【讨论】**

1. 临床上，红斑分为哪几种类型？其主要临床特征是什么？

2. 病理上，红斑的主要病理变化有哪些？高分化鳞状细胞癌的病理特点是什么？

扫码“学一学”

扫码“看一看”

## 第一节　口腔黏膜病的基本病理变化

### 一、过度角化

黏膜或皮肤的角化层过度增厚称为过度角化（hyperkeratosis），临床上表现为乳白色或灰白色。组织学上，过度角化分为过度正角化和过度不全角化两种：①过度正角化：角化层增厚，细胞界限不清，细胞核消失，形成均匀性嗜伊红染色的角化物，伴粒层增厚（图 13-1）；②过度不全角化：增厚的角化层胞核未分解消失，粒层增厚不明显。

## 二、角化不良

角化不良（dyskeratosis）为上皮的异常角化，上皮棘层或基底层内个别细胞或一团细胞发生角化。角化不良有两种：①良性角化不良，多在高度增生的上皮钉突中出现（图 13-2）；②恶性角化不良，细胞形态有一定异型性，见于原位癌及鳞状细胞癌。

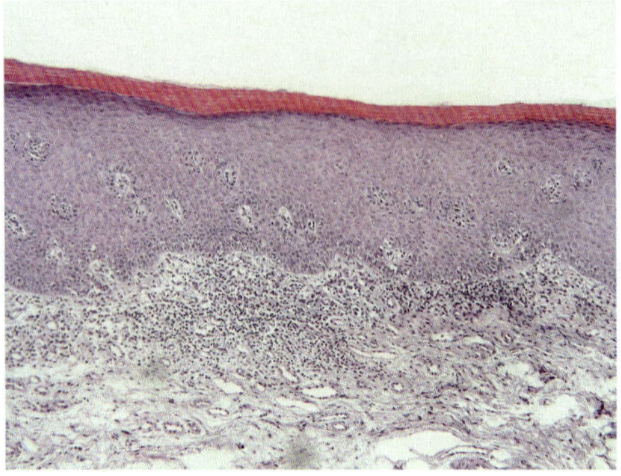

图 13-1　过度正角化

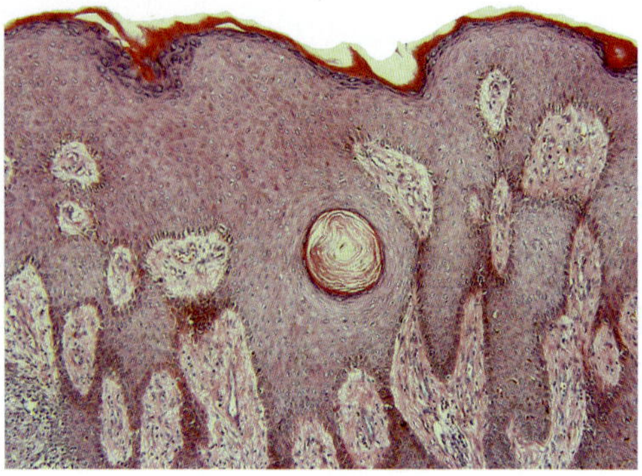

图 13-2　角化不良

## 三、棘层增生

棘层增生（acanthosis）为棘细胞层较正常肥厚，增厚的棘层常不规则，伴上皮钉突延长或增宽。棘层细胞肥大或细胞数目增多均可引起棘层肥厚，但主要是因细胞数目增加所致。此病变常见于白斑。

## 四、上皮异型增生

上皮异型增生（epithelial dysplasia）可发生以下变化：①上皮基底细胞极性消失；②出现一层以上基底样细胞；③核浆比例增加；④上皮钉突呈滴状；⑤上皮层次紊乱；⑥有丝分裂象增加，可见少数异常有丝分裂；⑦上皮浅表 1/2 出现有丝分裂；③细胞多形性；⑨胞核浓染；⑩核仁增大。根据病变的程度，将上皮异型增生分为轻、中、重三级。

### 知识拓展

**上皮异型增生**

过去常使用非典型增生来描述细胞增生并出现异型性，多用于上皮的病变。近年来，学术界倾向使用异型增生这一术语来描述与肿瘤形成有关的非典型增生。

异型增生分为轻、中、重三级。以被覆上皮为例，轻度为细胞异型性较小，累及上皮层的下 1/3；中度为累及上皮层的下 2/3；重度者细胞异型性大，累及上皮层的下 2/3 以上。轻度异型增生，在病因消除后可恢复正常；而中重度异型增生则很难逆转，常转变为癌。

## 五、上皮萎缩

上皮萎缩（epithelial atrophy）主要是上皮棘层细胞数量减少，致使上皮层变薄。可见于慢性盘状红斑狼疮及扁平苔藓等。

## 六、基底细胞空泡性变及液化

基底细胞水肿，细胞体积增大，细胞质染色变浅，呈空泡状，称基底细胞空泡性变；水肿严重时，基底细胞体积进一步增大，细胞膜破裂，细胞液化解体。病变常见于扁平苔藓和红斑狼疮。

## 七、气球样变

上皮细胞严重水肿，体积显著增大，形态变圆，细胞质染色显著变浅，故称气球样变（ballooning degeneration），见于病毒性黏膜病。

## 八、网状变性

由于上皮细胞严重水肿，部分细胞破裂，残存的细胞膜相互连接成网状，网眼内充满液体，故称网状变性。主要见于病毒感染性疾病，如单纯疱疹、疱疹性口炎等。

## 九、棘层松解

棘层松解（acantholysis）是由于上皮棘层细胞间桥溶解破坏，使棘细胞黏附力降低，连接松弛；严重时细胞失去联系，在棘层形成裂隙或疱。此种病变见于天疱疮等。

## 十、疱

黏膜或皮肤内贮存液体而形成疱（vesicle）。疱的内容物有浆液（水疱）、血液（血疱）及脓液（脓疱）。疱凸出于黏膜，表面呈半圆形，周围常有红晕。疱大小不一，疱直径超过 5 mm 者称大疱；疱直径在 1~3 mm，且聚集成簇，称为疱疹。由于受物理刺激和唾液湿润，所以口腔黏膜的疱形成后很快破裂，且不结痂皮。

**1. 棘层内疱** 疱在上皮棘层内或在基底层上，有棘层松解，上皮细胞失去黏附力而分离（图 13-3）。见于天疱疮，也见于病毒性水疱。

**2. 基层下疱** 疱在基底层与基底膜之间，基底细胞变性，使上皮全层剥离（图 13-4）。见于黏膜良性类天疱疮、多形渗出性红斑。

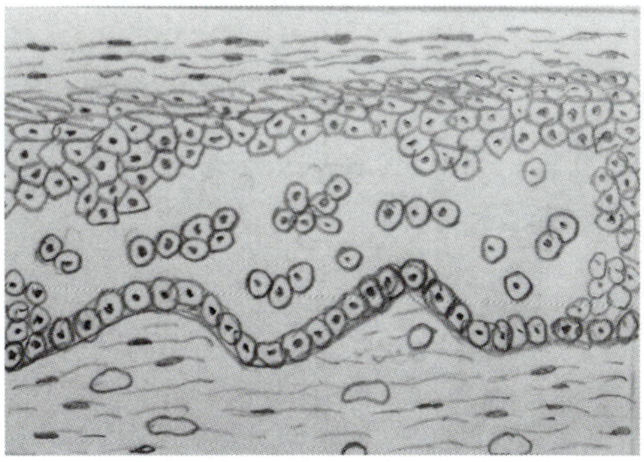

图 13-3 棘层内疱模式图

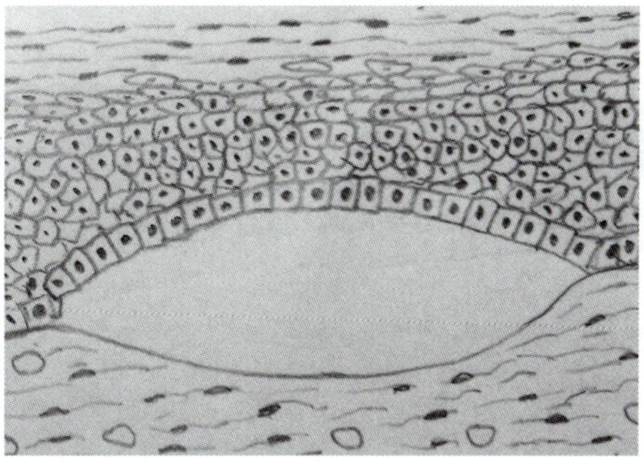

图 13-4 基层下疱模式图

## 十一、糜烂

皮肤或黏膜浅表的组织缺损称为糜烂（erosion），一般未累及上皮全层。糜烂面鲜红，表面较平滑而湿润，伴疼痛。上皮细胞增生而痊愈，不遗留瘢痕。

## 十二、溃疡

皮肤或黏膜局部组织坏死脱落而形成较深的局限性缺损称为溃疡（ulcer）。浅层溃疡愈合后不留瘢痕，如复发性阿弗他溃疡；深层溃疡愈后遗留瘢痕，如复发性坏死性黏膜腺周围炎。

溃疡形态多样，大小、数目、深浅各不相同。检查溃疡时要注意溃疡边缘是否整齐、周围有无隆起、表面有无假膜、底部是否平坦，这对于确定溃疡性质特别是早期发现恶性病变非常重要。

## 十三、假膜

假膜（pseudomembrane）是黏膜表面灰白色或黄白色的膜状物。溃疡表面常有假膜形成，假膜由渗出的纤维素、坏死脱落的上皮细胞和炎细胞所构成。假膜一般能擦掉或撕脱，但有时不易撕脱。临床上需注意假膜与白斑等角化病变的区别。

## 十四、斑

斑（macule）是黏膜或皮肤的颜色异常。范围一般较局限，大小不等，不高起，不增厚，无硬度改变，可为暂时性或永久性。红斑为黏膜固有层血管增生、扩张及充血所致。黑斑主要是由于上皮基底层的黑色素细胞增多，如黑色素痣。

## 十五、丘疹

丘疹（papule）是黏膜或皮肤小的凸起，大小为 1~5 mm，较硬，颜色灰红，消失后不留痕迹。丘疹的基底为圆形或椭圆形，顶端有尖、圆、扁平等不同形态。麻疹患者往往在颊黏膜出现丘疹，为诊断该病的早期特征。丘疹在显微镜下表现为上皮增厚、浆液渗出、炎细胞浸润。

## 十六、痂

痂（crusts）由渗出物干结而成，通常发生于皮肤。口腔主要发生于唇红部，多为灰黄色的痂皮；如伴有出血，则呈红褐色。主要成分由渗出的纤维素和炎细胞构成，常与表皮粘连在一起。

**考点提示** 口腔黏膜病的基本病理变化：过度角化、角化不良、上皮异型增生、基底细胞空泡性变和液化、疱、丘疹、糜烂、溃疡。

扫码“学一学”

# 第二节 口腔黏膜感染性疾病

## 一、疱疹性口炎

疱疹性口炎（herpetic stomatitis）也称为单纯性疱疹（herpes simplex），由Ⅰ型单纯疱疹病毒感染引起。感染者较广泛，感染后机体内即具有相应抗体，但缺乏终身免疫。病毒潜伏在正常黏膜、血液、泪液以及神经节细胞（主要在三叉神经节）。当机体抵抗力降低时即可发病，如感冒、肺炎等常并发本病。

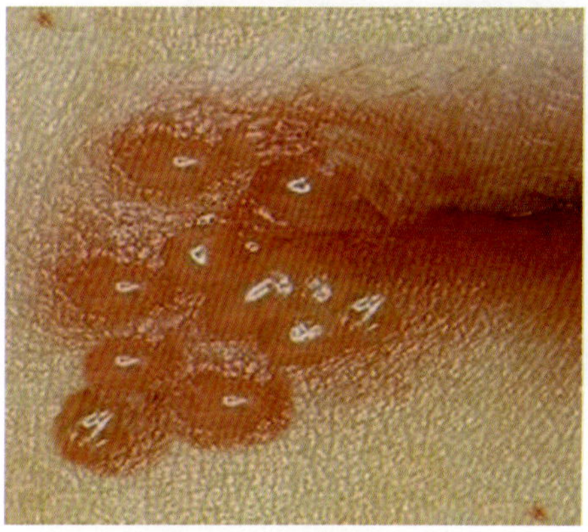

图 13-5 唇疱疹

**【临床表现】** 好发于儿童。早期表现为局部痒、刺痛或烧灼感，继之黏膜充血水肿，出现成簇的小水疱，水疱极易破溃并相互融合形成浅层溃疡，表面有黄白色假膜覆盖。发生于唇部的成簇水疱称为唇疱疹，破裂后表面结黄痂（图 13-5）。

**【病理变化】** 主要病理变化是上皮内疱形成。疱是由于上皮细胞发生气球样变和网状液化所致。

气球样变的上皮细胞显著肿胀，体积大，形态圆，细胞质染色浅。因气球样变细胞失去了细胞间桥，所以彼此分离形成水疱。气球样变细胞核内有嗜伊红性病毒小体（即病毒包涵体），此种细胞多在水疱的底部。

网状液化是由于上皮细胞水肿，最后细胞膜破裂，形成多房性水疱；在陈旧性水疱，残余的细胞膜完全消失，多房水疱则变为单房性水疱。

上皮下结缔组织水肿、血管扩张充血和炎细胞浸润。刮取早期水疱的底部细胞做涂片，进行巴氏染色，可见毛玻璃样核、多核合胞体及核内包涵体三种变化。病灶内有大量毛玻璃样核存在，表现为核增大，核染色混浊暗淡，但均匀一致，细胞质及胞膜不清。

## 二、念珠菌病

念珠菌病（candidiasis）是由白色念珠菌感染所引起的皮肤黏膜疾病，偶可引起内脏感染。皮肤黏膜出现边缘清楚的红斑及丘疹，相互融合形成不规则的片状。好发于新生儿和老年人。

**【病因】** 白色念珠菌可寄生于正常人的皮肤和黏膜。当婴幼儿营养不良、全身重度消耗性疾病（如糖尿病、血液病、肿瘤等），或长期大量使用广谱抗生素、皮质激素和免疫抑制剂等，皆可诱发念珠菌的感染。艾滋病患者也可引起口腔念珠菌病。

**【临床表现】** 好发于新生儿和老年人，主要累及皮肤黏膜，偶能引起内脏感染。皮肤出现边缘清楚的红斑及丘疹，可互相融合成不规则的片状，颜色红，轻度水肿；如发生水疱及脓疱，则可形成湿疹样改变。

临床上，念珠菌病分为四种类型：

（1）急性假膜性念珠菌病（又称雪口）：其特征为颊、舌、腭及口角黏膜表面形成乳白色绒状斑膜，状似凝乳，略为凸起，白色斑膜不易撕掉，如强行撕下则形成出血面，且不久又为新斑膜所覆盖。

（2）慢性增生性念珠菌病（又称白斑型念珠菌病）：口腔黏膜有白色斑块，质硬，可存在多年，有时伴有皮肤念珠菌病。

（3）慢性萎缩性念珠菌病（即托牙性口炎）：常为义齿承压区有弥漫的炎症，常伴有口角炎症。

（4）肉芽肿性念珠菌病。

**【病理变化】** 黏膜病变一般为亚急性或慢性炎症。念珠菌侵入局部组织，引起上皮表层水肿，角化层内有中性粒细胞浸润，常形成微小脓肿。上皮棘层增生，上皮钉突呈圆形，基底膜部分被炎症破坏。上皮角化层或上皮的浅1/3处可见菌丝，菌丝与上皮表面垂直或呈一定角度，苏木素－伊红（HE）染色不甚清晰，PAS染色为强阳性，呈玫瑰红色。结缔组织毛细血管扩张充血，并有大量淋巴细胞、浆细胞和中性粒细胞浸润（图13-6）。

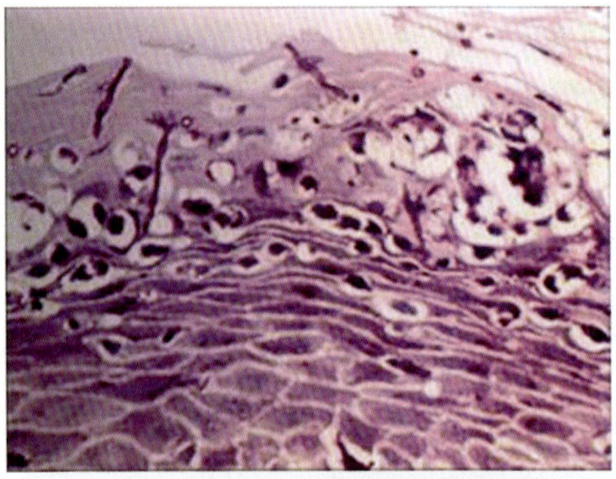

**图13-6　念珠菌病**

上皮角化层可见大量菌丝，多数与上皮表面垂直

急性假膜性念珠菌病的白色斑膜：显微镜下见上皮变性坏死，并有大量念珠状菌的菌丝及孢子。孢子直径约4μm，有清楚的荚膜，革兰染色为阳性。真菌和孢子含有大量多糖类物质，PAS染色为强阳性反应，呈玫瑰红色。孢子聚集成团，菌丝为细长杆形，呈串珠状或分节状。

肉芽肿性念珠菌病：为发生于黏膜的特异性肉芽肿性反应，主要在黏膜固有层形成含有巨细胞的肉芽肿。病变多见于舌、口唇及软腭黏膜，PAS染色在巨细胞胞质内可见吞噬的芽孢，呈阳性反应。

扫码“看一看”

## 第三节　口腔黏膜溃疡类疾病

扫码“学一学”

### 一、复发性阿弗他溃疡

复发性阿弗他溃疡（recurrent aphthous ulcer，RAU）也称复发性阿弗他口炎、复发性口腔溃疡，在口腔黏膜病中发病率最高。

**【病因】** 本病的病因和发病机制较为复杂，尚未完全明确。研究表明，本病的发生与遗传、免疫失调、病毒或细菌感染、自身免疫和内分泌失调等多种因素有关。40%~50%的患者有家族史。

**【临床表现】** 本病女性多见，发病年龄10~30岁。好发于唇、舌、颊及牙龈、口底、软腭。开始黏膜有充血的红斑，继而中央黏膜破溃形成圆形或椭圆形的浅层溃疡，直径约5mm，通常为单发，疼痛明显。一般7~14天愈合，不留瘢痕，但易复发。

**【病理变化】** 早期局部黏膜上皮细胞水肿，以后上皮发生溶解坏死，形成非特异性溃疡。溃疡表面有假膜（由渗出的纤维素、炎细胞和坏死组织构成），溃疡周围有大量炎细胞浸润，主要是中性粒细胞和淋巴细胞（图 13-7）。

黏膜固有层胶原纤维水肿、玻璃样变，严重者胶原纤维破坏消失。炎症反应明显，大多为淋巴细胞，其次为浆细胞、中性粒细胞。毛细血管扩张充血，血管内皮细胞肿胀。

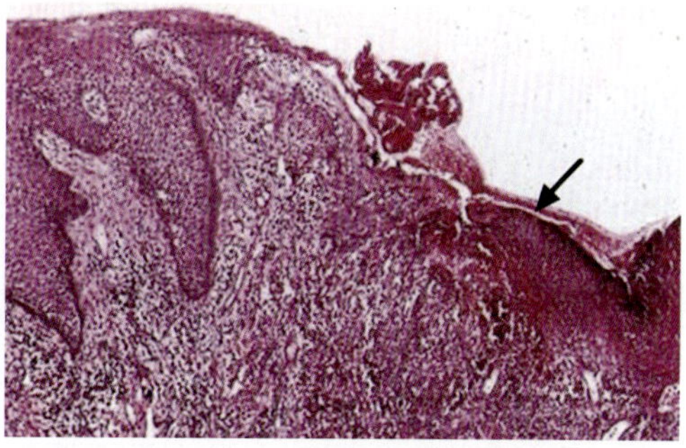

**图 13-7　复发性阿弗他溃疡**

上皮糜烂坏死形成溃疡，结缔组织有炎细胞浸润

## 二、复发性坏死性黏膜腺周围炎

复发性坏死性黏膜腺周围炎（periadenitis mucosa necrotica recurrens，PMNR）又称腺周口疮、复发性瘢痕性阿弗他口炎、口腔神经性溃疡。本病是复发性口腔溃疡的严重型，主要特征为溃疡深大并有瘢痕形成。本病可能与自身免疫反应相关。

**【临床表现】** 男女均可发病，年龄以 20~50 岁多见。好发于舌、软腭、咽部、颊、唇等有腺体的黏膜部位。溃疡较大，直径常大于 5 mm；溃疡较深，可深达黏膜下层，波及腺体，有时侵及肌层。溃疡多为单发，有时可为 2~3 个，边缘不整，周围高起。病程较长，一般约 1~2 个月，少数可持续 1 年不愈，此起彼伏，愈后遗留瘢痕。

**【病理变化】** 基本病变与复发性阿弗他溃疡相似。但病变深在，侵犯至黏膜下层，腺泡组织被炎症破坏，腺管扩张，腺管上皮增生。严重者腺体小叶结构破坏消失，被密集的淋巴细胞所取代，也可形成滤泡样结构。

溃疡表面覆有纤维素性渗出物；深层结缔组织胶原纤维水肿、断裂，毛细血管扩张充血。炎症组织还可见浆细胞及嗜酸性粒细胞。

发生于舌部的深溃疡可侵犯肌层，肌束间水肿且有较多炎细胞浸润。

## 三、白塞综合征

白塞综合征（Behcet syndrome）又称眼、口、生殖器三联综合征（oculo-oral-genital syndrome），由土耳其医生 Behcet 于 1937 年首先报告了三联征，即口腔溃疡、生殖器溃疡及眼部结膜炎。随着对该病认识的不断深入，白塞综合征还包括血管炎、胃肠病变、皮肤病变、滑膜炎及脑膜炎等症状。

**【病因】** 本病为自身免疫性疾患。患者血清中存在自身循环抗体，包括抗核抗体、抗口腔黏膜抗体、抗胃壁细胞抗体等，血清还存在免疫复合物。细菌和病毒感染可能是其发病的诱因，遗传因素及免疫反应失调为本病发病的内因基础。

**【临床表现】** 多发生于青年人及成人。口腔主要表现为反复发生的黏膜溃疡。眼征为程度不同的单纯结膜炎到色素层炎、角膜炎、虹膜睫状体炎以及视网膜炎等，严重者前房积脓以至失明。生殖器病变为发生于睾丸、阴茎（女性阴唇）的圆形表浅性溃疡。皮肤表现为丘疹、脓疱、毛囊炎、结节红斑、多形红斑等。患者常有周期性发热、头痛、关节疼、肝脾肿大及神经系统症状。病程较长，易反复发作。

**【病理变化】** 口腔病变与复发性阿弗他溃疡相似。本病血管变化较为明显，大多数血管内有玻璃样血栓，血管周围有类纤维蛋白沉积，部分血管内皮细胞肿胀且失去完整性，小动脉中膜均质化，小动脉及小静脉壁有炎细胞浸润。结缔组织内有大量淋巴细胞及浆细胞浸润，胶原纤维水肿变性。

扫码“学一学”

# 第四节 口腔黏膜疱类疾病

## 一、天疱疮

天疱疮（pemphigus）是少见而严重的皮肤黏膜疱性疾病。临床上分为四种类型，即寻常性天疱疮、增殖性天疱疮、落叶性天疱疮及红斑性天疱疮。发生在口腔黏膜者主要为寻常性天疱疮，约90%的患者累及口腔黏膜。多数患者口腔黏膜首先发病，然后波及皮肤发生松解性大疱，此起彼伏，病情严重，预后极差。

**【病因】** 本病为自身免疫性疾病。上皮细胞的桥粒蛋白为本病的抗原，刺激机体产生抗体。约40%以上的患者在病变活动期都可检测出自身循环抗体，主要为抗上皮细胞桥粒蛋白抗体。桥粒对于维持上皮的完整性极为重要。寻常型天疱疮时由于桥粒结构受到破坏，因而引起疱性病变。

**【临床表现】** 患者以中年人居多，女性多见。病变可发生于口腔黏膜的多个部位，以软腭、颊及龈黏膜最为多见。黏膜疱壁很薄，易破裂而形成糜烂面，糜烂面大于疱的面积。发生于唇红的病变，疱破裂后形成结痂。

用探针沿疱底向周围外观似健康的黏膜上皮轻微挑拨，会出现剥离，称为周缘扩展现象，是天疱疮的主要临床特征。外观似乎正常的黏膜，加压刺激或摩擦后易形成疱或脱皮，这种特点称为Nikolsky征阳性。

口腔黏膜由于糜烂或继发感染，通常疼痛明显。由于疱壁破裂后引起大量体液蛋白丢失，致使全身衰竭，死亡率较高。

**【病理变化】** 本病的病理特征为棘层松解和上皮内疱形成。

由于疱壁薄且脆弱易破，以及有周缘扩展现象，所以很难切取到完整的疱。但镜下仍可见到松解的棘细胞，这种细胞没有细胞间桥，细胞肿胀呈圆形，核染色深，核周常有细胞质晕环，这种游离的单个细胞或细胞团，称为天疱疮细胞（图13–8）。

由于棘层松解而形成上皮内疱。如疱顶破裂脱落，依然可见到上皮基底细胞附着于结缔组织表面。在疱底不规则的乳头向上突起呈绒毛状，这些乳头表面均排列着单层的基底细胞（图13–9）。

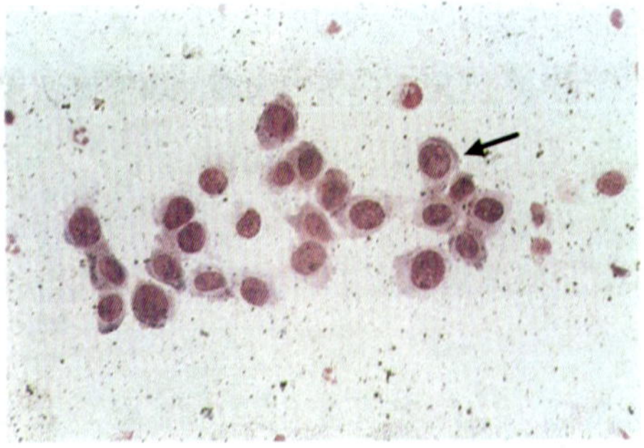

图 13–8 天疱疮细胞

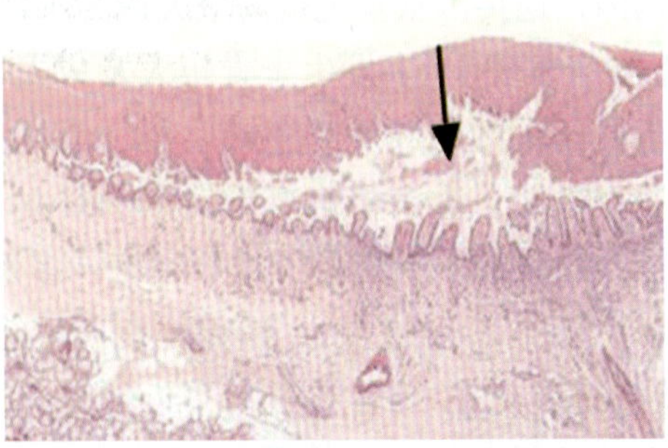

13–9 棘层松解，上皮内泡形成

黏膜固有层可见中等程度的炎细胞浸润，主要为淋巴细胞及少量嗜酸性粒细胞。

免疫病理检查：采用直接免疫荧光技术染色，可见病变部位上皮棘细胞层呈翠绿色的网状荧光，主要为 IgG 或 IgA 以及 IgM 免疫球蛋白在棘细胞间的沉积。松解的棘细胞膜周围亦可见翠绿色的荧光环，为异硫氰荧光抗体染色。涂片法检查加直接免疫荧光染色，同样可以观察到松解棘细胞周围翠绿色荧光。这对于临床难以取活检的患者，是一种简便易行的特异性检测手段。

## 二、良性黏膜类天疱疮

良性黏膜类天疱疮（benign mucous membrane pemphigoid）又称瘢痕性类天疱疮。本病以水疱为主要临床表现，除发生于口腔黏膜，还可发生在眼、尿道、外阴及肛门等处，部分病例皮肤上可出现少量皮疹。

**【病因】** 本病为慢性自身免疫性疾病。上皮基底膜区半桥粒蛋白为抗原，刺激机体产生抗上皮基底膜抗体，导致上皮基层下疱形成。病变活动期常可检测出自身循环抗体，主要为抗基底膜抗体及抗核抗体等，其抗体滴度一般与疾病的活动情况相关，且抗体滴度较寻常性天疱疮为低。

**【临床表现】** 本病好发于 50 岁以上人群，女性多见。口腔黏膜以牙龈最多见，腭、颊和舌等黏膜也受累，一般不侵犯口唇。牙龈病变表现为发红、水肿，类似于剥脱性龈炎。也可形成疱性病损，一般疱壁较厚，灰白色，无周缘扩展现象。口腔黏膜病损治愈后很少形成瘢痕。

眼部病变先表现为单纯性结膜炎，然后有水疱形成，水疱愈合后形成瘢痕，引起睑球结膜粘连，角膜溃疡，可引起失明。

本病虽病程较长，但不危及生命，可反复发作达数年，预后较好。

**【病理变化】** 主要病理变化是形成基层下疱。基底细胞变性，病损部位的上皮全层剥脱；结缔组织表面光滑，胶原纤维水肿，有大量淋巴细胞浸润。晚期黏膜固有层纤维结缔组织增生。

根据上皮剥脱后结缔组织表面无残留的基底细胞层，且上皮层内无棘层松解，可与寻常性天疱疮进行区别。

免疫病理检查：直接免疫荧光技术检查，在病损组织的上皮基底膜区域有免疫球蛋白及补体沉积，呈翠绿色的荧光带（抗基底膜抗体阳性），是本病的特异性诊断标志。

## 三、多形渗出性红斑

多形渗出性红斑（erythema multiforme exudativum）也称多形红斑，是皮肤黏膜的急性渗出性炎症。由于病变多种多样，其形态及颜色不一致，故有多形之称。本病的发生可能与抗原－抗体引起的变态反应有关。

**【临床表现】** 本病好发于青年人，男性多见。病变多见于手背、足背和四肢伸侧，面、颈和躯干也可发生，多呈对称性。生殖器及眼结膜也可发病。发病时有全身症状，如高热、头痛、咽痛、关节痛及疲倦等。皮损常突然发生，表现为红斑、丘疹、结节和水疱等；典型病变可有虹膜样损害，即中央为一大疱，周围为荨麻疹样水肿区，再外有红斑环绕。病程约为 1~4 周。本病的重症型称 Stevens–Johnson 综合征。

口腔黏膜病变为充血的红斑，继而形成水疱、脱皮、渗出、结痂、糜烂及溃疡等多形变化。好发于舌、腭、颊、唇及牙龈。一般水疱1~2日破裂，形成溃疡，表面可形成坏死性渗出物或假膜。

**【病理变化】** 上皮细胞水肿和细胞间水肿，上皮内可有疱或裂形成，也可形成基层下疱。本病无棘层松解，可与寻常性天疱疮鉴别。结缔组织水肿，且有炎细胞浸润，早期嗜酸性粒细胞多见，逐渐以中性粒细胞居多。血管扩张，血管内皮细胞肿胀及管壁增厚，血管周围主要为淋巴细胞浸润，掺杂少量中性粒细胞和嗜酸性粒细胞。

## 第五节 口腔黏膜斑纹类疾病

扫码“学一学”

### 一、口腔白斑

白斑（leukoplakia）是发生在皮肤和黏膜表面的白色斑块，不能被擦掉，在临床和组织病理学上均不能诊断为其他疾病的病变，不包括局部因素去除后可以消退的单纯性过度角化。白斑是一个临床名称，仅表示肉眼形态特点，无组织学含义。白斑是口腔最常见的一种白色病变。其患病率为10.47%；白斑属于癌前病变，其癌变率为3%~5%，特别是临床表现为硬结、疣状、溃疡或红斑样者，则更应引起高度重视。

**【病因】** 白斑的发病与局部的长期刺激有关。吸烟是白斑最为常见的原因，统计资料显示，白斑伴有吸烟习惯者约占80%~90%，而且发病部位与烟的刺激部位相一致。

咀嚼槟榔、局部的机械性刺激（如破碎牙冠或不良的修复体）也可引起白斑。

**【临床表现】** 白斑可发生于口腔各部位黏膜，但以颊、舌黏膜最为多见。男性多发，男女之比为13.5：1。

白斑为灰白色或乳白色斑块，边界清楚，与黏膜平齐或略为高起，舌舔时有粗涩感。根据临床表现的特点，白斑分为均质型和非均质型两类。

（1）均质型白斑：病损为白色斑块，质地均匀，质软，边界清楚，表面平坦，呈细纹状或浮石状。

（2）非均质型白斑：又可分为三种亚型：①小结节型：白斑表面有白色小结节，或白斑有红色区域并有小结节，质稍硬。②疣状型：白斑表面厚而高起，呈刺状或绒毛状突起，表面粗糙，质稍硬。③红白斑：白色和红色区域间杂，常伴有小结节。

一般情况下，非均质型白斑较均质型白斑的恶变危险性高。白斑的恶变与发病部位有重要关系，特别发生在口底、舌腹部以及舌侧缘的白斑是高危险区，比其他部位的口腔黏膜白斑癌变率高，应提高警惕，并进行定期的随访观察。

**【病理变化】** 白斑主要病理改变为表皮过度角化（过度正角化或过度不全角化）和上皮细胞增生。

上皮单纯性增生为良性病变，主要表现为上皮过度正角化，上皮颗粒层明显，棘层增生，上皮钉突伸长且变粗，基底膜清晰。固有层和黏膜下层有慢性炎细胞浸润，主要是淋巴细胞和浆细胞浸润（图13-12）。

上皮疣状增生见于疣状白斑，上皮表面高低不平呈刺状或乳头状增生，表层过度角化，颗粒层明显，棘层增生。上皮下结缔组织内有慢性炎症细胞浸润（图13-13）。

上皮异型增生的白斑属于癌前病变，其恶变潜能随上皮异型增生程度的增加而增大。

异型增生的细胞丧失了正常上皮细胞的分化过程和组织结构，细胞出现数量增多、体积变大、核大深染、排列紊乱等变化。通常将上皮异型增生分为轻、中、重三级（图 13-14）。

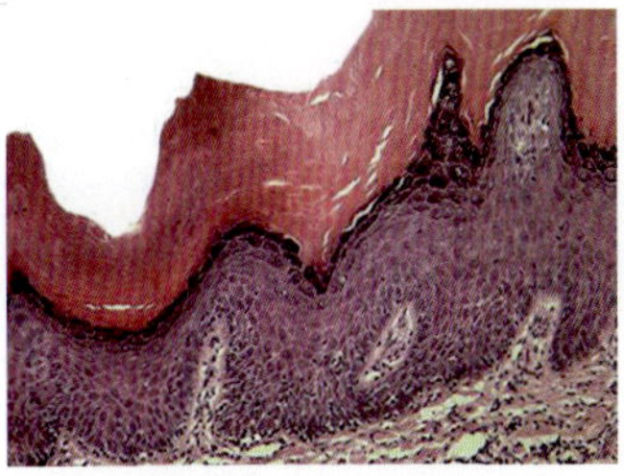

**图 13-12　白斑**

上皮过度角化，上皮细胞增生

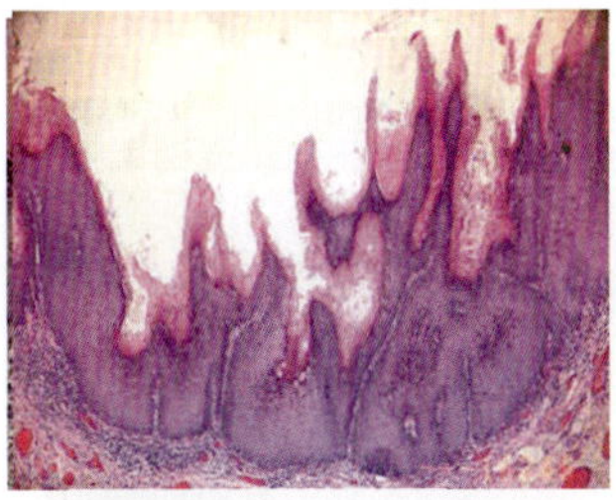

**图 13-13　疣状白斑**

上皮表面高低不平呈乳头状，上皮过度角化

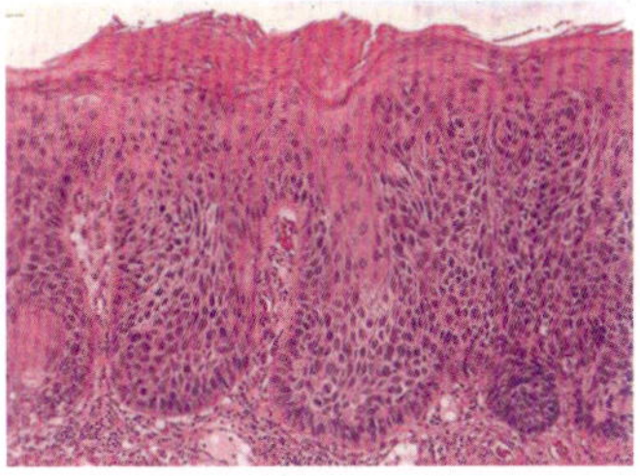

**图 13-14　白斑**

上皮中度异型增生，细胞层次紊乱

**知识拓展**

**癌前疾病**

某些疾病（或病变）具有癌变的潜在可能性，如长期存在，患者发生相关癌的风险较大，这些疾病（或病变）称为癌前疾病。因此，早期发现并及时治愈癌前疾病，对肿瘤的预防具有重要意义。常见的癌前疾病（或病变）有以下几种：黏膜白斑、乳腺增生性纤维囊性变、大肠息肉、慢性萎缩性胃炎及胃溃疡、慢性溃疡性结肠炎、皮肤慢性溃疡、肝硬化等。

癌的形成要经历一个漫长逐渐演进的过程，平均为 15~20 年。并非所有癌前病变都必然转变为癌，还取决于很多因素；并非所有的癌都已发现明确的癌前病变，这方面的研究在肿瘤预防上具有重要意义。

原位癌是指上皮层细胞均发生恶变，但基底膜尚完整，未侵犯深层结缔组织的癌变。当白斑癌变时，上皮表层的角化常表现为过度不全角化，相对较厚。非均质型白斑常与上皮异型增生、原位癌或浸润癌（鳞状细胞癌）密切相关。

**考点提示** 口腔白斑的临床特点和病理变化。

## 二、口腔红斑

红斑（erythroplakia）又称为增殖性红斑。由奎莱特（Queyrat）于 1911 年首先提出，因此也称为奎莱特红斑。红斑的命名为当前国际统一的命名，指口腔黏膜上出现的鲜红色、天鹅绒样斑块，在临床及病理上不能诊断为其他疾病者。因此红斑这个含义不包括局部感染性炎症（如结核、真菌感染等），而是指癌和癌前病变的红斑。

**【临床表现】** 红斑多见于 41~50 岁，男性稍多见。发病部位以舌缘最多见，牙龈、龈颊沟、口底及舌腹次之，有时出现多发病变。红斑边界清楚，范围固定，临床表现不同，分为三种类型：

（1）均质型红斑：病变表面光滑，鲜红色，颜色均匀，边界清楚，质地较软，不高出黏膜面（图 13-15）。

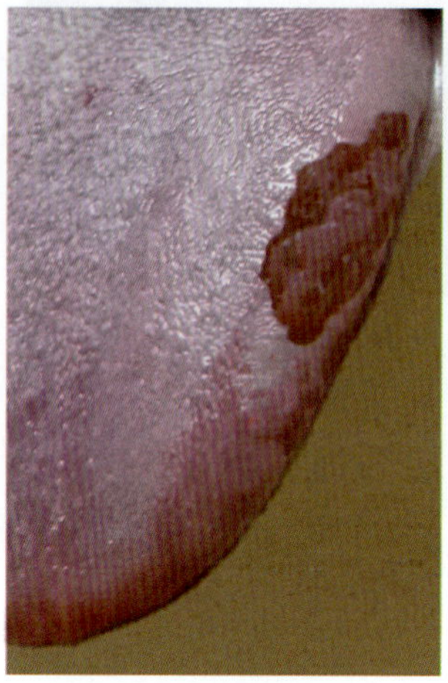

图 13-15　口腔红斑

（2）间杂型红斑：病变黏膜红白间杂，红斑的基底上有散在的白色斑点，红斑区形态可不规则。

（3）颗粒型红斑：红斑表面不平整，有颗粒样小结节，似桑葚状或颗粒肉芽状表面，小结节为红色或灰白色；病变黏膜边缘不规则，稍高于黏膜面。此型并不少见，往往是原位癌或早期鳞癌。

**【病理变化】** 口腔黏膜红斑比口腔白斑少见，但在组织学上其恶性者所占的比例却很高。红斑表面的上皮为不全角化，钉突之间的上皮萎缩变薄，上皮下结缔组织血管增生且扩张充血，因此局部病损表现为红斑。

均质型红斑表现为上皮萎缩，有的为上皮异型增生或原位癌。颗粒型红斑大多为原位癌或早期浸润癌，仅少数为上皮异型增生。颗粒型红斑时，上皮钉突增大处的表面形成凹陷，而结缔组织乳头表面隆起形成红色颗粒（图 13-16）。

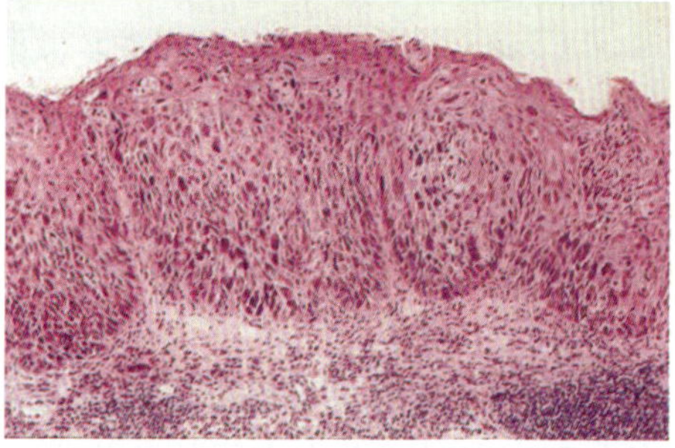

图 13-16 口腔红斑

上皮异型增生，异型性显著，固有层血管扩张充血

## 三、扁平苔藓

扁平苔藓（lichen planus，LP）是一种较为常见的皮肤黏膜病。约 44% 的皮肤扁平苔藓患者伴发口腔黏膜病变，口腔单独发病者也不少见。本病具有潜在恶性，存在组织病理学的形态变化（如上皮异型增生），对此应提高警惕，特别是对糜烂型、溃疡型和萎缩型更应注意临床追踪观察。

**【病因】** 本病的病因尚不明了。研究资料显示，本病的发病与多种因素有关，局部的慢性机械损伤、某些药物刺激、牙科材料、口腔内电流刺激以及全身性疾病、精神紧张和遗传因素等与本病的发生有关。某些细菌、病毒感染与其发病也有一定关系。免疫调节异常与本病的发生密切相关，T 细胞介导的免疫反应对本病的发生起了重要作用。

【临床表现】本病女性多见，好发于 40~49 岁，患病率为 0.5% 左右。病变以颊黏膜最为多见，其次为舌、唇及牙龈等黏膜，病变常为对称性分布。

典型病损是口腔黏膜出现白色或灰白色的条纹，条纹之间的黏膜发红，这些白色条纹可呈网状、线状、环状或树枝状。舌黏膜的扁平苔藓一般为灰白色斑块，似黏膜表面滴了一滴牛奶，较白斑色浅，且不似白斑高起、粗糙。根据病理形态特点，临床上分为六型：网状型、丘疹型、斑状型、萎缩型、溃疡型及疱型，其中以网纹型最为多见。

皮肤病变的特征为圆形或多角形扁平丘疹，中心凹陷，开始为鲜红色或紫红色，以后逐渐变浅成为褐色斑。

【病理变化】在黏膜的白色条纹处，上皮为不全角化；在黏膜发红部位，则上皮表层无角化，且结缔组织内血管扩张充血。

一般上皮棘层增生多见，少数棘层也可萎缩。上皮钉突不规则延长，部分上皮钉突下端变尖呈锯齿状。基底细胞变性、液化，因此基底细胞排列紊乱，基底膜界限不清；基底细胞液化明显者可形成基层下疱。黏膜固有层有密集的淋巴细胞浸润带，其浸润范围一般达不到黏膜下层（图 13-10）。

在上皮棘层、基底层或黏膜固有层可见圆形或卵圆形的胶样小体或称 civatte 小体，其直径 10μm 左右，为均质嗜酸性，PAS 染色阳性呈玫瑰红色（图 13-11）。该小体可能是细胞凋亡的产物。

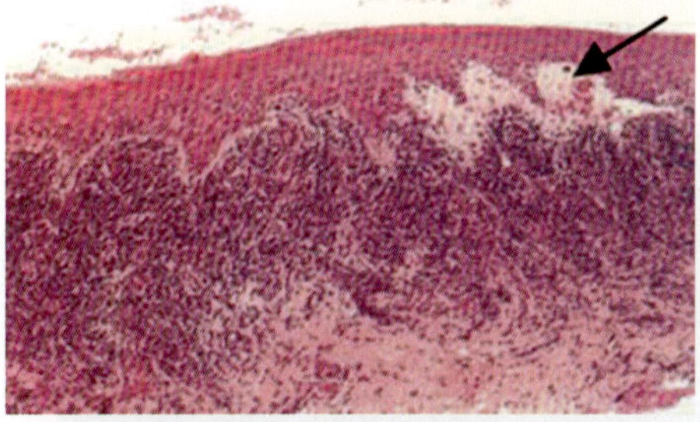

图 13-10　扁平苔藓

基底细胞液化，上皮钉突呈锯齿状，上皮下疱形成，固有层大量淋巴细胞浸润

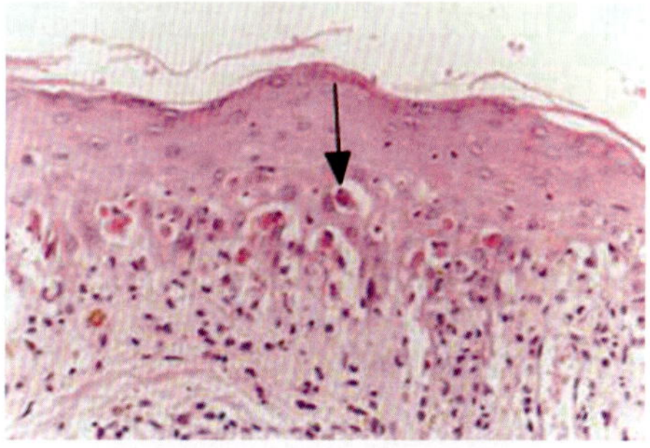

图 13-11　扁平苔藓胶样小体

**考点提示** 扁平苔藓的临床特点和病理变化。

## 四、慢性盘状红斑狼疮

狼疮病也称为红斑狼疮，属于结缔组织病的范畴，临床上分为六个亚型：盘状红斑狼疮（DLE）、深在性红斑狼疮（LEP）、亚急性皮肤型红斑狼疮（SCLE）、系统性红斑狼疮（SLE）、红斑狼疮综合征（LES）和新生儿红斑狼疮（NLE）。发生在口腔颌面部的是慢性盘状红斑狼疮，约 5% 的患者可能发展为 SLE 或 SCLE。

慢性盘状红斑狼疮（chronic discoid lupus erythematosus，DLE）为狼疮病中最轻的一个亚型，为皮肤黏膜病，很少累及内脏器官，预后良好。

【病因】慢性盘状红斑狼疮为非器官特异性自身免疫性疾患，其发病与遗传、感染及多种因素有关。在病变活动期，多数患者体内可检测到自身循环抗体（如抗核抗体等）。

**【临床表现】** 慢性盘状红斑狼疮的发病率为0.4%~0.5%，女性多见，男女之比1：2，以20~40岁中青年人最多见。病变主要发生于口颊部的皮肤与黏膜，多无全身性损害。

首先发生于皮肤外露部位，鼻梁两侧的面部皮肤呈鲜红色斑，其上覆盖白色鳞屑，称为蝴蝶斑。还可发生于面部其他部位或手背等处，表现为圆形红斑，揭去其表面的鳞屑，可见扩大的毛囊，在鳞屑的内面可见呈棘状突起的角质栓塞。

口腔病变多发生于唇颊黏膜，其特征为红斑样病损，伴有糜烂、出血；唇红部位病变可出现结痂。陈旧性病变上皮可有萎缩、角化，病损周围见白色放射状条纹。

**【病理变化】** 上皮表面有过度角化或不全角化，角化层可有剥脱，有时可见角质栓塞；颗粒层明显；上皮棘层变薄，有时可见上皮钉突增生变长；基底细胞发生空泡变性及液化。上皮与固有层之间可形成裂隙和小水疱，基底膜不清晰。上皮下结缔组织有淋巴细胞浸润（主要为T细胞）；毛细血管扩张，管腔不整，血管内可见玻璃样血栓；血管基底膜增厚，PAS反应阳性；血管周围有类纤维蛋白沉积（PAS染色阳性）、淋巴细胞浸润、胶原纤维发生类纤维蛋白变性，纤维水肿及断裂（图13–17）。上述病变不一定同时存在，但这些变化对诊断本病具有一定意义。

免疫病理：直接免疫荧光技术可在病损上皮基底膜区域检测到一条翠绿色的荧光带，称为狼疮带，由免疫球蛋白和补体沿基底膜沉积而成（图13–18）。狼疮带在病损组织中是否存在，对该病的诊断、疗效判断及预后监测有重要的临床意义。

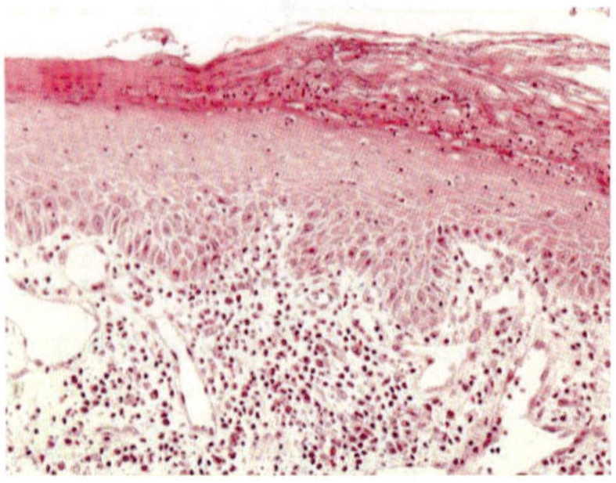

**图13–17　慢性盘状红斑狼疮**

上皮过度角化，固有层淋巴细胞浸润，毛细血管扩张

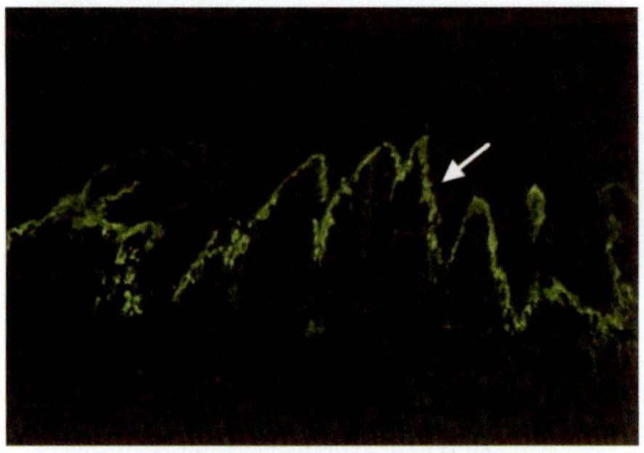

**图13–18　慢性盘状红斑狼疮**

直接免疫荧光检查显示狼疮带

**考点提示** 慢性盘状红斑狼疮的临床特点和病理变化。

## 五、口腔黏膜下纤维化

口腔黏膜下纤维化（oral submucous fibrosis，OSF）是一种慢性口腔黏膜疾病，属于癌前病变。主要发生于印度，我国湖南湘潭是本病的高发地区。主要病理变化为黏膜固有层结缔组织发生玻璃样变，使局部组织变硬，引起张口困难。

**【病因】** 本病的病因不明，大多与喜食辣椒、嚼槟榔等因素有关，B族维生素和蛋白质缺乏也与本病的发病有关。

**【临床表现】** 本病好发于20~40岁，男女性别差异不大。主要发生于颊黏膜、软腭、唇及舌等部位。发病较隐匿，病程进展较缓慢。早期症状不明显，以后口腔有疼痛、烧灼感，尤其在食用刺激性食物时更为明显。大多早期出现疱，破溃后形成溃疡。部分患者有口干、味觉减退等表现。后期张口困难，语言及吞咽困难。查体见口腔黏膜变白，触诊质地较硬，可触及纤维条索。舌病变时舌乳头萎缩，运动受限。

**【病理变化】** 主要病理变化为结缔组织发生纤维变性，可分为四个阶段：

（1）最早期：上皮下结缔组织出现一些细小的胶原纤维，并有明显组织水肿，血管扩张充血，中性粒细胞浸润。

（2）早期：紧接上皮下出现一条胶原纤维玻璃样变带，再下方胶原纤维间水肿，有淋巴细胞浸润。

（3）中期：上皮下结缔组织胶原纤维发生中度玻璃样变，轻度水肿，有淋巴细胞和浆细胞浸润。

（4）晚期：结缔组织胶原纤维全部玻璃样变，血管腔狭窄闭塞。上皮萎缩、上皮钉突变短或消失，有的上皮增生、钉突肥大；上皮细胞内有空泡，上皮有时出现异型增生（图 13-19）。张口严重受损的患者，则可见大量肌纤维坏死。

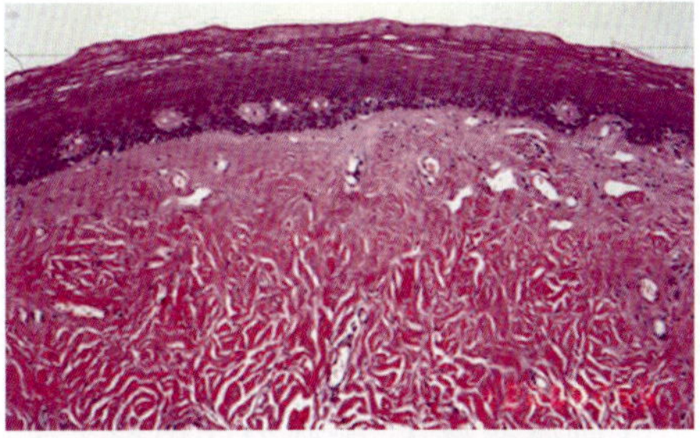

**图 13-19　口腔黏膜下纤维化**

上皮萎缩，钉突变短，胶原纤维发生玻璃样变

# 第六节　口腔黏膜肉芽肿性疾病

扫码“学一学”

## 一、结节病

结节病（sarcoidosis）是一种全身性、多器官性肉芽肿性疾病。最易侵犯肺、淋巴结、眼、肝、骨、皮肤和黏膜等部位。结节病由英国医生 Hutchison 于 1877 年首先报道，是细胞免疫缺陷所致的疾病。

**【临床表现】** 常见于青壮年。以肺门淋巴结肿大、肺浸润、眼及皮肤损害为特征。患者有发热、不适、厌食、体重减轻、干咳、哮鸣、呼吸困难、关节痛、斑点或丘疹样皮疹等临床表现。

90% 以上患者有肺脏改变，多为双侧性，呈大而致密的阴影，向外放射状扩展，可发展为慢性肺纤维化，为本病的常见死因。纵隔、肺门、颈和腋窝等处淋巴结肿大较为常见，可为初发症状。眼部损害见于 25%~30% 的患者，最常见的损害为肉芽肿性色素层炎。肝损害见于 20% 的患者，表现为肝结节。皮损病损形态各式各样，可呈丘疹、结节、斑块、皮下结节、瘢痕性、红皮病性、溃疡性和疣状等。皮损通常多发，质地坚实而有弹性，通常无自觉症状。

口腔颌面部病变多见于唇和颊黏膜，导致组织肿胀增厚，颜色暗红，触诊可触到结节。腮腺的病变多为双侧性，触诊不痛，但质地较硬，口干。病变侵犯牙槽骨时，为多囊性骨质破坏，有牙齿松动。

【病理变化】病理特征是以上皮样细胞为主的结节形成。结节由大量上皮样细胞、少量淋巴细胞和浆细胞构成。结节内有小血管，因此很少有坏死，或偶见轻度坏死。结节内可见多核巨噬细胞，巨噬细胞内偶见包涵体，即肖曼小体，呈圆形或椭圆形，红染，板层样结构，大小为10~100μm。晚期上皮样细胞变性崩解，结节发生纤维化、玻璃样变。

结节病和结核结节在组织学上形态相似，但病理变化不同。结节病的结节内有大量上皮样细胞，淋巴细胞较少，且掺杂排列；结节内有血管，因此很少发生坏死或仅有轻度坏死；结节内有丰富的网状纤维；结节表面上皮可正常或萎缩。而结核结节内上皮样细胞周围有明显的淋巴细胞浸润；结节内无血管，故有较明显的干酪样坏死；结节内无网状纤维；结节表面上皮一般为溃疡或增生。

### 二、韦格纳肉芽肿病

韦格纳肉芽肿病（wegener granulomatosis）是以进行性坏死性肉芽肿和广泛的小血管炎为基本特征，主要累及呼吸系统、肾脏、皮肤和黏膜等组织器官而产生相应的临床表现。韦格纳肉芽肿病较为少见，病因不明，有学者认为与变态反应有关，或者是结节性动脉炎的一种变型。

【临床表现】本病男性稍多于女性，好发年龄为30~50岁。多数病人有发热、关节酸痛、乏力、体重减轻等症状。典型表现为上呼吸道、肺及肾脏病变三联症状。主要特征为坏死性肉芽肿，好发于鼻、鼻旁窦及肺，引起相应症状，严重者出现呼吸困难，甚至呼吸衰竭；患者均有肾脏损害，表现为灶性坏死性肾小球肾炎，可引起尿毒症；全身性血管炎，侵犯小动脉及小静脉。

口腔表现为坏死性溃疡及肉芽肿，主要侵犯舌、龈、腭、咽等处黏膜。牙龈病变表现为多发性龈炎，出现增生、高起、易碎的肉芽肿样病变。发生于牙龈唇面的游离龈及附着龈，也可波及牙槽部黏膜。病变常疼痛，牙槽骨可发生吸收破坏，致使牙齿松动。

【病理变化】镜下见坏死性肉芽肿性病变，可见大小不一的坏死区。血管周围有炎细胞浸润，主要为淋巴细胞及单核细胞；有坏死性血管炎，血管壁有玻璃样变、肌层及弹力纤维破坏；血管内见玻璃样血栓，内膜变性肿胀，随后血管壁发生坏死。

扫码“学一学”

## 第七节　唇舌疾病

### 一、黏膜良性淋巴组织增生病

黏膜良性淋巴组织增生病（benign lymphadenosis of mucosa）是一种反应性淋巴组织增生性病变，在口腔中较为常见。本病的病因尚不明确。大部分病例为良性病变，约10%的病例可发展为癌，故认为本病应属于癌前病变。

【临床表现】本病好发于21~40岁，男性多见。主要发生于唇、颊、腭、舌及龈沟等处黏膜，有时可累及多个部位。下唇病变与慢性唇炎类似，故又称淋巴滤泡性唇炎。

本病可反复发作，使唇部肿胀、发红、干裂、出血，也可出现糜烂、脱皮、渗出及结痂，病变区可自觉发痒。在唇颊黏膜也可表现为发红、糜烂，并可见角化条纹，则与慢性盘状红斑狼疮或糜烂型扁平苔藓难以区别。有的患者在潮红的黏膜表面有多发的结节状突起，较软且无破溃及糜烂。

**【病理变化】** 组织学上一般分为两型，即滤泡型和弥散型。

**1. 滤泡型** 主要特征是在黏膜固有层或黏膜下层有淋巴滤泡形成，滤泡周围是淋巴细胞，滤泡中心为组织细胞。淋巴滤泡之间可见大量的淋巴细胞与浆细胞；血管扩张、充血。有的血管内可见玻璃样血栓（图 13-20）。

**2. 弥散型** 在黏膜固有层或黏膜下层有大量淋巴细胞弥漫性浸润，可见淋巴细胞灶性聚集（图 13-21）。应注意与扁平苔藓及慢性盘状红斑狼疮等病变相区别。

病损处上皮有萎缩、增生或形成溃疡，少数患者上皮细胞可出现异型增生，甚至发生癌变。

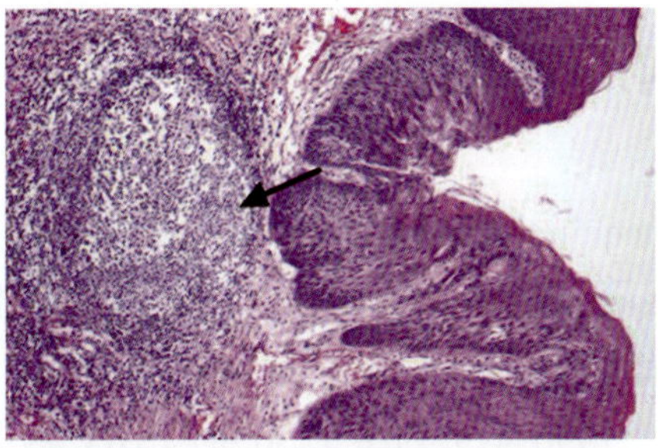

图 13-20　黏膜良性淋巴组织增生病（滤泡型）

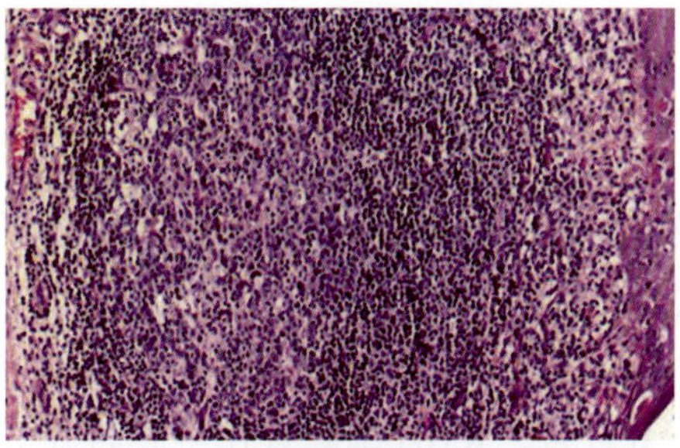

图 13-21　黏膜良性淋巴组织增生病（弥散型）

## 二、肉芽肿性唇炎

肉芽肿性唇炎（cheilitis granulomatosa）为一种慢性进行性唇炎，唇部逐渐肿胀、肥厚，最后常发展为巨唇。

**【病因】** 本病的病因不明。可能与细菌（链球菌、分枝杆菌）或病毒（单纯疱疹病毒等）感染、过敏反应、自主神经系统调节的血管舒缩功能紊乱和遗传因素等有关。有人认为此病与结节病有关；有人认为肉芽性唇炎是梅－罗综合征的不完全型，此综合征特征为肉芽肿性唇炎伴面神经麻痹和沟纹舌。

**【临床表现】** 大多在青年或中年发病，男女性别无明显差异。一般无创伤及局部感染病史，临床经过较为缓慢。上下唇均可发病，但上唇较多见。一般从唇一侧发病，逐渐侵犯另一侧，形成巨唇。唇部皮肤潮红、硬结及肿胀，唇肿胀可时轻时重，反复发作，但不能痊愈。有时口唇粗糙、脱皮、裂口、渗液、结痂。可伴有神经系统失调的症状，如偏头痛、耳鸣、味觉及唾液分泌改变等症状。

**【病理变化】** 上皮下结缔组织有弥漫性或灶性炎细胞浸润，主要见于血管周围，上皮样细胞、淋巴细胞及浆细胞呈结节样聚集，有时结节内有多核巨细胞，类似结节病的组织表现，在结节中心部位无干酪样坏死。

## 三、良性游走性舌炎

良性游走性舌炎（benign migratory glossitis）也称地图舌或剥脱性舌炎，是一种浅表性非感染性舌部炎症。原因不明，有家族性聚集倾向，与遗传因素、神经性障碍、维生素 B 缺乏等因素有关。

**【临床表现】** 本病儿童多见，好发于体弱儿，女性比男性多见。主要临床特征为舌背有不规则圆形红斑，边缘稍隆起，为灰白色或黄白色。由于丝状乳头剥脱，而形成红色病损区。病变起初为小点状红斑，以后逐渐增大；病变一面发展，一面修复，因此形态及位置不断变化为其特点，似会“游走”。无痛，但有时发痒。约 50% 患者伴有沟纹舌，病变一般 2~10 日自愈，可间歇性发作。

**【病理变化】** 本病是一种黏膜浅层慢性剥脱性舌炎。红斑处丝状乳头消失，上皮表层剥脱，棘层可变薄，上皮层内有白细胞渗出，接近表层处有微小脓肿形成。病灶边缘，上皮棘层增生，有过度不全角化，上皮细胞水肿，有时上皮内形成微小脓肿。结缔组织血管扩张、充血，有炎细胞浸润。

## 第八节　艾滋病的口腔表征

扫码“学一学”

艾滋病的全称为获得性免疫缺陷综合征（acquired immunodeficiency syndrome，AIDS），由人类免疫缺陷病毒（HIV）感染所致。患者感染 HIV 后，机体 3 个月内可产生相应的抗体，3~5 年出现明显症状。该病至今尚无理想的治疗方法，约半数患者存活期一年半左右，死亡率百分之百。WHO 国际合作中心召开会议（1990 年）列举了 30 种与 HIV 感染有关的口腔症状，其中与 HIV 感染密切相关的病变有以下几种：

### 一、口腔念珠菌病

口腔念珠菌病（oral candidiasis）是 HIV 感染后的最初期表现，一般发生于咽部及食管黏膜念珠菌病之前。

**【临床表现】** 临床分为四型：红斑型、增生型、假膜型及口角炎型。红斑型多发生于上腭、舌背及颊黏膜，为红色斑块。增生型最常见于颊黏膜，表现为不能除去的致密白色斑块。假膜型好发于上腭、颊、唇黏膜，表现为黄白色可以除去的假膜。口角炎型表现为口角部鲜红色皲裂。

**【病理变化】** 与非 HIV 感染的口腔黏膜念珠菌病病理改变相似，主要为黏膜的亚急性或慢性炎症。上皮角化层水肿，有中性粒细胞浸润，常形成微小脓肿。上皮棘层增生，基底膜常被炎症破坏。上皮浅 1/3 处可见念珠菌菌丝，PAS 染色呈强阳性，为玫瑰红色。菌丝与上皮表面呈垂直角度。

### 二、口腔毛状白斑

口腔毛状白斑（oral hairy leukoplakia，OHL）为发生于口腔黏膜的白色绒毛状病变，Greenspan 于 1984 年首次报道。最初仅见于男性同性恋者，以后也有女性患者的报告。

**【病因】** 本病的病因和发病机制尚不明确。研究发现，90% 的 AIDS 患者口腔分泌物有 EB 病毒检出，因而认为 EB 病毒是口腔毛状白斑的直接原因，特别是免疫缺陷患者，EB 病毒成为致病原，对上皮组织有特殊的侵袭性。

**【临床表现】** 本病多见于舌的外侧缘，多为双侧（80% 左右）；其次见于颊、口底、软腭及鼻咽黏膜，牙龈及扁桃体也可发生。肉眼形态呈白色绒毛状，不易被擦掉，可有溃疡形成。患者一般无明显症状，少数有烧灼感、疼痛或味觉障碍。

**【病理变化】** 黏膜上皮表面为厚薄不均的不全角化，呈粗糙的皱褶或绒毛状；多为过度不全角化形成的刺状突起，有时可有脱屑。

上皮钉突肥厚并伸长，棘层明显增生，近表层1/3的棘细胞层常见肿大的气球样细胞，可为单个或成簇状排列，细胞质浅染，部分细胞空泡变性或核周呈环状透明区。电镜观察，靠近表层的细胞间及细胞质内，可见大量病毒颗粒。

上皮下结缔组织炎症不明显。伴有真菌感染时，在菌丝周围可见单核细胞浸润，常呈灶性分布。

## 三、HIV 牙龈炎

**【临床表现】** HIV 牙龈炎一般有两种表现：①局限于牙龈的炎症，表现为龈缘的一条火红色带或附着龈的点状红斑，常有自发性出血及局限性肿胀。②局限于牙龈或牙龈乳头的溃疡形成，常伴有纤维蛋白性坏死，导致牙龈乳头破坏消失，可有疼痛及出血，又称坏死性龈炎。

**【病理变化】** 典型的牙龈炎症改变。上皮下结缔组织有明显的毛细血管增生、扩张及充血，大量炎细胞浸润；严重者牙龈组织变性、坏死，形成糜烂或溃疡。

## 四、HIV 牙周炎

**【临床表现】** HIV 牙周炎为牙龈病变迅速波及深部牙周组织，导致牙周软组织破坏及牙槽骨组织的不规则性吸收、破坏。重症患者牙齿松动、脱落。患者常有明显疼痛、出血及口腔恶臭等临床表现。

**【病理变化】** 具有 HIV 牙龈炎的各种改变。同时深部牙周组织受侵，呈现牙周炎的病理变化，其中破骨细胞性骨吸收明显，重症患者牙周软组织及牙槽骨均出现不同程度的变性、坏死和吸收。

## 五、口腔卡波西肉瘤

口腔卡波西肉瘤（oral Kaposi sarcoma，KS）是最常见的与 AIDS 相关的肿瘤，由 Kaposi 于 1872 年首先报道。

**【临床表现】** 该肿瘤是 AIDS 的主要病损之一，约 20% 的 AIDS 患者在早期就会出现卡波西肉瘤，其中半数患者表现为口腔的损害。本病在口腔最好发于软硬腭黏膜，其次为咽部黏膜。早期病损略为隆起呈红色或紫色，晚期则隆起呈肿块，一般无明显疼痛。约半数以上合并白色念珠菌感染；约 90% 患者身体其他部位的肿瘤与口腔部位肿瘤同时存在。

**【病理变化】** 病变主要局限于黏膜固有层。在管腔不整的血管腔隙周围，有大量轻度异型性的梭形细胞，可见红细胞渗出，并见含铁血黄素沉积。不典型的血管样腔隙被增殖的梭形细胞挤压而消失。血管内皮细胞及周围的梭形细胞可出现有丝分裂象。炎细胞主要为浆细胞。可见嗜酸小体，PAS 染色呈阳性，具有一定的辅助性病理诊断意义。

## 六、非霍奇金淋巴瘤

**【临床表现】** 艾滋病患者发生于口腔的非霍奇金淋巴瘤，主要见于牙龈、腭、扁桃体及腮腺等部位。表现为软组织肿胀，高出黏膜，有时出现溃疡。

**【病理变化】** 艾滋病患者口腔淋巴瘤的组织学形态与口腔以外的淋巴瘤相似。主要为

B淋巴细胞，常有EB病毒感染，可检测出EB病毒DNA片段。有时呈现Burkitt淋巴瘤的组织学特点，由于瘤细胞迅速死亡，其细胞碎片导致吞噬细胞反应，吞噬细胞的细胞质淡染，均匀分布在瘤细胞之间，而形成所谓的“满天星图像”。

## 本章小结

口腔黏膜病是临床常见病，种类较多，病变复杂。基本病变有过度角化、角化不良、棘层增生、上皮异常增生、基底细胞空泡性变及液化、气球样变、网状变性、棘层松解、疱、糜烂、溃疡、假膜、丘疹和痂等。

疱疹性口炎主要病理变化是上皮内疱形成，上皮细胞发生气球样变和网状液化。念珠菌病主要病变是角化层中性粒细胞浸润，上皮角化层或上皮的浅1/3处可见菌丝。复发性阿弗他溃疡表面有假膜形成，周围有大量中性粒细胞和淋巴细胞浸润。复发性坏死性黏膜腺周围炎主要特征为溃疡深大并有瘢痕形成。白塞综合征即口腔溃疡、生殖器溃疡及眼部结膜炎。天疱疮主要临床特征是周缘扩展现象，病理特征为棘层松解和上皮内疱形成。多形渗出性红斑皮肤典型表现是虹膜样损害；口腔黏膜病变为充血、水疱、脱皮、糜烂及溃疡等多形变化；上皮细胞水肿形成上皮内疱。白斑是皮肤和黏膜表面的白色斑块，主要病变为表皮过度角化和上皮细胞增生。红斑临床分为均质型红斑、间杂型红斑和颗粒型红斑，口腔红斑组织学恶性者较多。扁平苔藓典型病损是口腔黏膜出现白色或灰白色的条纹，条纹之间的黏膜发红；白色条纹处上皮为不全角化层，红色黏膜则上皮表层无角化，且结缔组织内血管扩张充血。慢性盘状红斑狼疮面部皮肤的典型表现为蝴蝶斑；口腔病变特征为红斑样病损，主要病变是上皮过度角化，可见角质栓塞，基底细胞发生空泡变性及液化。口腔黏膜下纤维化主要病理变化为结缔组织发生纤维变性。黏膜良性淋巴组织增生病是一种反应性淋巴组织增生性病变，组织学分为滤泡型和弥散型。

## 习　题

扫码“练一练”

**一、单项选择题**

1. 关于口腔黏膜基本病变的叙述错误的是

A. 过度角化是指黏膜或皮肤的角化层过度增厚

B. 过度正角化为角化层增厚，细胞核消失

C. 过度不全角化为增厚的角化层细胞核不消失

D. 角化不良是角化层内有未角化的细胞

E. 恶性角化不良见于原位癌及鳞状细胞癌

2. 关于上皮异型增生的叙述错误的是

A. 上皮细胞增生，层次紊乱

B. 上皮基底膜被破坏不完整

C. 上皮基底细胞极性消失，上皮钉突呈滴状

D. 上皮细胞多形性，核浓缩、核仁大

E. 细胞分裂象增加，可见少数异常有丝分裂

3. 关于口腔黏膜病变的叙述错误的是
A. 基底细胞空泡变性及液化见于扁平苔藓和红斑狼疮
B. 皮肤或黏膜局部组织坏死脱落形成较深的局限性缺损称为溃疡
C. 黏膜或皮肤上的颜色异常称为斑，一般较局限
D. 丘疹为皮肤黏膜的红色斑点
E. 皮肤或黏膜浅表的组织缺损称为糜烂，一般未累及上皮全层
4. 关于口腔黏膜病变的叙述错误的是
A. 基底细胞空泡变性进一步发展即可发生液化
B. 黏膜或皮肤内贮存液体而形成疱
C. 棘层内疱见于多形渗出性红斑
D. 假膜由渗出的纤维素、坏死上皮细胞和炎细胞所构成
E. 丘疹表现为上皮增厚、浆液渗出和炎症细胞浸润
5. 关于疱疹型口炎的叙述错误的是
A. 由单纯疱疹病毒引起
B. 主要表现为痒、刺痛、红肿和成簇的水泡
C. 水泡易破裂形成溃疡并结痂
D. 疱是由于上皮细胞气球变性和网状液化引起
E. 网状液化是细胞水肿，细胞变大，呈圆形
6. 关于口腔念珠菌病的叙述错误的是
A. 常见于营养不良患儿、严重消耗性疾病、长期大量使用广谱抗生素或免疫抑制剂者
B. 急性假膜性念珠菌病又称雪口，口腔黏膜形成乳白色绒状斑膜
C. 白色斑膜较厚，容易脱落
D. 上皮变性坏死，上皮内可见菌丝，PAS 染色呈强阳性
E. 白色念珠菌可寄生于正常人的皮肤和黏膜
7. 关于口腔念珠菌病的病理变化错误的是
A. 上皮水肿，角化层有中性粒细胞浸润，可形成小脓肿
B. 上皮棘层增生，上皮钉突呈圆形
C. 固有层可见大量菌丝，PAS 染色阳性
D. 菌丝与上皮表面垂直或成一定角度
E. 结缔组织可见血管扩张和炎细胞浸润
8. 关于复发性阿弗他溃疡的叙述错误的是
A. 病因复杂，与感染和自身免疫失调有关
B. 多见于中老年男性
C. 首先形成红斑，然后中央形成溃疡，疼痛明显，愈合后常可复发
D. 主要病变为上皮水肿、坏死脱落，大量中性粒细胞和淋巴细胞浸润
E. 溃疡表面有纤维蛋白渗出形成假膜
9. 关于复发性阿弗他溃疡的叙述错误的是
A. 约有 40%~50% 有家族史，且症状更严重
B. 溃疡圆形或椭圆形

C. 好发于唇、舌和颊黏膜
D. 溃疡较深，腺体破坏，愈合后留有斑痕
E. 一般 7~14 天愈合，但可复发

10. 关于白塞综合征的叙述错误的是
A. 即眼、口和生殖器三联综合征
B. 多发生于青年人及成人
C. 一般不累及其他组织
D. 血管病变较为明显，出现玻璃样变
E. 结缔组织有大量淋巴细胞及浆细胞浸润

11. 关于天疱疮的叙述错误的是
A. 发生在口腔者主要为寻常性天疱疮
B. 病变以唇、舌黏膜最常见
C. 疱壁薄易破裂形成糜烂
D. 周缘扩展是天疱疮的主要临床特点
E. 棘层松解和上皮内疱是主要病理特点

12. 关于天疱疮的叙述错误的是
A. 少见而严重的皮肤黏膜疱性疾病
B. 细胞间桥破坏，棘层细胞松解
C. 基底细胞肿胀形成天疱疮细胞
D. 疱底部结缔组织表面有基底细胞附着
E. 病变部位棘细胞层呈翠绿色的网状荧光

13. 关于良性黏膜类天疱疮的叙述错误的是
A. 本病以水疱为主要临床表现
B. 一般疱壁较厚，灰白色，无周缘扩展现象
C. 病程较长，预后很差
D. 疱底结缔组织表面无残留的基底细胞层
E. 病变可发生在眼、尿道、外阴及肛门等处

14. 关于多形渗出性红斑的叙述错误的是
A. 是皮肤黏膜的急性渗出性炎症
B. 皮肤典型病变是虹膜样损害
C. 口腔黏膜主要临床表现为水疱
D. 可形成上皮内疱或基层下疱
E. 结缔组织可见嗜酸性粒细胞、中性粒细胞

15. 关于扁平苔藓的叙述错误的是
A. 较常见的皮肤黏膜病
B. 多见于 40~49 岁女性
C. 典型口腔病损为黏膜出现灰白色的条纹，条纹之间黏膜发红
D. 白色条纹处上皮表层无角化，红色条纹处表皮不全角化
E. 以颊黏膜多见，病变常对称分布

16. 关于扁平苔藓的叙述错误的是
A. 舌黏膜的病损为灰白色斑块，比白斑色浅
B. 皮肤病损为圆形、椭圆形扁平丘疹，中央有凹陷
C. 胶样小体主要见于角化层
D. 固有层有大量淋巴细胞浸润
E. 棘层增生，基底细胞可液化变性
17. 关于口腔白斑的叙述错误的是
A. 口腔白斑与吸烟关系密切，属于癌前病变
B. 灰白色或乳白色斑块，以牙龈最多见
C. 主要病变为上皮增生，表现为过度正角化或过度不全角化
D. 白斑伴上皮异型增生时，其恶变潜能会相应增加
E. 非均质型比均质型的恶变危险性更高
18. 关于口腔白斑的叙述错误的是
A. 白斑的发生部位与恶变有关
B. 口底、舌腹部、舌侧缘的白斑不易恶变
C. 上皮钉突变长增粗，基底膜完整
D. 固有层有淋巴细胞、浆细胞浸润
E. 上皮疣状增生见于疣状白斑
19. 关于口腔红斑的叙述错误的是
A. 口腔黏膜鲜红色天鹅绒样板块，比白斑多见
B. 男性多见，多见于 40~50 岁
C. 颗粒型红斑多属于原位癌或早期浸润癌
D. 固有层血管增生且扩张
E. 红斑表面上皮为不全角化，钉突之间的上皮萎缩变薄
20. 关于口腔红斑的叙述错误的是
A. 发病部位以舌缘最多见
B. 颗粒型红斑边缘不规则，表面呈颗粒状，高起黏膜
C. 间杂型红斑病变黏膜红白相间，表面呈桑葚状
D. 均质型红斑表面光滑，鲜红色，颜色均匀，边界清楚
E. 均质型红斑表现为上皮萎缩
21. 关于慢性盘状红斑狼疮的叙述错误的是
A. 属自身免疫性疾病，是狼疮病中最轻的类型
B. 主要累及皮肤黏膜，很少累及内脏
C. 多见于中老年人
D. 口腔病变主要累及唇颊部黏膜
E. 面部皮肤病变时可形成蝴蝶斑

22. 关于慢性盘状红斑狼疮的叙述错误的是
A. 上皮表面过度角化或不全角化
B. 毛囊扩大，可见角质栓塞
C. 上皮棘层增厚，细胞增大
D. 基底细胞空泡变性和液化
E. 免疫荧光检查在上皮基底膜区有狼疮带
23. 关于口腔黏膜下纤维化的叙述错误的是
A. 属于癌前病变，发病与饮食有关
B. 病变分为 4 个时期：早期、中期、后期和晚期
C. 主要病变为结缔组织纤维增生和玻璃样变性
D. 局部上皮萎缩，上皮钉突变短或消失
E. 主要表现为口腔烧灼感，黏膜溃疡，开口困难
24. 关于结节病的叙述错误的是
A. 结节病是全身性多脏器的肉芽肿性疾病
B. 口腔颌面部结节病多累及唇、颊黏膜
C. 病理特征为以上皮样细胞为主的结节形成
D. 肖曼小体见于淋巴细胞内
E. 结节内常有血管，故坏死少见
25. 关于黏膜良性淋巴组织增生症的叙述错误的是
A. 病变常见于唇、颊、腭等处
B. 好发年龄 21~40 岁，男性比女性多见
C. 固有层或黏膜下层有淋巴滤泡形成是本病的主要特征
D. 淋巴滤泡周围是淋巴细胞，中央是郎罕氏巨细胞
E. 属于癌前病变
26. 关于肉芽肿性唇炎的叙述错误的是
A. 梅－罗综合征的特征为肉芽肿性唇炎伴面神经麻痹和沟纹舌
B. 大多在青年或中年发病
C. 下唇较多见，可形成巨唇
D. 结缔组织有弥漫性或灶性炎细胞浸润
E. 主要为上皮样细胞、淋巴细胞及浆细胞呈结节样聚集
27. 关于游走性舌炎的叙述错误的是
A. 儿童多见，好发于体弱儿
B. 男性多见
C. 主要临床特征为舌背有不规则圆形红斑，边缘稍隆起
D. 病变一面发展，一面修复
E. 约 50% 患者伴有沟纹舌

28. 关于艾滋病口腔表现的叙述错误的是
A. 口腔毛状白斑常发生于舌的外侧缘，多为双侧
B. HIV 牙龈炎患者牙龈边缘呈现一条火红色带
C. Kaposi 肉瘤是最常见的与艾滋病相关的肿瘤
D. Kaposi 肉瘤由大量高度异型的梭形细胞构成
E. 可并发口腔非霍奇金淋巴瘤

**二、思考题**

患者，男，58 岁。因舌黏膜反复溃疡 6 年，近期加重来就诊。6 年来，患者时常出现舌黏膜糜烂、溃疡，疼痛明显。曾到多家医院就诊，按口腔溃疡给予药物治疗，但治疗效果不佳，病情时好时坏。近一个月来，疼痛加重；查体舌左侧缘见一溃疡，大小约 1cm，黏膜红肿，形态不规则，表面不平，边缘略高起。

1. 患者可能的诊断是什么？
2. 要明确诊断，需进一步做何种检查？

（李宪孟）

# 第十四章

# 颌骨及关节疾病

**学习目标**

1. **掌握** 颌骨骨髓炎的常见类型及病理变化；颌骨纤维结构不良的病理变化。

2. **熟悉** 朗格汉斯组织细胞增生症的基本分型及病理变化；骨化纤维瘤的病理变化；颞下颌关节紊乱病的临床表现和病理改变。

3. **了解** 巨细胞肉芽肿的病理变化；巨颌症的病理变化。

---

**案例讨论**

**【案例】**

患者，男，27岁。右下颌肿痛伴发热5天。

病史：7天前患者左下后牙出现持续性钝痛，后发展为剧烈跳痛；3天前右下颌突然肿胀，疼痛剧烈，并向同侧放射。并有吞咽痛及开口轻度受限。患者体温升高，食欲减退，精神疲惫。

既往史：右下后牙反复疼痛1年。

检查：患者急性痛苦面容，体温38.6℃。右颌面部肿胀，下颌骨下缘轮廓消失，皮肤紧张，压痛，皮温增高，肤色发红，有波动感。开口度3cm。龈及前庭沟黏膜充血水肿，龈袋内有脓液。

**【讨论】**

1. 患者可能的诊断是什么？

2. 请用本章所学知识简要解释原因。

扫码"看一看"

## 第一节　颌骨骨髓炎

颌骨骨髓炎（osteomyelitis of jaws）是发生在颌骨骨质及骨髓的炎症，常合并颌面部软组织炎症。最常见的病原菌是化脓性细菌，以金黄色葡萄球菌和溶血性链球菌为主，临床上多为混合型感染。颌骨骨髓炎可分为化脓性、特异性、放射性等多种类型，其中以化脓性最为常见。其感染来源为牙源性、损伤性和血源性等。

## 一、急性化脓性颌骨骨髓炎

急性化脓性颌骨骨髓炎（acute suppurative osteomyelitis of jaws）多来自于牙源性感染，亦可由外伤后或血行感染引起，多由于下颌第三磨牙冠周炎、牙齿感染的牙槽脓肿、牙周感染及间隙感染所致。主要病原菌为金黄色葡萄球菌和链球菌。

扫码“学一学”

**【临床表现】** 急性化脓性颌骨骨髓炎常见于青、壮年男性，男女比约为 2 ∶ 1。多发于下颌骨，病灶牙以第一磨牙最多见。急性化脓性颌骨骨髓炎起病急，患部剧烈疼痛，全身中毒症状明显，可出现高热、寒战、疲倦、白细胞计数增高等表现；严重者可并发败血症、颅内感染等。局部可见多个牙松动，伴引流区淋巴结肿大。上颌病变时，早期感染较局限，后期可并发上颌窦炎。下颌病变时，炎症较广泛，可出现下唇麻木，若炎症侵及咀嚼肌，可引发牙关紧闭、张口受限。

**【病理变化】** 早期骨髓组织高度充血和炎性水肿，中期由于大量的中性粒细胞浸润，使组织溶解坏死，最后骨髓腔充满化脓性渗出物和坏死组织，形成脓肿；炎症较为局限，不向周围骨质扩散，为局限性骨髓炎。如果炎症在骨内扩散，病变区骨小梁的破骨活性增高，成骨活性降低；残存的海绵状骨小梁，由于血管的栓塞感染，造成成骨细胞和骨细胞完全消失，形成死骨（sequestrum），其周围有大量炎性肉芽组织形成。

## 二、慢性化脓性颌骨骨髓炎

慢性化脓性颌骨骨髓炎（chronie suppurative osteomyelitis of jaws）较多见，可由急性化脓性骨髓炎转化而来，或毒力较弱的细菌感染引起。

**【临床表现】** 病程较长，全身症状不明显，主要表现为患部疼痛和肿胀，程度较急性化脓性骨髓炎轻。牙齿松动与咬合痛不常见，相应的面部组织有炎症浸润，可形成瘘管，皮肤或黏膜可见瘘管溢脓。患者常有不同程度的张口受限，病变广泛时可致病理性骨折。X 线表现为虫蚀状骨吸收，呈界限不清的透射影和局灶性阻射影，当死骨结构伴有骨新生时，则有骨硬化的表现。

**【病理变化】** 以伴有明显骨吸收和死骨形成的化脓性病灶为主要病理变化。骨髓腔内有大量的淋巴细胞、浆细胞、巨噬细胞浸润（图 14–1）。由于大量炎性渗出，导致骨髓腔内压力升高，继而引起血管栓塞，导致骨营养障碍发生坏死。镜下表现为骨细胞消失，骨陷窝空虚，骨小梁周围成骨细胞消失。炎性肉芽组织或纤维组织包绕在死骨周围，使死骨分离。当死骨摘除后，纤维组织增生活跃，增生的肉芽组织中可分化出成骨细胞并形成反应性新骨。

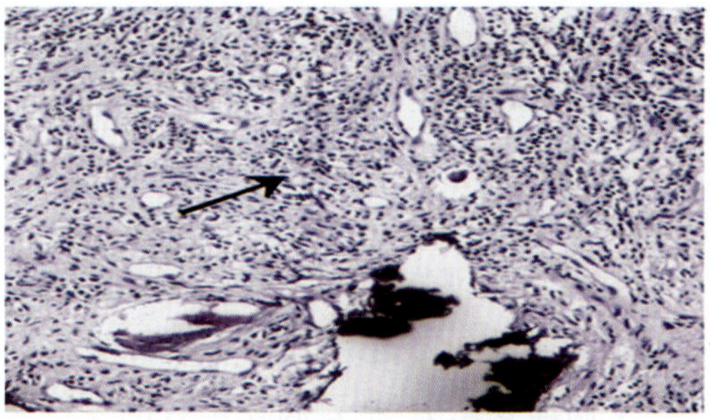

**图 14–1　慢性化脓性颌骨骨髓炎**

死骨周围有炎性肉芽组织

**考点提示** 慢性化脓性颌骨骨髓炎的病理变化。

## 三、慢性骨髓炎伴增生性骨膜炎

慢性骨髓炎伴增生性骨膜炎又称为骨化性骨膜炎，是一种伴明显骨膜炎症反应的慢性骨髓炎亚型。

**【病因】** 多由于慢性根尖周炎、牙周炎或拔牙创伤感染持续存在，炎症刺激骨膜导致骨膜下反应性新生骨形成。

**【临床表现】** 好发于青少年，下颌骨较上颌骨多见。下颌后部是典型的好发部位。临床表现为缓慢进展的无痛性颌骨膨隆，质地较坚硬，黏膜和皮肤色泽正常，病程发展缓慢。X线片显示特征性的密质骨肥厚，密质骨外有不规则的骨质增生从而形成双层或多层骨密质，骨髓腔内有点状破坏。

**【病理变化】** 主要表现为大量骨膜下反应性新骨形成。在密质骨表面，新生骨小梁与骨表面垂直，骨小梁相互平行排列，周围有成骨细胞围绕，骨小梁之间由纤维结缔组织构成，纤维结缔组织中见少量淋巴细胞与浆细胞浸润（图14–2）。

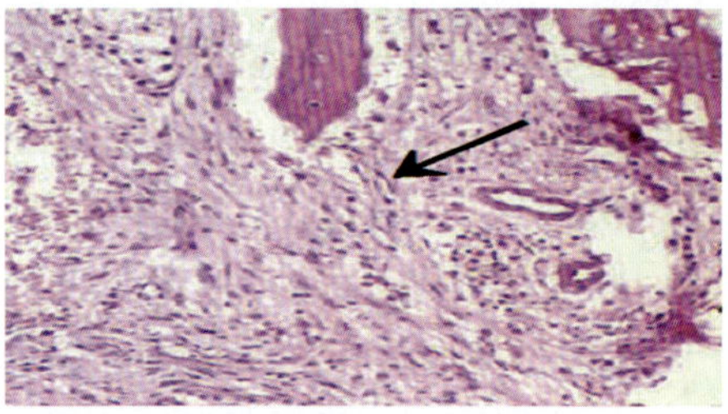

**图14–2 慢性骨髓炎伴增生性骨膜炎**

骨小梁之间由纤维结缔组织构成，伴有散在的淋巴细胞和浆细胞浸润

## 四、放射性骨髓炎

颌骨放射性骨髓炎（radiation osteomyelitis），又称为放射性骨坏死，是头颈部恶性肿瘤经放射治疗的严重并发症，其发生率与吸收剂量的大小相关。一般认为低于60Gy吸收剂量不会引起骨坏死，照射量在60~70Gy之间则骨坏死发生率为1.8%，高于70Gy吸收剂量发生率为9%。儿童较成人更为敏感。

**【病因】** 放射性骨髓炎是由于照射导致的直接损伤和局部血液循环障碍，造成骨和骨髓内各种细胞变性、坏死，骨组织的修复能力低下甚至丧失而引起的疾病。其病因及发病机制目前还不明确，存在三种学说：骨损害学说，放射、创伤和感染学说，三低学说。

**【临床表现】** 放射性骨髓炎发病过程较缓，多在放疗后0.5~3年内发病，常在拔牙或局部损伤后发生创口不愈。主要表现为局部组织持续性剧痛，张口受限。病变部位牙龈和周围软组织发生蜂窝组织炎，有瘘管形成，口臭明显；死骨逐渐暴露，周界不清，不易分离。全身症状可表现为衰弱、消瘦、贫血等。X线显示照射区骨密度普遍降低，伴不规则的破坏，呈斑点状或虫蚀样边缘不整。

**【病理变化】** 主要病变是骨的变性和坏死，骨髓炎或细菌感染为继发病变，多位于骨组织暴露部位。皮质骨的变化比松质骨的变化更明显。①皮质骨变化：呈层板结构，骨纹理粗糙，着色不均匀，部分骨细胞消失，骨陷窝空虚，并可见微裂，成骨和破骨现象均不明显。随后，骨破坏加重，层板骨结构消失或断裂，大部分骨细胞消失，形成死骨。②松质骨变化：骨小梁萎缩，偶见骨微裂，骨小梁边缘仍可见骨沉积线。皮质骨的变化比松质骨的变化更明显。③骨髓组织变化：出现不同程度的纤维化和炎症细胞浸润。变性骨周围出现大量破骨细胞和成骨细胞。④血管变化：小动脉内膜、内弹性膜消失，肌层纤维化，外膜增厚，管腔闭塞，有时见动脉管腔内有脱落的内皮细胞团块，或血栓形成。

扫码“学一学”

# 第二节　颌骨非肿瘤性疾病

## 一、骨纤维异常增殖症

骨纤维异常增殖症（fibrous dysplasia），是一种常见的骨内纤维组织增生性病变，含数量不等的骨样组织或未成熟的骨小梁。属于缓慢进展的自限性良性骨纤维组织疾病。目前普遍认为本病为非真性肿瘤。

**【病因】** 本病的病因和发病机制尚不清楚，可能与外伤、感染、内分泌功能紊乱或某些原因导致的局部血液循环障碍有关。

**【临床表现】** 一般无明显症状，发展缓慢，病程较长，青春期后可停止生长，也可终生缓慢进展。上颌较下颌多见，一般表现为受累骨缓慢增大，无痛性膨胀。发生于面部者表现两侧不对称，眼球移位、突出，鼻腔狭窄，牙齿松动，牙槽嵴畸形，腭部隆起。随着病变发展可出现头痛和鼻出血。本病引起颜面部变形和牙萌出异常，可导致病理性骨折。

病变发生于单一骨骼，成为单骨性骨纤维异常增殖症，约占 80%，平均发病年龄约为 25 岁，无性别差异。常见于颌骨，肋骨和股骨也可见。发生于两个以上骨骼，为多骨性骨纤维异常增生，临床较少见，好发于 10 岁以前儿童，女性多见，多累及头颈部，表现为颅骨、面部骨和颌骨同时受累。若同时伴有色素沉着、女性性早熟等内分泌异常，则称之为 McCune-Albright 综合征。

典型的 X 线表现为病变骨区低阻射影，病变与周围正常骨界限不明显，呈现磨砂玻璃样改变。病变区纤维成分较多时，类似于囊肿或囊性肿瘤，可表现为囊性密度减低区。病变内骨化明显时，可见散在斑块状密度增高区。骨纤维异常增殖症主要应与骨化纤维瘤（或牙骨质 - 骨化纤维瘤）相鉴别。

**【病理变化】** 肉眼观，病变部位骨膨胀，剖面观密质骨变薄，与松质骨之间界限不清，骨髓腔被结缔组织代替，呈灰白色，有时可见出血或囊性样变。

镜下观，正常骨组织消失，被疏松结缔组织取代，纤维组织背景下可见骨小梁均匀分布，形态不一，无层板结构，彼此缺乏连接，纤细呈弓形或分支状（图 14-3）。骨小梁周围缺乏规律的成骨细胞排列，提示骨小梁结构可能由周围纤维组织化生而来。增生的纤维结缔组织中富含血管，有时可见骨样组织、软骨岛及破骨细胞。成纤维细胞大小一致，呈梭形或星形，呈漩涡状疏松排列分布在骨小梁之间。

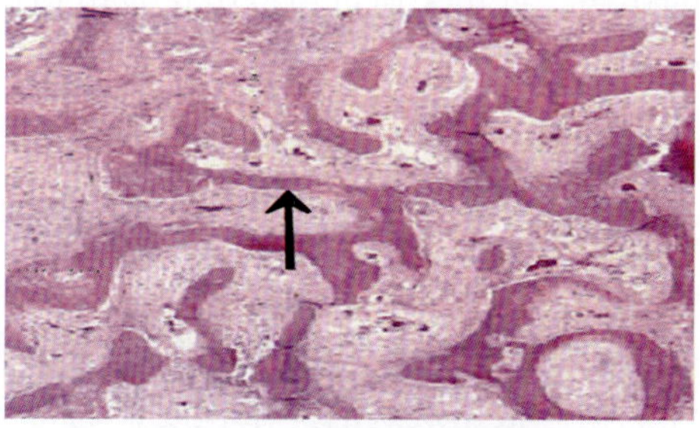

**图 14-3　骨纤维异常增殖症**

骨小梁形态不一，排列紊乱无层板结构，彼此不连接，纤细呈弓形或分支状，形态多样

## 二、巨颌症

巨颌症（cherubism），较少见，由 Jones 于 1933 年最先描述。常有家族倾向，目前认为是一种常染色体显性遗传病，又称家族性颌骨纤维异常增殖症、家族性颌骨多囊性病，是

一种良性、具有自限性疾病。

**【临床表现】** 巨颌症仅见于儿童，男女比为2 ∶ 1，发病年龄自6个月至7岁不等，7岁前病变发展较快，到青春期发展变缓，也可停止进行。病变主要侵犯下颌骨，多发于下颌角区，其特征为颌骨无痛对称性肿大，颌骨表面呈不规则外形，光滑，质地坚硬，膨隆可致乳牙移位，牙列不齐，造成牙间隙增大或牙缺失，恒牙也可发生移位、萌出困难，可有颌下淋巴结肿大。发生在下颌者牙槽突膨胀，使舌抬高，影响语言、咀嚼、吞咽和呼吸。若侵犯上颌、眶底，可使眼球突出、巩膜露出。上颌骨受累者常伴有下颌骨的广泛受累。X线表现为颌骨对称性膨胀，有多囊性密度减低区，呈多房状，边界清楚，骨皮质膨胀变得很薄，有少量骨间隔。

**【病理变化】** 肉眼观，病变组织质软易碎，剖面呈红褐色或灰褐色。镜下观，病变处纤维结缔组织取代骨组织，纤维呈纵横交叉排列，可见骨样组织及明显的纤维成骨。骨小梁粗糙，见不到正常的骨沉积线。结缔组织内可见丰富的血管，成纤维细胞多，核仁明显，胶原纤维排列疏松，其间有大量弥漫性或灶性分布的大小不一的多核巨细胞，胞质内含细小的嗜酸颗粒。血管丰富，管腔扩张，壁薄，多核巨细胞常围绕或紧贴血管壁（图14–4），在血管周围有呈袖口状分布的嗜酸性物质沉积，有陈旧出血及少量的炎细胞浸润。病变后期巨细胞数量较少，纤维成分增多，并有新骨形成。

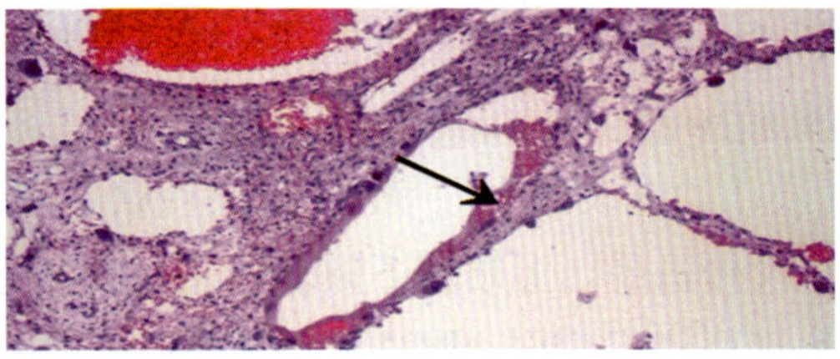

**图14–4 家族性巨颌症**

纤维组织增生，多核巨细胞围绕血管

## 三、朗格汉斯细胞组织细胞增生症

朗格汉斯细胞组织细胞增生症（Langerhans cell histiocytosis LCH），又称朗格汉斯细胞病，是一组原因未明的组织细胞增殖性疾病，以朗格汉斯细胞增生为主，为朗格汉斯细胞的肿瘤性增生。

朗格汉斯细胞是一种抗原呈递细胞，主要存在于皮肤和黏膜。病变中的这些细胞在形态学上与组织细胞相似，曾将本病归于类脂质代谢障碍，以后又归于单核–吞噬细胞系统的疾病。近年来通过免疫组化及电镜研究，证实本病是朗格汉斯细胞及其前体细胞的增生性疾病。

**【病因】** 本病的病因和发病机制尚不清楚，但有一定的家族性，在同胞兄弟姐妹中的发病率比普通儿童高得多。有人认为是反应性疾病，本病具有肿瘤的性质，而非真性肿瘤；也有人认为本病是免疫系统异常所致。

**【临床表现】** 本组疾病临床表现差异较大，表现为孤立的骨病损以及局部或广泛播散性病损。根据疾病的严重程度，通常分为以下三种类型：嗜酸性肉芽肿、汉–许–克病及勒–雪病，由于发病年龄、病变部位和朗格汉斯细胞增生的程度不同，出现不同的临床症状、病程及预后。

诊断方法是以临床、X线和病理检查结果为主要依据，此症确诊的关键在于病理检查发现朗格汉斯细胞的浸润。因此应尽可能做活体组织学检查。

**1. 嗜酸性肉芽肿（eosinophilic granuloma）** 为慢性局限型，好发于儿童和青少年，成年人少见，男性多于女性。本病多发于骨内，可为孤立性或多发性，最常侵及颅骨、下颌骨和肋骨，个别病例可累及肺，多为单骨性损害。口腔病变常侵犯颌骨及牙龈，下颌最多见，患者常因牙龈肿胀、溃疡、颌骨肿大、疼痛及牙松动而就诊。检查牙龈可见局部肿胀，质地松软，呈微黄色，但无脓，触之易出血，龈乳头糜烂、消失，龈缘可呈虫蚀样破坏。X线检查，穿凿性破坏或溶骨性破坏，以牙槽骨或颌骨中心破坏为主，也可发生广泛性破坏。临床需与坏死性龈炎、牙周病、骨髓炎、颌骨肿瘤或囊肿相鉴别。单骨病变预后良好，多发性病变治疗后易复发。

**2. 汉－许－克病（Hand-Schuller-Christian disease）** 为慢性播散型，好发生于3岁以上的儿童，男性多于女性。发病迟缓，病程较长，为多骨性病变及骨外病变。发病年龄越早其预后越差。病变侵犯眶骨，可引起眼球突出；病变侵犯蝶鞍，可引起垂体性尿崩症。颅骨病变、突眼和尿崩症被认为是本病的三大特征。当病变侵犯牙龈时，可出现牙松动或过早脱落，牙龈增生或松软，患者可伴发热。X线检查，颅骨呈不规则的穿凿性破坏，颌骨有骨质破坏投射区。治愈后常遗留尿崩症或发育迟缓等后遗症。

**3. 勒－雪病（Letterer-Siwe disease）** 为急性播散型，为最严重的一型，多为3岁以内的婴幼儿，发病为急性或亚急性，进展迅速，预后极差，常危及生命。表现为内脏器官广泛受累，包括皮肤、肝、脾等。临床上全身症状可表现为反复或持续高热、贫血、皮疹、肝脾淋巴结肿大、腹泻等。口腔局部症状为乳牙松动、脱落；舌组织受侵犯时可形成巨舌，颈部淋巴结常肿大。X线可见颅骨、长骨有明显的骨质破坏，颌骨有溶骨性改变（图14-5），界限清楚。

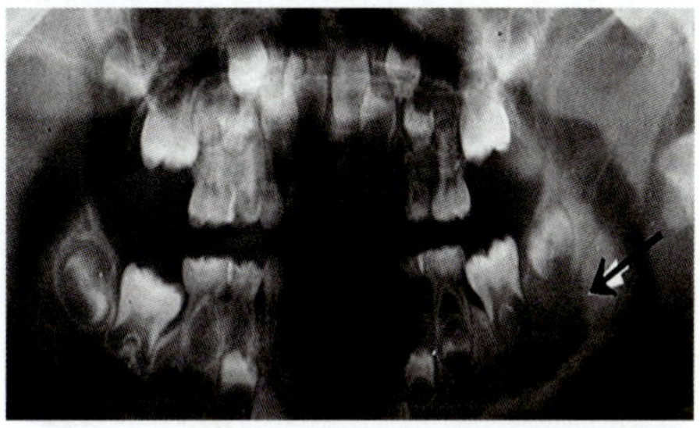

**图14-5　朗格汉斯细胞组织细胞增生症**

X线溶骨性破坏和穿凿性破坏

**【病理变化】** 本病病变主要由增生的朗格汉斯细胞、淋巴细胞、嗜酸性粒细胞，和多核巨噬细胞等组成（图14-6）。朗格汉斯细胞多呈灶状、片状聚集，细胞体积大，无树枝状突起，胞质丰富，呈弱嗜酸性，胞核为圆形、椭圆形或不规则的分叶状，有特征性的核沟和凹陷，核仁明显。

单骨性嗜酸性肉芽肿中嗜酸性粒细胞最多见，多呈灶性分布或聚集在血管周围，也可弥漫散在。

在汉－许－克病，嗜酸粒细胞较少，可见大量吞噬脂类的组织细胞，称为泡沫细胞，多见于坏死区周围。

在勒－雪病，朗格汉斯细胞大量增生，出现较多异形核及核分裂现象，无泡沫细胞。多核巨细胞表现为图顿巨细胞，核位于周边或中央。如果表面上皮破溃，可见炎症细胞及嗜酸性粒细胞向表面移出。

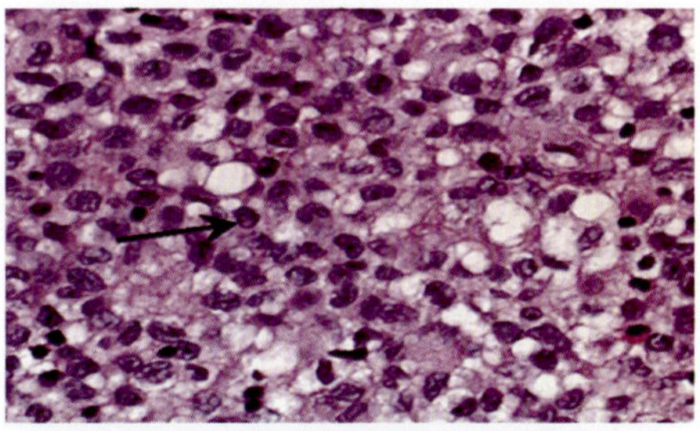

**图14-6　朗格汉斯组织细胞增生症**

增生的朗格汉斯细胞、淋巴细胞、嗜酸性粒细胞、交错突细胞、多核巨细胞

## 四、巨细胞肉芽肿

巨细胞肉芽肿（giant cell granuloma），由Jaffe于1953年首次介绍巨细胞修复性肉芽肿（GCRG），认为GCRG是一种少见的非肿瘤性良性病变，是外伤性骨内出血而引起的增生性

修复反应，后改为颌骨巨细胞肉芽肿，是对颌骨内出血、损伤的局部反应。

**【临床表现】** 好发于儿童及青年人，女性稍多，多发于20~30岁，下颌骨多于上颌骨，以颌骨内、颌骨前份较多见。临床表现为颌骨膨胀，伴有局部疼痛，可引起牙根吸收，牙位置异常、牙松动或脱落。

X线检查，呈单房阴影，境界明显的密度减低区，或为多房性骨吸收，需要与成釉细胞瘤和黏液瘤相鉴别。

**【病理变化】** 肉眼观，病变部位骨质膨隆，剖面灰白或红褐色；病变较大时，可见出血、坏死和囊性变。镜下见纤维结缔组织构成病变主体，含有多核巨细胞。多核巨细胞多在新生骨周围或围绕出血区呈灶性分布（图14–7）。类似于骨巨细胞瘤，由梭形的成纤维细胞和胶原纤维构成成熟的纤维结缔组织；巨细胞数量较少，分布不均匀，多核巨细胞较小，所含细胞核的数量也少。血管丰富，常见有出血，还可见少量骨样组织。在颌骨周围的软组织中发生的巨细胞肉芽肿病变，称为周围性巨细胞肉芽肿（peripheral giant cell granuloma），如巨细胞性龈瘤。

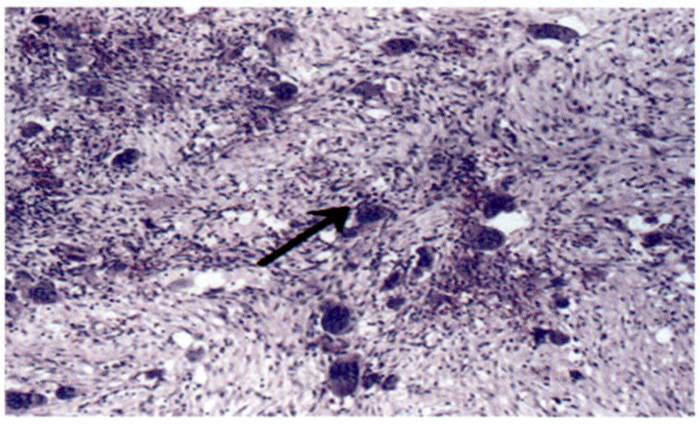

**图14–7 巨细胞肉芽肿**

多核巨细胞多在新生骨周围或围绕出血区分布

扫码“学一学”

# 第三节 颌骨非牙源性肿瘤

## 一、骨瘤

骨瘤是由分化成熟的骨组织构成的良性肿瘤，属于真性肿瘤还是错构瘤尚有争论。它容易与骨隆突、外生骨疣、外伤和炎症刺激引起的反应性骨组织增生、进行性骨化的牙骨质骨化性纤维瘤以及骨肉瘤相混淆。

**【临床表现】** 根据发病部位不同，骨瘤分为中心型和周围型两种。中心型骨瘤发生于骨内；周围型骨瘤发生于骨膜下，在骨表面形成有带蒂或无蒂的局灶性肿物，软组织偶见骨瘤发生。

此瘤好发于40岁以上的成人，男性多于女性，下颌骨多见，一般为单发或多发。发生于下颌骨者，多累及髁突、下颌骨体的舌侧及下颌角下缘部位。表现为颌骨膨胀，若压迫神经可出现局部疼痛及麻木感，发生于髁突时可出现张口受限。当颌骨和颅骨多发性骨瘤同时伴有大肠多发性息肉、牙阻生、牙瘤等被称为Gardner综合征。

X线表现为密质骨骨小梁密集、粗大，为境界清楚的密度增高区。

**【病理变化】** 肉眼观，中心型骨瘤周围有被膜包绕，切面为海绵状骨或致密骨。周围型骨瘤表面光滑或呈结节状，圆形或卵圆形，有宽广的基底附着于骨面，基底部与骨粘连而推之不移。镜下观，肿瘤由排列不规则的成熟骨小梁构成。骨小梁间有纤维、血管、脂肪等组织，有时可见造血组织成分。根据骨与纤维的比例不同，骨瘤可分为致密性骨瘤和海绵状骨瘤。①致密性骨瘤：质地较硬，主要由密质骨构成，缺乏骨髓腔，骨小梁密集、粗大，骨小梁之间多为结缔组织性骨髓；②海绵状骨瘤：质地较软，由成熟的层板骨性骨小梁构成，骨小梁纤细较稀疏，骨小梁之间有大量纤维结构，可含有红骨髓或黄骨髓组织，骨小梁周围可见成骨细胞。

## 二、骨化纤维瘤

骨化纤维瘤（ossifying fibroma）是较为常见的颌骨良性肿瘤，边界清楚。组织学上，肿瘤由富含细胞的纤维组织和表现多样的矿化组织构成。根据肿瘤所含纤维成分和骨质成分比例，分为骨化性纤维瘤和纤维骨瘤。

**【临床表现】** 常见于青年人，多为单发性，以下颌较为多见，女性较男性多见。上颌骨者多位于尖牙窝、颧弓及鼻窦处，下颌骨则以前磨牙区下缘和下颌角处多见。骨化性纤维瘤主要见于下颌后部。肿瘤生长缓慢，早期无自觉症状，随着肿瘤增大，可由于颌骨膨隆引起牙移位、咬合关系紊乱、颌面部变形。

X 线表现为颌骨不同程度的弥散性膨胀，且与正常骨质之间无明显边界。

**【病理变化】** 肉眼观，肿瘤界限清楚，有包膜，剖面呈实性，黄白色。镜下观，肿瘤由富含胶原纤维的结缔组织构成主体，其中含有不成熟骨形成的骨小梁和无细胞的嗜碱性类牙骨质沉积物。结缔组织内胶原纤维排列紊乱。肿瘤组织钙化结构不一，骨小梁可相互连接成网，成骨细胞被小梁状编织骨围绕。类牙骨质沉积物呈圆形或卵圆形，边界光滑，类似牙骨质小体。骨化性纤维瘤和纤维骨瘤组织结构不同，骨化性纤维瘤主要由纤维母细胞组成，骨样组织和骨小梁仅占肿瘤小部分，而纤维骨瘤以骨质为主，含有不同形状的骨小梁，并逐渐钙化。

## 三、软骨肉瘤

软骨肉瘤是仅有透明软骨分化的，以肿瘤细胞形成软骨组织为特征的恶性肿瘤。通常分为原发性和继发性两种，继发性软骨肉瘤由良性软骨性肿瘤转变而来；按部位可分为中心型和周围型。

**【临床表现】** 好发年龄为 20~40 岁，无明显性别差异。好发于髂骨、股骨、腕骨、胫骨和肋骨等部位。颌骨软骨肉瘤极为少见，仅占全身软骨肉瘤的 1%。颌骨软骨肉瘤以上颌骨多见（60%），好发于上颌侧切牙－尖牙区；发生于下颌者，常位于前磨牙－磨牙区。临床上主要表现为颌骨膨隆，常破坏骨密质，肿瘤向周围组织侵犯，导致局部疼痛，牙松动、脱落。也可出现局部肿胀、视力异常、鼻腔症状和头痛等。颌骨软骨肉瘤较骨肉瘤预后更差，颌骨的软骨性肿瘤，即使分化较好也应考虑为潜在恶性并做相应治疗。血行性转移可至肺、肾、脑和其他部位的骨等，淋巴结转移偶见。

X 线可表现为单房或多房性虫蚀状透射影像或弥漫性阻射性病变。许多肿瘤中心可见密度增高区，呈斑点状，位于肿瘤中钙化或骨化的区域。

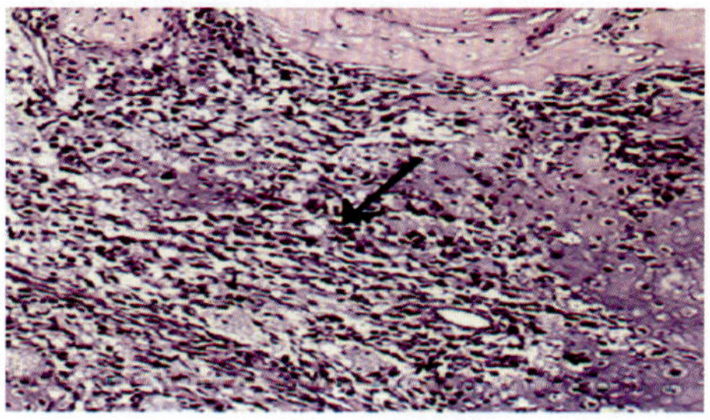

**图 14-8　软骨肉瘤**

软骨肉瘤细胞分散在软骨内，有异型性，核分裂明显。

**【病理变化】** 肉眼观，肿瘤剖面半透明状，呈蓝白色或灰白色，小叶状软骨组织。光镜观，软骨肉瘤的组织学特点差异较大，发生于颌骨的软骨肉瘤大多分化较好。根据肿瘤的分化程度分为三级。Ⅰ级：细胞密度中等，核大小一致，有明显的分叶状结构，肿瘤性软骨在小叶中心形成，肿瘤细胞分布在软骨陷窝内及小叶边缘，细胞异型性不明显。Ⅱ级：细胞密度增加，分散在软骨陷窝内及小叶边缘的瘤细胞核异型性明显（图 14–8）。Ⅲ级：异型性明显，核分裂多，很少发生在颌骨，肿瘤形成的软骨组织较少，瘤细胞密集，多为梭形细胞，核大，可见 2 个或多个细胞核的瘤巨细胞。

## 四、骨肉瘤

骨肉瘤是以肿瘤细胞形成骨组织或骨样组织为特征的肉瘤，是最常见的骨恶性肿瘤。

目前认为主要与遗传和病毒感染有关。可继发于先存的骨病损，如骨纤维异常增殖症、骨巨细胞瘤、多发性骨软骨瘤、慢性骨髓炎、成骨不全症等，在患者接受治疗之后，可导致部分病损肉瘤变。下肢负重骨在外界因素（如病毒）的作用下，发生细胞突变，可能与骨肉瘤形成有关。典型的骨肉瘤源于骨内，与骨皮质并列的骨肉瘤源于骨外膜和附近的结缔组织。

**【临床表现】** 全身骨骼的骨肉瘤好发于 10~ 20 岁的青年人，男性较女性多见，约 5% 的骨肉瘤发生于颌骨。下颌骨肉瘤以体部（60%）最常见，其次为下颌正中、下颌角、下颌升支等部位。上颌骨肉瘤可侵及牙槽骨、上颌窦，少数病例可侵及腭部。最常见的临床症状为颌骨肿胀和局部疼痛，疼痛呈持续性，可持续加重，或有麻木感。还可表现为感觉异常、牙痛、牙齿松动、出血、鼻塞等症状。

X 线表现为溶骨性、硬化性病灶。溶骨性病灶即伴有密质骨膨隆和穿孔，境界不清的 X 线透射区。硬化性病灶呈不规则状、边界不清的 X 线阻射影。X 线特点为周边的骨膜下新生骨小梁呈放射状，即所谓的“日光放射状（sun–ray）影像”。颌骨骨肉瘤生长迅速，有侵袭性，可发生肺转移，有少数患者发生区域淋巴结转移。

**【病理变化】**

肉眼观，瘤体较大，呈鱼肉状，有时有软骨病变区颌骨膨隆，常穿破密质骨。剖面呈灰白、黄白或红褐色，有时可在中央见坏死。光镜观，本病典型特点是肉瘤样细胞直接形成肿瘤性骨样组织。肿瘤细胞形态不一，呈梭形、圆形、多边形等，异型性明显，核分裂多，可见病理性核分裂（图 14–9）。

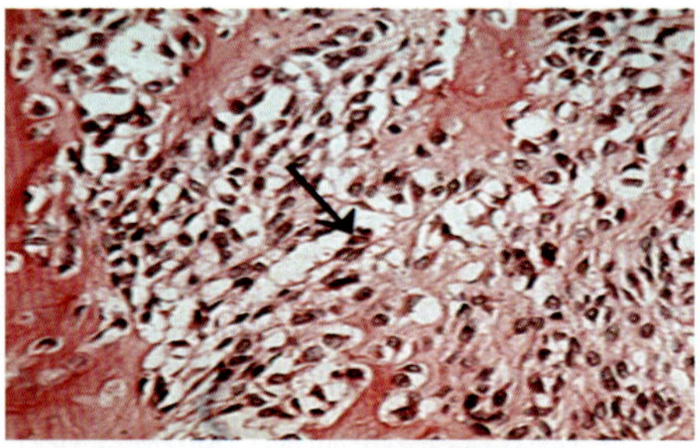

**图 14–9 骨肉瘤肿**

骨肉瘤瘤细胞形态不一，异型性明显，核分裂象多，可见病理性核分裂象

根据瘤细胞的形态和基质分布特点，可分成骨型骨肉瘤、成软骨型骨肉瘤和成纤维型骨肉瘤，三型中均可见数量不等的多核巨细胞。颌骨骨肉瘤常有软骨广泛形成，若软骨形成明显，需与软骨肉瘤相鉴别。肿瘤性骨样组织形成是诊断骨肉瘤的主要根据。组织化学染色显示，肿瘤细胞存在碱性磷酸酶的阳性反应。

发生于颌骨的特殊型骨肉瘤，如骨旁骨肉瘤、骨膜骨肉瘤以及原发于舌、唇和颏下等软组织的骨外骨肉瘤，其临床和组织学均呈现低密度恶性。

# 第四节 颞下颌关节病

扫码"学一学"

颞下颌关节的炎症性病变范围广泛，关节囊、关节盘、滑膜及髁状突均可累及，发病原因可以是退行性病变、自体免疫性反应、细菌性感染及外伤等。其中以颞下颌关节紊乱病最为常见。本节对颞下颌关节紊乱病、骨关节病、类风湿性关节炎的临床病理进行介绍。

## 一、颞下颌关节紊乱病

颞下颌关节紊乱病（temporomandibular joint disorders，TMD）是一组累及咀嚼肌和颞下颌关节系统的疾病总称，可以是功能性的，也可以是器质性的。分为咀嚼肌紊乱疾病、结构紊乱疾病、炎性疾病和骨关节病。

**【病因】** TMD病因复杂，尚不完全明确。多种因素与该疾病的发生相关：①局部因素，如错殆、咬硬物、习惯性磨牙、后牙缺损以及某种特殊职业引起下颌姿势不正常等导致关节结构微小创伤，均可出现颞下颌关节的症状；②全身因素，如遗传、内分泌、免疫代谢、血液循环等因素均可能参与了TMD的病理发展过程；③精神和心理因素，如患者焦虑、精神紧张等因素。

**【临床表现】** 多发于青壮年，女性多见。发病人群中12%~59%有自觉症状。临床特征：①关节区疼痛，可为自发或开口疼痛伴咀嚼痛，疼痛可反射到头部、颈部肌肉；②关节运动障碍，开口运动异常，开口度过大或受限，开口型偏斜或歪曲；③关节运动弹响或杂音，杂音与病理改变相关。临床通常借助影像学检查确定TMD的病变部位及严重程度。

**【病理变化】** 主要表现为关节盘和髁状突的退行性改变。

**1. 关节盘病变** 肉眼观，关节盘穿孔多在双板区，而关节盘变薄多发生于后带。镜下见病变部位胶原纤维玻璃变性、溶解断裂，出现裂隙，部分胶原纤维可嗜碱性变，前带和中带胶原纤维走行无定向，排列紊乱；中带和后带软骨细胞增多，体积较大，单个或成双存在（图14-10）。关节盘变薄的部位，可见局部区域的软骨基质成分降解，丰富的新生毛细血管长入后带。双板区纤维成分增多，血管成分减少，出现纤维化，可见大小不等、形态不规则的钙化团块。

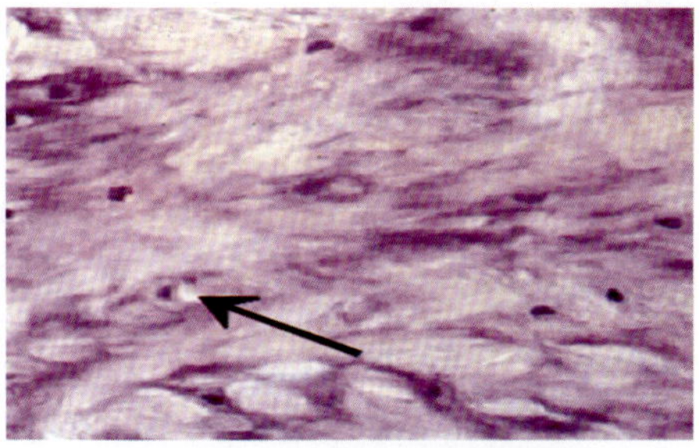

**图14-10 颞下颌关节紊乱病**

关节盘中后带出现软骨细胞

**2. 髁突软骨病变** 镜下见髁突软骨部变薄，表面带的胶原纤维间水肿，形成纵裂和横裂。胶原纤维从横裂部剥离或脱落，关节面不光滑。胶原纤维呈弥漫性的均质样性。增殖带不明显或消失。肥大带也可形成裂隙。软骨钙化带增宽，软骨基质变性、溶解，形成紫染的颗粒状。病变严重者，髁突表面的软骨全部剥脱，骨组织裸露。

**3. 髁突骨组织病变** 镜下见骨密质和骨小梁中骨细胞消失或骨细胞发生核固缩，骨陷窝空虚暴露，骨纹理明显，出现微裂。当关节面软骨破坏后，纤维组织增生，骨髓组织被肉芽组织取代，密质骨变薄，断裂部分骨小梁吸收。骨基质溶解消失或成为碱性颗粒状，剩余的胶原纤维呈网状，形成假性囊腔（图 14-11）。

4. 滑膜的病变 滑膜的病变主要位于双板区，主要在结缔组织浅层，表现为滑膜增厚，血管数量减少，血管扩张充血，血管壁增厚，血管腔变窄或者闭锁，滑膜细胞减少，结缔组织水肿，玻璃样变性，慢性炎细胞浸润，滑膜的绒毛可坏死脱落。

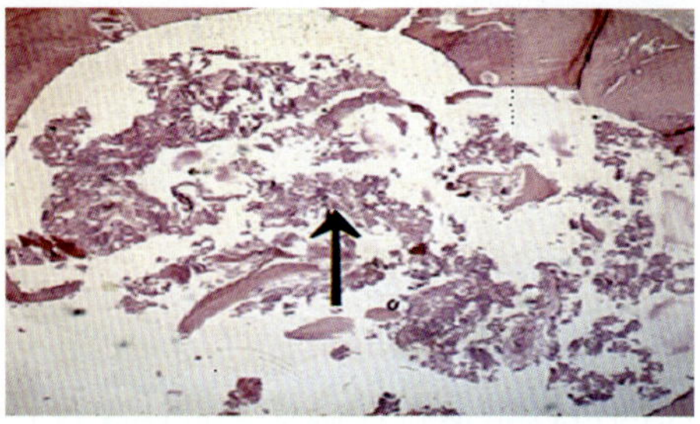

**图 14-11 颞下颌关节紊乱病**

髁状突组织溶解消失，形成假性囊腔

## 二、骨关节病

骨关节病（osteoarthrosis）是一种关节软骨和关节盘的变性，而非炎症性病变，一般分为原发性和继发性两种。骨关节病又名骨关节炎，退行性关节病及变性关节炎。

**【临床表现】** 病损多发于一侧关节，病程迁延，通常不伴全身症状，主要表现为颞颌关节区疼痛，开闭口及咀嚼时加重，颌骨运动受限，有的病例仅有关节摩擦音，伴有骨质增生，骨赘。关节盘穿孔破裂者多有关节弹响、摩擦音、破碎音。慢性期可无明显的关节痛。

X 线显示关节变形，关节腔狭窄，髁突变平，有骨赘形成，髁突前斜面有唇状增生，软骨下骨出现硬化、囊性变等。

**【病理变化】**

**1. 肉眼观察** 关节面软骨损伤，承重部位软骨剥脱，骨暴露，且发生反应性增生，出现骨质象牙化（骨小梁增厚，致密骨硬化）。髁突前斜面出现唇状骨赘突，软骨性和骨性骨赘可部分脱落于关节腔，形成游离体；残存的关节面软骨粗糙且呈绒毛状突起，无光泽；软骨下囊性变并充满浆液，髁突表面粗糙，骨质暴露，骨赘可导致关节盘破裂穿孔。

**2. 光镜观察** 表现为关节软骨退行性变和损伤，伴关节软骨周围软组织的修复和增生性改变。

## 三、类风湿性关节炎

类风湿性关节炎（rheumatic arthritis，RA），是一种以慢性滑膜炎为主要病变的全身性自身免疫性疾病，常侵犯全身各处关节。其特征是手、足小关节的多关节、对称性、侵袭性关节炎症，经常伴有关节外器官受累，可以导致关节畸形及功能丧失。

**【病因】** 病因不明，寒冷、潮湿、感染可能是类风湿性关节炎的诱因；此外葡萄球菌、类白喉杆菌、病毒、支原体感染等，导致机体的变态反应也可能是本病的发病因素；部分患者有明显的家族史。

**【临床表现】** 类风湿性关节炎较为常见，多发生于青壮年，男女发病率为 1 ∶ 3。临床特征是手、足小关节的多关节、对称性、侵袭性关节炎症，早期症状为疲倦、体重减轻、低热等，1~2 个关节游走性受累，以后发展为多关节炎。临床表现为关节疼痛、肿胀、运动受限，有明显的晨僵现象，活动后关节僵硬现象逐渐减轻。最后关节变形、僵硬。

类风湿性关节炎患者主诉颞颌关节痛者并不多见。颞下颌关节受累时，晨起张口受限，关节僵硬，咀嚼疼痛加重，经活动和按摩后可好转。早期表现为关节区肿胀、疼痛，伴弹响及关节杂音；进入关节纤维强直期，疼痛不再是主要症状，晚期张口受限，形成骨性强直。儿童期患病可导致下颌骨发育不良或咬合异常。

X 线检查：可见软组织肿胀、骨质疏松，病情进展后，关节面呈囊性变、侵袭性骨破坏、关节面模糊、关节间隙狭窄、关节融合及脱位。

实验室检查：低血红蛋白性贫血；病变活动期血沉加快；球蛋白增高，白蛋白降低；免疫蛋白电泳显示 IgG、IgA、IgM 增多；类风湿因子阳性。免疫荧光检测，滑膜表面可见颗粒状 IgG、IgM、C3、C4 沉着。

**【病理变化】** 基本病变主要是滑膜，关节软骨和骨的病变。

**1. 滑膜病变** 早期为滑膜充血、水肿、渗出，表面的滑膜细胞出现变性、坏死、脱落，关节腔内有渗出液。随病变发展，大量淋巴细胞、浆细胞、巨噬细胞和单核细胞等侵及滑膜内，可见滑膜增厚，纤维蛋白渗出。淋巴细胞聚集在小血管周围。滑膜表面炎性肉芽组织呈绒毛状，多层增生的 B 型及 A 型滑膜细胞覆盖在绒毛表面，肥厚的绒毛末端常见淋巴小结形成。病程后期，进入慢性期则以增生病变为主。肉芽组织从关节软骨边缘的滑膜开始，沿软骨面生长，最终将软骨面完全覆盖，形成血管翳（图 14-12）。肉芽组织中大量成纤维细胞增生，软骨细胞坏死，由于骨细胞营养减少，基质进行性溶解，软骨侵蚀、破坏。

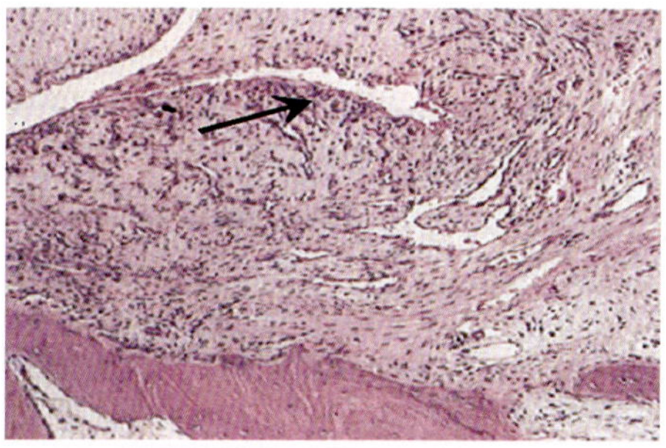

**图 14-12　类风湿性关节炎**

肉芽组织形成血管翳

**2. 骨的改变** 病变后期，软骨下方的骨髓腔内形成肉芽组织，内含淋巴细胞和破骨细胞，使关节骨质破坏吸收，软骨面肉芽组织纤维化，使关节腔缩小、消失，甚至发生粘连，形成纤维性强直，最终形成骨性强直。关节盘、关节韧带、肌腱筋膜等颞颌关节及周围的其他结构可受到病变的侵犯。

## 本章小结

颌骨骨髓炎是发生在颌骨骨质及骨髓的炎症．常合并有颌面部软组织炎症。化脓菌（金黄色葡萄球菌、溶血性链球菌）是主要致病菌。颌骨骨髓炎可分为化脓性、特异性、放射性等几种，其中以化脓性最为常见。其感染来源可以为牙源性、损伤性、血源性等。急性化脓性颌骨骨髓炎多由下颌第三磨牙冠周炎、牙齿感染的牙槽脓肿、牙周感染及间隙感染所致，主要病原菌为金黄色葡萄球菌和链球菌。慢性化脓性颌骨骨髓炎较多见，可由急性化脓性骨髓炎转化而来，或毒力较弱的细菌感染引起。病理变化以骨吸收和死骨形成为主。颌骨放射性骨髓炎是头颈部恶性肿瘤经放射治疗的严重并发症，其发生率与吸收剂量的大小相关，一般认为照射量在 60~70Gy 之间则骨坏死发生率为 1.8%，高于 70Gy 吸收剂量发生率为 9%。主要病变是骨的变性和坏死。朗格汉斯细胞组织细胞增生症是一组原因未明的组织细胞增殖性疾病，以朗格汉斯细胞增生为主，为朗格汉斯细胞的肿瘤性增生。其中嗜酸性肉芽肿为慢性局限型，好发于儿童和青少年，本病多发于骨内，可为孤立性或多发性，最常侵及颅骨、下颌骨和肋骨；汉 - 许 - 克病好发生于 3 岁以上的儿童，为多骨性病变及骨外病变，颅骨病变、突眼和尿崩症被认为是本病的三大特征；勒 - 雪病多为 3 岁以内的婴幼儿，发病为急性或亚急性，进展迅速，预后极差，常危及生命，病理变化主要由增生的朗格汉斯细胞、淋巴细胞、嗜酸性粒细胞和多核巨噬细胞等组成。骨瘤是由分化成熟的骨组织构成的良性肿瘤。软骨肉瘤是仅有透明软骨分化的，以肿瘤细胞形成软骨组织为特征的恶性肿瘤，可分为原发性和继发性两种。骨肉瘤是以肿瘤细胞形成骨组织或骨样组织为特征的肉瘤，是最常见的骨恶性肿瘤，X 线特点为周边的骨膜下新生骨小梁呈放射状，即所谓的“日光放射状（sun-ray）影像”。

## 习 题

扫码“练一练”

### 一、单项选择题

1. 急性化脓性颌骨骨髓炎病理表现为

A. 见大量的中性粒细胞浸润　B. 病变区骨小梁的成骨活性降低
C. 骨髓组织高度充血和炎症性水肿　D. 骨髓腔充满化脓性渗出物和坏死物质
E. 以上说法均正确

2. 有关急性化脓性骨髓炎正确的

A. 仅发生上颌　B. 无牙齿松动
C. 无张口受限　D. 可并发败血症
E. 全身症状不明显

3. 急性化脓性骨髓炎的主要感染来源

A. 医源性感染　B. 血源性感染
C. 腺源性感染　D. 牙源性感染
E. 损伤性感染

4. 急性化脓性骨髓炎主要的病原菌

A. 金黄色葡萄球菌和放线菌　B. 金黄色葡萄球菌和链球菌
C. 金黄色葡萄球菌和芽孢杆菌　D. 乙型溶血性链球菌和芽孢杆菌
E. 乙型溶血性链球菌和放线菌

5. 慢性化脓性骨髓炎的病理表现

A. 小块死骨可从瘘管排出　B. 使死骨与周围组织分离
C. 明显骨吸收和死骨形成的化脓性病灶　D. 病变周围可见成纤维细胞和毛细血管增生
E. 以上说法均正确

6. 有关慢性化脓性骨髓炎不恰当的是

A. 可伴有开口受限　B. 毒力弱的细菌感染引起
C. 来自于急性骨髓炎治疗不当　D. 表现不同程度的疼痛和肿胀
E. X 线显示溶骨性破坏或穿凿性破坏

7. 慢性化脓性骨髓炎好发于

A. 下颌切牙区　B. 下颌磨牙区
C. 上颌磨牙区　D. 上颌切牙区
E. 上颌尖牙区

8. 哪项不属于慢性骨髓炎伴增生性骨膜炎的镜下病变
A. 有成骨细胞围绕
B. 骨膜下反应性新骨形成
C. 新生骨小梁与骨面垂直
D. 骨小梁之间由纤维结缔组织构成
E. 有散在的淋巴细胞和 T 细胞浸润
9. 下列有关慢性骨髓炎伴增生性骨膜炎描述正确的是
A. 好发于老年人
B. 病程发展迅速
C. 上颌骨比下颌骨多见
D. 表面黏膜和皮肤色泽红肿
E. 又称骨化性骨膜炎
10. 骨纤维异常增殖症的叙述错误的是
A. 发展缓慢，病程长
B. 主要累及颌骨，下颌更多见
C. 一般无明显症状
D. 青春期后可停止生长
E. 单骨受累多见
11. 成人中最少见的颌骨骨髓炎感染途径是
A. 牙槽脓肿
B. 冠周炎
C. 拔牙创感染
D. 血行感染
E. 牙周炎
12. 关于放射性骨髓炎的叙述哪项错误
A. 也称为放射性骨坏死
B. 老年人对射线更敏感
C. 主要病变是骨变性和坏死
D. 骨皮质的变化比松质骨更明显
E. 骨小梁萎缩、骨细胞可消失
13. 慢性化脓性颌骨骨髓炎特征性表现是
A. 大量中性粒细胞浸润
B. 坏死的炎细胞和液化的组织共同形成脓液
C. 死骨形成
D. 有新骨形成
E. 窦道流脓，经久不愈
14. 关于骨纤维异常增生症描述哪项是错误的
A. 病变内有囊腔形成
B. 病变包膜完整
C. 骨小梁均匀分布，形态不一
D. 病变内有大量纤维组织
E. 病变内有新骨形成
15. 哪种骨髓炎约占各类型颌骨骨髓炎的 90% 以上
A. 化脓性颌骨骨髓炎
B. 慢性颌骨骨髓炎
C. 放射性颌骨骨髓炎
D. 婴儿颌骨骨髓炎
E. 亚急性颌骨骨髓炎
16. 关于骨肉瘤的叙述哪项错误
A. 骨骼最常见的恶性肿瘤
B. 下颌升支部最常见
C. 肉瘤细胞形成肿瘤性骨组织
D. 肿瘤细胞大小不一，异型性明显
E. X 线表现为溶骨性病灶

17. 关于朗格汉斯细胞组织细胞增生症的叙述哪项错误

A. 嗜酸性肉芽肿为慢性局限型

B. 嗜酸性肉芽肿多发生于骨肉，

C. 勒 - 雪病为慢性播散型

D. 颅骨病变、突眼和尿崩症是汉 - 许 - 克病的特征

E. 最主要病变是朗格汉斯细胞增生

**二、思考题**

1. 颌骨骨髓炎有哪些常见类型，其基本病变为何？

2. 简述朗格汉斯组织细胞增生症的临床分型和基本病理变化。

3. 简述巨细胞肉芽肿的病理变化。

（孙小钧）

# 第十五章

# 唾液腺疾病

**学习目标**

1. **掌握** 常见唾液腺肿瘤如多形性腺瘤、Warthin 瘤、腺样囊性癌、黏液表皮样癌等的病理特点和临床表现。

2. **熟悉** 急慢性唾液腺炎、舍格伦综合征的病理特点。

3. **了解** 唾液腺炎症及唾液腺其他肿瘤的临床与病理特点。

4. 学会用显微镜观察和辨认唾液腺常见肿瘤的病理特点。

**案例讨论**

**【案例】**

患者，男，6 岁。因双侧腮腺肿痛而就诊。

查体：患者双侧腮腺区明显肿胀，伴有疼痛，以进食时为重。双侧腮腺导管口略红肿，挤压腮腺，见少量黏稠液体溢出。

**【讨论】**

1. 患者可能的诊断是什么？
2. 请用本节所学知识简要解释其病理特点和临床表现。

## 第一节 唾液腺发育异常

根据病变性质，唾液腺疾病包括发育异常、囊肿、各种原因引起的炎症和肿瘤。唾液腺发育异常是一类少见疾病，包括先天性唾液腺缺失与发育不全、唾液腺导管发育异常、唾液腺异位与迷走唾液腺、多囊腮腺等。大小唾液腺均可发生，以大唾液腺为多。头颈部严重发育畸形时常伴有唾液腺发育异常。

扫码“学一学”

### 一、先天性唾液腺缺失与发育不全

先天性唾液腺缺失（congenital absence of salivary gland）临床极少见，任何唾液腺均可发生，可单侧亦可双侧。单侧发生时，其余唾液腺可代偿性肥大。多个腺体先天性缺失临床表现为口干症，口腔黏膜表面干燥，严重时影响咀嚼、吞咽和发音功能，伴全口猖獗性龋。

唾液腺发育不全（aplasia of salivary gland）表现为腺体过小畸形，常伴头颈部其他畸形，如鳃弓综合征的小颌畸形等。该病病因不明，可能与遗传有关。

### 二、唾液腺导管发育异常

导管发育异常（developmental abnormality of ducts）是指先天性导管畸形，较为少见。以唾液腺导管扩张常见，表现为唾液腺导管呈球状、圆筒状扩张，形成憩室，主要见于下颌下腺导管，一般不造成病理情况。腮腺主导管扩张极为罕见。末梢导管扩张时，腮腺造影显示腮腺轮廓正常，仅表现为点状阴影，常伴有复发性唾液腺炎。

导管异常还可表现为开口位置的异常：下颌下腺导管开口可位于口底后部；腮腺导管开口可位于口角部；而副导管开口于颊、下颌下缘、上颌窦和颈部，形成先天性涎瘘，瘘可为一个或多个，常从瘘口流出唾液。唾液腺导管先天缺失和闭锁罕见，当导管闭锁时，易形成潴留囊肿，并发生严重的口干症。

显微镜观察，扩张的导管有单层或复层柱状上皮衬里，管腔内含有絮状分泌物。若继发感染可见明显的炎细胞浸润。

### 三、唾液腺异位与迷走唾液腺

唾液腺异位（displacement of salivary gland）是指腺体位置异常，多见于腮腺和下颌下腺，单侧或双侧均可见。腮腺常异位于咬肌前缘或下缘，一般无症状，仅在唾液腺造影时偶然发现；亦可异位于下颌角或其稍前方的颌骨内，X线显示颌骨内见边界清楚的椭圆形透影区，需与颌骨囊肿或囊性肿物相鉴别。下颌下腺异位于扁桃体窝及舌下间隙，也可与舌下腺融合。

迷走唾液腺（aberrant salivary gland）指在原唾液腺腺体附近或远离部位又存在局灶性唾液腺组织。迷走唾液腺无导管系统，进食时不分泌唾液，但可在相应的部位形成涎瘘。唾液腺的发育与第一鳃弓、第二鳃弓关系密切，因而迷走唾液腺最常见于颈侧、咽、中耳、下颌骨、牙龈和扁桃体窝等处。迷走于下颌骨体内者，通常穿透舌侧骨皮质，以蒂与正常下颌下腺或舌下腺相连，又称发育性舌侧下颌唾液腺陷入或静止骨腔。该病变多见于中老年男性，常无自觉症状，X线表现为圆形、椭圆形单房性密度减低区，偶见骨质硬化带环绕。腮腺区淋巴结内唾液腺组织与淋巴上皮病变和Warthin瘤等发生密切相关。继发涎瘘、炎症、囊肿和肿瘤时需手术治疗。

扫码“看一看”

扫码“学一学”

## 第二节　唾液腺炎症

唾液腺炎（sialadenitis）主要发生于腮腺、下颌下腺和舌下腺，小唾液腺少见。炎症可仅限于导管部分，称为导管炎；若腺体同时发生炎症，则称为唾液腺炎。唾液腺炎主要为细菌或病毒感染，少数为变态反应所致。

### 一、细菌性唾液腺炎

细菌性唾液腺炎是由化脓性细菌、结核杆菌、放线菌等引起的唾液腺实质的炎症。

### （一）急性唾液腺炎

急性唾液腺炎（acute sialadenitis）又称急性化脓性腮腺炎（acute pyogenic parotitis），临床较少见。多为全身疾病的合并症，在外伤、脓毒血症、代谢性疾病、恶性肿瘤等身体虚弱、免疫力降低时发生腹部大手术等，引发反射性腮腺分泌功能低下，多在一周内发生术后性腮腺炎。此外，唾液腺结石、异物等引起腮腺导管阻塞，也是本病的发病因素之一。致病菌主要是金黄色葡萄球菌、溶血性链球菌等。血源性感染者少见，与败血症或脓毒血症有关，多见于新生儿。

**【临床表现】** 主要发生于腮腺，常为单侧受累，双侧同时发生者少见。老年人多见，早期症状为腮腺区肿胀、疼痛，腮腺导管口红肿，唾液分泌减少。严重者可形成脓肿，挤压腮腺有脓液从导管口溢出。炎症可波及皮肤和外耳道。患者全身中毒症状明显，表现为发热，血白细胞数增多，血沉加快等。唾液涂片可见中性粒细胞和大量细菌。

**【病理变化】** 光镜观，早期腮腺导管上皮细胞肿胀，管腔狭窄，管腔内有大量中性粒细胞聚集，导管周围及腺体实质内有密集的中性粒细胞浸润（图 15-1）；后期，导管扩张，导管上皮细胞坏死脱落，唾液腺组织广泛破坏和坏死，腺泡消失，形成多个化脓灶。急性炎症消退后，可形成纤维性愈合。

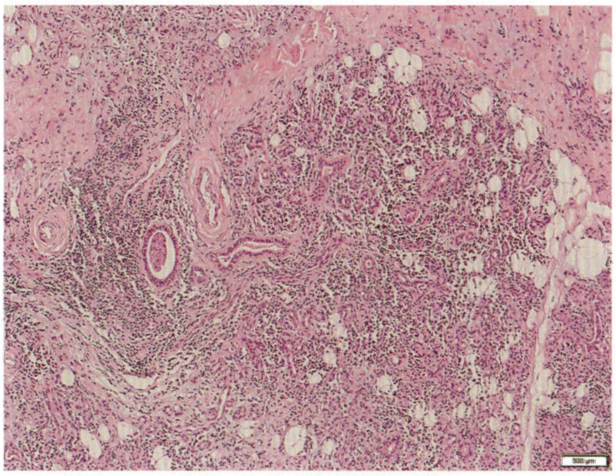

**图 15-1　急性唾液腺炎**

腺实质内密集的中性粒细胞浸润

### （二）慢性唾液腺炎

慢性唾液腺炎（chronic sialadenitis）临床常见，以慢性化脓性唾液腺炎多见，多发生于下颌下腺及腮腺，舌下腺少见。可由导管结石、异物、瘢痕挛缩等阻塞性因素引起，也可由急性唾液腺炎转为慢性。长期口腔内压力增高如口吹乐器等，导致细菌逆行感染发生慢性唾液腺炎。

**【临床表现】** 常为单侧发病，表现为唾液腺局部肿大，酸胀感，进食时明显加重。挤压患侧唾液腺，导管口有少量黏稠而有咸味的液体流出。唾液腺造影检查，表现为主导管扩张，呈腊肠状，末梢导管呈点球状扩张。

**【病理变化】** 唾液腺导管扩张，导管腔内有炎细胞渗出；导管周围及纤维间质内有淋巴细胞和浆细胞浸润，可形成淋巴滤泡；腺泡萎缩、消失，被增生的纤维结缔组织取代，正常腺小叶结构轮廓消失（图 15-2）；导管上皮细胞增生，可伴鳞状上皮化生。

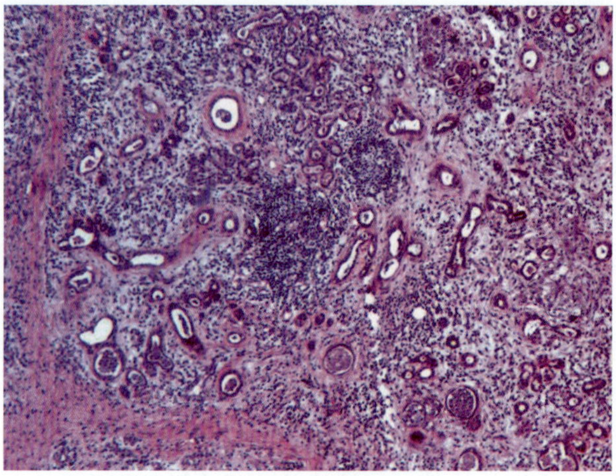

图 15-2 慢性唾液腺炎

导管扩张，腺泡萎缩，间质内淋巴细胞浸润，可形成淋巴滤泡

#### （三）慢性复发性腮腺炎

慢性复发性腮腺炎（chronic recurrent parotitis）包括儿童复发性腮腺炎和成人复发性腮腺炎，二者发病年龄、病理生理特点及转归不同，病理变化大致相同。临床表现为腮腺反复肿胀。病因尚不明确，与自身免疫病有关，导管先天性、广泛性扩张为本病的发病诱因。

**【临床表现】** 儿童以 3~6 岁多见，无性别差异；成人以中年女性多见。单侧或双侧腮腺反复肿胀，伴有不适感，唾液浑浊黏稠，挤压腺体可见导管口有脓液或胶冻状液体溢出。发生在儿童者大多在青春期后自愈，少数延至成人期痊愈。唾液腺造影检查可见末梢导管呈点状或斑片状扩张。

**【病理变化】** 光镜观察，小叶内导管呈囊状扩张，导管上皮增生，囊壁为单层或多层扁平上皮，囊腔可融合；导管周围有淋巴细胞浸润，甚至可形成淋巴滤泡；腺泡细胞萎缩。唇腺活检表现为腺体萎缩，间质有淋巴细胞浸润。

### 二、病毒性唾液腺炎

#### （一）流行性腮腺炎

流行性腮腺炎（epidemic parotitis or mumps）是由病毒感染引起的一种急性传染性疾病，常见于儿童，成人亦可发病，病后可获得终身免疫。病原体是一种副黏液病毒，由唾液飞沫经呼吸道传播。病毒侵入机体后，在口腔黏膜和鼻腔黏膜内大量繁殖，后进入血液发生病毒血症，再经血液到达腮腺和其他器官而发病。也可从腮腺导管口逆行感染而致病。血液检查，中性粒细胞降低。血液及尿液淀粉酶升高有助于早期诊断或鉴别诊断。

**【临床表现】** 局部表现为双侧腮腺区对称性肿胀、疼痛，咀嚼和进食时疼痛加剧，腮腺导管口红肿，唾液分泌减少。少数患者可同时累及下颌下腺和舌下腺，全身其他脏器也可同时受累，如睾丸炎、卵巢炎等。全身症状明显，可出现头痛、发热、呕吐等症状。

**【病理变化】** 受累腮腺为非化脓性渗出性炎症。光镜观察，部分腺泡细胞坏死，腺泡细胞内含空泡，可见细胞内包涵体。导管上皮水肿，管腔内充满坏死细胞和渗出物。腺体被膜充血，间质水肿，淋巴细胞、浆细胞和巨噬细胞浸润。

#### （二）巨细胞包涵体病

巨细胞包涵体病（cytomegalic inclusion disease）又称唾液腺病毒病，病原体为巨细胞病毒，属于疱疹类病毒，在宿主体内可长期存在，可经唾液或尿排出。主要为接触传染，也可通过胎盘或输血感染。

**【临床表现】** 本病多发生于 2 岁以下婴儿，成人亦可发病，但极少见。成人发病与体质极度衰弱有关，如合并慢性疾病、恶性肿瘤、器官移植或接受免疫抑制剂治疗致使免疫力低下的患者。多见于下颌下腺和腮腺，婴儿局灶性病变主要侵犯腮腺，大多无临床症状，部分患儿有明显的肝脾肿大、发热、紫癜或出血倾向。死产儿中约有 10% 可发现患唾液腺包涵体病。若为先天性包涵体病，可表现为小颅畸形，常可引起智力发育障碍。

**【病理变化】** 病变多见于下颌下腺和腮腺，导管上皮细胞中出现大而圆的包涵体，细胞体积较大，直径可达 30μm 左右，胞核直径为 10~15μm，位于细胞基底部。包涵体常在胞核内，或在细胞质近管腔侧，多呈嗜酸性。含有包涵体的细胞可发生变性、崩解，腺管周围有淋巴细胞、浆细胞及单核细胞浸润，血管扩张充血。

## 三、慢性硬化性唾液腺炎

慢性硬化性唾液腺炎（chronic sclerosing sialadenitis）是一种唾液腺慢性进行性炎症性疾病，常伴有纤维化和无痛性肿胀等临床病理学特征，临床类似肿瘤，又称 Küttner 瘤（Küttner's tumour）。本病病因不明，曾认为与结石、异物等唾液排出障碍而致的逆行性感染有关；由于多数唾液腺内有反应性滤泡增生，提示免疫反应参与其发生过程。目前，多数学者认为该病与自身免疫病有关，可能是一种 IgG4 相关性疾病。

**【临床表现】** 本病好发于下颌下腺，其次为腮腺，常发生于中年或中年以上男性，病期可长达数月至十余年。临床主要表现为唾液腺区质硬肿块，无自发痛和触痛，咀嚼食物时偶有轻微疼痛，挤压腺体有黏稠的分泌物经导管口流出。唾液腺造影显示腺泡消失、导管扩张。

**【病理变化】** 光镜观察，唾液腺导管周围纤维化，小叶间结缔组织显著增生，并有玻璃样变性；导管扩张，导管上皮可发生鳞状上皮化生；腺泡萎缩消失，为大量淋巴细胞、浆细胞所取代，甚至可形成淋巴滤泡（图 15-3）。间质内浸润的淋巴细胞以 T 淋巴细胞为主，尤其是 CD8 阳性的细胞毒 T 细胞，并见大量 IgG4 阳性的浆细胞。

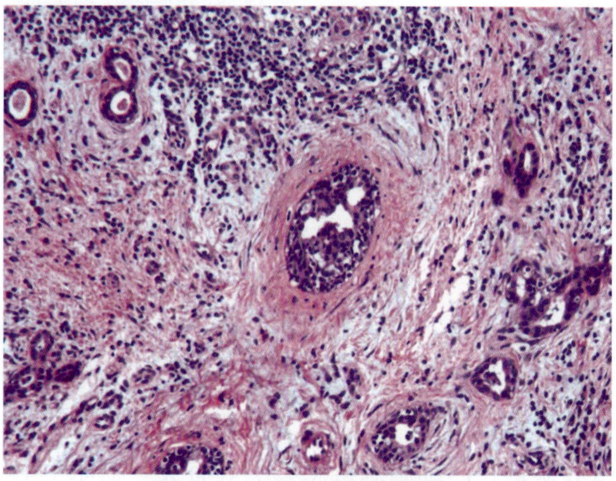

**图 15-3　慢性硬化性唾液腺炎**

导管周围纤维化，间质炎细胞浸润

## 四、涎石病

涎石病（sialolithiasis）又称唾液腺导管结石，以下颌下腺多见，其次为腮腺、舌下腺和小唾液腺。下颌下腺结石多见，可能与其生理性结构有关：①下颌下腺分泌物较黏稠，且含钙量高，钙盐容易沉积；②下颌下腺导管长而不规则，分泌物易于浓缩；③导管开口于口底，异物容易进入。小唾液腺结石少见，主要见于上唇和颊黏膜。

【临床表现】涎石病主要发生于青壮年，男性较多见。结石可发生于导管内或腺体内，以导管内多见，表现为阻塞症状，进食时腺体出现肿胀、疼痛，进食后不久逐渐消失，挤压腺体可见黏稠液体从导管口排出。X 线表现为唾液腺腺体或排泄管内在相应结石部位呈现不透光区，有少数隐性结石不能显示。

【病理变化】结石为单个或多个，呈圆形或长柱形，直径约 0.1~2.0cm 不等，质地坚硬或松软如泥沙状。颜色淡黄色或褐色，剖面呈同心圆层板状，有一个或多个核心。核心由脱落的上皮细胞、细菌、异物等形成，继之唾液中的无机盐沉积其周围而形成结石。

结石所在部位的导管扩张，腔面出现糜烂或溃疡，可见导管上皮增生，可伴有鳞状上皮化生。导管周围炎性肉芽组织增生。腺体其他部位导管扩张，管腔内含有黏液和炎细胞。腺泡萎缩、消失，间质结缔组织增生和慢性炎细胞浸润（图 15-4）。

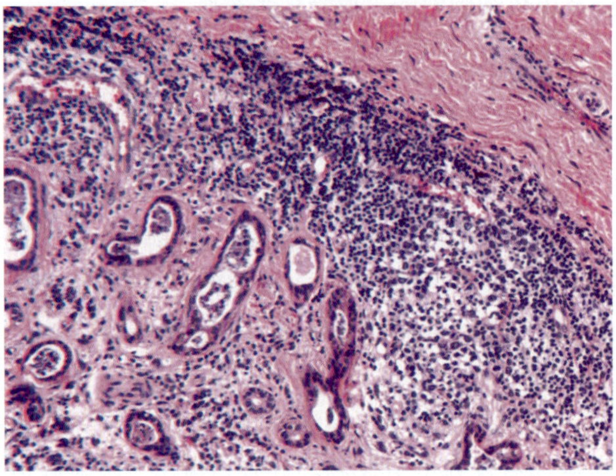

**图 15-4　涎石病**

导管扩张，腺泡萎缩，间质纤维组织增生，炎细胞浸润

## 五、舍格伦综合征

舍格伦综合征（Sjögren syndrome）是一种以慢性唾液腺炎、干燥性角膜炎和口干症为主要临床表现的自身免疫性疾病，常合并类风湿性关节炎或全身性红斑狼疮等自身免疫疾病。Sjögren 在 1933 年首先报道了以多发性关节炎、干燥性角膜炎、腮腺肿大为主要特征的病例。

本病分为原发性和继发性两类。原发性舍格伦综合征表现为干燥综合征，病变只限于外分泌腺，如唾液腺、泪腺等；继发性舍格伦综合征除干燥综合征外还合并其他自身免疫性疾病。病因不明，一般认为与遗传因素（主要组织相容性抗原复合物，MHC）和环境因素（EB 病毒、巨细胞病毒感染）等有关。临床上对于有干燥综合征的患者，需要进行血清学检查、眼科检查和唾液腺造影检查。

【临床表现】本病多见于 40 岁以上的中年女性，男女之比为 1∶5~20。主要表现为：①唾液分泌量减少，口腔黏膜干燥，唇、颊、舌黏膜潮红、干裂以致溃疡而产生疼痛或烧灼感，口底唾液池消失，舌背乳头萎缩，舌表面光滑呈“镜面舌”。②龋齿增多，常为猖獗性龋。表现为牙齿逐渐变黑，继而小片脱落，甚至只留残根。③唾液腺肿大，以腮腺多见，可为单侧或双侧。肿大呈弥漫性，边界不清，质地柔软，或呈结节状肿瘤样包块。④眼的症状为眼干、异物感、畏光、视物疲劳、少泪或无泪。由于泪液分泌量减少致干燥性角膜炎、结膜炎，临床可用施墨（Schirmer）试验检查泪液分泌。⑤大多数患者伴有类风湿性关节炎，偶有系统性红斑狼疮、结节性多动脉周围炎、多发性肌炎、硬皮病等自身免疫性疾病。

血液检验：①轻度贫血，白细胞减少、血小板减少、血沉加快；②多有巨球蛋白血症，蛋白电泳丙种球蛋白升高；③免疫球蛋白增加，约 60% 患者类风湿因子阳性，75%~85% 患者抗核抗体阳性。

唾液腺造影显示：主导管扩张，边缘不整齐，呈羽毛状或花边状；末梢导管扩张呈点状、球状或腔状，严重者周围导管系统被破坏而无法显示。确切诊断常采用唇腺活检。

**【病理变化】** 肉眼观察，腺体呈弥漫性肿大或结节状包块，剖面呈灰白色。弥漫性者腺小叶境界清楚；结节状包块者腺小叶分界不清，但仔细观察仍可辨认。与周围正常组织似有界限，但无包膜间隔。

光镜观察，腺体内有大量淋巴细胞、组织细胞浸润。早期病变从小叶中心开始，淋巴细胞浸润于腺泡之间，进而使腺泡破坏、消失，为密集的淋巴细胞所取代，并可形成淋巴滤泡（图 15-5）。严重时，小叶内腺泡全部消失，而为淋巴细胞、组织细胞所取代，但小叶外形轮廓仍保留（图 15-6）。腺小叶内缺乏纤维结缔组织修复，此表现可区别于唾液腺其他慢性炎症。小叶内导管可残存，导管上皮增生者，形成实质性上皮团片即上皮肌上皮岛。小叶内或小叶间导管增生扩张，有的形成囊腔，导管上皮部分变性脱落，导管周围有炎细胞浸润。

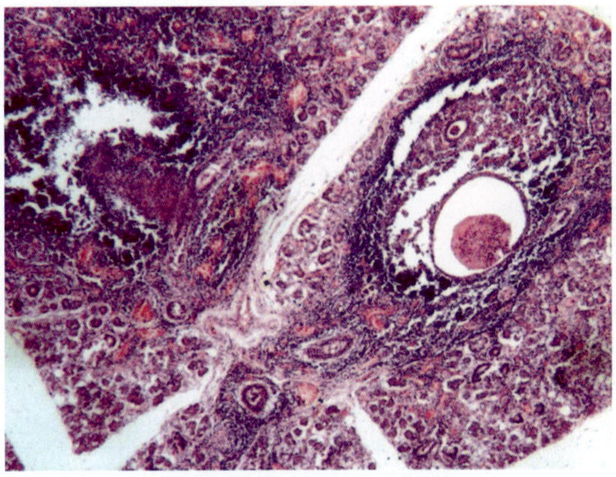

**图 15-5　舍格伦综合征**

病变早期淋巴细胞取代腺泡从小叶中心开始

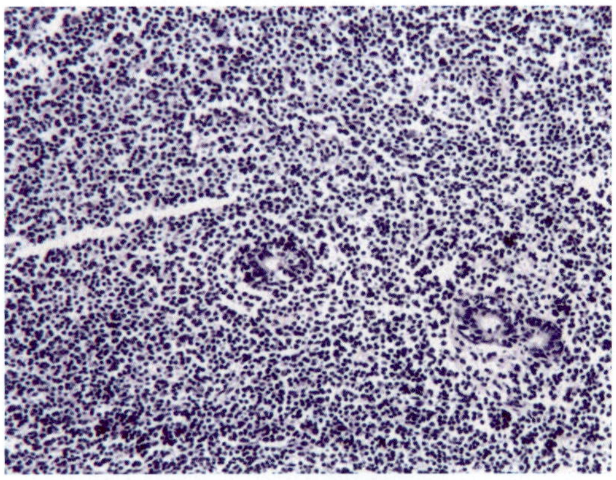

**图 15-6　舍格伦综合征**

病变晚期淋巴细胞完全取代腺泡，间质缺乏纤维组织增生修复

**考点提示** 慢性唾液腺炎与舍格伦综合征的病理区别要点。

舍格伦综合征患者唇腺的病理变化与大唾液腺基本相似，因此常取唇腺组织做活检。唇腺活检的定度标准各国不尽相同，一般以小叶内导管周围局灶性淋巴细胞浸润程度为评价标准，50 个以上淋巴细胞局灶性浸润作为 1 灶；一般认为，存在 1 灶 /4mm$^2$ 以上的淋巴细胞浸润对诊断舍格伦综合征有意义。

舍格伦综合征少数患者可发生恶性变。上皮异常增生可发展为癌，淋巴细胞异常增生可发展为淋巴瘤。

**知识拓展**

口干症（xerostomia）是指患者口干的主观感觉，这与唾液腺分泌功能低下有关。口干症的发生多数与舍格伦综合征有关，并可能与其他多种因素如念珠菌感染等有关。口干症在老年人很常见，发病率在老年人可达 25%。过去认为与唾液腺的增龄性变化有关，目前认为增龄性变化并不导致显著地唾液腺功能减退。老年人的口干症可能与其他因素有关，如糖尿病、甲状腺功能亢进、药物因素等。据报道有 500 余种药物能引起口干，如抗胆碱能药物、利尿药物、抗肿瘤药物等，而且任何药物服用量过大都可增加口干症的发生率。

扫码“学一学”

## 第三节　唾液腺肿瘤

**案例讨论**

【案例】

患者，女，56 岁。因左侧耳垂下方发现一无痛性包块 2 年，近期生长加快而就诊。

查体：患者左侧耳垂下方触及一结节性包块，体积约 3cm × 2.5cm × 2cm，界限清楚，表面光滑，活动度好，质稍韧。余未见明显异常。

【讨论】

1. 患者可能的诊断是什么？
2. 请用本章所学知识简要分析疾病的病理特点及临床表现。

### 一、概述

唾液腺肿瘤是口腔颌面部常见的肿瘤之一，在我国，唾液腺肿瘤占人体全部肿瘤的 2.3%，是发病率较高、组织学结构具有器官特异性的肿瘤。三对大唾液腺发病率较高，占全部唾液腺肿瘤的 80%~85%，以腮腺最多见，占 80%~90%，其次为下颌下腺占 10%，舌下腺仅占 1%。小唾液腺以腭腺最多见，约占小唾液腺的 55%；唇腺占 15%，上唇多于下唇；颊腺占 12%，舌腺、磨牙后腺及口底也可发生。

#### （一）唾液腺肿瘤的组织学分类

正常唾液腺发生过程及形态学结构较复杂，唾液腺肿瘤具有细胞增殖、分化和凋亡的异常，导致唾液腺肿瘤细胞形态、组织结构及生物学行为复杂，因此，唾液腺肿瘤具有多样性和复杂性。2017 年 WHO 发表了最新的唾液腺肿瘤组织学分类（表 15–1）。

表 15-1 WHO 唾液腺肿瘤组织学分类（2017 年）

| |
|---|
| 一、恶性上皮性肿瘤 |
| （1）腺泡细胞癌 |
| （2）黏液表皮样癌 |
| （3）腺样囊性癌 |
| （4）多形性腺癌 |
| （5）上皮 - 肌上皮癌 |
| （6）透明细胞癌 |
| （7）基底细胞腺癌 |
| （8）皮脂腺癌 |
| （9）皮质淋巴腺癌 |
| （10）囊腺癌 |
| （11）导管内癌 |
| （12）黏液腺癌 |
| （13）嗜酸性腺癌 |
| （14）唾液腺导管癌 |
| （15）非特异性腺癌 |
| （16）肌上皮癌 |
| （17）癌在多形性腺瘤中 |
| （18）分泌性癌 |
| （19）癌肉瘤 |
| （20）转移性多形性腺瘤 |
| （21）鳞状细胞癌 |
| （22）小细胞癌 |
| （23）大细胞癌 |
| （24）淋巴上皮癌 |
| （25）成涎细胞瘤 |
| 二、良性上皮性肿瘤 |
| （1）多形性腺瘤 |
| （2）肌上皮瘤 |
| （3）基底细胞腺瘤 |
| （4）Warthin 瘤 |
| （5）嗜酸性腺瘤 |
| （6）小管状腺瘤 |
| （7）皮脂腺腺瘤 |
| （8）淋巴腺瘤 |
| —皮脂腺型 |
| —非皮脂腺型 |
| （9）导管乳头状瘤 |
| —内翻性导管乳头状瘤 |
| —导管内乳头状瘤 |
| —乳头状唾液腺瘤 |
| （10）囊腺瘤 |
| 三、软组织肿瘤 |
| （1）血管瘤 |
| （2）结节性筋膜炎 |
| （3）脂肪瘤 |
| 四、淋巴造血系统肿瘤 |
| （1）霍奇金淋巴瘤 |
| （2）弥漫性大 B 细胞淋巴瘤 |
| （3）结外边缘区 B 细胞淋巴瘤 |
| 五、继发性肿瘤 |

### （二）唾液腺肿瘤的组织发生学

唾液腺肿瘤的发生是由于唾液腺组织新生或再生过程中，癌基因被激活、抑癌基因失活等，使得唾液腺组织在形态发生和细胞分化时发生了变异。了解唾液腺肿瘤的组织发生，对于辨认细胞分化、判断细胞的来源、鉴别结构性质、进行病理诊断和预测肿瘤生物学行为、指导临床治疗等具有重要的价值。

唾液腺肿瘤的组织发生有很多理论，可归纳为以下四种：

**1. 基底储备细胞理论** 该理论认为闰管和排泄管的基底细胞均具有分裂增殖能力，并能不断成熟分化；唾液腺闰管和排泄管的基底细胞是所有唾液腺上皮性肿瘤的起源细胞。

**2. 多能单储备细胞理论** 该理论认为排泄管的基底细胞作为一种储备细胞，具有多潜能的增殖和分化能力，是唾液腺所有上皮性肿瘤的来源。

**3. 半多能双储备细胞理论** 该理论认为排泄管的基底细胞和闰管细胞为半多能储备细胞或具有干细胞特性，是唾液腺再生和肿瘤的来源。排泄管的基底细胞可分化为排泄管的柱状细胞及鳞状细胞，闰管细胞可分化为腺泡细胞、闰管细胞、分泌管细胞和肌上皮细胞。唾液腺的黏液表皮样癌、导管癌、鳞状细胞癌等来源于排泄管的基底细胞，而多形性腺瘤、基底细胞腺瘤、腺样囊性癌、腺泡细胞癌等来源于闰管细胞。

**4. 多细胞理论** 该理论认为正常唾液腺的各类细胞均具有增殖能力，在各类唾液腺肿瘤中发挥相应的作用。

在上述理论学说中，最具代表性的是半多能双储备细胞理论。

唾液腺肿瘤可发生高级别恶性转化（high-grade transformation），是指传统型低级别唾液腺癌失去原有的形态学特征，转化为多形性高级别癌，使肿瘤的恶性度增高，通常为未分化癌。腺样囊性癌、腺泡细胞癌、分泌性癌、多形性腺癌和上皮 - 肌上皮癌等均可发生高级别转化，高级别转化的唾液腺癌具有更强的侵袭性生物学行为。

**知识拓展**

小管-腺泡复合体：组织学上通常把唾液腺的腺泡、闰管和分泌管（纹管）作为一个独立的单位，称为小管-腺泡复合体或导管腺泡单位，它在唾液腺肿瘤的组织发生中发挥重要作用。在致瘤因子的作用下，上述细胞的增殖可形成三大类肿瘤：①单纯由腺泡或导管上皮细胞增殖，形成腺瘤或腺癌；②导管上皮细胞和肌上皮细胞同时增殖，可形成多形性腺瘤、腺样囊性癌、上皮-肌上皮癌等；③只有肌上皮细胞增殖，则形成肌上皮瘤或肌上皮癌。

## 二、唾液腺上皮性良性肿瘤

### （一）多形性腺瘤

多形性腺瘤（pleomorphic adenoma）是一种包膜情况不一，光镜下以组织结构多形性为特征的良性肿瘤。通常肿瘤性上皮、变异肌上皮成分与黏液样组织、软骨样组织等混合存在，故又称混合瘤（mixed tumor）。

**【临床表现】** 多形性腺瘤是最常见的唾液腺肿瘤，据国内资料统计，占唾液腺上皮性肿瘤的 45.2%，占其良性肿瘤的 71.6%。多发生于腮腺（约占 80%），其次为下颌下腺，舌下腺罕见。小唾液腺以腭部最多见，上唇、磨牙后腺、颊腺和舌等均可发生。肿瘤可发生于任何年龄，以 30~60 岁最多见，平均就诊年龄为 46 岁。女性略多于男性。

临床上通常表现为无痛性、缓慢生长的肿块，肿物可呈圆形或结节状，多位于耳垂下方，少数可位于耳屏前方。由于结构不同，触之软硬不等，可活动，与周围组织无粘连。发生于腭部者，多位于软硬腭交界处或软腭，一般活动度小。腭部肿物较大时，黏膜表面可形成创伤性溃疡。若肿瘤突然生长加快并伴有疼痛时考虑有恶变的可能。

**【病理变化】** 肉眼观察：多形性腺瘤多呈不规则的结节状，切面多为实性，灰白色或黄色，间有白色条纹，可见囊腔形成，囊腔大小不一，内含透明黏液。有的肿瘤内可见淡蓝色透明的软骨样组织或黄色小圆形角化物，偶见出血和钙化。肿瘤周围有厚薄不一的包膜，多数包膜完整，若肿瘤内以黏液样结构为主或小唾液腺发生者包膜可不完整或无包膜。

光镜观察：肿瘤的组织结构复杂，细胞形态多样，每个肿瘤表现不尽相同，同一肿瘤的不同部位组织结构也不一致。其基本结构为腺上皮、肌上皮、黏液、黏液样组织和软骨样组织。

**1. 腺管样结构**　腺上皮呈立方形或矮柱状，核圆形或卵圆形，呈空泡状，含1~2个核仁，细胞质微嗜酸性，主要形成腺管样结构的内衬上皮。腺管的外围为梭形的肌上皮细胞，细胞质少，核染色深。管腔内有粉染的均质性黏液（图15–7）。有的管腔扩张，形成囊腔，囊壁为扁平细胞。

**2. 肌上皮结构**　在一些肿瘤中肌上皮结构可构成多形性腺瘤的主要成分。根据细胞形态，肿瘤性肌上皮细胞分为浆细胞样细胞、梭形细胞、透明肌上皮细胞和上皮样细胞四种形态，其中浆细胞样细胞多见，呈片状或弥漫散在分布，细胞呈圆形或卵圆形，细胞质嗜酸性，胞核偏位或中位（图15–8）。梭形细胞类似于平滑肌细胞，常排列成束。肌上皮结构中可见巢状鳞状上皮化生，出现明显的细胞间桥，上皮团中央还可见角化珠，角化物脱落后形成囊腔。

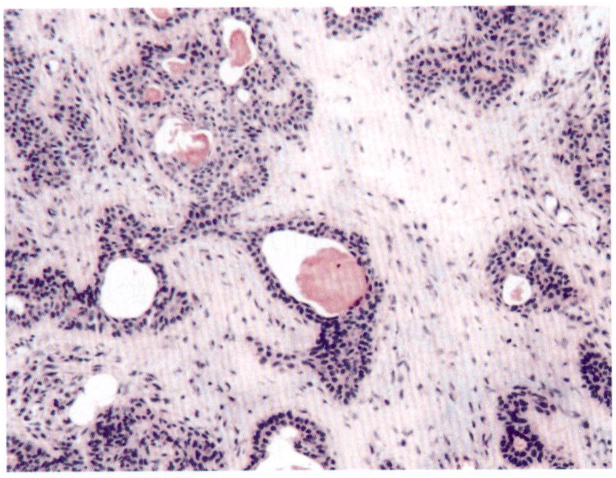

**图15–7　多形性腺瘤**

腺管样结构，管腔内有粉染的均质性黏液

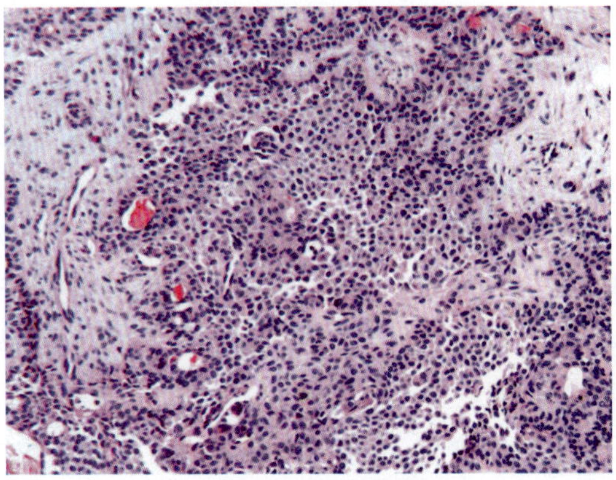

**图15–8　多形性腺瘤**

肌上皮细胞呈片状或弥漫散在分布

**3. 黏液样组织和软骨样组织**　在腺管和上皮条索周围常见到上皮细胞排列疏松，逐渐移行为黏液样组织和软骨样组织。在少数多形性腺瘤中黏液样组织可成为肿瘤的主要成分。黏液样组织的细胞呈星形或梭形，排列疏松，细胞质突起相互连接呈网状（图15–9）。软骨样组织似透明软骨，软骨样细胞大小不一，细胞质呈空泡状，有的细胞位于软骨样陷窝中，周围基质嗜酸性（图15–10）。

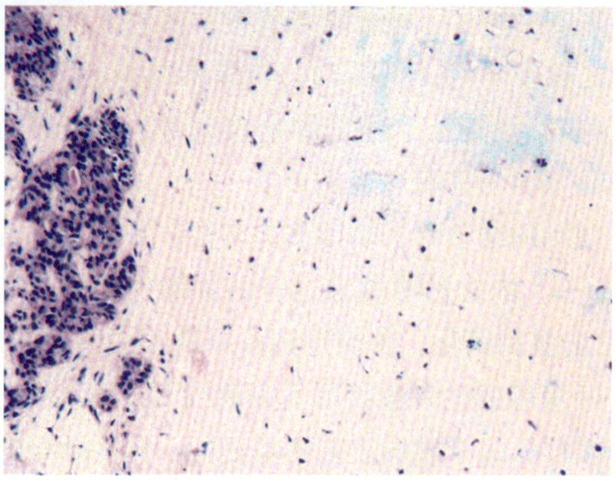

图 15-9　黏液样组织

细胞呈星形或梭形，排列疏松

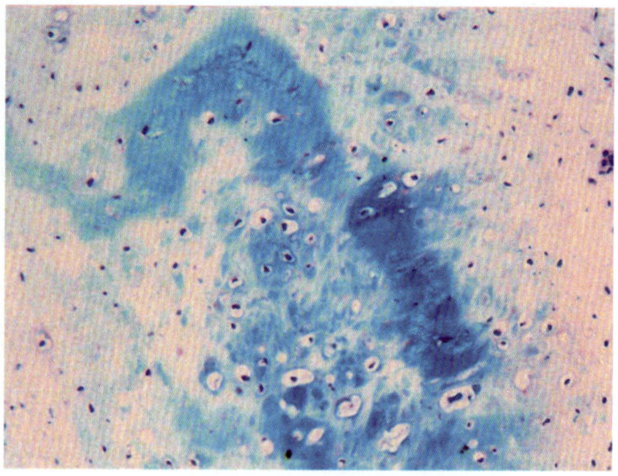

图 15-10　软骨样组织

细胞质呈空泡状，位于软骨样陷窝中

肿瘤的间质较少，纤维结缔组织常发生玻璃样变性。少数肿瘤还可见脂肪组织、纤维化骨、钙化及出血。

肿瘤的包膜大多数完整，但厚薄不一，包膜内可见瘤细胞浸润，少数肿瘤的部分包膜可消失，这种表现多见于腭部多形性腺瘤的近黏膜侧或黏液样组织的表面。

**【生物学行为】** 多形性腺瘤为良性肿瘤，由于包膜内常有瘤细胞侵入，近黏液样组织处包膜薄、不完整或无包膜，术后易复发。病期长的多形性腺瘤可发生癌变，且细胞成分越丰富，发生癌变的危险性越高。病期在 5~10 年以上、直径超过 4cm 的多形性腺瘤，需仔细观察是否存在局灶性恶变和包膜外浸润。

**【组织发生】** 根据半多能双储备细胞理论，多形性腺瘤来自闰管或闰管的储备细胞，它即可向上皮分化，又可向肌上皮细胞分化，肿瘤性肌上皮细胞进一步形成黏液软骨样组织，从而形成了肿瘤的多形性结构。

### （二）肌上皮瘤

肌上皮瘤（myoepithelioma）是一种良性唾液腺肿瘤，又称肌上皮腺瘤，由具有肌上皮分化特点的细胞构成，呈片状、岛状或条索状排列。

**【临床表现】** 肌上皮瘤较为少见，发病率占唾液腺上皮性肿瘤的 4.1%。多发生于腮腺，小唾液腺以腭部多见，下颌下腺、磨牙后腺及上唇等处也可发生。发病年龄以 40~50 岁多见，平均发病年龄为 44 岁，无性别差异。临床表现为无痛性缓慢生长的肿物，多为圆形或结节状，边界清楚，与周围组织无粘连。与多形性腺瘤的临床表现相似。

**【病理变化】** 肉眼观察：肿瘤为圆形或结节状，直径为 1.5~5cm，边界清楚，包膜完整或不完整。切面实性，呈灰白或灰黄色，或含半透明胶冻状物，偶见出血灶。

光镜观察：肿瘤细胞形态多样，如浆细胞样细胞、梭形细胞、透明细胞或上皮样细胞。浆细胞样细胞呈片状或散在分布，细胞呈椭圆形或多边形，细胞质丰富，充满嗜伊红均质样物，核大而圆，多偏位，染色较深（图 15-11）。梭形细胞呈长梭形，胞核居中，核膜薄，染色质细，核两端细胞质内含嗜酸性微小颗粒或原纤维样物质，细胞排列呈束状或旋涡状，类似于平滑肌。透明细胞较少见，呈多边形，细胞质透明，核圆形或椭圆形，细胞界限清楚。上皮样细胞呈立方形，偶可形成假性腺腔，腺腔内为黏液样组织。

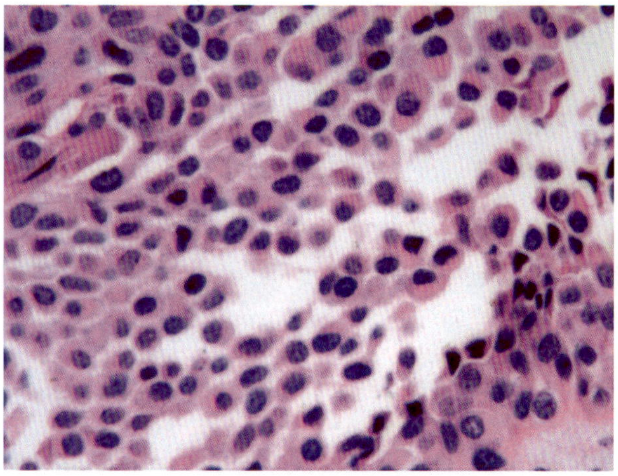

**图 15-11　肌上皮瘤**

浆细胞样肌上皮细胞

肌上皮瘤各组织结构中，肿瘤细胞之间可见微囊腔隙或灶状粉染的玻璃样物质，有的部位细胞疏松形成黏液样结构，与多形性腺瘤的黏液样结构相似。

肿瘤间质为纤维结缔组织，有的部位呈黏液样改变。

**【生物学行为】** 肌上皮瘤为良性肿瘤，术后复发率低，预后较好。但若此瘤多次复发或病期长可发生恶变。

**【组织发生】** 与多形性腺瘤同源，来源于闰管的储备细胞或导管腺泡复合体的干细胞。

### （三）Warthin 瘤

Warthin 瘤又称腺淋巴瘤（adenolymphoma）或淋巴乳头状囊腺瘤（papillary cystadenoma lymphomatosum），由 Hildebrand 于 1895 年首先描述。

**【临床表现】** Warthin 瘤较为常见，发病率仅次于多形性腺瘤，据国内统计资料表明，Warthin 瘤占唾液腺上皮性肿瘤的 9.5%。此瘤多发生于腮腺，以腮腺后下极多见，少数可发生于下颌下腺及小唾液腺。有的发生于双侧，有的为单侧多发性。以 50~70 岁为发病高峰，平均年龄为 62 岁，男性多于女性。临床表现为无痛性缓慢生长的肿块，病程较长。少数患者可出现疼痛。肿物时大时小，可有消长史。

**【病理变化】** 肉眼观察：肿物为圆形或卵圆形，平均直径 2~4cm，质地柔软，表面光滑。包膜完整，境界清楚。切面部分为实性，灰白色，质地均匀；部分为囊性，囊内含黏液样、乳汁样物或褐色液体，囊腔内可有乳头状突起。

光镜观察：肿瘤由上皮和淋巴样组织构成，二者之间有基底膜相隔。肿瘤上皮细胞形成大小形态不一的腺管或囊腔样结构，有的上皮呈乳头状突入囊腔。囊腔内衬上皮呈假复层排列，柱状上皮细胞自基底膜达腺腔表面，胞核较小，染色深，靠近细胞顶端，排列整齐，细胞质内含嗜酸性颗粒，腺腔面常见顶浆分泌，偶见纤毛；基底侧细胞较小，呈立方形或锥形，镶嵌于柱状细胞之间，核呈空泡状，淡染，可见核仁。肿瘤间质为不同程度的反应性淋巴组织，可形成淋巴滤泡，其中可见浆细胞、嗜酸性粒细胞（图 15-12）。

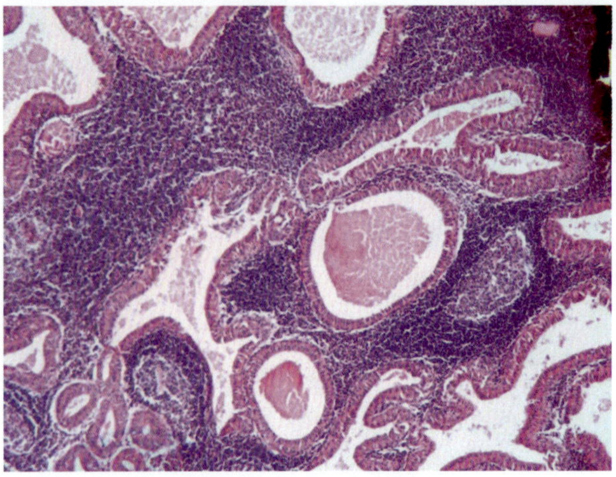

**图 15-12 Warthin 瘤**

肿瘤上皮形成形态不一的囊腔，呈假复层排列，间质主要为淋巴细胞

**【生物学行为】** Warthin 瘤为良性肿瘤，区域切除很少复发。恶变罕见，包括上皮和淋巴样成分的恶变。

**【组织发生】** 目前关于 Warthin 瘤的组织发生学问题意见不一致，多数学者认为其来源于腮腺内或腮腺周围淋巴结内异位唾液腺导管的纹管。

### （四）嗜酸性腺瘤

嗜酸性腺瘤（oxyphilic adenoma）是唾液腺的良性肿瘤，又称大嗜酸粒细胞腺瘤，由细胞质内含大量特征鲜明的嗜酸性颗粒的上皮细胞构成。

**【临床表现】** 嗜酸性腺瘤较为少见，好发于大唾液腺，其中腮腺占 84%，其次为下颌下腺。发生于小唾液腺者，可见于腭、下唇、舌、颊等处。发病年龄常见于 50~80 岁，平均发病年龄为 58 岁，无性别差异。此瘤可在一个腺体内出现多个瘤结节，也可双侧同时或先后发生。临床表现为生长缓慢的无痛性肿块。

**【病理变化】** 肉眼观察：肿物呈圆形或卵圆形，直径一般为 3~5cm，包膜完整，边界清楚。切面实性，淡黄色或褐色，中等硬度，偶有小囊腔形成。

光镜观察：肿瘤细胞主要为大嗜酸粒细胞，细胞较大，呈圆形、多边形或立方形，胞膜清晰，细胞质丰富，内含大量嗜酸性颗粒，胞核椭圆形，居中，空泡状，有一个或多个核仁，偶见双核，称为"明细胞"（light cell）。还有一些细胞其细胞质浓缩，嗜酸性染色，胞核小而深染，有人认为这些细胞是被挤压所致，称为"暗细胞"（dark cell）。肿瘤细胞排列成实性、片状或小梁状结构，偶见腺泡状或导管状结构。肿瘤间质为疏松的结缔组织，富含血管。

**【生物学行为】** 嗜酸性腺瘤为良性肿瘤，手术切除后很少复发。发生在小唾液腺者，常呈局部浸润性生长，有的还可侵犯邻近骨组织，虽然组织学表现为良性，但应视为低度恶性肿瘤。

**【组织发生】** 肿瘤来源于唾液腺导管上皮细胞，也可来自失去酶原颗粒的腺泡细胞。

### （五）基底细胞腺瘤

基底细胞腺瘤（basal cell adenoma）是一种少见的良性肿瘤，以基底细胞样形态的肿瘤细胞为特征，约占唾液腺肿瘤的 2%。

**【临床表现】** 基底细胞腺瘤约 75% 发生于腮腺，20% 发生于小唾液腺，以上唇最多见。

多见于60岁以上的老年人，男女发病之比为1∶2。临床表现为生长缓慢的无痛性肿块，肿瘤体积较小，表面呈结节状，界限清楚，可活动，局部有囊性感。

**【病理变化】** 肉眼观察：肿物呈圆形或卵圆形，直径为1~3cm，表面光滑，包膜完整，与周围组织界限清楚，切面呈实性，灰白色，可见大小不等的囊腔，囊腔内含有褐色黏液样物。

光镜观察：肿瘤细胞由基底样细胞组成，细胞呈立方或柱状，边界不清楚，细胞质少，微嗜酸性，核圆形或卵圆形。肿瘤细胞可排列形成实性型、小梁型、膜性型、管状型结构。同一肿瘤中可以有一种以上的排列方式，通常以某种为主（图15-13）。

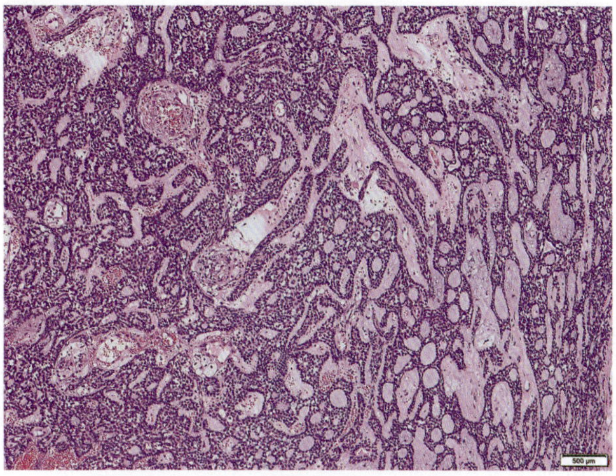

图15-13　基底细胞腺瘤（膜性型）

**【生物学行为】** 基底细胞腺瘤为良性肿瘤，区域切除后很少复发。但有报道，膜性型复发率可为25%，也有恶变的报道。

**【组织发生】** 肿瘤来源于闰管的储备细胞。

## 三、唾液腺上皮性恶性肿瘤

### （一）多形性腺瘤癌变

多形性腺瘤癌变又称癌在多形性腺瘤中（carcinoma in pleomorphic adenoma）、恶性混合瘤、混合瘤癌变或恶性多形性腺瘤。90%是来自多形性腺瘤上皮性成分的恶变，极少为癌肉瘤及转移性多形性腺瘤。

**【临床表现】** 多形性腺瘤癌变多发生于腮腺，占50%~80%，其次为下颌下腺、腭及上唇，男性多于女性。通常发生于50~70岁，比多形性腺瘤好发年龄晚10年。典型的临床表现为长期存在的肿块生长突然加快，可伴有疼痛与麻木感，肿瘤因与周围组织粘连而固定。发生在腭部者黏膜表面常形成溃疡，在腮腺者常侵犯面神经而致面瘫。

**【病理变化】** 肉眼观察：肿瘤一般体积较大，直径为1.5~25cm，平均大小约为多形性腺瘤的2倍。形状不规则，表面呈结节状，包膜不完整或无包膜。切面良性部分为乳白色或灰白色，组织致密，富有弹性；癌变部分组织呈污灰色或鱼肉状，组织松软易碎，常见出血及大片坏死，通常界限不清，伴有广泛浸润。

光镜观察：表现为多形性腺瘤组织学结构中有数量不等的恶性成分，恶性成分中最常见的是低分化腺癌或未分化癌（图15-14），其他类型的癌如多形性腺癌、黏液表皮样癌、腺样囊性癌等也有报道。根据癌细胞浸润周围组织的程度，可分为非侵袭性癌、微侵袭性癌和侵袭性癌。如果癌变部分仍停留在多形性腺瘤内者称为非侵袭性癌；如果癌细胞浸润周围组织，侵入包膜外等于或小于 1.5mm 者为微侵袭性癌；如果癌细胞侵入周围组织深度大于 1.5mm 者则称为侵袭性癌，侵袭性癌常发生淋巴结转移和血道（如肺、骨等）远处转移。

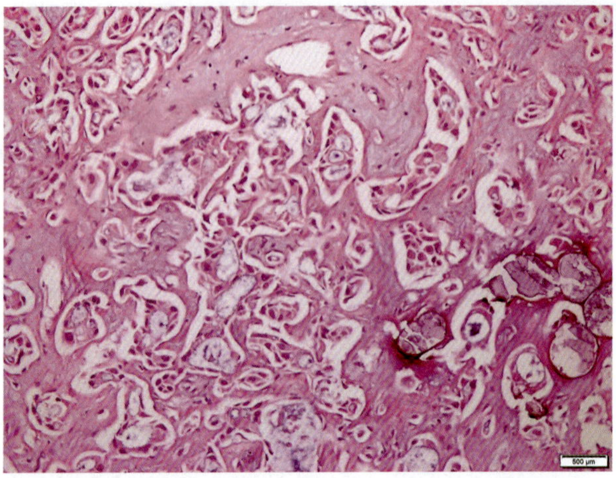

图 15–14　多形性腺瘤癌变（低分化腺癌）

肿瘤组织在良性和恶性之间常存在移行部分，表现为肿瘤细胞变性、坏死，形成大片粉染的无结构物质，其间散在变性的肿瘤细胞，细胞大小不一，核固缩，细胞质嗜酸性，并可见出血、灶状坏死及钙化。在病期较长的多形性腺瘤中若观察到出血、变性、坏死和钙化，应考虑有恶变的可能。

**【生物学行为】** 多形性腺瘤癌变属低度恶性肿瘤。其生物学行为与癌变的组织类型、浸润程度等有关。

**【组织发生】** 组织来源与多形性腺瘤相同，来自闰管的储备细胞。

### （二）腺样囊性癌

腺样囊性癌（adenoid cystic carcinoma）又称圆柱瘤，是一种基底细胞样肿瘤，由上皮细胞和肌上皮细胞排列成管状、筛状和实性巢等不同的形态结构。

**【临床表现】** 腺样囊性癌是唾液腺恶性肿瘤中较常见者，据国内统计资料表明，占唾液腺上皮性肿瘤的 10.3%，占其恶性肿瘤的 28.0%。多见于中老年人，以 40~60 岁多见，性别差异不大。此瘤多发生于腮腺和腭腺，发生于舌下腺的肿瘤首先应考虑为腺样囊性癌。

肿瘤生长缓慢，病期较长，呈圆形或结节状，质较硬，在组织间浸润性生长，一般不活动，因此，临床可见的肿物远比实际肿物小。腭部肿瘤可发生溃疡或腭骨穿孔。由于肿瘤早期易侵犯神经，故疼痛和麻木感是患者的常见症状，甚至是患者就医的主要症状。

**【病理变化】** 肉眼观察：肿瘤呈圆形或结节状，大小不等，平均直径约 3cm，切面多为实性，灰白色或褐色，质稍硬。肿瘤无包膜，向周围组织浸润性生长。

光镜观察：肿瘤实质细胞由导管上皮细胞和变异肌上皮细胞组成。导管上皮细胞呈立方状或卵圆形，大小较一致，细胞质少，核圆形或卵圆形，染色较深，核分裂象少见；变异肌上皮细胞呈扁平状、梭形或不规则形。这两种细胞可排列成多种组织结构，在同一肿瘤中可出现两种以上的排列方式，但以某一种类型为主。

**1. 筛状型（cribriform type）** 肿瘤细胞排列呈圆形、卵圆形或不规则的上皮团块，其中含有大小不等的囊性腔隙，呈“筛孔”状，与藕的断面相似。筛孔内充满嗜酸或嗜碱性黏液样物质，不均匀，呈网状，此乃肿瘤性肌上皮细胞产物蓄积的结果。筛状结构是腺样囊性癌最典型、最常见的结构（图 15-15）。

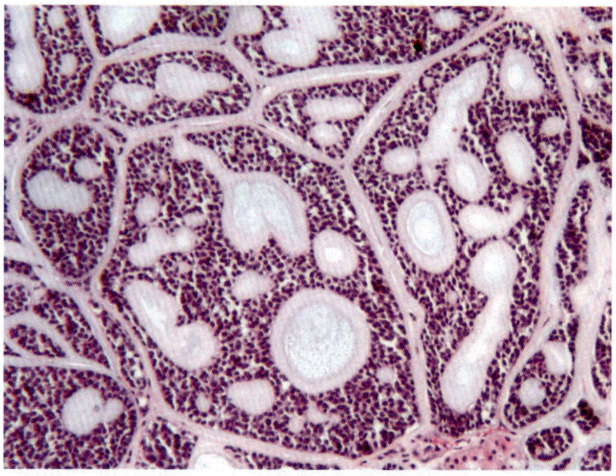

**图 15-15　腺样囊性癌（筛状型）**

肿瘤细胞排列呈圆形、卵圆形或不规则团块，其内含有大小不等囊腔，呈“筛孔状”

**2. 管状型（tubular type）** 肿瘤细胞排列形成小管状或条索状，管状结构内层衬有导管上皮细胞，外层为肿瘤性肌上皮细胞，中央为管腔，管腔内有粉染黏液，PAS 染色阳性。

**3. 实性型（solid type）** 肿瘤细胞形成实性团块，大团块中心的组织可发生变性坏死，有的形成囊腔，管状和筛孔状结构较少。此型细胞较小，细胞质少，嗜碱性，核分裂象较多。实性型通常比其他类型容易复发和早期转移，预后不好。

肿瘤间质常伴有玻璃样变性。肿瘤细胞易侵犯神经和血管，甚至沿神经扩展，临床常无法确定其浸润范围。

**【生物学行为】** 此瘤为恶性肿瘤，无包膜，生长缓慢，但侵袭性强，可侵犯腺体、肌肉、骨膜；与血管关系密切，常沿血管周围扩散，或侵入血管内形成瘤栓，发生肺、骨、脑和肝等远处转移；易侵犯神经，沿神经束衣蔓延；肿瘤可侵犯骨髓腔，导致骨吸收破坏。局部淋巴结转移少见，术后常有复发。

**【组织发生】** 多数人认为来源于唾液腺闰管的储备细胞，或闰管、排泄管的基底细胞。

### （三）黏液表皮样癌

黏液表皮样癌（mucoepidermoid carcinoma）又称黏液表皮样瘤，是由黏液细胞、中间细胞和表皮样细胞构成的唾液腺恶性上皮性肿瘤。根据肿瘤的分化程度，黏液表皮样癌可分为高分化（低度恶性）、中分化（中度恶性）和低分化（高度恶性）三型。

**【临床表现】** 黏液表皮样癌是儿童和成人常见的唾液腺恶性肿瘤，根据国内统计资料，约占唾液腺上皮性肿瘤的 9.6%，占其恶性肿瘤的 26.1%。可发生于任何年龄，以 30~50 岁最多见，女性比男性多见，约占 2/3。此瘤约占大唾液腺肿瘤的 5%~10%，其中 90% 发生于腮腺，下颌下腺和舌下腺少见；小唾液腺中以腭部多见，其次为磨牙后腺、舌腺、唇腺和颊腺。

临床表现与肿瘤的分化程度密切相关：高分化者与多形性腺瘤相似，为缓慢生长的无痛性肿块，病程可达 10 年以上，肿瘤体积较小，2~4cm，形态不规则，活动度较差，质地较硬，部分区域有囊性感，很少出现面瘫；低分化者呈恶性肿瘤表现，生长迅速，病程短、肿瘤体积较大，直径常超过 4cm，活动度差，与周围组织界限不清，常出现疼痛及面瘫，可出现局部淋巴结转移和肺、肝、骨、脑等远处转移，预后不好。

**【病理变化】** 肉眼观察：高分化者与多形性腺瘤相似，但常无包膜，切面为灰白色或浅粉红色，有散在的小囊腔，内含淡黄色黏液。低分化者肿瘤完全无包膜，与周围组织界限不清，侵入邻近组织是其显著特点，切面大部分为实性，灰白色，囊腔很少，常见出血和坏死。

光镜观察：肿瘤实质主要由黏液细胞、表皮样细胞和中间细胞构成。黏液细胞体积较大，呈立方、柱状或杯状，细胞质呈泡沫状或网状，胞核较小，位于细胞基底部。表皮样细胞为多边形，胞核居中，细胞之间可见细胞间桥，但角化罕见。中间细胞较小，呈立方状，细胞质少，胞核圆形，深染，大小较一致，类似于上皮的基底细胞。根据三种主要细胞成分的比例及细胞分化程度，黏液表皮样癌可分为三种类型：

**1. 高分化（低度恶性）型** 以黏液细胞和表皮样细胞为主，占肿瘤细胞的 50% 以上，中间细胞较少，细胞无异型性，核分裂象少或无。肿瘤细胞排列成巢状或片状，常形成大小不等的囊腔和腺腔，内衬黏液细胞，较大囊腔内可有乳头突入，周围为表皮样细胞和中间细胞（图 15-16）。腔内为粉染的黏液，若黏液积聚过多，囊壁破裂，黏液溢出，形成“黏液湖”。肿瘤间质较多，常见结缔组织玻璃样变性和黏液外溢引起的炎症反应。

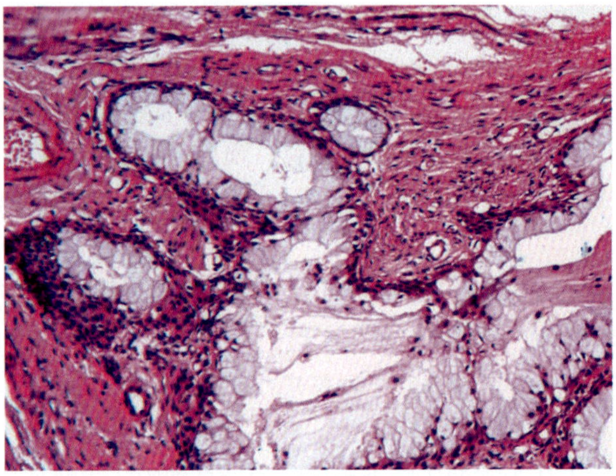

**图 15-16 黏液表皮样癌（高分化）**

肿瘤以黏液细胞和表皮样细胞为主，占肿瘤细胞的 50% 以上，中间细胞较少

**2. 低分化（高度恶性）型** 以表皮样细胞和中间细胞为主，黏液细胞较少，低于 10%，散在于表皮样细胞之间。肿瘤细胞异型性和核分裂象明显，常排列成片状或实性团块，缺乏囊腔和腺腔结构，向周围组织浸润性生长，有时易误诊为鳞状细胞癌。肿瘤间质中“黏液湖”较少，缺乏淋巴细胞。

**3. 中分化（中度恶性）型** 介于高分化与低分化两型之间，黏液细胞大于 10%，中间细胞和表皮样细胞较多，常排列成实性团块，囊腔较少，偶见细胞异型性和核分裂象。

**【生物学行为】** 高分化黏液表皮样癌属低度恶性肿瘤，手术切除后预后较好，五年生存率超过 90%，术后局部复发率 6%；低分化黏液表皮样癌为高度恶性，生长快、侵袭性强，术后复发率可达 80%，常发生局部淋巴结转移和远处转移至肺、肝、脑等，预后较差，五年生存率仅 25%~30%；中分化黏液表皮样癌处于高分化与低分化之间，局部复发率为 20%，五年生存率 80%~90%。

**【组织发生】** 一般认为来源于排泄管的储备细胞。发生于口腔内者，除来自小唾液腺外，也可能来自口腔黏膜上皮。

**考点提示** 多形性腺瘤癌变、腺样囊性癌和黏液表皮样癌的病理学特点、临床表现、生物学行为及组织发生。

### （四）腺泡细胞癌

腺泡细胞癌（acinic cell carcinoma）是唾液腺恶性上皮性肿瘤，较少见，属于低度恶性肿瘤，构成肿瘤的细胞中至少部分细胞内含有酶原颗粒，呈浆液性腺泡细胞分化，又称浆液细胞腺癌、浆液细胞腺瘤。

**【临床表现】** 腺泡细胞癌临床较少见，根据国内统计资料，占唾液腺上皮性肿瘤的2.1%，占其恶性肿瘤的5.6%。可发生于任何年龄，但以中年及中年以上人群多见，女性较男性多见，80%以上发生于腮腺，其次为小唾液腺、下颌下腺及舌下腺。多数肿瘤表现为缓慢生长，无痛性肿块，平均病期3年；少数肿瘤生长较快，可出现疼痛、面瘫，与周围组织粘连不活动。可发生局部淋巴结转移和远处转移。

**【病理变化】** 肉眼观察：肿物呈圆形或卵圆形，偶见结节状，质地较软，可见薄层包膜但大多数不完整，切面多为实性，灰白色或浅粉色，可见囊腔和坏死区。

光镜观察：肿瘤细胞类型多，包括腺泡样细胞、闰管样细胞、空泡细胞、透明细胞和非特异性腺细胞。腺泡样细胞呈圆形或多边形，细胞质内含有丰富的嗜碱性颗粒（即酶原颗粒），胞核较小，偏位，常呈片状排列。闰管样细胞呈立方或矮柱状，核较大，圆形，居中，细胞质微嗜酸性或双嗜性，常围绕形成小囊腔。空泡细胞呈圆形或卵圆形，大小不一，胞核固缩且常被挤压至细胞一侧，细胞质内含有多个细小空泡或数个较大的空泡。透明细胞呈圆形，细胞境界清楚，细胞质透明，内含细丝网状物，胞核小居中。非特异性腺细胞呈圆形或多边形，细胞质略嗜酸性或双嗜性，胞核圆形，细胞界限不清，常呈合胞体样。这些细胞组成多种组织类型。细胞类型和组织学类型均可在肿瘤中混合存在。镜下最突出的特征是肿瘤细胞质内的酶原颗粒。

根据肿瘤细胞的类型和排列方式，可分为四种组织学类型：

**1. 实性型** 占50%，以腺泡样细胞为主，细胞排列成腺泡状或片状，细胞团中可出现微腔隙、坏死、出血和钙化小体。

**2. 微囊型** 占30%，细胞之间形成大量微小囊状间隙，可见分化好的腺泡样细胞、空泡细胞和闰管细胞。微囊间隙是由于细胞内空泡互相融合、细胞破裂、液体潴留所致。

**3. 滤泡型** 占15%，肿瘤细胞形成甲状腺滤泡样结构，滤泡周围由立方或矮柱状细胞组成，腺腔内含均质性嗜酸性物质，类似甲状腺滤泡中的胶样物。

**4. 乳头囊状型** 占5%，以闰管细胞和空泡细胞为主，形成单个或多个囊腔，增生的上皮呈乳头状突入囊腔。囊腔之间为大量的纤维结缔组织间隔。

肿瘤间质多少不一，偶见胶原纤维玻璃样变性及钙化，有时可见明显的淋巴细胞浸润，并可形成淋巴滤泡。肿瘤包膜较薄，常不完整或无明显包膜。

**【生物学行为】** 腺泡细胞癌为低度恶性肿瘤，一般生长缓慢，病史较长，但呈浸润性生长，手术不彻底容易复发。可发生局部淋巴结转移，远隔转移少见。

**【组织发生】** 多数人认为来自闰管细胞，支持半多能双储备细胞理论；也有人认为来自浆液性腺泡细胞，支持多细胞理论。

### （五）上皮-肌上皮癌

上皮-肌上皮癌（epithelial-myoepithelial carcinoma）是由上皮、肌上皮细胞以不同比例构成的低度恶性肿瘤，典型者形成导管样结构，内层衬覆导管上皮细胞，外层为透明的肌上皮细胞，又称透明细胞腺瘤、透明细胞癌等。

**【临床表现】** 上皮-肌上皮癌占唾液腺上皮性肿瘤的0.4%，占其恶性肿瘤的1.2%。患者平均年龄60岁，多见于女性，60%~80%发生在腮腺，也可发生于小唾液腺。临床表现为缓慢生长的无痛性肿块，偶出现疼痛或面瘫，发生于小唾液腺者，可见黏膜溃疡。

**【病理变化】** 肉眼观察：肿物呈分叶状或结节状，直径3~8cm，包膜不完整或无包膜。切面呈实性，灰白色或灰黄色，可见出血、坏死及囊性变。

光镜观察：肿瘤由两种细胞构成，典型的结构为双层导管样结构。内层细胞呈立方状或柱状，细胞质少，嗜酸或双嗜性，胞核圆形，位于中心或基底部，类似于闰管上皮细胞；外层细胞为透明的肌上皮细胞，单层或多层排列，细胞呈多边形，边界清楚，细胞质透明，胞核空泡状，稍偏中心，有时细胞质内含微嗜酸性颗粒。双层管样结构的外围为致密的、不同厚度的基底膜。导管大小不等，形态不规则，有的导管可扩张成囊腔，囊腔内有乳头突入。有的导管样结构较少，肌上皮细胞通常较大而且数量多，使肿瘤表现为实性透明细胞巢，团块间为玻璃样变性的纤维组织间隔。一般情况下，肿瘤细胞异型性较小，核分裂象少见，但是复发者尤其以透明细胞为主者，异型性和核分裂象明显。肿瘤间质较少，可发生玻璃样变性，偶见神经和血管侵犯。

**【生物学行为】** 上皮-肌上皮癌为低度恶性肿瘤，但呈浸润性生长，有时浸润至颅底，手术后复发和局部淋巴结转移并不少见，远隔转移少。

**【组织发生】** 此瘤来源于闰管的储备细胞。

## 本章小结

唾液腺疾病包括唾液腺发育异常、炎症性疾病和唾液腺肿瘤。

唾液腺发育异常如唾液腺缺失、发育不全、导管异常、异位等，临床很少见，多由遗传因素引起而很少有临床症状。

唾液腺炎症常由病毒、细菌和自身免疫反应引起，主要表现为以淋巴细胞浸润为主的慢性炎症，也因发病机制不同而表现为特有的病理学特点，包括纤维结缔组织的增生、包涵体形成等。

唾液腺肿瘤常见的为上皮性肿瘤，包括良性和恶性。唾液腺上皮性肿瘤形态复杂多样，相同的肿瘤可有不同的细胞形态和组织学结构，不同的肿瘤常有相似的细胞形态和组织学结构。良性上皮性肿瘤以多形性腺瘤最常见，病理学表现为多种上皮结构与黏液样、软骨样结构混合存在。恶性上皮性肿瘤以腺样囊性癌和黏液表皮样癌多见，腺样囊性癌的经典特征是筛状结构，易侵犯神经，并沿神经束衣浸润性生长；黏液表皮样癌由黏液细胞、表皮样细胞和中间细胞构成，根据细胞成分的比例及细胞分化程度，分为高分化、中分化和低分化三种类型。唾液腺肿瘤具有手术后易复发的特点，因此，一般情况下临床应采取肿瘤连同周边正常唾液腺组织一并摘除的手术方式。

## 习　题

扫码“练一练”

**一、单项选择题**

1. 涎石病最常发生于

A. 腮腺　　B. 下颌下腺

C. 舌下腺　　D. 唇腺

E. 腭腺

2. 关于舍格伦综合征的描述，错误的是

A. 病因不明的自身免疫性疾病　　B. 常累及外分泌腺

C. 常合并类风湿性关节炎　　D. 病理特点为淋巴细胞取代腺泡

E. 间质常有大量纤维组织的增生修复

3. 关于慢性唾液腺炎的描述，错误的是

A. 常与结石、异物等导管阻塞因素有关　　B. 舌下腺最常见

C. 病理特点为导管扩张、炎症细胞浸润　　D. 腺泡可萎缩消失

E. 间质常有大量纤维组织的增生修复

4. 关于多形性腺瘤的描述，错误的是

A. 良性肿瘤　　B. 易复发

C. 组织结构多形性　　D. 细胞多形性

E. 常发生于腮腺

5. 关于多形性腺瘤的描述，错误的是

A. 包膜薄，可不完整　　B. 细胞异型性显著

C. 组织结构复杂　　D. 可发生恶性转化

E. 病理特点为腺上皮、肌上皮、黏液样和软骨样结构混杂

6. 关于肌上皮瘤的描述，错误的是

A. 良性肿瘤

B. 细胞异型性明显

C. 肿瘤细胞形态多样

D. 肌上皮细胞可呈梭形、浆细胞样、上皮样或透明细胞

E. 可有黏液样结构

7. 关于 Warthin 瘤的描述，错误的是

A. 良性肿瘤　　B. 肿瘤常生长较快

C. 肿瘤由上皮和淋巴样组织构成　　D. 肿瘤上皮呈双层排列

E. 间质为不同程度的淋巴细胞浸润

8. 关于多形性腺瘤癌变的描述，错误的是

A. 良性肿瘤

B. 临床表现为长期存在的肿瘤生长突然加快

C. 恶性成分常为低分化腺癌

D. 当病期 5 年以上、直径超过 4cm 的多形性腺瘤应警惕其恶变

E. 来自闰管储备细胞

9. 关于腺样囊性癌的描述，错误的是

A. 恶性肿瘤

B. 以腮腺多见

C. 筛状结构是其最典型的结构

D. 肿瘤中不含肌上皮细胞

E. 易浸润神经

10. 关于黏液表皮样癌的描述，错误的是

A. 恶性肿瘤

B. 临床常见的肿瘤

C. 当黏液细胞和表皮样细胞占肿瘤细胞 50% 以下时为高分化

D. 低分化型为高度恶性

E. 来源于排泄管储备细胞

11. 关于腺泡细胞癌的描述，错误的是

A. 低度恶性肿瘤

B. 肿瘤细胞内含酶原颗粒是其特征

C. 肿瘤实质细胞形态多样

D. 滤泡型需与甲状腺组织区别

E. 不会发生局部淋巴结转移

12. 关于上皮–肌上皮癌的描述，错误的是

A. 低度恶性肿瘤

B. 肿瘤细胞形成双层管状结构是其特征

C. 肿瘤包膜不完整或无包膜

D. 来自排泄管储备细胞

E. 可发生局部淋巴结转移

13. 关于急性唾液腺炎的描述，错误的是

A. 与结石、异物等导管阻塞因素有关

B. 常在外伤、恶性肿瘤等抵抗力降低的情况下发生

C. 病理特点为导管扩张、大量淋巴细胞浸润

D. 间质血管扩张充血

E. 唾液腺组织广泛破坏和坏死

14. 关于慢性唾液腺炎的描述，错误的是

A. 常与结石、异物等导管阻塞因素无关

B. 临床多见

C. 病理特点为导管扩张、腺泡萎缩、慢性炎细胞浸润

D. 多见于下颌下腺和腮腺

E. 间质纤维组织增生

15. 下列描述正确的是

A. 流行性腮腺炎由细菌引起

B. 流行性腮腺炎病理表现为化脓性炎

C. Küttner 瘤为良性肿瘤

D. 舍格伦综合征是一种自身免疫性疾病

E. 慢性硬化性唾液腺炎又称 Warthin 瘤

16. 关于唾液腺肿瘤的发生，描述错误的是
A. 肌上皮细胞在唾液腺肿瘤发生中起重要作用
B. 半多能双储备细胞理论广为采纳
C. 闰管细胞可具有干细胞功能
D. 分泌管细胞具有干细胞功能
E. 排泄管细胞可具有干细胞功能
17. 关于黏膜表皮样癌的叙述哪项错误
A. 唾液腺常见恶性肿瘤
B. 由黏膜细胞、中间细胞和表皮样细胞构成
C. 高分化者属于低度恶性肿瘤
D. 主要发生于下颌下腺
E. 低分化者以表皮样细胞和中间细胞为主
18. 关于多形性腺瘤癌变描述错误的是
A. 多发生于腮腺
B. 肿瘤包膜完整
C. 临床常表现为生长突然加快
D. 可浸润神经和周围组织
E. 可发生远处转移
19. 下列说法正确的是
A. 唾液腺圆柱瘤是一种良性肿瘤
B. 腺泡细胞癌为高度恶性肿瘤
C. 低分化黏液表皮样癌为高度恶性
D. 腺样囊腺癌不易侵犯神经
E. 上皮－肌上皮癌为高度恶性肿瘤
20. 关于多形性腺瘤癌变的病理特点错误的是
A. 肿瘤细胞常有变性坏死
B. 瘤细胞异型明显
C. 常表现为多形性腺瘤＋恶性肿瘤特点
D. 恶性成分常为鳞状细胞癌
E. 出血、坏死、玻璃样变和钙化需考虑为恶性转化

**二、思考题**

患者，女，55岁。右侧耳垂下方触及一无痛性结节性包块2年，体积约3cm×2.0cm×1.5cm，包块界限清楚，表面光滑，活动度好，质稍韧。余未见明显异常。

1. 患者可能的诊断有哪些？
2. 请简要叙述所考虑疾病的病理特点。

（王　霞）

# 第十六章

# 口腔颌面部囊肿

**学习目标**

1. **掌握** 牙源性囊肿的概念；常见牙源性囊肿的病理变化；常见面颈部软组织囊肿的临床病理特点。

2. **熟悉** 口腔颌面部囊肿的分类；颌骨非牙源性囊肿的临床病理特点。

3. **了解** 各类囊肿的组织起源；假性囊肿的概念。

---

**案例讨论**

**【案例】**

男，23 岁，颈上部囊性肿物数年，可活动，无明显症状。

病理检验，囊肿内含物呈浓稠黏液样，囊肿内衬复层鳞状上皮，部分区域含假复层柱状上皮，纤维囊壁内见大量淋巴样组织并形成淋巴滤泡。

**【讨论】**

1. 患者可能的诊断是什么？

2. 请用本章所学知识简要解释临床表现和病理变化。

囊肿（cyst）是指内含囊液或半流体物质的一种非脓肿性病理性囊腔，周围有纤维结缔组织囊壁包绕。绝大多数囊肿的囊壁由两层组织构成，靠近腔面的内层为上皮衬里，外层为纤维结缔组织。少数无上皮衬里的囊肿称为假性囊肿。根据发生部位的不同，口腔颌面部囊肿一般可分为颌骨囊肿和软组织囊肿，其中颌骨囊肿又可根据其衬里上皮组织来源不同而分为牙源性囊肿和非牙源性囊肿；根据发生机制又可进一步划分为发育性囊肿和炎症性囊肿。2005 年 WHO 对牙源性肿瘤的新分类中未包含牙源性囊肿，除将以往的牙源性角化囊肿更名为牙源性角化囊性瘤，并归类为牙源性良性肿瘤外，其余未作改动。表 16–1 为在未改动 1992 年 WHO 有关颌骨上皮性囊肿分类的基础上，将常见的口腔颌面部囊肿分类如下：

表 16-1　口腔颌面部囊肿的分类

| |
|---|
| 一、颌骨上皮性囊肿（epithelial cysts of the jaws） |
| （一）发育性（developmental） |
| 1. 牙源性（odontogenic） |
| （1）婴儿“龈囊肿”（Epstein 珠）[“gingival eysts” of infants（Epstein pearls）] |
| （2）含牙（滤泡）囊肿 [dentigerous（follicular）cyst] |
| （3）萌出囊肿（eruption cyst） |
| （4）发育性根侧囊肿（lateral periodontal cyst） |
| （5）成人龈囊肿（gingival cyst of adults） |
| （6）腺牙源性囊肿（glandular odontogenic cyst） |
| 2. 非牙源性（non-odontogenic） |
| （1）鼻腭管（切牙管）囊肿 [nasopalation（incisive canal）cyst] |
| （2）鼻唇（鼻牙槽）囊肿 [nasolabial（nasoalveolar）cyst] |
| （3）球状上颌囊肿（globulomaxillary cyst） |
| （4）下颌正中囊肿（median mandibular cyst） |
| （二）炎症性（inflammatory） |
| （1）根尖周囊肿（radicular cyst） |
| （2）根尖侧囊肿（apical and lateral cyst） |
| （3）残余囊肿（residual cyst） |
| （4）牙旁（炎症性根侧，下颚感染性颊）囊肿 [paradental（inflammatory collateral，mandibular infected buccal）cyst] |
| 二、口腔、面颈部软组织囊肿 |
| （1）皮样或表皮样囊肿（dermoid or epidermoid cyst） |
| （2）鳃裂囊肿（branchial cleft cyst） |
| （3）甲状舌管囊肿（thyroglossal tract cyst） |
| （4）畸胎样囊肿（teratoid cyst） |
| （5）黏液囊肿（mucocele） |
| （6）舌下囊肿（ranula） |

扫码“学一学”

扫码“看一看”

# 第一节　牙源性囊肿

牙源性囊肿（odontogenic cyst）是指由成牙器官的上皮或上皮剩余所发生的一组囊肿，一般分为发育性和炎症性两大类。其中发育性牙源性囊肿通常与牙发育和（或）萌出过程中的某些异常有关；炎症性牙源性囊肿则与颌骨内长期存在牙源性感染病灶有关。目前认为牙源性囊肿的衬里上皮主要有以下三个来源：①牙板上皮剩余或 Serres 上皮剩余；②缩余釉上皮；③ Malassez 上皮剩余。

## 一、发育性牙源性囊肿

### （一）含牙囊肿

含牙囊肿（dentigerous cyst）又称滤泡囊肿（follicular cyst），是指包含一个未萌出牙齿牙冠的囊肿，囊壁包绕牙冠并附着于该牙的牙颈部（即釉质牙骨质交界处）。约占颌骨所有上皮性囊肿的 20%，是最多见的牙源性发育性囊肿。

**【临床表现】** 好发于 10~39 岁青壮年，男性多见。好发部位依次为下颌第三磨牙、上颌单尖牙、上颌第三磨牙和下颌前磨牙区，可能与这些部位的牙易阻生有关。早期通常无明显临床症状，长大后可引起颌骨膨隆导致面部不对称，引起牙齿移位及牙根吸收。X 线表现为一境界清楚的单囊性透光影，内含一个未萌出牙的牙冠（图 16-1）。

**【病理变化】** 肉眼观察：单囊，囊壁较薄，囊腔含牙且大多为正常的恒牙，囊壁附着于牙颈部，囊液呈黄色。

镜下观察：囊壁内衬复层鳞状上皮，由2~5层扁平或矮立方状细胞构成，无角化，无上皮钉突（图16–2）。纤维囊壁中有时可见牙源性上皮岛，一般无炎细胞浸润，伴有继发感染时可有大量炎细胞浸润，衬里上皮增生，形成明显的钉突。

含牙囊肿预后较好，术后很少复发。一般认为含牙囊肿来源于缩余釉上皮。

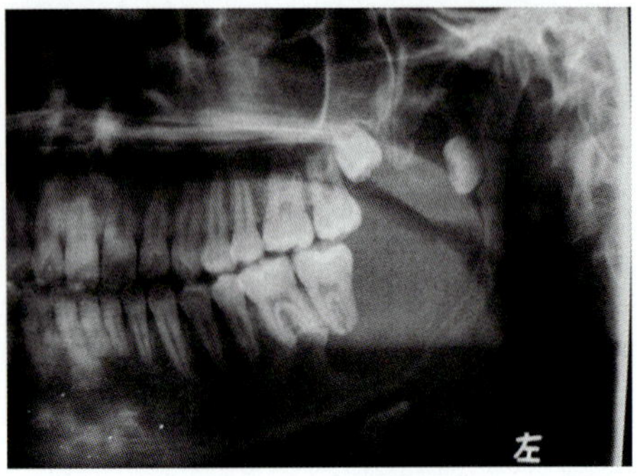


图16–1　含牙囊肿

圆形的透射区，边界清，囊腔内含未萌牙齿的牙冠

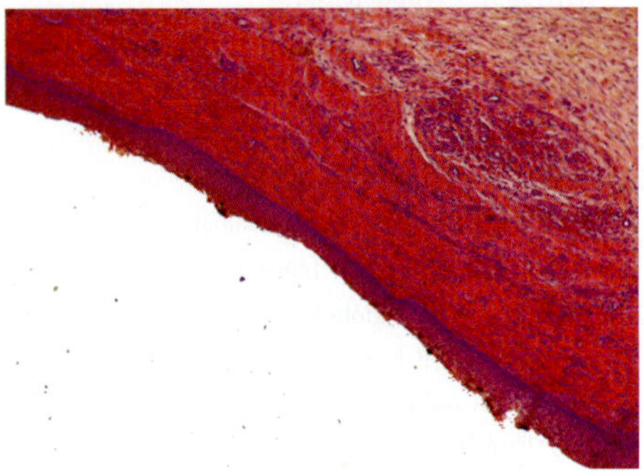

图16–2　含牙囊肿

内衬复层鳞状上皮，无上皮钉突

**考点提示**　含牙囊肿的临床表现、病理变化。

### （二）萌出囊肿

萌出囊肿（eruption cyst）是发生于颌骨外软组织中的含牙囊肿，位于一个正在萌出的牙冠表面黏膜下软组织内。

**【临床表现】** 好发人群为20岁以下的青少年。好发于下颌乳中切牙、第一恒磨牙、上颌乳切牙。临床表现为正在萌出的牙表面出现淡蓝色表面光滑的肿物，触之有波动感。

**【病理变化】** 肉眼观察：囊腔内含清亮液体或血性液体。镜下观察：囊壁衬里上皮为无角化复层鳞状上皮，继发感染时上皮可增生变厚，囊壁可有慢性炎细胞浸润。

## 二、炎症性牙源性囊肿

### （一）根尖周囊肿

根尖周囊肿（radicular cyst）是颌面部最常见的牙源性炎症性囊肿，由慢性根尖肉芽肿或牙槽脓肿发展而来，常位于死髓牙的根尖部位。

**【临床表现】** 好发人群为20~49岁的中青年，男性多于女性，上颌多于下颌，上颌切牙和单尖牙区多发。囊肿大小不等，常连着死髓牙。囊肿增大可压迫唇颊侧骨壁导致其吸收变薄，触之可有乒乓球样感。X线表现为根尖区圆形或卵圆形边缘整齐界限清楚的透射区（图16–3）。投射区周围包绕有白色清晰的阻射线。

**【病理变化】** 肉眼观察：囊肿大小不等，囊壁厚薄不均，囊腔内含棕黄色透明的液体，有时比较黏稠或呈半流体，还可见闪闪发亮的胆固醇结晶。镜下观察：囊肿由衬里上皮、纤维囊壁和囊腔内容物组成。衬里上皮为无角化的复层鳞状上皮，继发感染时衬里上皮可出现不规则上皮钉突。纤维囊壁和衬里上皮常见炎细胞浸润，主要为淋巴细胞和浆细胞，还可见少量中性粒细胞（图16–4）。部分囊壁可见针尖样裂隙，裂隙为胆固醇结晶在制片过程中留下的空隙（图16–5）。

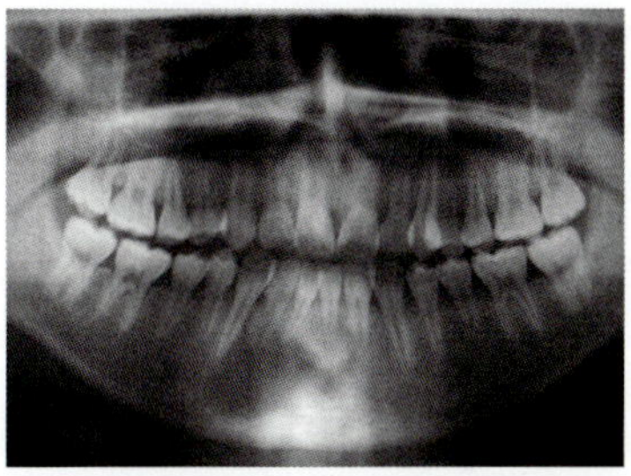

图 16–3　根尖周囊肿

根尖区可见圆形或卵圆形边缘整齐界限清楚的透射区

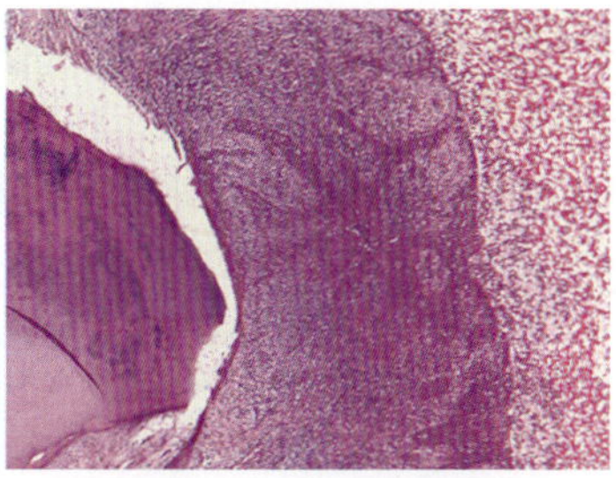

图 16–4　根尖周囊肿

囊壁内出现炎细胞浸润

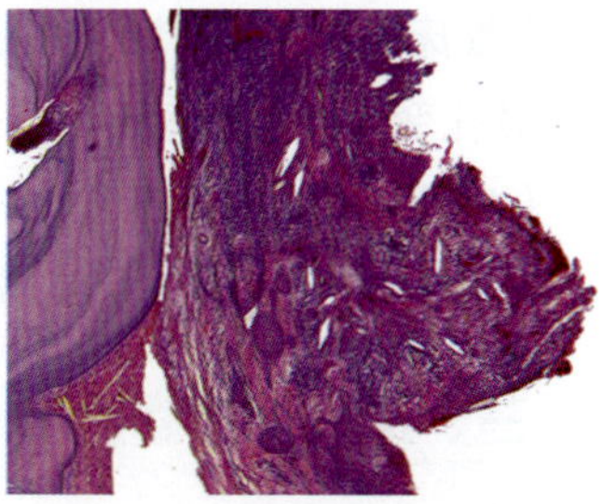

图 16–5　根尖周囊肿

囊壁内可见针形裂隙

**考点提示** 根尖周囊肿的临床表现、病理变化。

### （二）牙旁囊肿

牙旁囊肿（paradenta lcyst）包括炎症性根侧囊肿（inflammatory collateral cyst）和下颌感染性颊囊肿（mandibular infected buccal cyst）两类。多见于 6~8 岁儿童。镜下观察，囊壁内衬无角化复层鳞状上皮，结缔组织囊壁内可见大量炎细胞浸润，可见胆固醇结晶和异物巨细胞反应。

牙旁囊肿的镜下病变与根尖周囊肿类似，但根尖周囊肿的患牙通常为死髓牙，而牙旁囊肿患者牙齿则为活髓牙。

## 第二节　非牙源性囊肿

非牙源性囊肿是指与牙发育无关的囊性病变，颌骨内非牙源性上皮性囊肿的种类较多，分类不一，临产较为常见者有以下几种。

扫码“学一学”

### 一、鼻腭管囊肿

鼻腭管（切牙管）囊肿 [nasopalatine duct（incisive canal）cyst] 在非牙源性囊肿中最常见，根据发生部位可分为鼻腭管囊肿和切牙乳头囊肿，前者发生于切牙管内（骨内），后者发生于切牙乳头（软组织内）。

**【临床表现】** 好发年龄为 30~59 岁，男性较多见。囊肿较小时通常无明显症状，常在 X 线检查或佩戴义齿时偶然被发现，囊肿较大时可表现为切牙乳头肿胀。X 线显示界限清楚的卵圆形或心形的透射区。

**【病理变化】** 囊性病变，衬里上皮变异较大，可以是复层鳞状上皮、假复层纤毛柱状上皮、单层柱状或立方上皮，一个囊肿内几种上皮可同时出现或单独出现，例如靠近口腔部的囊肿常内衬复层鳞状上皮。结缔组织囊壁可见较大的血管和神经束，为通过切牙管的鼻腭神经和血管结构。

### 二、鼻唇囊肿

鼻唇（鼻牙槽）囊肿 [nasolabial（nasoalveolar）cyst] 较少见，位于鼻孔基部软组织内。

【临床表现】 好发年龄为30~49岁，女性多见。囊肿增大可引起鼻唇沟消失，鼻翼抬高，鼻孔变形等临床表现。X线无明显异常。

【病理变化】 镜下观察：囊壁衬里上皮多为无纤毛的假复层柱状上皮，可含黏液细胞和杯状细胞，也可见立方上皮或复层鳞状上皮。

### 三、球状上颌囊肿

球状上颌囊肿较为少见，发生于上颌侧切牙和单尖牙牙根之间。由于囊肿的挤压，牙齿可发生移位但牙髓活力正常，以此可与根尖周囊肿鉴别。X线表现为边界清楚的倒置梨形放射透光区，相邻牙根常有移位。镜下观察：球状上颌囊肿衬里上皮多为复层鳞状上皮，少数可合并或仅为纤毛柱状上皮衬里，继发感染时囊壁可见慢性炎症细胞。

## 第三节　口腔和面颈部软组织囊肿

扫码“学一学”

黏液囊肿的发生与唾液腺受损后唾液潴留或溢出有关，其余囊肿的发生则与其临近部位胚胎发育中上皮残留有关。

### 一、皮样囊肿和表皮样囊肿

【临床表现】 皮样囊肿和表皮样囊肿（dermoid and epidermoid cyst）好发于儿童和青少年，好发部位为口底、颏下、额、颞等部位。囊肿扪诊为边界清楚的圆形或卵圆形包块，表面光滑，与周围组织无粘连。

【病理变化】 肉眼观察：囊壁通常较薄，囊腔内可见大量白色豆渣样物质。

镜下观察：囊壁内衬正角化的复层鳞状上皮，囊腔内可见脱落的嗜伊红角化物质，偶可见钙化。囊壁内若含有毛囊、皮脂腺、汗腺等皮肤附属器，称为皮样囊肿（图16-6），若无皮肤附属器者称为表皮样囊肿（图16-7）。

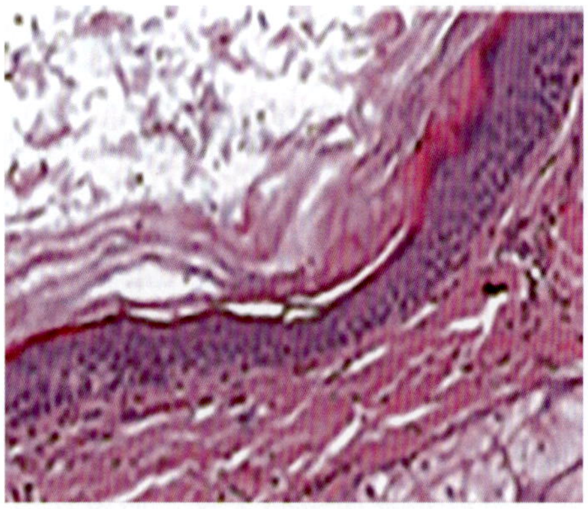

图16-6　皮样囊肿

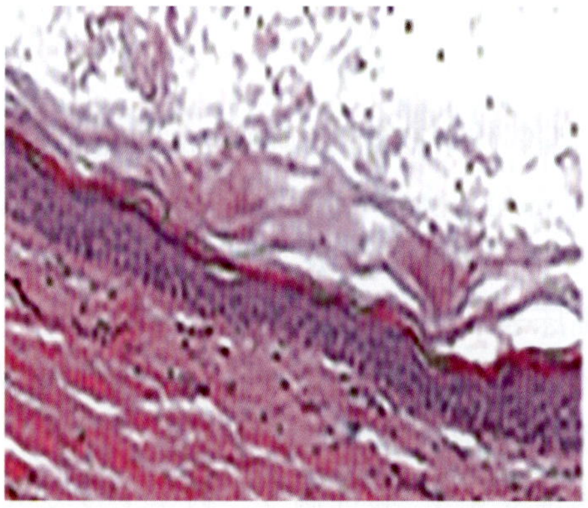

图16-7　表皮样囊肿

### 二、鳃裂囊肿

一般认为鳃裂囊肿起源于鳃裂或咽囊的残留上皮。约95%的鳃裂囊肿为第二鳃裂来源，位置相当于下颌角以下到肩胛舌骨肌以上。也有人认为鳃裂囊肿是胚胎期陷入颈淋巴结内的唾液腺上皮囊性变而形成。

【临床表现】好发年龄为20~50岁，来源于第1鳃裂的囊肿位于下颌角以上腮腺区；第2鳃裂来源者位于胸锁乳突肌上1/3前缘；第3、4鳃裂来源者位于颈根区。囊肿质地较软，有波动感，界限清楚，可活动度好。合并继发感染时可出现触痛或疼痛。

【病理变化】镜下观察：囊肿内衬复层鳞状上皮，可伴或不伴有角化，少数内衬假复层柱状上皮。囊肿内容物为黄绿或棕色清亮液体，或含浓稠的胶冻样物。纤维囊壁内含有大量淋巴组织并可形成淋巴滤泡（图16-8）。

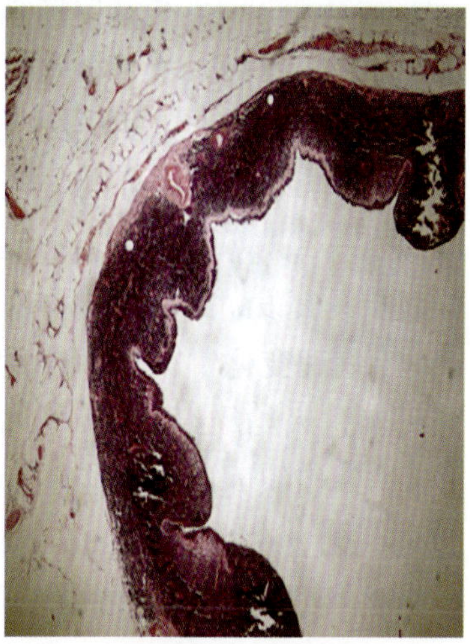

图16-8　鳃裂囊肿

囊壁内含大量淋巴细胞

**考点提示** 鳃裂囊肿的临床表现、病理变化。

## 三、甲状舌管囊肿

甲状舌管囊肿（thyroglossal tract cyst）是由甲状舌导管残余上皮发生的囊肿，发生原因可能为炎症刺激所致。

【临床表现】好发年龄为青少年，男性多见于女性。囊肿位于颈部中线或中线附近，从舌盲孔到甲状腺之间的任何部位（即胚胎期甲状舌管经过的区域），其中舌骨以下部位多见。囊肿表面光滑，边界清楚，能随吞咽上下活动。触之可有波动感，囊肿可因感染破溃形成瘘管。

【病理变化】囊肿直径一般2~3cm囊壁衬里上皮为假复层纤毛柱状上皮或复层鳞状上皮，常见两者的过渡并存。邻近口腔处的囊肿多为复层鳞状上皮，而位置靠近下方者多为纤毛柱状上皮衬里。纤维囊壁内偶见甲状腺或黏液腺组织（图16-9）。囊腔内容物为清亮液体或黏液，如继发感染则为脓性黏液。

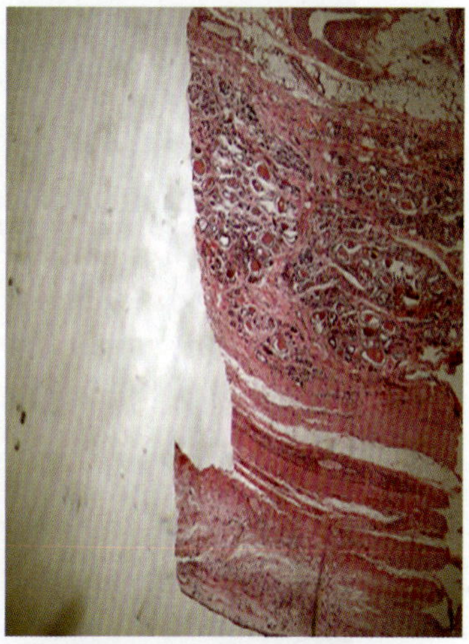

图16-9　甲状舌管囊肿

囊壁内可见甲状腺组织

### 知识拓展

甲状舌管囊肿发生的部位与异位甲状腺相同，应予以鉴别。可运用核素碘131扫描鉴别，异位甲状腺会出现碘131浓聚，而甲状舌管囊肿则无。

**考点提示** 甲状舌管囊肿的临床表现、病理变化。

## 四、黏液囊肿

黏液囊肿（mucocele）是口腔内最常见的软组织囊肿。分为外渗性黏液囊肿（mucous

extravasation cyst）和潴留性黏液囊肿（mucous retention cyst）两种类型，由于小唾腺导管破裂或阻塞，导致黏液外渗或潴留而发生。

**【临床表现】** 黏液囊肿好发部位依次为下唇、颊、口底、舌和腭部。好发年龄为儿童和年轻人。囊肿大小不等，表浅者呈淡蓝色、透明状隆起，容易破裂；深在者与周围口腔黏膜颜色一致。囊肿可自行消退或破溃，但随黏液持续溢出，可再次蓄积，囊肿又复发。表浅者更易复发，患者通常有反复肿胀病史。

**【病理变化】** 临床外渗性黏液囊肿多见，通常是由机械性外伤导致涎腺导管破裂，黏液外溢进入结缔组织中形成黏液池，周围被炎性肉芽组织或纤维组织包绕而形成。镜下观察：结缔组织内局限性黏液聚积，常伴有较多泡沫样细胞，周围有炎性肉芽组织或纤维组织包绕，无上皮衬里（图 16–10）。

潴留性黏液囊肿是唾液腺导管阻塞、涎液潴留致导管扩张而形成，又称唾液腺导管囊肿。此型囊肿相对少见，患者年龄通常较大，好发部位为口底、腭、颊和上颌窦。镜下观察：囊腔内含浓稠黏液物质，囊壁有上皮衬里（图 16–11）。

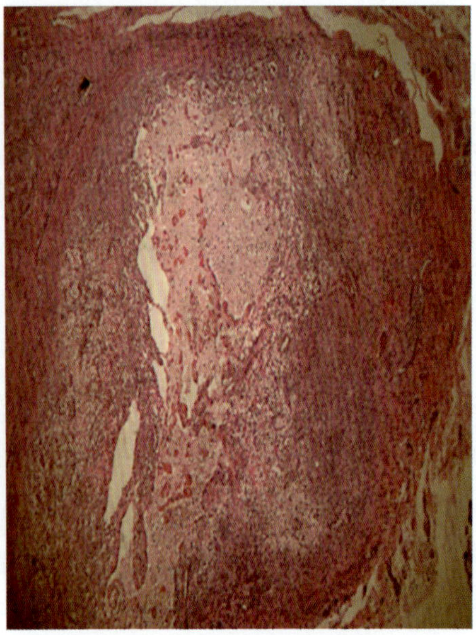

**图 16–10　外渗性黏液囊肿**

外渗性黏液囊肿无上皮衬里

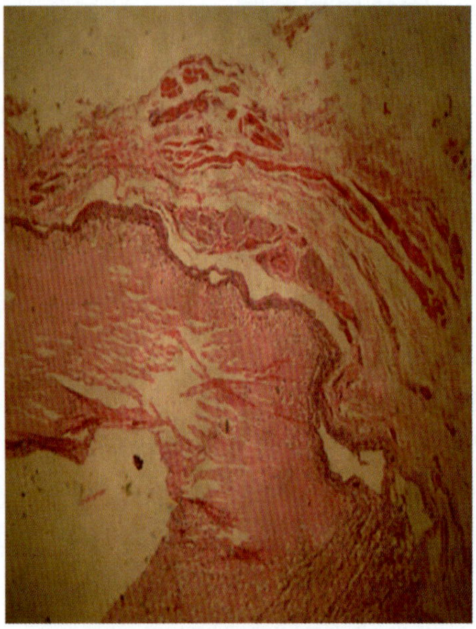

**图 16–11　潴留性黏液囊肿**

潴留性黏液囊肿有上皮衬里

**考点提示** 各型黏液囊肿的临床表现、病理变化。

## 五、舌下囊肿

舌下囊肿（ranula）又称蛤蟆肿，因呈蓝白色透明状，与青蛙肚子相似而得名。是一种发生在口底的黏液囊肿，蓄积的黏液大多来自舌下腺，少数来自下颌下腺。

**【临床表现】** 好发于青少年，男性多见。位置表浅囊肿常偏于口底一侧。少数深在的囊肿表现为颌下或颏下柔软、无痛性肿物，口内可无肿胀。

**【病理变化】** 舌下囊肿可以是外渗性黏液囊肿，也可以是潴留性黏液囊肿，以外渗性多见。前者囊壁无上皮衬里，由纤维组织或炎性肉芽组织构成；后者可内衬各种类型的上皮。囊肿邻近的舌下腺组织中可见慢性炎症及导管扩张。

### 知识链接

舌下囊肿是由于舌下腺的腺体或导管破损造成黏液外漏入组织间隙所引起；常见于青年人，由于其外形类似蛙鸣时鼓起的咽囊故又名“蛤蟆肿”。舌下囊肿位于口腔底部在舌系带的一侧，透明略呈蓝色，囊壁甚薄，可以推动，内容物为无色的黏性液体。舌下囊肿有时很大，可经舌系带下扩展至对侧，亦可向口腔底部扩展突出到颌下。根治舌下囊肿的方法是切除舌下腺而不需摘除囊壁，年幼或体质虚弱而不能耐受舌下腺切除术的，可切除囊肿前壁并将其边缘与口腔黏膜缝合（袋形缝合）。

## 本章小结

囊肿是指内含囊液或半流体物质的一种非脓肿性病理性囊腔，周围有纤维结缔组织囊壁包绕。绝大多数囊肿的囊壁由两层组织构成，靠近腔面的内层为上皮衬里，外层为纤维结缔组织。少数无上皮衬里的囊肿称为假性囊肿。根据发生部位的不同，口腔颌面部囊肿一般可分为颌骨囊肿和软组织囊肿，其中颌骨囊肿又可根据其衬里上皮组织来源不同而分为牙源性囊肿和非牙源性囊肿，根据发生机制又可进一步划分为发育性囊肿和炎症性囊肿。

## 习　题

**一、单项选择题**

1. 含牙囊肿衬里上皮发生于

A. 牙板上皮　　B. 缩余釉上皮
C. Malassez 上皮剩余　　D. Serres 上皮剩余
E. 结合上皮

2. 根尖周囊肿衬里上皮的类型是

A. 角化鳞状上皮　　B. 单层扁平上皮
C. 无角化复层鳞状上皮　　D. Serres 上皮剩余
E. 假复层柱状上皮

3. 含牙囊肿的囊壁附着于牙齿

A. 根尖部　　B. 根部
C. 颈部　　D. 冠部
E. 任何部位

4. 含牙囊肿最多见于

A. 下颌第一磨牙　　B. 下颌第二磨牙
C. 下颌第三磨牙　　D. 下颌前磨牙
E. 上颌第三磨牙

扫码“练一练”

5. 萌出囊肿位于正在萌出的乳牙或恒牙的
A. 牙冠表面
B. 牙颈部
C. 根部
D. 根尖部
E. 任何部位

6. 球状上颌囊肿多位于上颌哪些牙的牙根之间
A. 中切牙与侧切牙
B. 侧切牙与尖牙
C. 左右中切牙
D. 尖牙与前磨牙
E. 以上都不是

7. 鳃裂囊肿常位于胸锁乳突肌的
A. 上 1/3 前缘
B. 上 1/3 后缘
C. 中 1/3 前缘
D. 中 1/3 后缘
E. 下 1/3 前缘

8. 鳃裂囊肿发生于肩胛舌骨肌以上者多为哪一鳃裂来源
A. 第一
B. 第二
C. 第三
D. 第四
E. 第五

9. 甲状舌管囊肿最常发生于
A. 舌盲孔
B. 咽部
C. 甲状舌骨区
D. 甲状腺
E. 颈根部

10. 黏液囊肿常发生于
A. 颊
B. 舌
C. 下唇
D. 口底
E. 腭部

11. 外渗性黏液囊肿常由哪种因素所致
A. 外伤
B. 炎症
C. 过敏
D. 感染
E. 化学刺激

12. 下列哪种黏液囊肿大多数具有上皮衬里
A. 外渗性黏液囊肿
B. 潴留性黏液囊肿
C. 舌下囊肿
D. A+B
E. B+C

13. 关于黏液囊肿描述哪项是错误的
A. 常发生于下唇黏膜
B. 根据囊肿位于组织内的深度分为浅在性和深在性黏液囊肿
C. 大小不等
D. 浅在性者为淡蓝色，深在性者与口腔黏膜颜色一致
E. 深在性黏液囊肿更易复发

14. 在腭突的融合处和缝隙中形成的发育性囊肿来源于
A. 残留的上皮组织　　B. 残留的结缔组织
C. 残留的骨组织　　D. 残留的神经组织
E. 残留的脂肪组织
15. 根尖周囊肿的叙述哪项错误
A. 常见于中青年
B. 上颌切牙和单尖牙多见
C. X 线片上表现为根尖区圆形边界清楚的透射区
D. 囊液为棕黄色透明液体
E. 囊壁炎细胞主要是中性粒细胞和淋巴细胞
16. 含牙囊肿衬里上皮
A. 过度正角化　　B. 不全角化
C. 无角化　　D. 正常角化
E. 错角化
17. 口腔表皮样囊肿好发于
A. 唇　　B. 颊
C. 口底　　D. 腭
E. 牙龈
18. 鳃裂囊肿的叙述哪项正确
A. 衬里上皮均为复层鳞状上皮　　B. 结缔组织囊壁内少见淋巴组织
C. 绝大多数来源于第二腮裂　　D. 多来源于第五鳃弓
E. 其发生与甲状腺迷走组织有关
19. 关于皮样囊肿和表皮样囊肿的叙述哪项错误
A. 囊壁较薄　　B. 衬里上皮为角化鳞状上皮
C. 表皮样囊肿囊壁含毛囊和皮脂腺　　D. 囊腔内含灰白色豆腐渣样物质
E. 圆形或卵圆形，表面光滑
20. 下列不属于非牙源性囊肿范畴的是
A. 鼻腭管囊肿　　B. 萌出囊肿
C. 鼻唇囊肿　　D. 黏液囊肿
E. 鳃裂囊肿

**二、思考题**

1. 牙源性囊肿上皮的来源有哪些?
2. 腮裂囊肿与甲状舌管囊肿在好发部位、病因学及病理学上有何不同?

（肖智勇）

# 第十七章

# 牙源性肿瘤

**学习目标**

1. **掌握** 牙源性肿瘤的定义；牙源性上皮性肿瘤的临床特征、病理变化和生物学行为。

2. **熟悉** 牙源性肿瘤的分类；牙源性混合性肿瘤、牙源性间叶性肿瘤的临床病理特征和生物学行为。

3. **了解** 成釉细胞瘤的病理表现；恶性（转移性）成釉细胞瘤的基本概念。

---

**案例讨论**

**【案例】**

患者，男，38 岁，右下颌角及升支处无痛性、渐进性颌骨膨大 8 年。

查体：X 线见多囊性骨损害，有受累牙的根吸收。病理检查见病变由孤立的上皮岛组成，上皮岛的中心部细胞呈星形，排列疏松，其周边部围绕一层柱状细胞，核远离基底膜呈栅栏状排列。

**【讨论】**

1. 患者可能的诊断是什么？

2. 请用本章所学知识简要解释临床表现和病理变化。

牙源性肿瘤（odontogenic tumor）是由成牙组织，即牙源性上皮、牙源性间充质或牙源性上皮和间充质共同发生的一类肿瘤。它们的共同特点是：①好发人群多为青少年或青壮年；②主要发生在颌骨内，少数发生在牙龈组织内（统称外周性肿瘤）；③绝大多数为良性肿瘤，但生物学行为有差异，部分有局部侵袭性并易复发；④细胞和组织学形态常有成牙组织如成釉器、牙乳头等的某些特征，并可含有类似牙齿硬组织如牙釉质、牙本质、牙骨质的成分。表 17-1 为 WHO（2005 年）对牙源性肿瘤的组织学分类。本章依据这一分类，将良性牙源性肿瘤分为牙源性上皮性肿瘤、牙源性混合性肿瘤和牙源性间叶性肿瘤三大类。恶性肿瘤仅作简要介绍。

**表 17–1　牙源性肿瘤的组织学分类（WHO，2005）**

良性肿瘤

- 一、牙源性上皮性肿瘤，具有成熟的纤维间质，不含牙源性外胚间充质
    1. 成釉细胞瘤，实性 / 多囊型
    2. 成釉细胞瘤，骨外 / 外周型
    3. 成釉细胞瘤，促结缔组织增生型
    4. 成釉细胞瘤，单囊型
    5. 牙源性鳞状细胞瘤
    6. 牙源性钙化上皮瘤（Pindborg 瘤）
    7. 牙源性腺样瘤
    8. 牙源性角化囊性瘤
- 二、牙源性上皮性和牙源性外胚间充质成分的肿瘤，伴有或不伴有牙齿硬组织形成
    1. 成釉细胞纤维瘤
    2. 成釉细胞纤维 – 牙本质瘤
    3. 成釉细胞纤维 – 牙瘤
    4. 牙瘤
        - 牙瘤，混合型
        - 牙瘤，组合型
    5. 牙成釉细胞瘤
    6. 牙源性钙化囊性瘤
    7. 牙本质生成性影细胞瘤
- 三、间充质和（或）牙源性外胚间充质来源的肿瘤，含或不含牙源性上皮
    1. 牙源性纤维瘤
    2. 牙源性黏液瘤或黏液纤维瘤
    3. 成牙骨质细胞瘤
- 四、与骨相关的病变
    1. 骨化纤维瘤
    2. 纤维结构不良
    3. 骨结构不良
    4. 中心性巨细胞病变（肉芽肿）
    5. 巨颌症
    6. 动脉瘤样骨囊肿
    7. 单纯性骨囊肿

恶性肿瘤

- 一、牙源性癌
    1. 转移性（恶性）成釉细胞瘤
    2. 成釉细胞癌—原发型
    3. 成釉细胞癌—继发型（去分化），骨内型
    4. 成釉细胞癌—继发型（去分化），外周型
    5. 原发性骨内鳞状细胞癌—实性型
    6. 来源于牙源性角化囊性瘤的原发性骨内鳞状细胞癌
    7. 来源于牙源性囊肿的原发性骨内鳞状细胞癌
    8. 牙源性透明细胞癌
    9. 牙源性影细胞癌
- 二、牙源性肉瘤
    1. 成釉细胞纤维肉瘤
    2. 成釉细胞纤维 – 牙本质肉瘤和成釉细胞纤维 – 牙肉瘤

其他肿瘤

- 婴儿黑色素神经外胚瘤

扫码“学一学”

# 第一节　上皮性牙源性肿瘤

## 一、成釉细胞瘤

成釉细胞瘤（ameloblastoma）是一种良性牙源性上皮性肿瘤，多发生于颌骨内，国内统计资料显示成釉细胞瘤约占牙源性肿瘤的60%。肿瘤的临床特点是生长缓慢，呈局部侵袭性，术后易复发；组织学特征性表现为具有成釉器样结构，但形态学上变异较大，可分为多种组织学亚型。目前 WHO 将成釉细胞瘤分为四种临床类型：实性 / 多囊型、骨外 / 外周型、单囊型和促结缔组织增生型。

### （一）实性 / 多囊型成釉细胞瘤

实性 / 多囊型成釉细胞瘤（solid or multicystic ameloblastoma）是经典的骨内型成釉细胞瘤，临床最多见，组织学表现最具代表性。

**【临床表现】** 此型成釉细胞瘤多见于30~49青壮年，平均年龄40岁，无明显性别差异。上、下颌骨均可发生，以下颌磨牙区和升支部最常见，发生在上颌者，以磨牙区多见。骨内肿瘤生长缓慢，平均病程6年左右。临床表现为无痛性、渐进性颌骨膨隆，多向唇颊侧扩展，肿瘤较大时可致面部畸形。骨质受压后吸收变薄，按之有乒乓球感；肿瘤区可出现牙齿松动、移位，甚至脱落。X线典型表现为边界清楚的单房或多房性透射影，周缘呈不规则扇形（图17-1）。伴有埋伏牙者可表现类似于含牙囊肿的X线特点。

**【病理变化】** 肉眼观察：肿瘤大小不等，可由小指头至小儿头般大。剖面观，肿瘤通常有实性和囊性两种成分，通常在实性肿瘤的背景下，可有多处囊性区域，故又称多囊型；实性区呈白色或灰白色，囊性区与实性区相间，囊内可见黄色或褐色液体。

镜下观察：肿瘤由滤泡状或条索状上皮岛构成，瘤细胞形态和排列类似于成釉器。瘤巢周边为立方或柱状细胞，排列整齐呈栅栏状，细胞核远离基底膜，类似成釉细胞；瘤巢中央为多角形或星形细胞，排列疏松，似星网状层细胞。成釉细胞瘤的组织学形态结构变异较大，通常分为以下5种组织学亚型。

**1. 滤泡型（follicular pattern）** 肿瘤细胞主要形成类似于成釉器的孤立性上皮岛，散在分布于成熟的纤维结缔组织间质中。上皮岛中央星网状区常出现囊性变。囊性变指中央瘤细胞变性液化形成大小不等的囊腔，周边细胞可受压呈扁平状（图17-2）。此型反映了成釉细胞瘤的基本病变，是最常见且易诊断的组织学类型。

**2. 丛状型（plexiform patten）** 肿瘤上皮增殖呈网状连接的上皮条索，条索周边是一层立方或柱状细胞，条索中央部细胞似星网状细胞，但其含量较滤泡型少（图17-3）。纤维间质排列疏松，此型也较多见。这型肿瘤发生囊性变是在肿瘤间质内，而不是上皮内囊性变。

**3. 棘皮瘤型（acanthomatous type）** 肿瘤上皮岛内发生了广泛的鳞状上皮化生，中心常可见角化珠（图17-4）。此型常出现在滤泡型成釉细胞肿瘤内。

**4. 颗粒细胞型（granular cell type）** 肿瘤上皮细胞有时还可发生颗粒细胞变性，这种变性的细胞可部分或全部取代上皮岛中央的星网状细胞，甚至取代周边细胞。颗粒细胞大，呈立方状、柱状或圆形，细胞质丰富，充满嗜酸性颗粒。

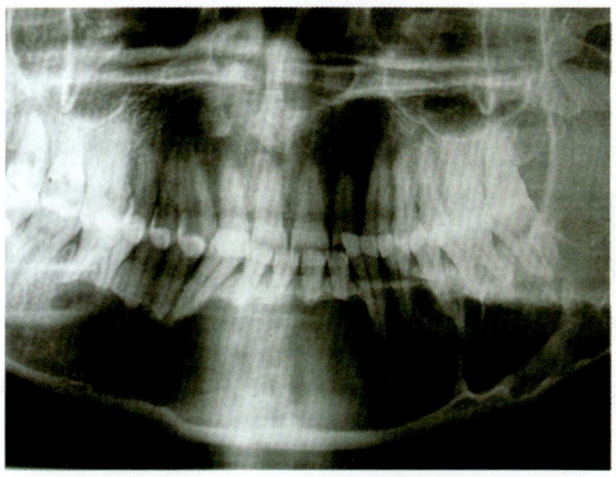

**图 17-1　成釉细胞瘤**

X 线表现多房性或单房性圆形或卵圆形的透影区，牙根出现吸收

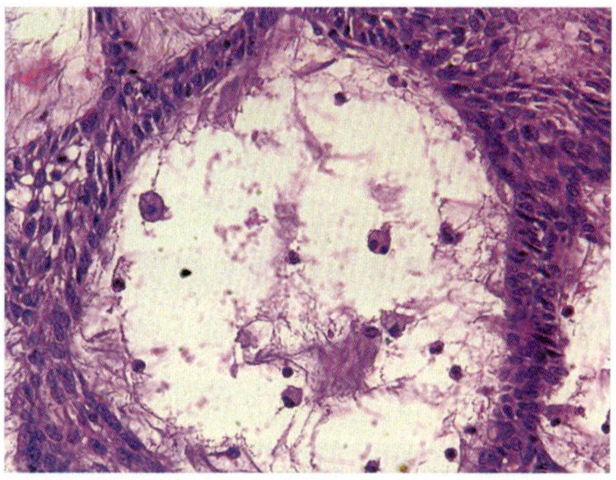

**图 17-2　成釉细胞瘤**

肿瘤性上皮形成滤泡状

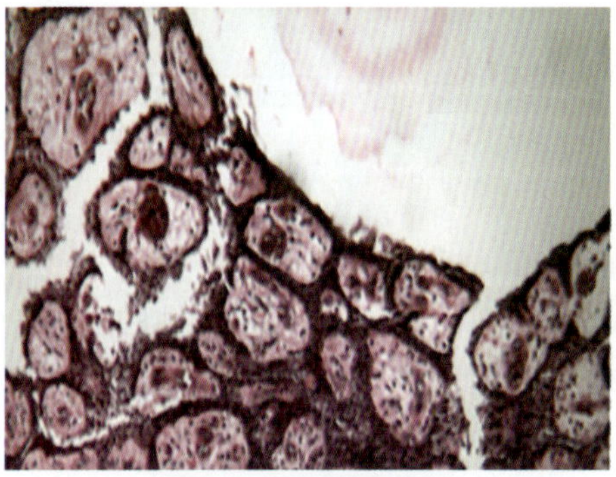

**图 17-3　成釉细胞瘤**

肿瘤性上皮形成网格状或条索状

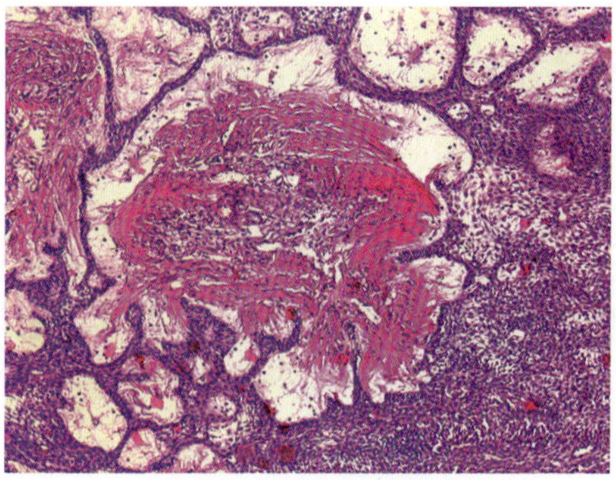

**图 17-4　成釉细胞瘤**

肿瘤性上皮中出现角化珠

**5. 基底细胞型（basal cell type）** 肿瘤细胞体积小且胞质少，似基底细胞，密集排成小团块或树枝状，缺乏星网状细胞分化，较少见。

### （二）骨外 / 外周型成釉细胞瘤

骨外 / 外周型成釉细胞瘤（peripheral ameloblastoma）指发生在牙龈或牙槽黏膜中的成釉细胞瘤，约占成釉细胞瘤的 1%~10%。患者平均年龄（男：52.9 岁；女：50.6 岁）明显高于骨内型成釉细胞瘤。组织学表现与骨内型成釉细胞瘤相同，生长局限于牙龈，易于早期发现，及时治疗，因此术后极少复发。

### （三）促结缔组织增生型成釉细胞瘤

促结缔组织增生型成釉细胞瘤（desmoplastic ameloblastoma）是成釉细胞瘤的一种变异型，具有特殊的临床、X 线和病理表现。常发生于颌骨前部，上、下颌发病率相等。X 线示肿瘤边界不清，约半数表现为透射与阻射混合影。大体观，病变为实性、质韧，有沙砾感。镜下观，肿瘤间质成分丰富，结缔组织显著增生，胶原丰富，排列成扭曲的束状，可见玻璃样变性。肿瘤性上皮岛或条索位于纤维束之间，周边细胞扁平状，排列紧密。此型成釉细胞瘤预后较好，手术后复发率低。

### （四）单囊型成釉细胞瘤

单囊型成釉细胞瘤（unicystic ameloblastoma）是指临床和 X 线表现为单囊性颌骨改变，

类似于颌骨囊肿，但组织学检查见其囊腔的衬里上皮表现成釉细胞瘤样改变，增生的肿瘤结节可突入囊腔内和（或）浸润纤维组织囊壁。患者多为 10~29 岁青年人，X 线表现为边界清楚的单囊性透射影。

组织学上可分为三种亚型：第Ⅰ型为单纯囊肿型，表现为成釉细胞瘤的典型形态特点，囊壁衬里上皮的基底层细胞呈栅栏状排列，细胞核呈极性倒置，浅层细胞排列疏松似星网状层；第Ⅱ型为伴囊腔内瘤结节增生型，瘤结节多呈丛状型成釉细胞瘤的特点；第Ⅲ型为囊壁内浸润型，衬里上皮增生形成上皮岛向纤维囊壁内浸润，可伴或不伴囊腔内瘤结节增生。前两型肿瘤生物学行为类似于囊肿，治疗原则和囊肿相同，预后较好；第Ⅲ型因其囊壁存在肿瘤浸润，治疗原则同实性成釉细胞瘤。

成釉细胞瘤的成因不明，一般认为其来源于牙源性上皮或牙源性上皮剩余，包括成釉器、Serres 上皮剩余、Malassez 上皮剩余、缩余釉上皮以及牙源性囊肿的衬里上皮，还有人认为来源于口腔黏膜上皮。

**考点提示** 成釉细胞瘤的分型、临床表现和病理变化。

扫码“看一看”

## 二、牙源性钙化上皮瘤

牙源性钙化上皮瘤（calcifying epithelial odontogenic tumor）约占牙源性肿瘤的 1%，于 1956 年由丹麦学者 Pindborg 首先对此瘤进行了较为详细的描述，故又称 Pindborg 瘤。以往认为其是成釉细胞瘤或牙瘤的一型。

**【临床表现】** 患者年龄分布较广，平均年龄 40 岁左右，男女性别无明显差异。部位以下颌骨较多（2/3），最常见的部位是前磨牙和磨牙区。外周型牙源性钙化上皮瘤多发生于前牙区。患者无明显临床症状，或仅有颌骨渐进性膨胀。X 线表现为不规则透射影，内含大小不等的阻射团块，这些不透光团块常与埋伏牙的牙冠邻近。

**【病理变化】** 肉眼观察：肿瘤为实性，切面灰白或灰黄色，可含有埋伏牙。

镜下观察：肿瘤排列呈片状、岛状或筛状。上皮细胞为多边形，细胞之间边界清楚，细胞间桥明显，胞质呈弱嗜酸性，细胞核为圆形或卵圆形，核仁清楚，可见巨核、双核或多核细胞，但核分裂象罕见，这一点可与恶性肿瘤相鉴别。肿瘤组织内常见团块状嗜酸性均质样物质，这是肿瘤的特征性成分，特殊染色（如硫代黄色 T、刚果红等）显示其为淀粉样物质（amyloid），淀粉样物质内常发生钙化，钙化物呈同心圆状沉积（图 17-5）。

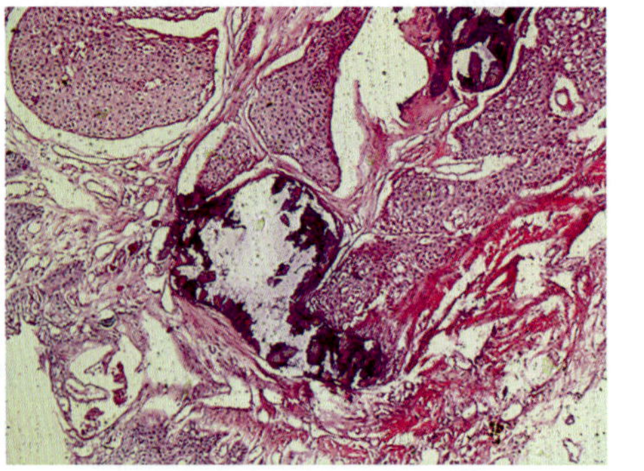

**图 17-5　牙源性钙化上皮瘤**

肿瘤细胞排列成片状，出现钙化

**【组织发生】** Pindborg 认为它可能来自于埋伏牙的缩余釉上皮，但也有人认为来自于成釉器的中间层细胞。

**知识链接**

对于牙源性钙化上皮瘤，手术切除不彻底易复发。应根据肿瘤的范围，较小者作方块切除；范围较大者，主张作颌骨部分或半侧下颌骨全切除术和植骨术。

## 三、牙源性腺样瘤

牙源性腺样瘤（adenomatoid odontogenic tumor，AOT）约占牙源性肿瘤的2%~7%，曾被认为是成釉细胞瘤的一型，称为腺样成釉细胞瘤。但因其在临床、病理和生物学行为上均有别于成釉细胞瘤，现已认为是一种独立的牙源性肿瘤。

**【临床表现】** 好发人群为10~19岁的青少年，女性多见。发生部位上颌比下颌多见，上颌单尖牙区为好发部位。肿瘤一般体积较小，直径1~3cm，生长缓慢。大多数发生于骨内（中心型），少数情况下也可发生于牙龈（外周型）。X线多表现为单房性透射影，边界清楚，因此其X线特点与含牙囊肿相似，有时可见数目不等、不透光的钙化颗粒。

**【病理变化】** 肉眼观察：肿瘤直径通常不超过3cm，包膜完整，切面呈囊性或实性，实性部分为灰白色；囊性部分大小不等，囊腔内含淡黄色胶冻状物质或血性液体，有时腔内可含牙。

镜下观察：肿瘤细胞主要排列形成下列结构：①玫瑰花样结构：该瘤的特征性结构（图17-6），由梭形或立方形细胞围合形成，上皮细胞之间以及玫瑰花样结构的中心部可见嗜酸性物质沉积；②腺管样结构：由柱状或立方细胞围成腺腔结构，胞核远离腔面，腔内可含有嗜酸性物质；③小结节状：由多边形、嗜酸性细胞组成小结节，细胞间有细胞间桥和钙化团块以及淀粉样物质沉着，这些结构与牙源性钙化上皮瘤相似，因此称为“牙源性钙化上皮瘤样区”；④梁状或筛状结构：见于肿瘤的周边部或实性细胞巢之间。细胞呈圆形或梭形，核着色深。常由1~2层的细胞条索形成筛状。此外，肿瘤内有时还可见发育不良的牙本质或骨样牙本质，肿瘤间质成分较少。

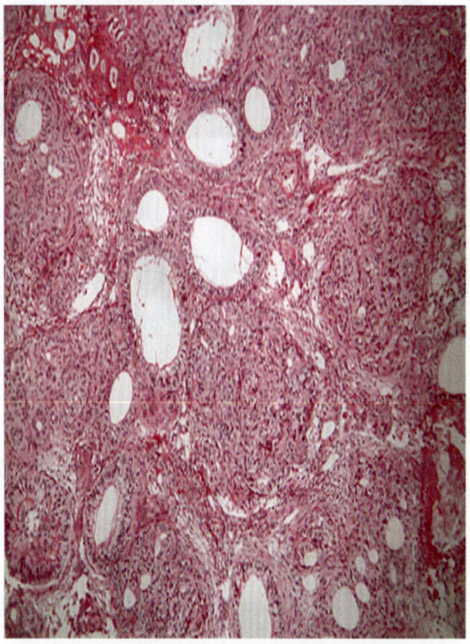

图17-6 牙源性腺样瘤

## 四、牙源性角化囊性瘤

牙源性角化囊性瘤（keratocystic odontogenic tumor）传统名称为牙源性角化囊肿（odontogenic keratocyst），WHO新分类中将其归为牙源性良性肿瘤，并命名为牙源性角化囊性瘤。该瘤是发生在颌骨内的单囊或多囊性良性牙源性肿瘤，其特征为不全角化的复层鳞状上皮衬里，具有潜在的侵袭性和浸润性生长的生物学行为。但目前国际上对这一名称还有诸多争议。

**【临床表现】** 本病多见于10~29岁的青壮年和40~50岁的中年，男性多于女性。病变下颌较上颌多见，尤其是下颌磨牙区和升支部。可单发或多发，多发者约占10%左右。肿瘤主要沿颌骨前后方向扩展，病变较大时才引起颌骨膨隆，因此临床上多数病人无明显症状，多在常规X线检查时偶然发现。继发感染时可出现疼痛、肿胀、瘘管形成及流脓。X线表现为境界清楚的单房或多房性阴影，囊内可含或不含牙（图17-7）。

**【病理变化】** 肉眼观察：囊壁较薄，囊腔内可见干酪样物质或稀薄淡黄色液体。

镜下观察：牙源性角化囊性瘤具有独特的组织学特点（图17-8）：①衬里上皮为厚薄一致的复层鳞状上皮，由5~8层细胞组成，通常无上皮钉突，上皮与下方结缔组织交界平坦，两者常分离形成裂隙；②上皮表面呈波浪状，表层多为不全角化；③棘层细胞常出现细胞内水肿，胞质空泡性变；④基底细胞呈栅栏状排列，细胞核深染，远离基底膜出现极性倒置；⑤纤维性囊壁较薄，一般无炎症表现。继发感染时囊壁可增厚，出现大量炎症细胞浸润，上皮可发生不规则增生，出现上皮钉突；⑥纤维性囊壁中有时可见微小子囊和（或）上皮岛。

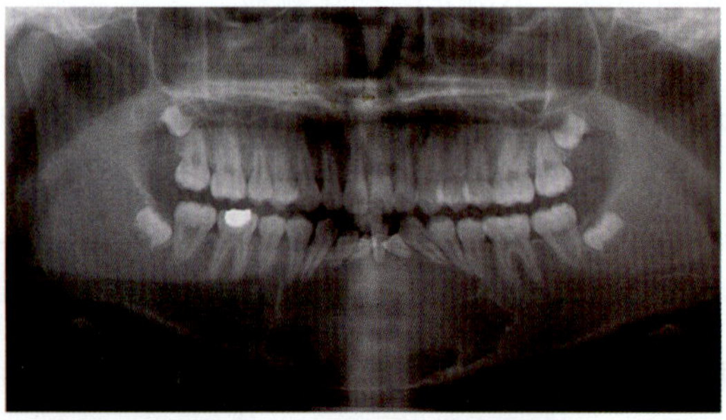

**图17-7 牙源性角化囊性瘤**

X线表现为境界清楚的单囊或多囊透光区

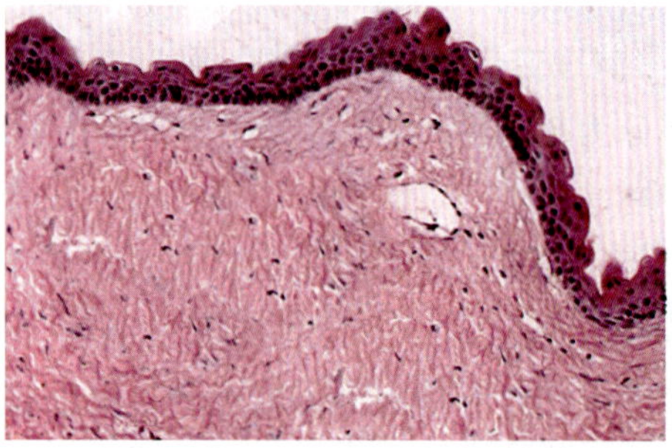

**图17-8 牙源性角化囊性瘤**

角化上皮呈波浪状，基底细胞栅栏状排列，极性倒置

牙源性角化囊性瘤术后易复发，文献所报道的复发率多超过20%。关于复发原因，目前主导性意见认为牙源性角化囊性瘤的囊壁薄、易破碎、手术难以完整摘除，而残留囊壁的上皮具有高度增殖能力，因而易引起复发。此外，还有一些因素可能与复发有关，如牙源性角化囊性瘤的囊壁内可含有微小子囊或卫星囊（特别是伴发痣样基底细胞癌综合征的病变），若手术残留，可继续生长形成囊肿；该肿瘤的生长具有局部侵袭性，在颌骨内可沿骨小梁间隙局部浸润性生长，其波及范围可能超出了X线所示的病变边缘，若手术不彻底则易复发；有学者认为部分牙源性角化囊性瘤可能来源于口腔黏膜上皮的基底细胞增殖，手术时如未将与囊肿粘连的口腔黏膜一并切除，具有高度增殖能力的基底细胞则可引起复发。

关于牙源性角化囊性瘤的组织来源，多数人认为来自牙板上皮剩余或serres上皮岛，还有人认为可能来自口腔黏膜。

**考点提示** 牙源性角化囊性瘤的临床表现、病理变化。

扫码"学一学"

# 第二节　混合性牙源性肿瘤

## 一、成釉细胞纤维瘤

成釉细胞纤维瘤（ameloblastic fibroma）较少见，肿瘤成分包括牙源性上皮和间充质，不伴有牙齿硬组织形成。

**【临床表现】** 多见于青少年，平均年龄 15 岁。男女性别无明显差异。好发部位为下颌磨牙区。肿瘤生长缓慢，无特殊症状，仅表现为颌骨膨大。X 线表现为边界清楚的囊性透射区。肿瘤预后较好，很少复发。

**【病理变化】** 肉眼观察：肿瘤有包膜，切面实性，灰白色。

镜下观察：肿瘤由上皮和间充质两种成分组成。肿瘤性上皮呈条索状或团块状排列。上皮条索或团块的周边为立方或柱状细胞，中心部细胞类似于星网状层，这种形态与成釉细胞瘤相似，但星网状细胞量很少。间叶成分由较幼稚的结缔组织组成，细胞丰富，呈圆形或多角形，颇似牙胚的牙乳头细胞。上皮与结缔组织之间的界面．有时可见狭窄的无细胞带，有时为玻璃样变的透明带。

## 二、牙源性钙化囊性瘤

牙源性钙化囊性瘤（calcifying cystic odontogenic tumor）以往称牙源性钙化囊肿（calcifying odontogenic cyst），是一种囊性牙源性肿瘤，多为囊性，少数也可为实性，因此分为两种主要类型：囊肿型和肿瘤型。

**【临床表现】** 好发于 10~29 岁，无明显性别差异。上下颌均可发生，好发部位为上颌前磨牙区。病变多较为局限，有时也可发生于颌骨外的软组织内。X 线表现为界限清楚的放射透光区，单房或多房，有时可伴有牙瘤发生。

**【病理变化】** 病变呈囊性，由衬里上皮和纤维囊壁构成。衬里上皮基底细胞为柱状或立方，呈栅栏状排列，胞核远离基底膜；浅层细胞为星形或梭形，排列疏松。囊壁中可见数量不等的影细胞（ghost cell），是该病的特征性表现，并有不同程度的钙化。细胞呈圆形，体积较大，细胞质红染，细胞核消失，仅保留空白的核轮廓，故称影细胞（图 17-9）。邻近上皮的纤维囊壁中常有发育不良的牙本质。有些病例中见广泛牙硬组织形成，类似于组合性或混合性牙瘤。

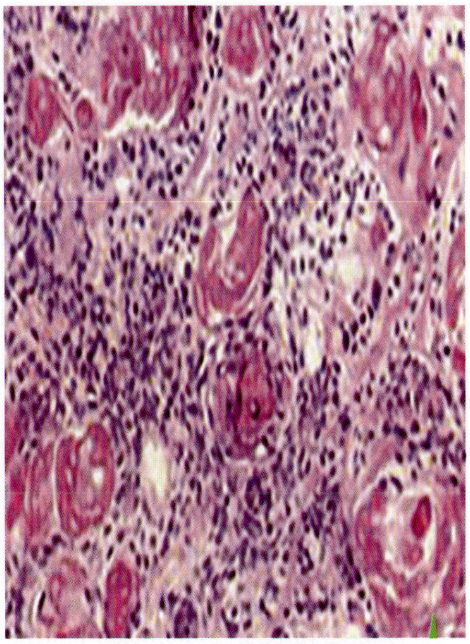

图 17-9　牙源性钙化囊性瘤

## 三、牙瘤

牙瘤（odontoma）为发育畸形的非真性肿瘤，肿物内含有成熟的牙釉质、牙本质、牙骨质和牙髓组织。根据这些组织排列结构的不同，分为混合性牙瘤和组合性牙瘤两类。

**知识链接**

牙瘤为牙源性肿瘤，生长于颌骨内，由一个或多个牙胚组织发育异常而形成，瘤体内可含有不同发育阶段的各种牙胚组织或牙，数目不等，可能有数个至数十个，形状不规则，可以近似正常牙，也可以没有牙的形状，只是一团紊乱的牙硬组织，其周围有增生的纤维结缔组织包绕，显微镜下有排列不规则的牙釉质、牙本质及牙骨质及牙髓。

### （一）混合性牙瘤

混合性牙瘤（complex odontoma）多发生于儿童和青年，上下颌骨均可发生，前磨牙和磨牙区多见。通常无症状，X线表现为境界清楚的放射透光区，其中可见放射阻射性结节状钙化物。镜下所见，分化成熟的牙釉质、牙本质、牙骨质及牙髓组织互相混杂，排列紊乱，不形成牙齿结构（图17-10）。肿物呈自限性生长，预后良好。

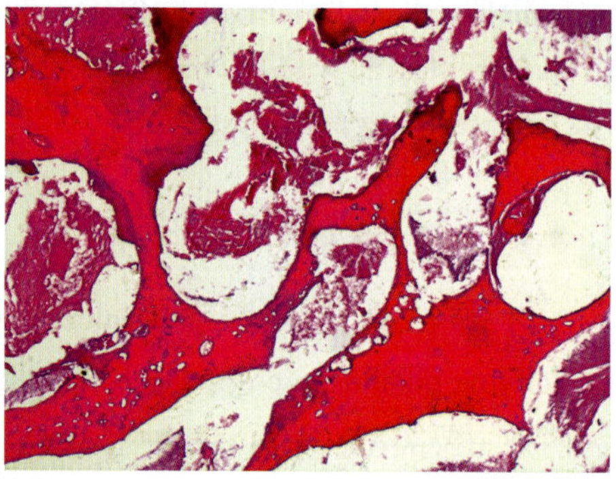

**图17-10　混合性牙瘤**

牙体组织排列杂乱无章

### （二）组合性牙瘤

组合性牙瘤（compound odontoma）患者年龄较小，好发部位为上颌前牙区。X线显示，肿瘤由形态不同、大小不等的牙样物堆积在一起。镜下观察，肿物由许多牙样结构所组成，这些牙样结构虽然不同于正常牙，但牙釉质、牙本质、牙骨质和牙髓的排列如同正常牙的排列方式。

**考点提示**　牙瘤的分类、临床表现和病理变化。

扫码“学一学”

# 第三节　间叶性牙源性肿瘤

## 一、牙源性黏液瘤

牙源性黏液瘤（odontogenic myxoma）是一种良性肿瘤，来源于牙源性外胚间充质。

**【临床表现】** 多发于20~39岁，无明显性别差异，上、下颌骨均可发生，下颌比上颌多见，好发部位为下颌前磨牙和磨牙区。肿瘤生长缓慢，可引起颌骨膨大、变形，有时可伴疼痛，下颌病变可伴有下唇麻木，牙齿松动和移位。X 线显示为多房性透射影，界限不清，常见牙根吸收。

**【病理变化】** 肉眼观察：肿瘤无包膜，与周围组织分界不清，切面灰白色，半透明均质状，质脆，富于黏液。镜下观察：肿瘤细胞呈梭形或星形，排列疏松，细胞核卵圆形，染色深，肿瘤细胞间有大量淡蓝色黏液基质，其内有时可见少量散在的牙源性上皮岛。

### 二、成牙骨质细胞瘤

成牙骨质细胞瘤（benign cementoblastoma）较少见，又称真性牙骨质瘤，特征是形成大量牙骨质样物质。

**【临床表现】** 好发年龄 10~29 岁，男性多见。好发部位为下颌前磨牙及磨牙区，肿瘤常围绕牙根生长并与之融合。X 线显示肿瘤为界限清楚的致密钙化团块，周围可见一带状放射透光区环绕。

**【病理变化】** 肉眼观察：肿瘤常有纤维包膜，围绕牙根，质硬。镜下观察：肿瘤由牙骨质样组织组成，类似细胞牙骨质。细胞成分少，肿瘤含钙化的组织，呈圆形或结节状的团块，类似牙骨质小体，团块之间可见较多强嗜碱性反折线。

## 第四节 恶性牙源性肿瘤

扫码“学一学”

### 一、牙源性癌

#### （一）转移性成釉细胞瘤

转移性（恶性）成釉细胞瘤（metastasizing ameloblastoma）是指发生转移的成釉细胞瘤，组织学表现同良性成釉细胞瘤，其“恶性”主要表现在生物学行为上。这型肿瘤极为少见，多转移到肺部。

#### （二）成釉细胞癌

成釉细胞癌 - 原发型（ameloblastic carcinoma-primary type）是一种少见的原发性牙源性恶性肿瘤，既具有成釉细胞瘤的组织学特征，又表现有细胞异型、核分裂、坏死、神经浸润等。无性别差异，好发部位为颌骨前部。X 线显示为界限不清或边缘不整齐的透射影。成釉细胞癌 - 继发型（去分化）[ameloblastic carcinoma-secondary type（dedifferentiated）]，由良性成釉细胞瘤发展而来，大多数病例发生于老年人，通常在恶变前，患者有多次局部复发和（或）放疗史，X 线显示为典型的成釉细胞瘤特点，组织学上也具有从良性成釉细胞瘤转变为成釉细胞癌的证据。

#### （三）原发性骨内鳞状细胞癌

原发性骨内鳞状细胞癌是指原发于颌骨内的鳞状细胞癌，可能由牙源性上皮剩余发展而来。中年男性多见，好发部位为下颌后部。患者颌骨肿大，疼痛，牙齿移位及松动，逐渐出现骨皮质和软组织破坏，口腔黏膜可出现溃疡。X 线显示颌骨弥漫性破坏的透射影像。组织学上表现为无角化鳞状细胞癌。

#### （四）牙源性透明细胞癌

牙源性透明细胞癌（clear cell odontogenic carcinoma）少见，肿瘤主要由呈透明状或空泡状的细胞构成。好发人群为中年女性，好发部位为下颌。临床主要表现为颌骨肿胀，累及周围牙并引起松动。肉眼观察：肿瘤无包膜，切面灰白，实性，可浸润周围骨组织。镜下观察，肿瘤细胞排列成岛状、片状或条索状。大部分肿瘤细胞胞质透明，细胞界线明显，胞核染色较深，可见分裂象。间质较成熟结缔组织。肿瘤呈浸润性生长，常发生局部淋巴结转移。

#### （五）牙源性影细胞癌

牙源性影细胞癌是指既具有牙源性钙化囊性瘤（或牙本质生成性影细胞瘤）特征（包括含量不等的影细胞或发育不良的牙本质），又具有恶性细胞学特征和呈浸润性生长的肿瘤。好发于中年男性，好发部位为上颌骨。颌骨膨大为常见症状，X 线检查表现为界线不清的透射影，其中可见不规则阻射物质。镜下表现牙源性钙化囊性瘤或牙本质生成性影细胞瘤的某些特征，但肿瘤细胞我形性明显，较分裂象多见，有时可见坏死及周围组织侵犯。肿瘤浸润性生长，可复发、转移。

### 二、牙源性肉瘤

#### （一）成釉细胞纤维肉瘤

成釉细胞纤维肉瘤（ameloblastic fibrosarcoma）具有类似成釉细胞纤维瘤的组织结构，但其间叶成分表现肉瘤的特征。好发于中青年人，无明显性别差异，下颌多见。主要临床表现为局部疼痛和肿胀。X 线显示颌骨边界不清的透射区，并伴骨组织破坏。肉眼观察：肿瘤呈分叶状，质地较软，切面淡红色，无包膜。镜下观察：上皮成分分化良好，但间叶成分显示细胞丰富，异型性明显，核分裂象多见。

#### （二）成釉细胞纤维－牙肉瘤（ameloblastic odontosarcoma）

较少见，好发于青年人，肿瘤生长较快，且伴有疼痛。X 线显示不规则且边界尚清楚的透射区，其中有小块阻射灶。镜下特点类似于成釉细胞纤维肉瘤，其主要区别在于该肿瘤伴发育不良的牙本质、釉质和牙骨质形成。牙源性上皮虽不是恶性成分，但对诱导牙骨质和牙釉质基质形成有一定作用，决定肿瘤性质的是肉瘤性间质。此瘤为低度恶性，术后易复发，但极少发生远处转移。

## 本章小结

牙源性肿瘤是由成牙组织，即牙源性上皮、牙源性间充质或牙源性上皮和间充质共同发生的一类肿瘤。它们的共同特点是：①好发人群多为青少年或青壮年；②主要发生在颌骨内，少数发生在牙龈组织内（统称外周性肿瘤）；③绝大多数为良性肿瘤，但生物学行为有差异，部分有局部侵袭性并易复发；④细胞和组织学形态常有成牙组织如成釉器、牙乳头等的某些特征，并可含有类似牙齿硬组织如牙釉质、牙本质和牙骨质的成分。牙源性肿瘤包括上皮性牙源性肿瘤、混合性牙源性肿瘤、间叶性牙源性肿瘤和恶性牙源性肿瘤。上皮性牙源性肿瘤包括成釉细胞瘤、牙源性钙化上皮瘤、牙源性腺样瘤、牙源性角化囊性瘤，成釉细胞瘤又分为实性/多囊性、单囊性、外周型和促结缔组织增生型四型。混合性牙源性肿瘤包括成釉细胞纤维瘤、牙源性钙化囊性瘤和牙瘤。间叶性牙源性肿瘤包括牙源性黏液瘤和成牙骨质细胞瘤。恶性牙源性肿瘤包括牙源性癌和牙源性肉瘤。

# 习　题

扫码“练一练”

## 一、单项选择题

1. 下列哪一项不属于实性 / 多囊型成釉细胞瘤的分类
A. 外周型　　B. 滤泡型
C. 丛状型　　D. 颗粒细胞型
E. 棘皮瘤型

2. 下列哪项不属于牙瘤组成成分
A. 牙釉质　　B. 牙本质
C. 牙骨质　　D. 牙周膜
E. 牙髓

3. 关于颗粒型成釉细胞瘤的描述哪项错误
A. 肿瘤上皮岛内呈现广泛的鳞状细胞化生
B. 颗粒细胞大
C. 细胞呈立方状、柱状或圆形
D. 细胞质丰富，充满嗜酸性颗粒
E. 颗粒在超微结构和组织化学上类似于溶酶体

4. 牙源性腺样瘤好发部位是
A. 上颌尖牙区　　B. 下颌尖牙区
C. 上颌双尖牙区　　D. 下颌双尖牙区
E. 上颌磨牙区

5. 不侵袭骨组织的成釉细胞瘤是
A. 基底细胞型成釉细胞瘤　　B. 角化成釉细胞瘤
C. 促结缔组织增生型成釉细胞瘤　　D. 骨外或外周型成釉细胞瘤
E. 单囊型成釉细胞瘤

6. 牙源性钙化上皮瘤中的钙化物质来源于
A. 淀粉样物质　　B. 肿瘤上皮细胞
C. 上皮角化物质　　D. 纤维结缔组织
E. A+B

7. 属于牙源性上皮和外间充质性良性肿瘤的是
A. 牙源性鳞状细胞瘤　　B. 牙成釉细胞瘤
C. 牙源性钙化上皮瘤　　D. 牙源性透明细胞瘤
E. 黏液瘤

8. 能形成牙源性肿瘤的成牙组织包括
A. 牙源性上皮　　B. 牙源性间充质
C. 牙源性上皮和牙源性间充质共同发生　　D. A+B
E. A+B+C

9. 属于牙源性上皮性良性肿瘤的是
A. 成釉细胞瘤
B. 成釉细胞纤维瘤
C. 混合性牙瘤
D. 组合性牙瘤
E. 成釉细胞纤维牙瘤
10. 下列哪项不是成釉细胞瘤的来源
A. 成釉器
B. 咽囊上皮剩余
C. Malassez 上皮剩余
D. Serres 上皮剩余
E. 缩余釉上皮
11. 牙瘤属于
A. 良性肿瘤
B. 萌出异常
C. 囊肿
D. 错构瘤
E. 恶性肿瘤
12. 关于混合性牙瘤描述哪项错误
A. 多发生于儿童和青年
B. 以前磨牙和磨牙区多见
C.X 线显示界限清楚的放射透光区，其中可见放射阻射性结节状钙化物质
D. 镜下见牙釉质、牙本质、牙骨质和牙髓排列如同正常牙
E. 肿瘤生长有自限性，预后良好
13. 下列哪项肯定不是牙源性钙化上皮瘤的病理表现
A. 肿瘤由多边形细胞组成
B. 常见团块状嗜碱性均质状物质
C. 瘤细胞排列呈片状或岛状
D. 瘤细胞边界较清晰，细胞质微嗜酸性
E. 核多形性明显，但核分裂少见
14. 下列哪项不属于真性肿瘤
A. 牙源性腺样瘤
B. 牙源性钙化囊肿
C. 成釉细胞瘤
D. 牙源性钙化上皮瘤
E. 良性成牙骨质细胞瘤
15. 哪项不是成釉细胞瘤的临床表现
A. 男性患者占绝大多数
B. 渐进性颌骨膨大
C. 乒乓感
D. 面部畸形
E. 牙齿移位、松动
16. 关于成釉细胞瘤的叙述哪项错误
A. 快速生长
B. 良性肿瘤
C. 可局部浸润
D. 易复发
E. 少有转移
17. 成釉细胞瘤不会发生于下列哪种结构
A. 成釉器
B. 缩余釉上皮
C. Serres 上皮剩余
D. 异位腺上皮
E. Malassez 上皮剩余

18. 下列哪型成釉细胞瘤较少复发

A. 实性型
B. 棘皮瘤型
C. 基底细胞型
D. 单囊型（第Ⅰ型）
E. 滤泡型

19. 肿瘤中形成成熟的牙齿组织，但排列紊乱并无典型牙齿结构，应诊断为

A. 混合性牙瘤
B. 组合性牙瘤
C. 假性牙瘤
D. 畸形牙瘤
E. 以上都不是

20. 肿瘤中形成成熟的牙齿组织，并有大小不一的异形牙齿形成，应诊断为

A. 混合性牙瘤
B. 组合性牙瘤
C. 假性牙瘤
D. 畸形牙瘤
E. 以上都不是

**二、思考题**

1. 试述成釉细胞瘤的临床表现和病理学改变。
2. 简述牙源性角化囊性瘤的临床表现、病理变化和易复发的主要原因。

（黄小环）

# 第十八章

# 口腔颌面部其他组织来源的肿瘤和瘤样病变

**学习目标**

1. **掌握**　乳头状瘤、牙龈瘤和口腔癌的临床病理变化。
2. **熟悉**　黑色素瘤的病理变化；血管瘤的分型及病理变化。
3. **了解**　其他良、恶性肿瘤及瘤样病变的临床病理特征。

**案例讨论**

**【案例】**

患者，男，60岁，唇部有一包块，常有溃疡，边缘隆起、较硬，与周围组织粘连，不活动。

查体：镜下可见癌细胞向黏膜下层浸润生长，呈团块状排列，形成癌巢，中间可见角化珠。癌巢周边立方状基底细胞中可见核分裂象。

**【讨论】**

1. 患者可能的诊断是什么？
2. 请用本章所学知识简要解释原因。

扫码“学一学”

口腔颌面部肿瘤除唾液腺肿瘤和牙源性肿瘤外，还存在各种其他组织发生的肿瘤。这些肿瘤种类多，较为复杂。本章选择口腔多见并具有一定特征的肿瘤和瘤样病变进行叙述。本章所述的肿瘤是指一种异常的肿块，其生长超过了正常组织并与之不协调，诱因消除后仍然持续生长；瘤样病变是指具有肿瘤的某些特征，但其本质是炎症或增生性病变，病因消除不再继续生长。

## 第一节　良性肿瘤和瘤样病变

### 一、鳞状细胞乳头状瘤

鳞状细胞乳头状瘤（squamous cell papilloma）起源于复层鳞状上皮，为局灶性的良性增生，因呈乳头状而得名。约占口腔颌面部肿瘤的3.8%，其发病与人类乳头状瘤病毒感染、机械刺激及遗传等因素有关。

**【临床表现】** 发病年龄广，男性多见。好发部位为腭、唇、舌和牙龈黏膜。肿物直径几毫米至几厘米，大小不等，常为单发，亦可多发，质软、有蒂，形成乳头、结节状或疣状突起，或为无蒂的圆顶状皮损，表面呈白色（肿瘤表面角化明显）或淡红色（肿瘤表面角化少）。

**【病理变化】** 镜下观察，病变呈外生性生长，复层鳞状上皮增生呈指状突起，中心为结缔组织（图 18–1）。上皮表层常伴有正角化或不全角化，棘层增生，基底层细胞有时可见核分裂，但无上皮异常增殖，常无恶变，亦非癌前病变。

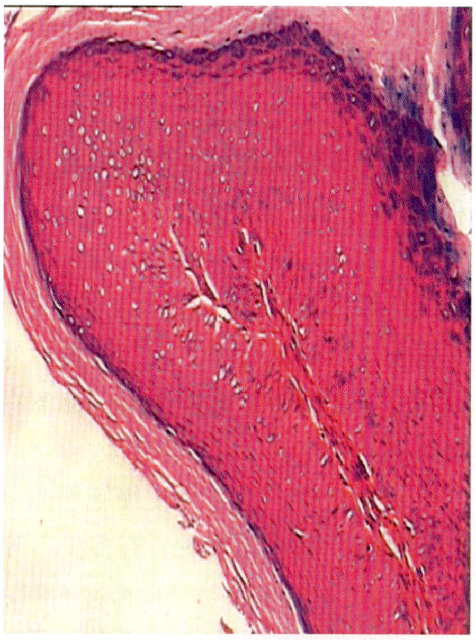

图 18–1 鳞状上皮乳头状瘤

## 二、乳头状增生

乳头状增生（papilliferous hyperplasia）是一种无症状的结节性或乳头状黏膜病损。患者通常有口腔卫生差、不良修复体、持续佩戴义齿等情况。最常见于腭部，病变多发、柔软、小（直径 2~4cm）、无蒂，呈乳头状突起。镜下见乳头表面被覆复层鳞状上皮，伴不全角化或正角化，乳头中心为结缔组织，可见较多炎细胞浸润。邻近小唾液腺者，可引起慢性涎腺炎，可见导管、腺泡上皮发生鳞状上皮化生。病因可能为病毒或念珠菌感染。治疗上应首先除去不良修复的义齿、改善口腔卫生，病变仍存在可考虑外科手术切除。

## 三、纤维上皮息肉

纤维上皮息肉（fibro–epithelial polyp）属于一种修复性瘢痕组织的过度增生，较常见，可能与轻微创伤有关。

**【临床表现】** 好发部位为颊部咬合线处，肿物坚实，粉红色，有蒂或无蒂，息肉样，大小几毫米到几厘米。肿物生长缓慢，可以维持多年无明显增大。

**【病理变化】** 镜下观察，由血管和纤维结缔组织构成，类似瘢痕组织，表面有复层鳞状上皮覆盖。其特点是粗大的胶原纤维束交错排列，与周围正常组织之间无明显分界。一般无炎细胞浸润。

扫码“看一看”

## 四、牙龈瘤

牙龈瘤（epulis）原意为“龈上包块”（on the gum）。本节所讲的牙龈瘤特指牙龈局限性慢性炎性增生，而非真性肿瘤，一般与创伤和局部慢性刺激有关，结石和龈下菌斑是牙龈的主要病因，有些女性患者与内分泌改变关系密切。

**【临床表现】** 好发年龄为中青年，女性多见。临床表现为牙龈局限性肿块，常发生于牙间组织，前牙区病例约 80%，尖牙区 50% 以上，上颌与下颌之间无明显差异。肿物一般较小，呈圆形、椭圆形或分叶状，可有蒂或无蒂。牙龈瘤虽属炎性增生，但局部菌斑或结石除去不全和（或）手术切除不完全时可复发。

**【病理变化】** 牙龈瘤在组织病理学上可分为四型，即肉芽肿性龈瘤、血管性龈瘤、纤维性龈瘤和巨细胞龈瘤。有学者认为，肉芽肿性龈瘤和血管性龈瘤在组织学上非常相似，难以区分，因此常合并为一种类型，统称为血管性龈瘤。

### （一）血管性龈瘤（vascular epulis）

血管性龈瘤表现为质软、紫红色包块，常伴有溃疡和出血。牙龈部位的化脓性肉芽肿（pyogenic granuloma）和妊娠性牙龈瘤（pregnancy epulis）均属此型，组织学上，这两种病变是一致的。妊娠性牙龈瘤是妊娠患者发生的化脓性肉芽肿，内分泌改变对此瘤有影响，好发于妊娠前3个月。分娩之后，妊娠性牙龈瘤可以自行消退或缩小，表现为纤维性龈瘤，此瘤在手术治疗过程中易出血且难以控制，术后易复发。

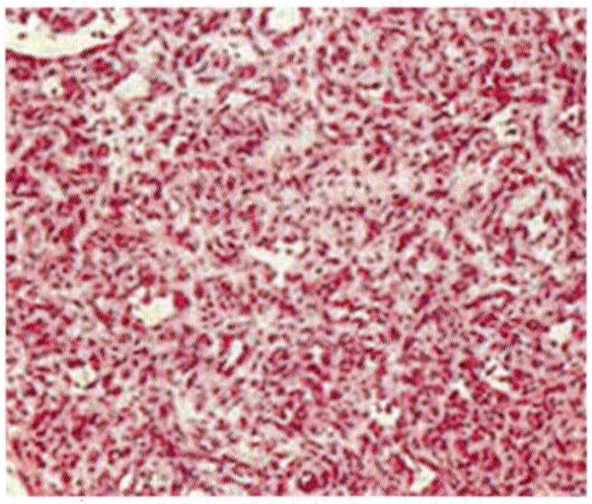

图18–2 血管性龈瘤

镜下观察，血管内皮细胞增生呈实性片块或条索状（图18–2），间质常水肿，有多少不等炎细胞浸润。

### （二）纤维性龈瘤（fibrous epulis）

纤维性龈瘤为有蒂或无蒂、质地坚硬的包块，颜色与邻近牙龈相同，如有炎症或者血管丰富则色泽较红，如表面形成溃疡可有黄色纤维素性渗出物覆盖。此型多由血管性龈瘤纤维化而形成。好发年龄为10~40岁。镜下观察，肉芽组织发生纤维化，成纤维细胞和血管减少，胶原纤维增多。粗大的胶原纤维之间含有多少不等的炎细胞，以浆细胞为主。可有局灶性钙化或骨化。

### （三）巨细胞性龈瘤（giant cell epulis）

巨细胞性龈瘤又称外周性巨细胞肉芽肿（peripheral giant cell granuloma），较少见。好发部位为前牙区，上颌较下颌多见，好发年龄为30~40岁，女性多于男性。肿物有蒂或无蒂，呈暗红色，可继发溃疡。一般认为此型属于反应性增生，可能原因为损伤所致。

镜下观察，结缔组织内含有多量破骨细胞样多核巨细胞，巨细胞边界较清楚，大小和形态不一，呈灶性聚集，其间有纤维结缔组织。

## 五、血管瘤

血管瘤是口腔颌面部常见的良性肿瘤，是一种分化较成熟的血管构成的血管畸形或良性肿瘤。该病在出生时或出生后不久就可以见到，由胚胎期间成血管细胞增生而形成。临床上好发于面颈部皮肤、唇、舌等，表现为紫红色的斑块，可突出表面。大多数血管瘤如不治疗，可持续存在，且切除不干净时可复发。

### （一）婴儿血管瘤

婴儿血管瘤又称幼年性血管瘤，是婴儿最常见的良性肿瘤，其特征是围生期或先天发病，有三个发展阶段：快速增生期（8~12个月）、较长的退化期（1~12年）和伴有不同程度的纤维脂肪残留的末期。临床病变的颜色与病变累及的深度有关，而非与增生血管的大小有关，病变浅表者多为红色，较深者可呈现蓝色至无色。

镜下观察，增生期血管瘤以丰富的增生性内皮细胞构成明确的、无包膜的团块状小叶为特征，细胞团中央可形成含红细胞的小腔隙（图18–3），表面发生溃疡者可伴发炎症反应；退化期管腔增大明显，虽然血管数量减少，但是此期血管的密度相对还是比较高的；在末期，整个病变均为纤维和（或）脂肪性背景，肥大细胞数量相似于正常皮肤。

### （二）分叶状毛细血管瘤

分叶状毛细血管瘤又称肉芽组织型血管瘤（化脓性肉芽肿），多认为是一种增生性病变而非肿瘤性病变。常发生于口腔黏膜或皮肤，以牙龈、口唇和面部多见。肿瘤生长迅速，呈息肉状、有蒂，表面可见溃疡。好发于儿童和青年，男性多于女性。镜下观察，早期病变与肉芽组织相似。发育完全的化脓性肉芽肿呈分叶状，病变由纤维组织分隔呈分叶状形态，因此将这一阶段病变称为分叶状毛细血管瘤。组织学上类似于婴儿血管瘤，由增生的内皮细胞构成小叶，小叶内含较小的。多少不一的血管腔隙。间质水肿，炎症反应明显，炎细胞浸润。晚期血管成分减少，纤维组织增多，毛细血管小叶变小，最终发展为纤维瘤。

### （三）海绵状血管瘤

海绵状血管瘤好发于婴幼儿，生长缓慢，不会自行消退。好发部位为唇、颊、舌及口底，面颈部皮肤亦可发生。瘤内含静脉血，流动缓慢，易形成血栓，血栓钙化后可形成静脉石，此为该型血管瘤的特征性表现之一。肿块能随体位的变化而变化，称之为体位移动试验阳性，即低头时局部充血而膨大，复位后可恢复原状。肿瘤位置深浅不同，其局部颜色各异，位置深则表面颜色正常，位置浅则呈蓝色或紫色。瘤体较大，境界欠清，触之柔软，可被压缩，有时可扪及静脉石。

镜下观察，由大量血窦组成，形如海绵，大小不一，形状不规则。血窦衬有一层扁平的血管内皮细胞，其间有菲薄的纤维组织间隔，窦腔内充满血液（图 18-4），炎细胞很少。当有血栓形成时，可发生钙化和（或）机化。

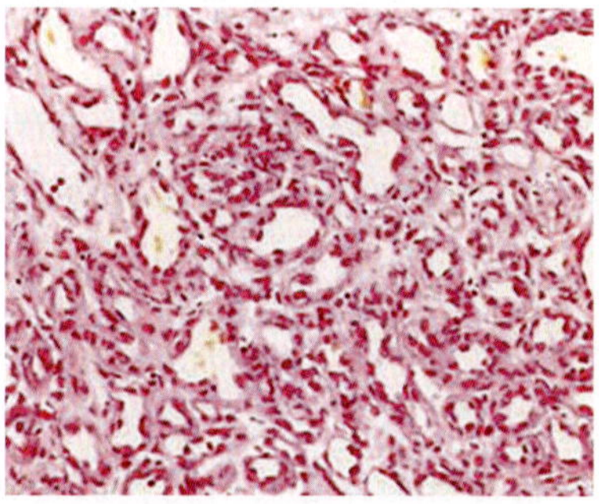

图 18-3　婴儿血管瘤

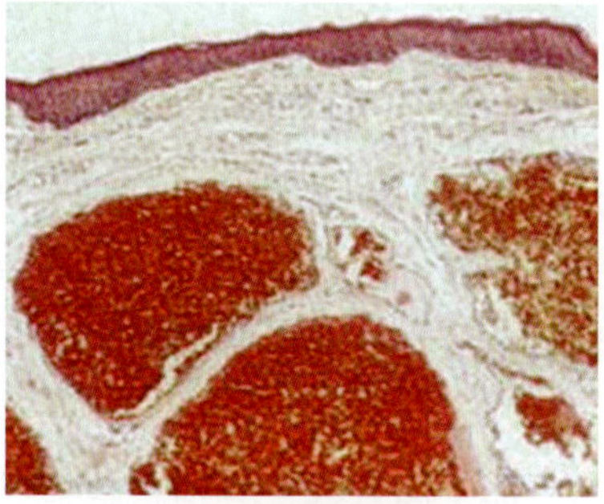

图 18-4　海绵状血管瘤

## 六、淋巴管瘤

淋巴管瘤（lymphangioma）是一种良性的、由扩张的淋巴管构成的海绵状或囊性脉管病变，多为先天性，是淋巴管早期发育阶段所产生的组织畸形。

**【临床表现】** 常见于儿童及青少年，好发于舌、唇、颊及颈部，在皮肤或黏膜上可见孤立的或多发散在的小圆形结节。病变表现为边界清楚的无痛性隆起，触诊软且有波动感，可引起面部变形，发生在舌部者可呈“巨舌症”；发生于唇部者呈“巨唇症”。发生在颈部者常由少数大囊腔构成，其中含大量淋巴液称囊性水瘤，属于淋巴管瘤的一种变异。

**【病理变化】** 镜下肿物无包膜，由大小不等的淋巴管构成，管壁内衬单层的内皮细胞，管腔内含均质红染的淋巴液和少量淋巴细胞。囊性水瘤或称囊性淋巴管瘤由囊状扩张的淋巴管构成，囊壁厚薄不一，壁内有时可见淋巴组织。

扫码"学一学"

# 第二节 恶性肿瘤

## 一、口腔癌

口腔癌又称口腔黏膜癌，指发生于口腔黏膜的鳞状细胞癌（squamous cell carcinoma），是口腔最常见的恶性肿瘤，约占整个口腔恶性肿瘤的90%左右。包括发生在颊、舌、口底、腭、唇、牙龈等黏膜的癌。

**【病因】**

**1. 嗜好烟酒** 口腔癌患者大多有长期吸烟以及饮酒史，而既不吸烟又不饮酒者口腔癌发生率低。

**2. 异物长期刺激** 残根或锐利的牙嵴、不合适的修复体长期刺激口腔黏膜，与舌癌和颊黏膜癌的发生关系密切。

**3. 营养不良** 研究显示摄入维生素A低的国家口腔癌发病率高，维生素A缺乏可引起口腔黏膜上皮增厚、角化过度；也有认为与微量元素摄入不足有关，如食物含锌量低，锌缺乏可能导致黏膜上皮损伤，为口腔癌的发生创造了有利条件。

**4. 遗传因素** 可能为单基因遗传，也可能为多基因遗传。患者可有家族史，容易患癌的个体，在外源性因素的作用下而发生。

**5. 病毒** 目前研究发现Ⅰ型单纯疱疹病毒可能与口腔癌的发生有关，还有一些关于人类乳头状病毒与口腔癌相关性的研究也证实，两者之间关系密切，特别是HPV-16和HPV-18。

**知识拓展**

咀嚼槟榔能不能引发口腔癌？经过国内口腔科研工作者的研究，认为咀嚼槟榔可引发口腔癌。其原因首先是槟榔的处理上，它用生石灰进行浸泡处理，而石灰具有强的刺激性；口腔黏膜比较娇嫩，一旦口腔黏膜破溃形成溃疡，在石灰的反复刺激下，就会出现黏膜下纤维性变，并进一步引起上皮异常增生，最后形成口腔癌。建议尽量减少咀嚼槟榔的习惯。假如你真正的喜欢咀嚼槟榔，咀嚼后一定要对口腔黏膜进行反复的冲洗，比如多喝水，多漱口。假如你有咀嚼槟榔的习惯，一旦口腔有长期的溃疡反复不愈，一定要引起高度的重视，及时到专科医院进行检查，排除癌变的可能性。

**【临床表现】** 口腔癌早期常无症状或症状不明显，因此对口腔小病损的诊断，更应予以谨慎对待。患者黏膜可能出现红色、红白相间、白色的病损，形态不一。临床上多数患者就诊时表现为黏膜的增生、溃疡。晚期可出现疼痛、出血、张口困难、吞咽困难以及体型消瘦、颈部淋巴结肿大。口腔癌的临床表现与病变部位有很大关系。由于口腔黏膜邻近颌骨，因此口腔癌易侵犯颌骨和神经，表现为神经症状。

【病理变化】

**1. 鳞状细胞癌**　肉眼观察，肿瘤常呈菜花状或溃疡状，边缘外翻。

镜下观察，鳞状上皮异型增生，呈实性团块、条索状或岛状侵入深部结缔组织内，形成癌巢。癌巢的周边细胞类似于基底细胞，中心部分可出现同心圆状的角化物，称为角化珠。根据肿瘤细胞形态、有无角化及核分裂，世界卫生组织（WHO，2005）将口腔鳞癌分为高、中、低分化三级。

①高分化：形态学表现类似于正常鳞状上皮，细胞间桥较明显，角化珠多见，核分裂象少，细胞核和细胞多形性不明显（图 18-5）。

②中分化：角化珠少见，细胞间桥不明显，核分裂象较多，可见病理性核分裂象，细胞核和细胞多形性较明显（图 18-6）。

③低分化：角化珠非常少，无细胞间桥，核分裂象多，细胞异型性非常明显（图 18-7）。

**2. 疣状癌**　疣状癌是一种非转移性高分化鳞癌的亚型，以外生性、疣状缓慢生长和边缘推压为特征。以老年男性多见，大部分发生在口腔，其次为下唇、颊、舌背、牙槽、牙龈。吸烟可能是导致疣状癌的主要原因，人类乳头状瘤病毒感染亦可导致疣状癌的发生。

肉眼观察，癌组织呈灰白色乳头状或刺状突起，常有宽的基底或者无蒂，无溃疡和出血。镜下观察，肿瘤上皮外生性生长，角化明显，同时向固有层结缔组织呈局部推进式生长，浸润破坏比较轻微，生长很缓慢。伴有膨大的球状上皮钉突，基底膜较完整。结缔组织内常有大量慢性炎细胞浸润（图 18-8）。

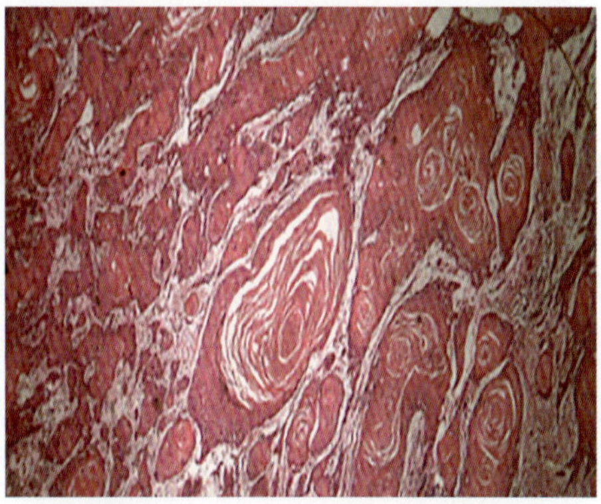

图 18-5　高分化鳞状细胞癌

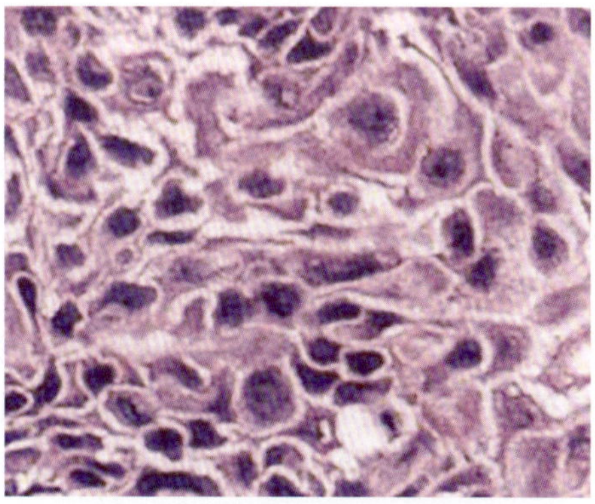

图 18-6　中分化鳞状细胞癌

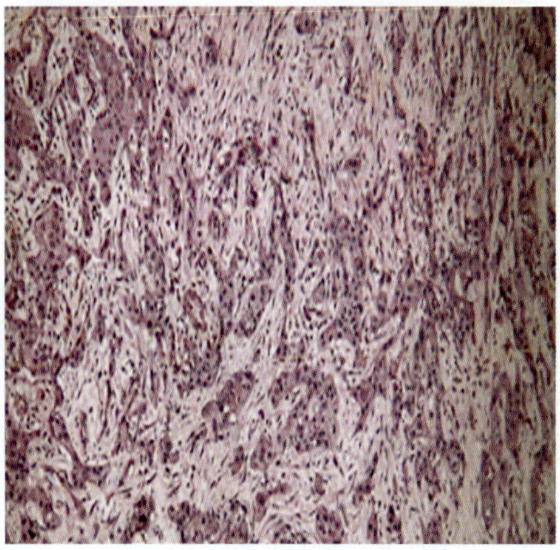

图 18-7　低分化鳞状细胞癌

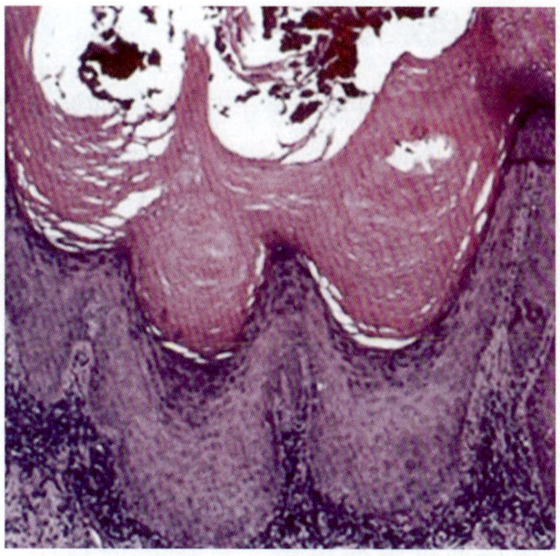

图 18-8　疣状癌

**3. 基底细胞样鳞状细胞癌** 基底细胞样鳞状细胞癌是一种侵袭性、高级别的鳞状细胞癌的亚型，同时具有基底细胞和鳞状细胞的成分，烟酒为其危险因素。

病变多发生于喉、咽和舌根部，男女皆可发病，60 ~ 80 岁男性多见。生长迅速，表现为中央溃疡性肿块，伴黏膜下硬结。镜下观，基底细胞样鳞状细胞癌是由基底样细胞和鳞状细胞混合构成，以基底样的小细胞成分为主，有鳞状细胞分化。基底样细胞小，核浓染，没有核仁，胞质少，排列紧密，呈分叶状实性排列，部分小叶周边的细胞呈栅栏状排列。多见粉刺样坏死。恶性程度高于普通鳞状细胞癌。

**4. 乳头状鳞状细胞癌** 乳头状鳞状细胞癌是鳞状细胞癌的一个独立亚型，以外生性乳头状生长为特征，深部有间质浸润，但预后比普通鳞状细胞癌好。

该肿瘤主要发生于60~70 岁的男性，烟酒为其致病原因。乳头状鳞状细胞癌表现为柔软、质脆、外生性肿瘤，常有较细的蒂。肿瘤以显著的乳头状生长为特点，乳头有纤细的纤维血管轴心，表面被覆不成熟的基底样细胞，常见坏死和出血。间质侵袭由单个或多个癌巢构成，周围有大量淋巴细胞浸润。肿瘤可转移到局部淋巴结，但很少有远处转移。

**考点提示** 鳞状细胞癌的病因、临床表现和病理变化。

## 二、基底细胞癌

基底细胞癌是以基底样细胞呈小叶、圆柱、条索状增生为特征的恶性皮肤肿瘤，曾称为基底细胞上皮瘤。

**【临床表现】** 基底细胞癌较常见，主要发生于皮肤白皙和易于晒伤的个性，常见于脸部、眼和鼻附近。老年人多发。基底细胞癌临床特点多样，主要取决于病变类型和发展阶段。一般具有珍珠样形态伴毛细血管扩张，表现为丘疹或结节，可有糜烂或溃疡。有的患者表现为片状红斑、浅色瘢痕样病损或黑色病损。

**【病理变化】** 肿瘤组织学变化多样，比较复杂。肿瘤细胞与皮肤的基底细胞相似，排列呈小叶、圆柱、条索状或假腺样，癌巢周围细胞排列整齐，呈栅栏状。有的有黑色素沉着。基底细胞癌呈局部浸润性生长，几乎不发生转移。

## 三、黑色素瘤

黑色素瘤是一种来源于黑色素细胞或黑色素前体细胞的恶性肿瘤，简称恶黑。损伤、慢性刺激、不恰当的治疗等均常为该瘤的发生原因，此外与家族遗传、日光照射及内分泌障碍也有关。

**【临床表现】** 好发部位为皮肤，特别是头颈部日光照射区。发生于口腔黏膜较少见，腭部和牙龈常见。好发年龄为 20~80 岁，平均年龄为 55 岁，无性别差异。肿瘤多无痛，边界不规则，大小不等，表面黑色或灰褐色，斑点或呈结节状，部分患者局部破损形成溃疡。无色素者罕见。口腔病变较隐蔽，就诊时常为晚期，约 75% 有淋巴结转移，50% 有远处转移。可分为原位黑色素瘤和侵袭性黑色素瘤两大类。

**1. 原位恶性黑色素瘤** 是指病变局限于表皮内，可分为三种类型。

（1）浅表扩散型原位黑色素瘤：年轻患者多见，非暴露部位多见。比周围正常组织稍高，呈褐色或棕色。1~2 年内可侵及真皮，伴溃疡和出血。

（2）恶性雀斑痣：老年人面部暴露部位多见，形态不规则，生长缓慢，10~15 年后大约 1/3 侵及真皮。本型不发生转移，预后较好。

（3）肢端雀斑样原位黑色素瘤：仅占所有皮肤恶性黑色素瘤 2%~8%，病变特征性出现于手掌、足底或甲床下，呈棕黄色或褐色，可突然出现颜色改变。多发生于老年人，发病较快，侵袭性强，容易出现转移。

**2. 侵袭性恶性黑色素瘤**　又称结节性恶性黑色素瘤，侵袭性较强，颜色较深，多为蓝黑色，类似血疱或血管瘤，也有红色、灰色、紫色，甚至无色。可呈跳跃式生长，常表现为快速生长的色素性结节，可有出血或形成溃疡。

**【病理变化】**　口腔黑色素瘤通常由片状或岛状的上皮样黑色素细胞构成，胞质染色浅，核大，核仁明显，90% 以上病损含黑色素。原位黑色素瘤为不典型的痣细胞，单独存在或在上皮—结缔组织交界处形成细胞巢，常向表面侵犯。侵袭性恶性黑色素瘤向固有层生长，在固有层形成细胞团。95% 的病例 S-100 阳性，CK 阴性。口腔黑色素瘤预后不良，平均存活时间为 2 年，5 年存活率 20% 左右。

**知识拓展**

黑色素瘤指有恶性变化的色素斑痣，是由交界痣或混合痣性质的痣发展而来。虽然不一定由斑痣恶变，但是慢性刺激和不恰当的治疗对斑痣转变成黑色素瘤有很大的关系。足跟为好发部位，头颈及四肢次之，大部分病例转移至区域淋巴结，也可血道转移。临床诊断依据色素变化和临床症状以及整块标本活检。最好治疗方法是手术切除。

## 四、纤维肉瘤

纤维肉瘤（fibrosarcoma）是由成纤维细胞及其产生的胶原共同构成的一种较常见的恶性肿瘤。

**【临床表现】**　可发生于任何年龄，多见于 30~50 岁之间，好发于皮下组织，口腔纤维肉瘤可见于颊、腭、唇、颌骨的骨内膜、骨外膜和牙周膜。一般预后较好，很少发生转移。

**【病理变化】**　镜下观察，肿瘤主要由恶性梭形成纤维细胞和胶原纤维组成，肿瘤细胞交织成束状，排列方向一致，形成“人”字形或“鱼骨状”，间质胶原纤维和网状纤维丰富。肿瘤边界不清，常浸润周围正常组织。

纤维肉瘤的愈后和肿瘤细胞的分化程度、发生部位和治疗方法有关。易转移至骨和肺。

## 五、淋巴瘤

淋巴瘤是一组起源于淋巴结和结外淋巴组织等处淋巴细胞以及前体细胞的恶性肿瘤。在我国，恶性淋巴瘤的死亡率在恶性肿瘤中居第 11 位，以儿童和青中年所占比例最高，是儿童常见的恶性肿瘤之一。口腔颌面部恶性淋巴瘤常发生于牙龈、腭、舌根、颊及颌骨等处。

根据瘤细胞的形态、免疫表型和分子生物学特点，可将淋巴瘤分为霍奇金淋巴瘤（Hodgkin lymphoma，HL）和非霍奇金淋巴瘤（non-Hodgkin lymphoma，NHL）两大类。霍奇金淋巴瘤主要为淋巴结的病变，原发于淋巴结外的罕见。口咽部淋巴瘤中大多数为非霍奇金淋巴瘤，其中85%以上是成熟的B细胞肿瘤，如大B细胞淋巴瘤、滤泡性淋巴瘤等。

### （一）霍奇金淋巴瘤

霍奇金淋巴瘤是一种独特的淋巴瘤类型，约占所有淋巴瘤的10%~20%。

**【临床表现】** 常见于颈部淋巴结，口腔少见。早期主要表现为颈部淋巴结无痛性肿大。晚期患者常有发热、盗汗、体重下降、乏力、皮肤瘙痒、贫血等全身症状。患者如长期使用放射治疗和化疗，可发展为急性白血病和非霍奇金淋巴瘤。

**【病理变化】** 肉眼观察，淋巴结呈不同程度的肿大，切面灰白色，鱼肉状，可有灰黄色的坏死灶。当纤维成分增多时，质地会变硬。镜下观察，淋巴结正常结构被破坏，被肿瘤细胞取代。霍奇金淋巴瘤具有诊断意义的是Reed-Sternberg细胞（简称R-S细胞），这是一种多核或双核的瘤巨细胞，细胞质丰富，核大而圆，呈空泡状。在双核的R-S细胞内，两个相似的细胞核呈面对面排列，彼此对称，犹如照镜子，故又称镜影细胞。此外，还有大量的背景细胞，如淋巴细胞、浆细胞、嗜酸性粒细胞、中性粒细胞等。CD15、CD30最常用于HL的诊断和鉴别诊断。

### （二）非霍奇金淋巴瘤

非霍奇金淋巴瘤2/3原发于淋巴结，1/3原发于淋巴结外器官或组织。约占所有淋巴瘤的80%~90%。非霍奇金淋巴瘤好发于颈部淋巴结，口腔淋巴结外淋巴瘤可累及口腔软组织和颌骨；发生在颌骨者，牙槽骨吸收和牙松动为常见症状。口腔各黏膜、唾液腺都可发生淋巴瘤，以腭部、扁桃体多见。非霍奇金淋巴瘤预后取决于病变范围以及组织类型。

非霍奇金淋巴瘤的基本病变：①淋巴结或结外淋巴组织正常结构破坏，可见分布均匀、新生的薄壁毛细血管；②瘤细胞呈相对单一性，具有不同程度的异型性；③基本组织结构呈滤泡性或弥漫性，后者预后差。

## 本章小结

口腔颌面部其他组织来源的肿瘤和瘤样病变主要包括良性肿瘤、瘤样病变和恶性肿瘤，良性肿瘤和瘤样病变主要介绍了鳞状上皮乳头状瘤、乳头状增生、纤维上皮息肉、牙龈瘤、血管瘤和淋巴管瘤；恶性肿瘤主要介绍了口腔癌、基底细胞癌、黑色素瘤、纤维肉瘤和淋巴瘤，其中口腔癌详细介绍其病理、临床表现和病理变化，组织类型又分为鳞状细胞癌、疣状癌、基底细胞样鳞状细胞癌、乳头状鳞状细胞癌。

扫码"练一练"

## 习　题

**一、单项单选题**

1. 关于鳞状上皮乳头状瘤的叙述哪项错误

A. 乳头状良性增生

B. 好发于腭、唇、舌

C. 属于癌前病变
D. 乳头中心为结缔组织
E. 乳头表面为角化鳞状上皮
2. 关于纤维上皮息肉的叙述哪项错误
A. 属于修复性过度增生　B. 临床少见
C. 生长缓慢　D. 质地坚实，息肉状
E. 主要由纤维结缔组织构成
3. 血管性龈瘤描述不正确的是
A. 病变质软、紫红色包块　B. 常伴有溃疡和出血
C. 内分泌改变对此瘤有影响　D. 血管内皮细胞增生
E. 病变间质常纤维化
4. 纤维性龈瘤描述不正确的是
A. 多由血管性龈瘤发展而来　B. 颜色与附近牙龈相同
C. 有蒂或无蒂包块，质地坚实　D. 含有多少不等的炎性细胞，以淋巴细胞为主
E. 由肉芽组织和成熟的胶原纤维束组成
5. 巨细胞性龈瘤描述不正确的是
A. 上颌较下颌多见
B. 部位以前牙区多见
C. 位于牙龈或牙槽黏膜
D. 儿童多见
E. 病变富含多核破骨细胞样细胞
6. 关于海绵状血管瘤的叙述哪项错误
A. 多见于婴幼儿　B. 生长较快
C. 不会自行消退　D. 血栓钙化可形成静脉石
E. 由大量血窦构成
7. 婴儿血管瘤描述不正确的是
A. 增生期血管腔隙较大　B. 是婴儿最常见的良性肿瘤
C. 特征为围生期或先天发病　D. 有三个明显的发展阶段
E. 退化期管腔增大明显
8. 淋巴管瘤描述不正确的是
A. 在儿童常见　B. 多发生于头颈部
C. 病损表现为边界清楚的无痛的隆起　D. 形成一种多囊性或海绵状结构
E. 镜下见淋巴管瘤有包膜
9. 关于分叶状毛细胞血管瘤的叙述哪项错误
A. 属于良性肿瘤性增生　B. 口腔病变多发生于牙龈、唇
C. 多见于儿童、青少年　D. 增生的内皮细胞构成小叶
E. 间质炎症反应明显
10. 鳞状细胞癌的组织学特征是
A. 角化珠　B. 细胞核分裂的多少
C. 细胞的丰富程度　D. 角蛋白的产生

E. 浸润性生长

11. 关于口腔癌临床表现的叙述哪项错误

A. 早期常无明显症状　　B. 口腔黏膜红色病损

C. 不易侵犯神经和颌骨　　D. 可形成黏膜溃疡

E. 颈部淋巴结可肿大

12. 关于疣状癌的叙述哪项错误

A. 高分化鳞状细胞的亚型　　B. 生长缓慢

C. 不转移　　D. 慢性炎症反应明显

E. 浸润性生长，外生性生长

13. 属于疣状癌的特征是

A. 为鳞状细胞癌的变异型　　B. 推进式生长

C. 结缔组织内炎症反应明显　　D. 高分化角化上皮外生性过度增生

E. 舌多见

14. 基底细胞癌好发于

A. 面部皮肤　　B. 颊黏膜

C. 牙龈　　D. 口底黏膜

E. 舌背

15. 基底细胞癌的描述不正确的是

A. 曾称基底细胞上皮瘤　　B. 基底细胞癌不常见

C. 好发于颌面部皮肤　　D. 组织上可分为诸多亚型

E. 几乎不发生转移

16. 基底细胞样鳞状细胞癌的描述不正确的是

A. 多发生在喉、咽和舌根部　　B. 以 60~80 岁的男性为主

C. 由基底样细胞和鳞状细胞组成　　D. 多见粉刺样坏死

E. 是一种高分化的鳞状细胞癌亚型

17. 口腔黑色素瘤的描述不正确的是

A. 原位恶性黑色素瘤局限于固有层

B. 腭部、牙龈黏膜常见

C. 就诊时约 75%的伴有淋巴结转移，50%有远处转移

D. 95%以上的病例 S-100 染色阳性

E. 平均存活时间为 2 年，5 年存活率 20%左右

18. 女，25 岁，颊黏膜处有一蓝紫色的包块，质软，可被压缩。镜下可见瘤组织由衬有内皮细胞的血窦组成，其间可见菲薄的结缔组织间隔。病理诊断为

A. 蔓状血管瘤　　B. 毛细血管瘤

C. 肉芽组织性血管瘤　　D. 海绵状血管瘤

E. 血管性龈瘤

19. 女，妊娠 3 个月。上前牙区牙龈表面有一红紫色包块，质软，有时出血。镜下可见血管内皮细胞增生成实性片块或条索，间质水肿，有炎细胞浸润。病理诊断为

A. 纤维性龈瘤　　B. 巨细胞性龈瘤

C. 血管性龈瘤　　D. 先天性牙龈瘤

E. 血管瘤

20. 男，65 岁，口底区有一菜花样肿物，质硬，不活动。镜下可见角化的上皮向外呈乳头状过度增生，向下浸润至结缔组织内，细胞轻度异型。结缔组织内炎症反应不明显

A. 腺样鳞状细胞癌　　B. 腺鳞癌

C. 未分化癌　　D. 基底样鳞状细胞癌

E. 疣状癌

**二、思考题**

1. 简述血管瘤的分型及其特点。

2. 简述如何根据病理学知识确定鳞状细胞癌的分化程度及判断预后。肿瘤间质中有淋巴细胞浸润对肿瘤的预后有何影响？

3. 简述牙龈瘤的病理分型及各自的性质。

（肖智勇）

# 第十九章

# 口腔组织的修复性再生

**学习目标**

**1. 掌握** 牙髓对刺激的反应及修复性再生的意义；根管治疗、盖髓术、牙髓塑化后的组织变化。

**2. 熟悉** 牙周的再附着和新附着；拔牙创的愈合。

**3. 了解** 正畸矫治后牙周组织及颌骨的变化。

---

机体对其损伤所造成的缺损组织在结构和功能上进行的修复，称为修复性再生。当机体组织受到损伤时，机体会产生不同程度的抗损伤反应。例如机体发生炎症感染时，损伤因子、坏死组织以及细胞碎片可由炎性渗出物清除，然后由损伤部周围的同种细胞或未分化的间充质细胞加以修复，从而恢复组织缺损，以上就是机体的修复性再生过程，也是抗损伤的反应过程。其主要的特点：由损伤附近未受损伤的实质相同的细胞分裂增殖而完成。修复不仅表现在结构的修复，而且还表现在能完全或不完全的恢复细胞和组织的功能。

机体组织的修复性再生分为不完全性再生和完全性再生。①不完全性再生：指再生的细胞和组织不能完全恢复原有组织器官的结构和功能，而是由增生的纤维组织来代替，最终演变为瘢痕组织，也称瘢痕修复。②完全性再生：细胞和组织受到损伤后，再生的细胞和组织能完全保持原有组织器官的结构和功能。机体组织修复再生的速度和程度，受到多种因素的影响，例如血液循环状态，局部损伤的程度和性质，年龄、全身营养状况等因素。如维生素 C 和蛋白质缺乏时，合成胶原的功能下降，则组织的新生力减弱；老年人血液供应减少，伤口愈合速度就较慢。口腔颌面部软硬组织在受到损伤时，也会产生修复性再生，只是由于其组织结构的特殊性，它与机体其他组织的修复性再生有许多不同。本章重点讲述牙髓、牙周组织的修复性再生两方面的内容。

扫码“学一学”

## 第一节 牙髓对刺激的反应及修复性再生

牙髓位于牙髓腔内。其表面有牙本质小管存在，任何形式的化学或物理刺激都会导致相应部位的牙髓发生反应，可表现为成牙术质细胞空泡性病变、局限性牙髓充血等。牙髓是结缔组织，有修复再生能力，但修复再生的能力有限。当牙髓受到非感染性轻度刺激时，修复再生能力一般良好，但是牙髓由于损伤或感染而发生炎症时，则很难发生完全的修复性再生，当牙体预备或窝洞制备产热过多时，或充填材料对牙髓刺激很大时，都有可能引起牙髓炎症，甚至牙髓坏死。所以研究牙髓对外界刺激的反应在临床上有着重要意义。任何新药、新技术、新材料应用于临床时，都必须研究牙髓对它的反应，以此作为临床是否应用的一项重要标准。

## 一、牙髓组织对涡轮机备洞的反应

目前，对龋坏的牙体组织进行备洞时，绝大多数临床医生均使用气动涡轮机，高速气动涡轮机牙钻的转速为 25 万 ~40 万 r/min，必然会产生大量的热。所以必须有冷却装置，否则会引起牙髓的严重损伤。

备洞后即刻拔出牙齿，在窝洞底部相对应处有以下变化：①洞底牙本质出现烧灼现象，表现为洞底中央区牙本质局灶性嗜苏木精染色加深。洞底下方对应的牙髓局部充血及出血。②牙髓的成牙本质细胞排列紊乱，细胞间空泡性变，有的泡相互融合成大泡，导致成牙本质细胞和前期牙本质分离。③ 2~4 天后，洞底对应区的成牙本质细胞层有散在的以中性粒细胞为主的炎细胞浸润。④ 2 周后，成牙本质细胞层可以再生，牙髓组织逐渐恢复正常。

## 二、牙髓组织对超声波的反应

超声波应用于临床时有洁治器和切割器两种。①用超声波洁治器清除龈上结石时，牙髓组织并无充血及炎症反应。进行牙周袋内深部刮治时，由于损伤根面的牙本质和牙骨质，可使其相对应部位的牙本质细胞可消失，但是牙髓无充血及炎症反应。②用超声波切割器备洞时，产热少，震动小，患者无痛觉。牙髓的组织学改变与一般的器械备洞的反应相同，经 6~12 天，窝洞相应部位成牙本质细胞发生空泡性变，牙髓血管扩张充血，牙髓组织水肿，有轻度中性粒细胞及淋巴细胞浸润，但牙髓未见坏死，数周后有修复性牙本质形成。

## 三、牙髓组织对激光的反应

近年来激光被广泛应用于口腔医学领域，如用激光治疗牙本质过敏症、口腔黏膜病、牙髓炎、良恶性肿瘤、激光防龋等，这是因为激光具有各种不同的生物学效应。

激光防龋技术尚属研究阶段。激光能量密度的大小，直接决定着激光对牙体硬组织和牙髓的损伤程度。当激光能量密度较大时，可引起牙髓变化。

因此激光防龋时要用合适的能量密度，要求既能改变牙釉质结构，又不会引起牙髓的损害。

## 四、牙髓组织对一些充填材料的反应

很多充填材料对牙髓有一定刺激性，特别是充填后即刻发生的牙髓炎症性反应，多是因为牙髓被充填材料中有害物质刺激所产生的一种反应性变化。牙髓对不同类型的材料有不同的病理反应。

用甲基丙烯酸甲酯及单体作为主要充填材料，充填牙本质较浅的龋洞后牙髓变化小。

当充填较深的龋洞时，充填 1 周以后，充填处相对应的成牙本质细胞层部分细胞消失，局部牙髓血管扩张充血，炎细胞浸润。

以苯胺作催化剂的充填材料对牙髓组织有一定的刺激。因此为了防止刺激牙髓，充填窝同时常用洞衬或用水门汀垫底。

牙本质黏合剂是聚氯酯类黏结材料，常用于充填楔状缺损或颈部龋。动物实验证明，充填后牙髓反应轻，可形成薄层修复性牙本质，是对牙髓刺激性较小的充填材料。

### 五、盖髓术后的组织变化

盖髓术是一种保存牙髓活力的方法，即在接近牙髓的牙本质表面或已暴露的牙髓创面上，覆盖能使牙髓组织恢复的制剂，以保护牙髓，清除病变。可分为直接盖髓术和间接盖髓术，以下主要介绍直接盖髓术的组织变化。

直接盖髓术是在牙髓暴露处直接用药物覆盖，以保存牙髓活力的方法。临床上多用于深龋去腐后的小穿髓孔，或备洞时的意外穿髓。间接盖髓术是指在接近牙髓的牙本质上用盖髓剂覆盖，以保存牙髓活力的方法，临床上主要用于无牙髓病变或无根尖周病变的深龋治疗（图 20–1）。

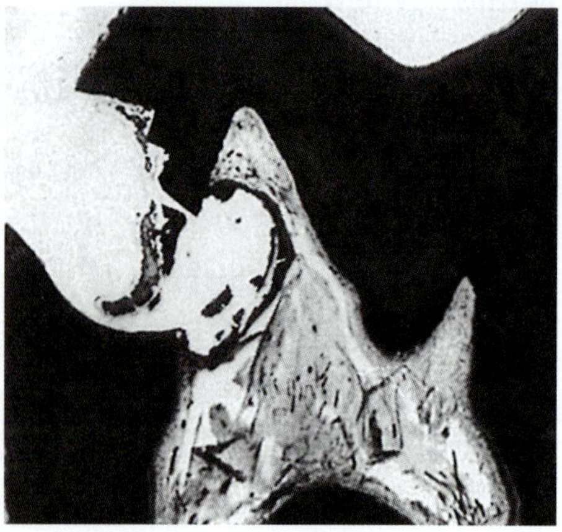

图 20–1　盖髓术后的愈合

直接盖髓术后，在穿髓孔处，牙髓暴露后伴血块形成，牙本质基质沉积钙化，将穿髓孔封闭，其下方有成牙本质细胞形成，牙髓结构正常。

### 六、炎症牙髓保存治疗的组织变化

由于牙髓解剖生理的特殊性，如何用抗菌消炎药物使感染的牙髓恢复健康，目前还是尚未完全解决的问题。临床上年轻恒牙的早期牙髓炎，可选择保存活髓。牙髓发生炎症时，经保守治疗，很难使炎症完全消失、牙髓恢复正常。

### 七、活髓切断后的组织变化

活髓切断术是指去除发生病变的冠髓，保存活力根髓的治疗方法。常以刺激性较小的药物覆盖保护断面，常用的是氢氧化钙。活髓切断后的组织修复可以出现以下三种预后和转归：①断面处形成牙本质桥，有再分化的成牙本质细胞形成规则的牙本质覆盖断髓面，封闭根管口，使根髓保持正常活力；②断面处形成不规则钙化物，深部牙髓组织发生退行性变；③断面有部分牙本质形成，但根髓已有慢性炎症，形成肉芽组织，或牙根发生牙内吸收。

**考点提示**　活髓切断后的组织变化。

扫码“学一学”

## 第二节　牙周组织的修复性再生

### 一、根管治疗后的组织变化

根管治疗是治疗晚期牙髓炎、根尖周病的一种有效办法，其目的就是控制感染。通过机械和化学疗法，去除全部牙髓或彻底清除根管腐败感染的内容物，使根管清洁，再经药物消毒和严密的根管充填，促进根尖处病变修复。根管治疗后组织修复愈合情况与下列因素有关：牙髓和根尖组织的病变程度、根尖组织的修复能力。

**1. 活髓拔出后的组织变化**　对遭受感染或不可修复性损害的活髓牙进行根管治疗时，必须先拔除尚有活力的牙髓组织。拔髓时，牙髓将被撕断，且大多在根尖孔附近，牙髓断离表面有出血及血块形成。最初 2 日内，牙髓创面有大量浆液渗出，伴有白细胞浸润，可吞噬细胞碎片并杀灭细菌。随后浆液渗出停止，血块机化，形成肉芽组织，导致根管内壁牙本质少量吸收。最后肉芽组织分化出成牙骨质细胞，在根管内壁及根尖孔形成牙骨质，将根尖孔封闭。也可在根尖处不形成牙骨质而产生瘢痕组织，形成瘢痕愈合。

牙髓拔出时，牙髓撕裂部位距离根尖孔越近，越有利于愈合。保留残余牙髓组织活力，有利于愈合进行。在临床实际操作中，对尚有活力的牙髓组织进行根管治疗时，根尖附近可残留一些牙髓组织，只要牙髓无感染，即可形成牙骨质，封闭根尖孔，因此稍欠充比超充好。若超充不多，则愈合时会形成一层纤维结缔组织覆盖超充物，包围根尖孔，附着于新生的牙骨质表面上，偶尔在纤维结缔组织内可见异物巨细胞，无炎症表现。若超充过多，则引起根尖周组织充血，导致肉芽组织形成，引起外伤性根尖周炎。

**2. 感染根管治疗后的组织变化**　根管感染的治疗，必须控制感染，防止炎症扩散到根尖组织。首先要清除根管内的感染物质，严密充填根管，若根管内的感染组织能得到有效控制，牙骨质就能沉积于根尖组织以修复根尖的吸收部分，纤维结缔组织直接附着于根管壁及充填物，形成瘢痕自行愈合。但若形成理想的愈合（即牙骨质封闭根尖孔）较困难。

当感染控制后，根尖病变的炎性成分渐渐消失，肉芽组织转变为纤维组织。起初，新生的纤维组织血运丰富，不会形成硬组织。经过较长时间，纤维组织成分增多，血运减少，此时新骨及牙骨质形成。纤维结缔组织在根尖周围分化出成牙骨质细胞，形成牙骨质，修复根尖的吸收部分。近牙槽骨处，纤维组织分化出成骨细胞，修复破坏的骨组织，形成新的密质骨。介于牙骨质和密质骨之间的纤维结缔组织，为适应功能而排列成束，并恢复牙周膜正常厚度，将牙与牙槽骨连接起来。理想的根尖愈合方式使根尖 X 线片显示正常影像。偶尔 X 线片显示根尖部牙周膜间隙增宽呈半月形，这种情况往往长期存在，通常不继续扩大发展，无临床症状，组织学检查发现，增宽部位多为纤维性瘢痕组织。

**知识链接**

临床上进行根管充填时，如果只用根管糊剂进行充填，则稍超充 1~2mm 比欠充效果好。稍超充时，超充物周围有纤维组织围绕，并且可以对超充物进行吸收，对根尖组织进行修复。如果是欠充，根尖处所潴留的坏死组织和渗出物刺激根尖组织，导致根尖组织发生再次感染。如果使用牙胶进行充填则绝不可超充，因为超充后牙胶不能够被组织吸收，根尖组织长期处于刺激状态，将会导致根尖周炎发生。结果只能是去除充填物或是行根尖切除术。

## 二、干髓术后的组织变化

干髓治疗又称死髓切断法，是治疗早期牙髓炎的一种方法。先以失活剂（亚坤酸或金属砷）失活牙髓组织，然后去除感染的冠髓，将干髓剂覆盖于根管口，使根髓处于无菌坏死状态，成为无毒物质保存于根管中，以达到消除牙髓炎症所产生的疼痛症状，并防止感染扩散到根尖周组织。这种治疗技术常用于早期牙髓炎的治疗。

主要组织改变为根管口牙髓断端表面形成一层坏死区，下方为被药物固定的根髓组织。靠近干髓剂的根髓，固定较好，可保持成牙本质细胞形态；离干髓剂较远的根髓则固定较差，成牙本质细胞逐渐消失，靠近根尖处可在一段根管内看不到牙髓组织。术后3周左右，有新组织长入近根尖处的根管内，多为富含血管及成纤维细胞的肉芽组织。随后，此肉芽组织逐渐被结缔组织取代，分化出成牙骨质细胞在根管壁上沉积牙骨质。术后1~2年，牙骨质逐渐沉积，封闭根尖孔，使根管与周围组织隔绝。因此，干髓术后的组织愈合发生在根尖孔附近，而活髓切断术的组织愈合发生在根管口处（图20-2）。

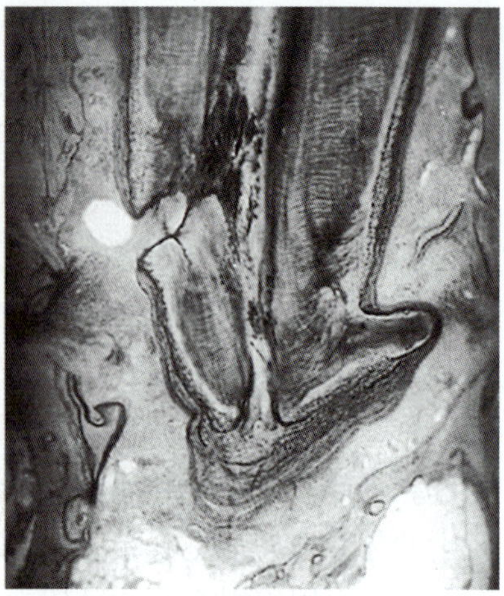

图20-2　干髓的愈合

## 三、牙髓塑化治疗后的组织变化

20世纪50年代后期我国发明了牙髓塑化疗法，主要用于治疗晚期牙髓炎及根尖周炎。应用处于液态尚未聚合的塑化剂导入根管内，使残余的牙髓及髓腔内的感染物质、坏死组织塑化。塑化剂聚合后在根管内能较长时间保持消毒力，清除感染，从而预防和治疗根尖周病。目前采用的塑化剂多为FR酚醛树脂，主要成分为甲醛和间苯二酚，塑化液进入组织后组织变为棕色，但组织和细胞保持原来状态。塑化后的牙髓可见以下变化。

**1.塑化后残髓的变化**　牙髓塑化后，酚醛树脂颗粒渗入根管内壁的牙本质小管内及残余牙髓组织中，聚合后呈棕色。未完全塑化的残留活髓组织有炎症反应，靠近塑化处的牙髓组织有一层密集的淋巴细胞浸润，有时可见吞噬细胞，胞质内充满酚醛树脂颗粒，其下方牙髓血管可见扩张充血。塑化半年后，根管壁吸收处可见大量骨样牙本质沉积。

**2.塑化治疗后根尖周组织的变化**　塑化治疗后早期，根尖处炎症反应程度不同，血管周围有不同程度的淋巴细胞浸润，塑化三个月后，X线片显示牙周膜间隙增宽，类似于根尖肉芽肿病变，炎症已有缓解。组织学检查可见，根尖处牙周膜主纤维束消失，牙周膜纤维结缔组织发生水样变性，炎症减轻，仅在血管周围有少量淋巴细胞浸润，无新骨形成，但炎症已被控制，牙可以无害地保存下来。塑化6~12个月后，根尖出现不同程度的修复现象，新骨质沉积于根尖区牙槽骨吸收处，X线片显示牙周膜厚度恢复正常，根面吸收处有牙骨质沉积，但根尖孔尚未被牙骨质沉积封闭。

当塑化液渗出根尖孔，早期有炎症反应及吞噬现象，根尖部分组织被塑化，根尖周组织出现炎症反应的程度较未渗出根尖孔者严重。塑化术后3个月，根尖尚有炎症反应，比未渗出根尖孔者重。塑化术后6~12月，可见牙骨质沉积于溢出的塑化剂表面，并将树脂完全包绕于牙骨质内。若骨髓腔内有塑化剂渗入，则树脂沉积于骨小梁周围。当病变区炎症消退，组织出现修复，与塑化液未渗出根尖孔者无差异。以上反应说明，聚合后的塑化剂对组织的刺激不太强，而且机体组织对酚醛树脂的刺激有一定的耐受性。

## 四、牙折的愈合

牙根折断后，两断端之间的间隙立即被血液及组织液充满，位于牙周及牙髓组织中的成纤维细胞及吞噬细胞开始向间隙内增生。断端处如发生吸收，则日后新生牙骨质沉积于凹凸不平的牙根表面，形成钙化组织的联合，活髓牙髓腔侧可有不规则牙本质形成。断端处如不发生吸收，则新生牙骨质沉积于原来折断面处，修复断面，但不出现联合。如两断端相距较远，则断裂牙根处分别被新生牙骨质覆盖，其间仍有牙周膜保留。

由于年轻恒牙根管粗大，牙髓活力较强，牙周血管能够在牙髓内建立侧支循环，可以保持断端牙髓活力。但牙齿在受到外伤后，无论牙髓是否折断，牙髓组织均可发生钙化，使髓腔内充满钙化物。牙髓也可发生纤维化，形成骨样牙本质。牙折断后，如血运不足则牙髓发生坏死，但牙周膜仍有一定的修复再生能力，从而能将受伤的牙齿维持在牙槽窝内。

## 五、牙周的再附着和新附着

牙周病治疗的重要目标是使已发生病变的牙周支持组织再生，恢复牙体与牙周之间的附着关系。在牙周病治疗后的愈合转归中，再附着和新附着是两个重要的概念，在重建牙体牙周附着关系的研究中常用这两个术语。

**1. 再附着（reattachment）** 经牙周治疗后牙周支持组织的再生，将根面保留的结缔组织和分离纤维再结合起来，是一种较为简单的组织愈合过程。

**2. 新附着（new attachment）** 经过牙周治疗后形成新的牙周膜纤维、牙骨质和牙槽骨，重新建立结缔组织及结合上皮与根面的附着关系。临床上涉及新附着的治疗措施主要有：牙周翻瓣术、根面平整及软组织刮治术，牙周植骨术等。

上述手术后牙周组织的上皮细胞、牙龈结缔组织、牙槽骨、牙周膜四种类型的细胞先后向牙根表面生长贴附，最终的愈合方式取决于上述四种细胞的生长速度及条件。一般情况下，可将其分为四种愈合方式：①以结合上皮的方式愈合。结合上皮生长速度最快，由口腔上皮沿根面增殖于手术前牙周袋底部，新形成的结合上皮占据整个被刮治的牙根表面，形成结合上皮愈合，这是最常见的愈合方式。②牙龈结缔组织细胞修复根面，牙龈结缔组织细胞生长速度仅次于结合上皮细胞，如果刮治后的牙根表面先由其接触，则可形成结缔组织附着于牙根表面，不能形成牙骨质及新的牙周膜纤维，引起牙根表面吸收。③骨细胞修复，骨细胞移至刮治后的牙根面，形成牙和牙槽骨的骨性结合。④牙周膜细胞修复，新生的牙周膜细胞覆盖于牙根表面，形成牙骨质、牙周膜纤维及牙槽骨，来自于牙龈增生的新结合上皮延伸到纤维附着部位，重新建立新附着关系，这种方式为最理想的愈合过程，但这种完全的新附着是不易达到的（图 20-3）。

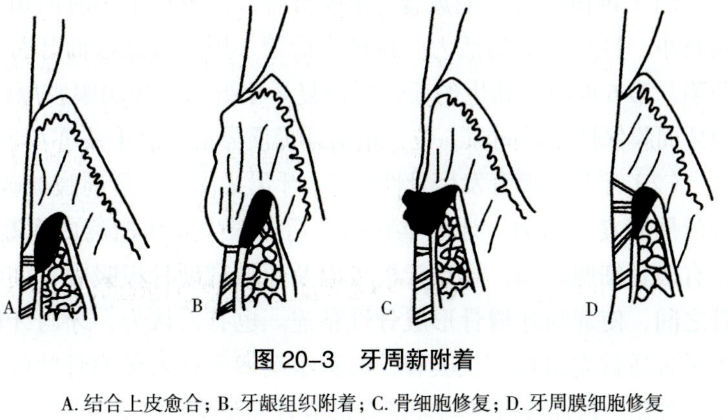


图 20-3 牙周新附着

A. 结合上皮愈合；B. 牙龈组织附着；C. 骨细胞修复；D. 牙周膜细胞修复

扫码"学一学"

# 第三节 骨的修复性再生

## 一、拔牙创的愈合

### （一）拔牙创的一般愈合

牙齿拔除后，拔牙创的愈合主要表现为：血凝块的机化、表面上皮覆盖及骨化。牙拔除后，牙槽窝内立即为血液充盈，15 分钟左右血凝块形成，将创口封闭，血凝块内含纤维蛋白网，在网眼内充满红细胞和白细胞。由于牙龈组织失去牙齿的支持而向内塌陷，与血凝块接触，保护血凝块使之不易脱落。拔牙 24 小时后，血凝块开始机化；3~4 天后，牙龈上皮从拔牙创周围向血凝块表面生长；7~8 天左右，上皮组织将血凝块表面全部覆盖；拔牙 2 周后，牙槽嵴顶骨质吸收约 1/3，牙槽窝处骨小梁增生，牙槽窝内逐渐充满新生的骨小梁；拔牙 3 个月后，新生骨才能达到吸收的牙槽嵴顶水平。靠近牙槽嵴顶有薄层骨密质增生，表面被较厚的纤维结缔组织覆盖。

### （二）拔牙创的异常愈合

创口正常愈合以拔牙创内的血凝块为基础。如果拔牙后血凝块脱落，则牙槽窝失去了自然保护物，导致牙槽窝骨髓腔内发生感染，部分牙槽骨坏死，称之为干槽症（dry socket）。其愈合过程与正常拔牙创愈合相似，但愈合所需时间延长。主要组织学病理表现：牙槽窝骨壁发生炎症或轻微的局限性骨髓炎，伴有炎细胞浸润和血管栓塞，出现小灶性骨坏死。当炎症消除后，其愈合过程与拔牙创正常愈合相同。干槽症的发生与以下因素有关：牙槽创伤及感染，局部血液供应不足，血凝块纤维蛋白质溶解增加。

## 二、再植牙、移植牙愈合

**1. 再植牙愈合** 牙再植术后的愈合过程较为复杂，根据愈合方式，可分为以下几种情况。

（1）再植牙的一期愈合：牙拔出后，一般在半小时内植入牙槽窝，此时牙周膜所受损伤较小，且有一定的活力。在植入后第 3 周，可见根面牙骨质发生广泛吸收，形成蚕食状凹陷。第 6 周时，新生的牙骨质修复牙根形态，牙周膜胶原纤维重新附着于新生牙骨质内，使牙周膜保持正常间隙，位于釉质牙骨质界的结合上皮亦可发生再附着。

（2）牙与牙槽骨发生骨性粘连：牙齿拔出后，牙周膜被破坏或拔牙后放置时间过长，导致牙周膜丧失活力。牙齿重新植入后，根尖周牙槽窝内血凝块发生机化，形成肉芽组织，并有破骨细胞活动，导致牙根表面及牙槽窝硬骨板吸收，同时新生骨质沉积于牙根与牙槽骨之间，使牙与牙槽骨形成骨性粘连。也有人认为，牙与牙槽骨的骨性粘连主要是因为根面牙骨质首先出现窝状吸收，肉芽组织增生长入牙槽骨壁的创面和牙根面的吸收区，然后发生骨化，从而导致牙与牙槽骨形成骨性愈合。

（3）牙根全部吸收后牙脱落：再植牙如果牙髓未被去除，或牙髓在有炎症的情况下植入，均可导致牙根表面发生持续吸收，直至牙根全部被吸收、牙冠发生脱落为止，新生的骨组织充满牙槽窝。

研究认为，牙髓拔除并不能减少牙根的吸收。拔除牙髓后，少量感染组织仍可残留于根管壁，这足以激发牙髓发生炎症吸收；如果根充后再植入，根充材料也会引起牙周组织发生损伤。因此，再植牙的根充应推迟到牙周膜的损伤已得到修复时再进行。一般来说，再植术后 2 周进行根充较为理想。

**2. 自体移植牙的愈合**　自体移植牙的愈合比较理想。牙胚移植于颌骨内后，被移植的牙囊很容易与周围组织建立血运，牙胚可以继续呈生理性生长发育、萌出，可行使正常的咀嚼功能。但是，如果手术过程中创伤过大，破坏了牙囊或组织发生感染，均会影响牙胚继续发育，导致移植失败。

如果对牙冠已萌出而牙根尚未完全形成的牙进行移植，由于此类牙根尖孔较粗大，牙乳头易与周围组织建立血运循环。因此，在进行手术移植时要保护好根尖部牙乳头。如果牙根形成不超过 2/3，移植后愈合效果较好。若牙根已基本形成，则移植后存活的可能性较小。如牙根已完全形成，不易与周围组织建立血运循环，牙髓容易发生变性坏死，则不宜做活髓牙移植术，而应先在体外做根管治疗后再植入，其愈合过程与再植牙相似。

**考点提示**　再植牙的愈合方式。

## 三、口腔种植后的组织反应

口腔种植是指将人工种植体植入口腔硬组织中以修复组织缺失的一门技术，近 20 年来，种植技术发展速度较快。通过对植入后的组织进行观察，可检测植入体与口腔组织的结合效果。

手术时种植区发生创伤，早期反应：机体组织吞噬细菌、异物、变性坏死组织。若种植材料的组织相容性较好，则表现为慢性炎症。晚期，种植体和自体骨之间有三种结合方式：即骨性结合界面、纤维骨性结合界面、种植牙周膜结合界面。

**1. 骨性结合**　在愈合初期，成纤维细胞形成速度较慢，有利于成骨细胞形成，从而形成骨性结合。种植体和骨组织之间大多为物理性结合，由于骨的分化程度较纤维组织高，所以种植区不易形成骨性愈合。

**2. 纤维骨性愈合**　是形成纤维结缔组织界面。纤维性包膜的厚度是种植体和骨组织间相容性好坏的标志。如果纤维性包膜增厚，可能是种植体失败的先兆。

**3. 种植牙周膜结合**　指种植体和原来骨组织之间的界面，有一层无细胞的均质物位于上皮和种植体之间，组织化学染色显示主要成分为酸性黏多糖。超微结构观察，在连接上皮和种植体表面存在半桥粒。

## 四、骨折愈合

骨折发生后，骨折处血管破裂出血，形成血凝块，同时，吞噬细胞吞噬破坏的组织。一般在骨折后 2~3 天，肉芽组织开始增生并机化血肿继而发生纤维化。位于骨折断端附近的骨外膜深层及骨内膜产生大量成骨细胞，分散于两骨断端的肉芽组织中。成骨细胞分泌骨基质，钙化后形成骨痂。骨痂形成后，沿着发生机化的血肿表面或穿过血凝块的实质，与另一端的骨痂融合在一起，使骨折断端牢固的连接。新形成的骨组织，骨小梁排列方向没有顺序，但随着骨的功能恢复，形成规律性的层板及骨小梁。在骨折周围，多余而无功能的骨质逐渐被吸收，骨块中央可形成正常的骨髓腔。在组织学上，骨折完全恢复正常，约需一年时间。

感染的骨折是不能修复的，因此，骨折的治疗首先要控制感染。当骨折发生感染有死骨形成时，感染死骨周围的骨组织发生吸收导致死骨分离。但是死骨不能产生破骨细胞，不能被组织吸收。因此，需将分离后的死骨取出，伤口才能愈合。

## 五、正畸矫治后牙周组织及颌骨的变化

矫治牙颌畸形及颌骨与颅面关系异常的有效手段是口腔正畸治疗。正畸治疗通常利用机械力量，使牙周组织在其生理限度内的一定时期内产生改变，从而使牙向预定的方向移动。这种变化是一种生物学反应。当正畸力作用于牙之后，牙槽骨受牵引侧发生骨新生，而受压侧发生骨吸收。在牙槽骨受牵引侧可见类骨质和成骨细胞功能活跃，成纤维细胞合成胶原纤维，并沉积包埋于新生的骨组织中，形成新的穿通纤维。在受压侧牙槽骨内壁破骨细胞功能活跃，分泌酸性磷酸酶和胶原酶，溶解破坏固有牙槽骨，同时骨小梁的排列逐步改建与外力方向一致，相互协调，为牙移动的方向提供间隙。如正畸停止后，牙槽骨的排列逐渐改善，恢复到原有状态，牙稳固于新的牙槽窝内。

牙周膜的改变：在牵引侧增厚，受压侧变薄，且发生玻璃样变性。在施加正畸力的同时，牙根的受压侧也发生微小的吸收。正畸结束后，牙骨质沉积修复被吸收的根方，牙周膜纤维与新形成的牙骨质结合，形成新的连接。

正畸也可影响下颌及颞下颌关节的改建。①下颌前移时，关节凹的远中骨壁发生骨质新生，近中骨壁有骨吸收，关节和整个下颌骨向前移动。在下颌角处骨质吸收，在下颌支和髁突的远中侧有新骨形成。②下颌后移时，其骨的变化与前移相反，即关节凹近中骨壁新生，远中骨壁吸收。下颌角处有新骨形成，而下颌支及髁突的远中壁有骨吸收，从而导致下颌骨缩短。

## 六、无牙颌的组织学变化

无牙颌患者的牙槽嵴黏膜上皮表面有不全角化层或角化层，下方有致密的纤维结缔组织。上、下颌的牙槽嵴均能抵抗强大的压力而不会受损伤，义齿咬合力主要由牙槽嵴顶承担，因此称为主承托区。腭部穹窿区也属于主承托区，其后方为脂肪区和腺区，脂肪区内脂肪的含量随身体各部皮下脂肪的含量而有所增减，这也就是为什么临床上原来很合适的义齿，由于体重增减，义齿就不合适了。腺区有大量的腺体，有润滑腭黏膜的作用。因为腺区易受损伤，故此区负担义齿压力的能力较差。

上颌主承托区的周围，包括黏膜皱襞、系带附着处、上颌后堤区、下颌磨牙后垫，含有丰富的疏松结缔组织，虽不能承受咀嚼压力，却能与义齿的边缘密合，防止空气进入基托和组织之间，从而产生良好的封闭作用，此区称为边缘封闭区。

下颌牙槽嵴的唇、舌侧黏膜下有大量疏松结缔组织，因此，当唇、颊或舌移动时，能引起黏膜较大的位置改变。因此这部分组织可以认为是副承托区，或是边缘封闭区。

在上颌腭中缝的后方、上颌隆突、颧突、上颌结节的颊侧和下颌内外斜线处、下颌隆突，其表面仅有一薄层黏膜，不能承受咀嚼压力，必须在义齿基托相应部位作缓冲处理，以免组织受压产生疼痛，故称这一部位为缓冲区。

## 本章小结

机体对损伤所造成的缺损组织在结构和功能上进行的修复，称为修复性再生。分为不完全性再生和完全性再生。牙髓是结缔组织，有修复再生能力。但修复再生的能力有限，当牙髓受到非感染性轻度刺激时，修复再生能力一般是良好的；但是牙髓由于损伤或感染而发生炎症时，则很难发生完全的修复性再生，所以研究牙髓对外界刺激的反应在临床有着重要意义。根管治疗是治疗晚期牙髓炎、根尖周病的一种有效办法，其目的就是控制感染。在临床实际操作中，对尚有活力的牙髓组织进行根管治疗时，根尖附近可残留一些牙髓组织，只要牙髓无感染，即可形成牙骨质，封闭根尖孔，因此稍欠充比超充好。根管感染的治疗，必须控制感染，防止炎症扩散到根尖组织。若根管内的感染组织能得到有效控制，牙骨质就能沉积于根尖组织以修复根尖的吸收部分，纤维结缔组织直接附着于根管壁及充填物，形成瘢痕自行愈合。塑化治疗早期，根尖处炎症反应程度不同，血管周围有不同程度的淋巴细胞浸润，塑化三个月后，X线片显示牙周膜间隙增宽，类似于根尖肉芽肿病变，炎症已有缓解。塑化6~12个月后，根尖出现不同程度的修复现象，新骨质沉积于根尖区牙槽骨吸收处，但根尖孔尚未被牙骨质沉积封闭。牙周病治疗的重要目标是使已发生病变的牙周支持组织再生，恢复牙体与牙周之间的附着关系。手术后牙周组织的愈合可分为四种愈合方式：①以结合上皮的方式愈合；②牙龈结缔组织细胞修复根面；③骨细胞修复，骨细胞移至刮治后的牙根面，形成牙和牙槽骨的骨性结合；④牙周膜细胞修复，新生的牙周膜细胞覆盖于牙根表面，形成牙骨质、牙周膜纤维及牙槽骨，来自牙龈增生的新结合上皮延伸到纤维附着部位，重新建立新附着关系，这种方式为最理想的愈合过程，但这种完全的新附着不易达到。

## 习　题

扫码“练一练”

**一、单项选择题**

1. 备洞后，在窝洞底部相对应处有以下变化，描述不正确的是

A. 洞底牙本质出现烧灼现象，洞底下方的牙髓局部充血

B. 牙髓的成牙本质细胞排列混紊乱、细胞间空泡性变

C. 2~4天后，洞底对应区的成牙本质细胞层有散在炎细胞浸润

D. 3天后，成牙本质细胞层可以再生，牙髓组织逐渐恢复正常

E. 2周后，牙髓组织逐渐恢复正常

2. 干髓术后的组织变化，以下正确的是

A. 根管口牙髓断端表面形成一层坏死区，下方为被药物固定的根髓组织

B. 远离干髓剂的根髓，固定较好，可保持成牙本质细胞形态

C. 离干髓剂较近的根髓则固定较差

D. 术后1周左右，有肉芽组织长入近根尖处的根管内

E. 术后牙骨质不能沉积，根尖孔开放

3. 关于拔牙创的一般愈合，以下说法不正确的是
A. 拔牙创的愈合主要表现为血凝块的机化，表面上皮覆盖及骨化
B. 牙拔除后，牙槽窝内立即为血液充盈，15 分钟左右血凝块形成，将创口封闭
C. 拔牙 24 小时后，血凝块开始机化
D. 拔牙约 2 周后，牙槽窝内充满新生的骨小梁
E. 拔牙 1 个月后，新生骨才能达到吸收的牙槽嵴顶水平
4. 牙髓塑化疗法及其作用原理下列正确的是
A. 主要用于治疗早期牙髓炎及根尖周炎
B. 应用处于固态尚未聚合的塑化剂导入根管内
C. 目前采用的塑化剂多为 FR 酚醛树脂，主要成分为甲醛和间苯二酚
D. 塑化液进入组织后组织变为黑色
E. 塑化剂聚合后在根管内保持消毒力时间短暂
5. 牙周手术后，牙周组织的愈合方式有
A. 以结合上皮的方式愈合
B. 牙龈结缔组织细胞修复根面
C. 骨细胞修复
D. 牙周膜细胞修复
E. 以上都是
6. 干槽症主要组织学病理表现下列选项中正确的是
A. 牙槽窝骨壁发生炎症或轻微的局限性骨髓炎
B. 伴有炎症细胞浸润和血管栓塞，出现小灶性骨坏死
C. 当炎症消除后，其愈合过程与拔牙创正常愈合相同
D. 牙槽创伤及感染，局部血液供应不足，血凝块纤维蛋白质溶解增加
E. 以上都是
7. 以下关于再植牙的一期愈合描述不正确的是
A. 牙拔出后，一般在 2 小时内植入牙槽窝
B. 在植入后第 3 周，可见根面牙骨质形成蚕食状凹陷
C. 第 6 周时，新生的牙骨质修复牙根形态
D. 牙周膜胶原纤维重新附着于新生牙骨质内，牙周膜可保持正常间隙
E. 位于釉牙骨质界的结合上皮亦可发生再附着
8. 关于手术时种植区发生创伤的反应不正确的是
A. 早期机体组织吞噬细菌、异物、变性坏死组织
B. 若种植材料的组织相容性较好，则表现为慢性炎症
C. 纤维性包膜增厚是种植体失败的先兆
D 骨性结合的愈合初期，成纤维细胞形成较慢
E. 种植区易形成骨性愈合
9. 正畸矫治后，成纤维细胞合成胶原纤维，并沉积包埋于新生的骨组织中，形成
A. 穿通纤维
B. 主纤维
C. 间隙纤维
D. 耐酸纤维
E. 成纤维细胞

10. 根管治疗后根尖周组织的愈合形式不正确的是
A. 由新生的牙骨质或骨样组织使根尖孔封闭
B. 根尖孔处有瘢痕组织形成
C. 根管超填者，由牙骨质包裹
D. 由健康的纤维结缔组织或骨髓状的疏松结缔组织充满根尖区
E. 牙槽骨增生与根尖部组织相连而成骨性愈合
11. 关于牙髓的描述，错误的是
A. 外界刺激传到牙髓后，表现为痛觉
B. 牙髓内的神经能区分冷、热、压力及化学刺激
C. 牙髓神经缺乏定位能力
D. 牙髓是一种疏松结缔组织
E. 牙髓有修复再生的能力

12. 女，49 岁，左侧后牙冷热刺激痛 3 个月，近日自发性锐痛，夜间疼痛明显，如有冷热刺激疼痛加重，疼痛放射至左侧的头颈部。根管治疗后如果组织发生愈合，组织切片上的表现不包括

A. 由新生牙骨质或骨样组织使根尖孔封闭
B. 根尖孔处有瘢痕组织形成
C. 根尖孔处有囊腔形成
D. 由健康的纤维结缔组织或骨髓状的疏松结缔组织充满根尖区
E. 牙槽骨增生与根尖部相连而成骨性愈合
13. 关于正畸治疗后周围组织变化的叙述哪项错误
A. 是一种生物学反应
B. 受牵引侧牙槽骨发生吸收
C. 受压侧牙周膜变薄
D. 牙稳固于新的牙槽窝内
E. 牵引侧牙周膜增厚
14. 关于拔牙创的愈合过程叙述错误的是
A. 出血及凝血块形成
B. 血块机化、肉芽组织形成
C. 结缔组织和上皮组织替代肉芽组织
D. 填压牙槽窝
E. 骨组织修复
15. 关于骨折愈合的叙述哪项错误
A. 骨折后 2~3 天肉芽组织开始增生
B. 骨细胞分泌基质，钙化后形成骨痂
C. 骨折完全恢复约需要一年时间
D. 感染的骨折不能修复
E. 新形成的骨小梁排列方向紊乱

## 二、思考题

1. 牙髓对不同充填材料的组织学反应有哪些？
2. 盖髓术后牙髓组织可发生什么变化？
3. 新附着与再附着有何区别？

（姜佐民）

# 实验指导

# 实验一　口腔颌面部发育和牙发育

## 【目的和要求】

1. 掌握蕾状期成釉器、帽状期成釉器和钟状期成釉器的结构特点。
2. 熟悉原发性上皮带和牙板的结构特点；口腔颌面部发育过程。
3. 了解涎腺的发育。

## 【实验内容】

1. 示教口腔颌面部发育和牙发育的图片和幻灯片。
2. 观察口腔颌面部发育、蕾状期成釉器、帽状期成釉器、钟状期成釉器的组织切片。
3. 观察口腔颌面部发育的模型。
4. 观看口腔颌面部发育动画。

## 【实验步骤】

**1. 口腔颌面部发育**　肉眼观察组织标本的形状、染色。显微镜下观察：口腔黏膜上皮的厚度和细胞形态；原发性上皮带、牙板和前庭板的形态结构；骨组织、软骨组织、肌肉和腺上皮的组织结构特点。

**2. 蕾状期成釉器**　镜下观察：①低倍镜观察蕾状期成釉器的外形，注意成釉器周围结缔组织的变化，成釉器与牙板及口腔黏膜的关系；②高倍镜观察蕾状期成釉器的细胞形态、细胞分化情况和深面结缔组织的细胞形态。

**3. 帽状期成釉器**　镜下观察：①低倍镜观察成釉器的形态，与牙板、牙乳头、牙囊之间的关系；②高倍镜观察成釉器的形态及构成，外釉上皮、内釉上皮、星网状层的位置及细胞形态、牙乳头和牙囊的细胞形态特点。

**4. 钟状期成釉器**　镜下观察：①低倍镜观察成釉器的形态、内釉上皮的排列和形态、外釉上皮的排列及形态、星网状层、颈环、牙乳头和牙囊的形态。如牙硬组织已经形成，则进一步观察牙釉质基质、牙本质基质等，注意其染色特点及从牙尖或切缘至牙颈部的厚度变化。②高倍镜观察构成成釉器的内釉上皮、外釉上皮、星网状层和中间层的分布及细胞形态、牙乳头和牙囊的细胞形态特点；如硬组织已经形成，则进一步观察牙釉质、前期牙本质和牙本质的形态特点。

**5. 示教**　牙的萌出在同一骨隐窝中，恒牙胚在乳牙胚舌侧发育。乳牙胚的牙釉质、牙本质和牙髓已经形成。恒牙胚处于钟状期成釉器。

## 【实验作业】

绘钟状期成釉器的低倍镜下图，标出牙胚的组成部分和成釉器的 4 层细胞。

【复习思考题】

1. 牙胚包括哪几部分，各形成哪些牙体及牙周组织？

2. 从原发性上皮带至钟状期成釉器，上皮细胞经历了哪些形态变化？

3. 成釉器和周围外胚间充质如何相互诱导形成牙体组织？

（周　晓）

## 实验二　牙体组织

【目的和要求】

1. 掌握牙釉质的分布和组织学结构；牙本质、牙骨质和牙髓的基本组织结构。

2. 熟悉生长线、釉板、釉丛、釉梭及釉质牙本质界的形态；牙本质的增龄及反应性变化。

3. 了解牙磨片的制作过程，牙骨质和牙髓的生物学特性。

【实验内容】

1. 介绍牙磨片、牙及牙周组织联合切片的制作方法。

2. 观察牙釉质、牙本质、牙骨质和牙髓组织学结构图片和幻灯片。

3. 观察牙的纵断和横断磨片。

4. 观察牙体组织脱钙切片。

【实验步骤】

**1. 牙的纵断磨片**

（1）肉眼观察：牙釉质在牙体组织的分布部位、厚度和外形；牙本质、牙骨质和牙髓腔的分布及彼此之间的关系。

（2）镜下观察：①低倍镜观察：牙釉质的位置、形状和颜色；釉质生长线的形态，在牙尖部和牙颈部不同走行，后牙窝沟形态；釉质牙本质界的形状；牙本质小管及其走行方向；细胞牙骨质和无细胞牙骨质的分布特点。②高倍镜观察：釉柱、釉柱横纹的形态；直釉、绞釉的分布特点；牙本质小管形态及方向、牙本质小管的分支；牙骨质层板、牙骨质陷窝及小管的形态和分布特点。

**2. 牙横断磨片**

（1）低倍镜观察：牙釉质的位置、颜色和生长线的形状。牙本质小管及釉质牙本质界的形状。

（2）高倍镜观察：牙本质小管、球间牙本质、管间牙本质和管周牙本质的颜色。

**3. 牙体组织脱钙切片**

（1）低倍镜观察：釉质是否存在，为什么？原发性牙本质和继发性牙本质，牙本质生长线、球间牙本质、牙本质小管的分布及形态；髓室、髓角、根管的形态，成牙本质细胞的形态牙髓的组织结构，牙髓的血管；牙骨质层板及细胞。

（2）高倍镜观察：牙本质小管及其方向、牙本质小管分支；球间牙本质的部位及形态；

成牙本质细胞的分布和形态；牙髓的组织结构，牙髓细胞的分布和形态；牙髓中血管和神经的分布。

4. 示教

牙釉质横断磨片釉柱的形态特点（鱼鳞状）；牙釉质纵断面绞釉的形态特点；牙体纵断面磨片，显示修复性牙本质和死区。

## 【实验作业】

绘牙体组织纵断面的镜下图，标注釉质、牙本质、牙骨质和牙髓。

## 【思考题】

1. 简述牙釉质的主要组织结构。
2. 简述牙本质的主要组织结构。
3. 简述牙骨质的生物学特性及功能。

（李　娜）

# 实验三　牙周组织

## 【目的和要求】

1. 掌握牙龈的组织结构；牙龈与牙体附着关系；牙周膜纤维束排列及走行特点。
2. 熟悉龈谷的结构特点，牙周膜中各种细胞的分布及形态；固有牙槽骨的形态特征。
3. 了解骨新生和骨吸收的形态特点。

## 【实验内容】

1. 观察牙周组织的图片和幻灯片。
2. 观察前牙唇舌向断面的牙体牙周组织联合切片。
3. 观察磨牙近远中向断面的牙体牙周组织联合切片。

## 【实验步骤】

**1. 前牙唇舌向断面的牙体牙周组织联合切片**

（1）肉眼观察：龈沟的位置，牙周膜的厚度，固有牙槽骨的位置和厚度，密质骨和松质骨的分布。

（2）镜下观察：①低倍镜观察：牙龈上皮的分布；龈沟底的位置；牙龈及牙周膜主纤维束的排列和分布方向；固有牙槽骨的束状骨、层状骨及哈佛系统的结构；松质骨骨小梁的方向。②高倍镜观察：牙龈表面上皮、沟内上皮、结合上皮、釉小皮、牙周上皮剩余的形态和组织结构；各组牙周膜纤维；固有牙槽骨的穿通纤维及束状骨的形态，有无牙槽骨的新生及吸收；牙周膜其他细胞成分如成纤维细胞、成牙骨质细胞等的形态。

**2. 磨牙近远中向断面的牙体牙周组织联合切片**

（1）肉眼观察：牙周膜的位置，牙槽骨的轮廓，密质骨和松质骨的分布，牙槽嵴与越隔组纤维。

（2）低倍镜和高倍镜观察：越隔组纤维和牙周膜纤维的根间组，其他组纤维的观察要点同前牙唇舌向切片。

**3. 示教**

骨新生和骨吸收的形态特点。

## 【实验作业】

绘牙周组织结构模式图，标注牙周膜中主纤维束、常见细胞和固有牙槽骨、密质骨、松质骨和骨小梁。

## 【思考题】

1. 牙周膜有哪几组主纤维束？其功能如何？
2. 简述牙槽骨的生物学特性及其临床意义。
3. 简述牙周膜中的细胞种类及其功能。

（李　娜）

# 实验四　口腔黏膜和唾液腺

## 【目的和要求】

1. 掌握口腔黏膜和唾液腺一般组织学结构；被覆黏膜、咀嚼黏膜和特殊黏膜的结构特点及分布。
2. 熟悉口腔黏膜的功能；大小唾液腺的分布及特点。
3. 了解肌上皮细胞的分布与形态。

## 【实验内容】

1. 观察口腔黏膜和唾液腺组织学结构和图片和幻灯片。
2. 观察唇、舌、腭等口腔黏膜切片。
3. 观察腮腺、下颌下腺、舌下腺的组织切片。

## 【实验步骤】

**1. 唇黏膜切片**

（1）肉眼观察：区别皮肤和黏膜侧，皮肤和黏膜移行处为唇红部。

（2）镜下观察：①皮肤：观察皮肤表皮的细胞层次和细胞的形态真皮的乳头层和网状层，皮下组织及皮肤附属器，包括皮脂腺、汗腺和毛囊；②唇红部：上皮的分层和细胞的形态，固有层乳头及其血管，黏膜下层有无小唾液腺或皮肤附属器；③唇黏膜：上皮分层和细胞的形态，注意有无角化、钉突的形态；黏膜下层小唾液腺的类型。

**2. 软硬腭黏膜切片**

（1）低镜下观察：软硬腭黏膜角化层、上皮钉突、固有层及黏膜下层的组织学上的结构特点。

（2）高镜下观察：细胞间桥和透明角质颗粒，注意上皮层内有无非角质形成细胞、基底层细胞内有无黑色素颗粒。

**3. 舌背黏膜切片**

镜下观察：①舌背黏膜上皮，注意有无角化，有无黏膜下层；丝状乳头和菌状乳头的形态特点。②轮廓乳头，观察其形态特点，环形沟；味腺的开口、味腺的形态、组织结构及分布位置。

**4. 下颌下腺切片**

（1）低倍镜观察：腺组织被纤维组织分隔为多个小叶，腺内的血管、神经和导管均经纤维间隔进入腺体。

（2）高倍镜观察：腺泡的组织结构及形态特征、导管的组织结构特点。下颌下腺为混合腺，以浆液性腺泡为主，可见少数黏液性和混合性腺泡。① 浆液性腺泡：细胞锥体形，基底宽，核呈圆形，位于基底部，细胞质内含有许多嗜碱性酶原颗粒。② 黏液性腺泡：细胞呈锥体形，细胞核扁圆形，位于基底部，细胞质呈透明网状结构，淡蓝色，（其内含有丰富的黏原颗粒，染色中被破坏，故呈透明状）。③ 混合性腺泡：以黏液性腺泡构成主体，紧邻闰管，其盲端表面覆盖浆液性腺泡，形成半月板结构。④ 闰管由立方状细胞组成，管腔小。⑤ 分泌管（纹管）：管腔较大，导管上皮由单层柱状细胞组成，细胞质丰富，嗜酸性，在细胞基底部有较多纵纹。⑥ 排泄管：导管直径大，管壁细胞呈高柱状呈单层或假复层排列。

**5. 腮腺切片**

镜下观察：①腮腺属纯浆液性腺，纤维间隔中有较多脂肪细胞。②腺体内见淋巴组织。

**6. 舌下腺切片**

镜下观察：属于混合性腺，以黏液性腺泡为主，含有少量混合性腺泡。

**7. 示教**

口腔黏膜上皮桥粒等超微结构；肌上皮细胞的分布与形态特征。

## 【实验作业】

1. 绘唇和腭黏膜高倍镜下图，标出上皮各层和固有层的细胞、纤维和血管。
2. 绘下颌下腺的组织学结构模式图，标注腺泡和导管。

## 【思考题】

1. 简述口腔黏膜上皮细胞的种类、分布和排列特点。
2. 口腔咀嚼黏膜与被覆黏膜在功能和组织学结构上有何差异？
3. 三对大唾液腺的组织结构特点是什么？

（王　霞）

# 实验五　龋病

## 【目的和要求】

1. 掌握牙釉质平滑面龋和牙本质龋病理变化。
2. 熟悉牙骨质龋的病理变化。
3. 了解龋病的病因及发病机制。

## 【实验内容】

1. 观察龋病组织学结构的图片和幻灯片。
2. 观察牙釉质平滑面龋、牙本质龋的组织切片。

## 【实验步骤】

**1. 观看龋病病理变化的图片和幻灯片**

**2. 牙釉质龋磨片**

（1）肉眼观察：龋洞的形态、颜色的变化。

（2）低倍镜观察：龋病的轮廓、窝沟周围牙釉质的变化。有无早期牙釉质龋的分层的变化或牙本质的改变。

（3）高倍镜观察：龋损的形态和组织病变化，釉柱、釉柱横纹、釉质生长线的变化。有无典型的病变体部变化，或窝沟底部及深部牙本质的变化。

**3. 牙本质龋切片**

（1）低倍镜观察：龋洞的外形，细菌侵入层的病理变化；牙本质小管扩张，串珠样结构，坏死灶的形态和组织结构裂隙的方向。

（2）高倍镜观察：牙本质小管的形态，扩张牙本质小管中的细菌及坏死组织，牙髓有无变化，有无修复性牙本质形成，修复性牙本质的位置与龋病的关系。

**4. 示教**

龋病的组织学结构。

## 【实验作业】

绘制牙釉质龋的组织病理变化。绘图要点：绘制并标注早期牙釉质龋光镜下各层的病理改变。

## 【思考题】

1. 窝沟龋与平滑面龋的区别与联系？
2. 牙本质龋的病理分层及特点

（陈凤金）

# 实验六 牙髓病和根尖周炎

## 【目的和要求】

1. 掌握牙髓炎和根尖炎的病理变化。
2. 熟悉牙髓变性的病理变化。
3. 了解牙髓病和根尖周病的发展过程。
4. 学会用显微镜辨认牙髓炎、根尖周炎的病理特征。

## 【实验内容】

1. 观察牙髓炎病理切片：急性浆液性牙髓炎、急性化脓性牙髓炎、慢性溃疡性牙髓炎。
2. 观察牙髓变性病理切片：牙髓空泡性变和钙化。
3. 观察慢性根尖周炎病理切片：根尖肉芽肿、慢性根尖脓肿。
4. 观察牙髓病和根尖周炎的病理图片。

## 【实验步骤】

### 1. 急性浆液性牙髓炎病理切片

（1）低倍镜观察：牙本质有无龋坏，龋洞是否穿髓，龋洞对应的髓腔壁有无修复性牙本质；牙髓是否有炎细胞浸润，局部性的还是全部浸润，血管是否扩张、充血。

（2）高倍镜观察：牙本质龋形态、牙本质小管扩张、坏死灶；牙髓炎细胞种类及形态，成牙本质细胞有无改变，龋洞对应的髓腔壁有无修复性牙本质及其形态，炎症区血管变化；根髓有无变化。

### 2. 急性化脓性牙髓炎病理切片

（1）低倍镜观察：牙本质有无龋坏，龋洞是否穿髓，龋洞对应的髓腔壁有无修复性牙本质；牙髓中是否有炎细胞浸润，局部性的还是全部浸润，血管是否扩张、充血；有无化脓灶。

（2）高倍镜观察：龋洞对应的髓腔壁有无修复性牙本质；牙髓炎症区血管扩张充血，大量中性粒细胞浸润，局部组织坏死形成脓肿，有时因制作过程中脓液流失而呈空腔；炎症区成牙本质细胞的变化。

### 3. 慢性溃疡性牙髓炎病理切片

（1）低倍镜观察：牙本质龋坏已穿髓。注意穿髓处是否有修复性牙本质，龋洞周围是否有牙本质龋的改变；穿髓孔处的表面牙髓形态及深部牙髓组织的病理变化；根髓有无改变。

（2）高倍镜观察：牙髓组织中是否有成纤维细胞及毛细血管增生；浸润炎细胞的种类及分布特点；穿髓孔附近修复性牙本质及成牙本质细胞的变化；根髓有无变性表现。

### 4. 牙髓空泡性变和钙化病理切片

牙髓组织中发生空泡性变的部位；冠髓和根髓中有无钙化，钙化物的特点（髓石，弥散性钙化）。

**5. 根尖肉芽肿病理切片**

（1）低倍镜观察：牙体牙髓组织的情况；肉芽肿的形态特点。

（2）高倍镜观察：肉芽肿中有无上皮增生；浸润炎细胞的类型及形态特点；成纤维细胞增生情况及肉芽肿周围纤维包绕情况；牙周膜与牙槽骨的病理改变。

**6. 慢性根尖周脓肿病理切片**

（1）低倍镜观察：牙体牙髓组织的情况；根尖周围有无炎细胞浸润；是否有瘘管及瘘管开口位置；根尖处牙周膜厚度变化；有无牙根及牙槽骨吸收。

（2）高倍镜观察：脓肿位置、形态结构、浸润炎细胞种类；瘘管走形及开口，开口处或瘘管内有无上皮覆盖；脓肿周围是否有纤维组织增生和包绕；牙周膜中炎细胞浸润及牙槽骨有无吸收或新生。

**7. 示教**

根尖肉芽肿或慢性根尖周脓肿镜下特征。

### 【实验作业】

绘制根尖肉芽肿或慢性根尖周脓肿镜下图，并做出标注。

### 【思考题】

1. 急性牙髓炎的主要病理变化。
2. 急性根尖周炎的主要病理变化。
3. 根尖周肉芽肿的主要病变及继发改变。

（郭方兴）

## 实验七　牙周组织病

### 【目的和要求】

1. 掌握慢性牙周炎的病理变化。
2. 熟悉慢性龈炎及龈增生的病理变化。
3. 了解牙周变性的病变特点。

### 【实验内容】

1. 观察牙龈炎和牙周炎切片。
2. 观察牙龈炎和牙周炎病理变化的图片和幻灯片。

### 【实验步骤】

**1. 边缘性龈炎切片：**

（1）低倍镜观察：牙龈炎症的部位；龈沟上皮和结合上皮的增生情况；固有层炎细胞浸润情况。

（2）高倍镜观察：龈沟上皮增生程度，上皮钉突是否出现网眼状增生，上皮表面是否完整，上皮内及固有层浸润的炎细胞种类；结合上皮在牙龈组织的附着位置及形态特点，有无钉突增生，胶原纤维有无变化；牙槽嵴顶的情况。

**2. 慢性增生性龈炎切片**

（1）低倍镜观察：区分牙龈上皮和龈沟上皮；牙龈上皮表面有无点彩，上皮有无增生；沟内上皮形态变化；固有层的病理变化。

（2）高倍镜观察：牙龈上皮和沟内上皮的增生情况，上皮细胞有无核分裂，上皮内炎细胞浸润情况；固有层炎细胞浸润程度及细胞种类，结缔组织有无水肿，胶原纤维有无变化。

**3. 慢性牙周炎（牙体牙周组织联合切片）**

（1）低倍镜观察：牙表面有无牙石，牙石所在部位、范围；牙周袋的深浅；结合上皮附着部位；牙周袋周围炎症及牙槽嵴的吸收情况。

（2）高倍镜观察：牙周袋内衬上皮的破坏和增生，钉突延长相互交织成网状，上皮内炎细胞浸润的范围及种类；结合上皮的附着部位，有无增生及钉突；黏膜固有层炎细胞浸润情况，胶原纤维有无变化。炎细胞浸润范围及细胞种类、分布；牙槽骨有无吸收及吸收的类型；牙周膜厚度有无变化，主纤维束有无破坏。注意炎症区有无修复现象。

## 【实验作业】

绘制低倍镜下牙周炎病理变化图。

## 【思考题】

1. 慢性龈炎和龈增生的病变有何异同?
2. 牙周炎的发展过程及病理变化。

（侯菊花）

# 实验八　口腔黏膜病

## 【目的和要求】

1. 掌握口腔黏膜病的基本病变；口腔白斑、慢性盘状红斑狼疮和扁平苔藓的主要病变。
2. 熟悉口腔红斑、天疱疮、口腔念珠菌病的主要病理变化。
3. 了解其他口腔黏膜病的病理特点。

## 【实验内容】

1. 观察常见口腔黏膜病的病理变化图片。
2. 观察口腔溃疡、口腔白斑、慢性盘状红斑狼疮和扁平苔藓的病理切片。
3. 示教上皮异型增生、口腔白斑癌变的病理切片。

## 【实验步骤】

### 1. 口腔黏膜溃疡

（1）肉眼观察：观察组织块的大小、形状、染色等，注意黏膜表面是否整齐，溃疡大小和深浅。

（2）低倍镜观察：观察黏膜的分层（上皮、固有层、黏膜下层），黏膜表面溃疡大小、形状及深浅，溃疡表面有无渗出物，溃疡周围组织炎细胞浸润及血管变化。

（3）高倍镜观察：观察溃疡的主要病理变化：①溃疡表面有无渗出物，渗出物的成分有哪些。②溃疡面有无坏死组织，坏死组织的厚度及形态特点。③溃疡深层炎细胞的数量、类型等，注意血管是否扩张。

### 2. 口腔黏膜白斑

（1）肉眼观察：观察组织块的大小、形状、染色等，注意上皮表面是否完整。

（2）低倍镜观察：观察黏膜的分层（上皮层、固有层、黏膜下层），上皮角化层是否增厚，染色深浅，细胞核的大小及数量。

（3）高倍镜观察：主要观察上皮细胞的病理特点。①上皮角化层增厚的程度，过度角化的类型。②上皮层的厚度，上皮钉突是否变长、增宽。③细胞的形态、大小及染色，细胞是否有异型。④细胞核的大小、形态及染色，有无核分裂象。⑤上皮细胞的排列是否紊乱，极性是否消失，累及范围大小。⑥固有层炎细胞浸润的程度及炎细胞的类型。

### 3. 慢性盘状红斑狼疮

（1）肉眼观察：观察组织块的大小、形状、染色等，注意上皮表面是否完整。

（2）低倍镜观察：观察上皮表面有无过度角化及角化的类型，有无角质栓塞形成；颗粒层有无变化；上皮厚度有无变化；固有层炎细胞浸润的程度及范围。

（3）高倍镜观察：基底细胞有无空泡变性及液化；基底膜是否清晰；固有层炎细胞的浸润的程度和类型；是否看到胶样小体；胶原纤维和血管有哪些变化。

### 4. 扁平苔藓

（1）肉眼观察：观察组织块的大小、形状、染色等，注意表面是否完整隆起。

（2）低倍镜观察：观察上皮表面有无过度角化；棘层是否增生变厚；上皮钉突是否延长；基底细胞是否清晰；固有层炎细胞浸润情况。

（3）高倍镜观察：上皮角化的类型；基底细胞是否有空泡变性和液化；基底膜是否清楚；固有层炎细胞的类型、形态和数量。

### 5. 示教

上皮异型增生、白斑恶变的病理切片。

## 【实验作业】

绘制口腔白斑的组织学变化的图片，并用文字标注主要病变。

## 【思考题】

1. 口腔黏膜白斑的主要病理变化有哪些？
2. 扁平苔藓的主要病理变化有哪些？

3. 慢性盘状红斑狼疮的病理变化有哪些?

（李宪孟）

# 实验九　唾液腺疾病

## 【目的和要求】

1. 掌握慢性唾液腺炎、舍格伦综合征的病理特征；常见唾液腺肿瘤（多形性腺瘤、Warthin 瘤、黏液表皮样癌和腺样囊性癌）的病理学特征和临床表现。

2. 熟悉唾液腺常见肿瘤的镜下图像特点。

3. 了解唾液腺炎症和唾液腺肿瘤的原因及机制。

## 【实验内容】

1. 观察多形性腺瘤、Warthin 瘤、黏液表皮样癌和腺样囊性癌的大体标本。

2. 示教慢性唾液腺炎、舍格伦综合征、多形性腺瘤、Warthin 瘤、黏液表皮样癌、腺样囊性癌的组织学结构。

3. 显微镜观察慢性唾液腺炎、舍格伦综合征、多形性腺瘤、Warthin 瘤、黏液表皮样癌、腺样囊性癌的病理学结构。

## 【实验步骤】

**1. 慢性唾液腺炎切片**

（1）唾液腺导管扩张，部分导管上皮增生，管腔内有炎症细胞。

（2）腺泡萎缩消失，被增生的纤维组织所取代，间质中有淋巴细胞及浆细胞浸润，有的形成淋巴滤泡。

（3）间质内血管扩张、充血，纤维组织增生，有的发生玻璃样变性，腺小叶结构轮廓消失。

**2. 舍格伦综合征切片**

（1）早期病变从小叶中央开始，腺泡之间淋巴细胞浸润，致使腺泡相互分离，并有萎缩，个别导管扩张，小叶轮廓清楚。

（2）部分区域腺小叶内腺泡大部分消失，仅见少量散在的腺泡组织；残留腺泡间淋巴组织增生并形成淋巴滤泡。

（3）部分导管上皮增生，形成实性上皮团块即“上皮岛”，有的导管扩张呈囊腔。

**3. 多形性腺瘤切片**

（1）低倍镜观察：肿物由肿瘤性上皮组织与黏液样组织、软骨样组织等混杂在一起，注意肿瘤性上皮的结构形态的多形性；肿瘤的包膜情况。

（2）高倍镜观察：肿瘤性上皮形态不一，排列成大小不等的腺管样、团块状或条索状。①腺管样结构：内衬上皮为立方、矮柱状或扁平状，外层多为梭形肌上皮细胞，管腔内为均质红染的黏液。②肌上皮区：肌上皮细胞多呈浆细胞样，呈片状或弥漫散在分布，可见巢状鳞状上皮化生，还可见梭形、上皮样或透明肌上皮细胞。③黏液样组织和软骨样组织：黏液样组织的细胞呈星形或梭形，排列疏松，细胞质突起相互连接呈网状。软骨样组织似透明软骨，软骨样细胞大小不一，细胞质呈空泡状，周围基质嗜酸性。肿瘤的间质较少。

**4. Warthin 瘤切片**

（1）低倍镜观察：肿瘤由上皮和淋巴样组织构成，肿瘤上皮形成大小形态不一的腺管或囊腔结构，有的上皮呈乳头状突入囊腔。

（2）高倍镜观察：肿瘤上皮呈假复层排列，柱状上皮细胞自基底膜达腺腔表面，胞核靠近细胞顶端；基底侧细胞较小，呈立方形或锥形，镶嵌于柱状细胞之间。肿瘤间质为不同程度的反应性淋巴组织，甚至形成淋巴滤泡。

**5. 黏液表皮样癌切片**

（1）低倍镜观察：肿瘤由实质和间质两部分构成，肿瘤细胞排列呈团块或形成囊腔状结构。

（2）高倍镜观察：肿瘤由三种细胞构成，以黏液细胞和表皮样细胞为主，中间细胞较少。黏液细胞体积较大，呈立方、柱状或杯状，常围绕形成大小不等的囊腔，腔内有粉染的黏液。囊腔外常为表皮样细胞，呈多边形，细胞之间可见细胞间桥。中间细胞体积小，呈立方状，核深染，类似于上皮的基底细胞。间质内有黏液湖。

**6. 腺样囊性癌切片**

（1）低倍镜观察：肿瘤包膜不完整，瘤细胞呈浸润性生长。肿瘤实质细胞形成大小不等的团块，上皮团内含有大小不等圆形或卵圆形的囊样腔隙，呈筛孔或似藕片状，腔内有嗜酸或嗜碱性黏液。

（2）高倍镜观察：肿瘤由导管内衬上皮和变异肌上皮细胞组成。肿瘤性上皮形成筛孔状结构是腺样囊性癌最典型的特征，瘤细胞亦可排成小条索状、小团块和腺管样，腺管有两层或多层细胞构成。可见瘤细胞侵犯神经现象。肿瘤间质结缔组织较少。

### 【实验作业】

绘制并描述多形性腺瘤、腺样囊性癌的组织病理特征。

### 【思考题】

1. 简述多形性腺瘤的临床表现、病理学特点及生物学特性。
2. 简述黏液表皮样癌的临床表现、病理学特点及生物学特性。
3. 简述腺样囊性癌的临床表现、病理学特点及生物学特性。

（王　霞）

## 实验十　口腔颌面部囊肿

### 【目的和要求】

1. 掌握牙源性囊肿的概念；常见牙源性囊肿的病理变化；常见面颈部软组织囊肿的临床

病理特点。

2. 熟悉口腔颌面部囊肿的分类；颌骨非牙源性囊肿的临床病理特点。

3. 了解各类囊肿的组织起源；假性骨囊肿的基本概念。

## 【实验内容】

1. 观察口腔颌面部囊肿的图片和幻灯片。

2. 观察含牙囊肿、鳃裂囊肿、黏液囊肿切片。

## 【实验步骤】

**1. 含牙囊肿切片**

（1）低倍镜观察：囊壁上皮衬里的上皮类型，上皮的厚度，有无钉突；结缔组织囊壁有无炎细胞浸润。

（2）高倍镜观察：囊肿衬里上皮的类型，构成上皮的细胞层次有多少，是否在不同部位有不同上皮类型；结缔组织囊壁有无炎细胞浸润，浸润细胞的种类，近上皮处炎症明显时上皮有无变化。

**2. 鳃裂囊肿切片**

（1）低倍镜观察：囊壁上皮衬里的上皮类型，上皮的厚度，有无钉突；结缔组织囊壁有何变化。

（2）高倍镜观察：囊肿内衬上皮的类型，构成上皮的细胞层次和细胞形态，是否在不同部位有不同上皮类型；结缔组织囊壁有无大量淋巴细胞存在，是否形成淋巴滤泡。

**3. 黏液囊肿切片**

（1）低倍镜观察：组织中有无囊腔形成，是否内含囊液，囊壁及囊液中是否有炎细胞，囊腔有无上皮衬里，囊肿邻近有无小唾液腺组织。

（2）高倍镜观察：观察囊壁的组织构成，有无上皮衬里及上皮细胞的形态，囊壁中血管是否丰富；囊内有无囊液，其中有哪些细胞成分，注意有无泡沫细胞。

**4. 示教**

含牙囊肿的高倍镜观察。

## 【实验作业】

绘出含牙囊肿高倍镜下图。

## 【复习思考题】

1. 简述口腔颌面部囊肿的一般组织学特征。

2. 简述各种口腔颌面部囊肿的镜下临床病理学特点。

（肖智勇）

# 实验十一　牙源性肿瘤

## 【目的和要求】

1. 掌握牙源性肿瘤的概念；牙源性上皮性肿瘤的临床特征、病理变化和生物学行为。

2. 熟悉牙源性肿瘤的分类；牙源性混合性肿瘤、牙源性间叶性肿瘤的临床病理特征和生物学行为。

3. 了解成釉细胞癌的病理表现；恶性（转移性）成釉细胞瘤的基本概念。

## 【实验内容】

1. 观察常见牙源性肿瘤的图片和幻灯片。

2. 观察口腔常见牙源性肿瘤的切片。

## 【实验步骤】

### 1. 成釉细胞瘤切片（不同组织学类型）

（1）低倍镜观察：肿瘤由上皮性团块或条索构成，其间有纤维结缔组织。注意上皮团块或条索的周围细胞形态及排列的方式，中心细胞的形态及排列方式以及中心细胞的形态学变化如鳞状化生、颗粒细胞变、囊性变等；结缔组织中的变化如囊性变、血管扩张等。

（2）高倍镜观察：肿瘤性上皮团块或条索外周细胞的形态，是否为柱状或立方状，细胞核的位置是否为远离基底膜，中心细胞的形态，有无突起，排列特点，有无鳞状化生或颗粒细胞变，注意颗粒细胞的胞质颗粒及细胞核的形态及位置；与上皮团块或条索邻近的结缔组织有无均质化，间质中有无炎细胞浸润，有无血管扩张，有无残留的骨小梁。

### 2. 牙源性角化囊性瘤切片

（1）低倍镜观察：镜下标本是囊肿的一部分囊壁组织。首先观察囊肿壁有上皮衬里的部分，观察上皮的厚度，上皮表面呈波浪状，有无角化，有无上皮钉突；囊壁结缔组织中有无蕾状上皮团及子囊，有无炎细胞浸润。

（2）高倍镜观察：观察无炎症区囊壁上皮表面有无角化及类型，表面呈波浪状表现，有无颗粒层细胞，棘细胞层是否明显，注意细胞形态变化及基底细胞形态、排列特点，胞核染色特点，上皮中有无细胞分裂及分裂细胞在上皮中的位置；炎症区上皮延续性是否破坏，上皮及上皮细胞形态有无变化，炎细胞种类；结缔组织中有无蕾状细胞团，构成蕾状细胞团的细胞形态、排列特点，有无子囊及子囊内衬上皮的特点。

### 3. 牙源性腺样瘤切片

（1）低倍镜观察：肿瘤由片状排列的上皮细胞构成，注意肿瘤细胞的排列方式呈腺管状、花瓣状、条索状、团块状等。注意肿瘤细胞之间有无嗜伊红均质物及钙化物沉积；肿瘤间质的多少；肿瘤有无被膜。

（2）高倍镜观察：肿瘤腺管样结构的形态特点，构成腺管样结构的细胞形态，注意其细胞核的位置，腺管样结构中的腺腔是否为真正的腺腔，内有无分泌物及其他组织。其他区域的肿瘤细胞形态及排列特点，注意花瓣样结构中细胞的排列及嗜伊红均质物的分布；肿瘤钙化物的形态及染色特点；间质的数量及分布。

## 【实验作业】

绘出成釉细胞瘤的高倍镜下图。

## 【复习思考题】

1. 成釉细胞瘤的组织学类型有哪些？主要病理特点是什么？
2. 简述牙源性腺样瘤的组织学特点。

（黄小环）

# 参考答案

## 第一章　口腔颌面部发育

1. C　2. C　3. A　4. B　5. E　6. B　7. D　8. C　9. E

## 第二章　牙的发育

1. D　2. B　3. C　4. E　5. D　6. A　7. A　8. C　9. C　10. A
11. C　12. A　13. C　14. B

## 第三章　牙体组织

1. A　2. A　3. A　4. B　5. D　6. D　7. C　8. C　9. C　10. D
11. C　12. D　13. C　14. D　15. C　16. D　17. D　18. D　19. D　20. B
21. C　22. C

## 第四章　牙周组织

1. A　2. D　3. B　4. D　5. A　6. D　7. C　8. E　9. C　10. D
11. E　12. B　13. A　14. C　15. D　16. C　17. D　18. C

## 第五章　口腔黏膜

1. B　2. C　3. B　4. B　5. C　6. E　7. D　8. D　9. B　10. D
11. B　12. A　13. E　14. B　15. B　16. C　17. A　18. B　19. B　20. C
21. A　22. C

## 第六章　唾液腺

1. A　2. B　3. A　4. B　5. B　6. D　7. E　8. E　9. B　10. C
11. A　12. E　13. B　14. B　15. E　16. A　17. E　18. A　19. E　20. B

## 第七章　颞下颌关节

1. A　2. C　3. E　4. A　5. B　6. A　7. A　8. D　9. D　10. E
11. C　12. C　13. D　14. B　15. E　16. C　17. A　18. D　19. A

## 第八章　牙发育异常

1. D　2. C　3. B　4. C　5. A　6. B　7. C　8. E　9. C　10. A
11. B　12. E　13. D　14. A　15. E　16. B

## 第九章　龋病

1. C　2. D　3. A　4. D　5. C　6. E　7. D　8. D　9. A　10. D

11. C　12. B　13. C　14. B　15. B　16. A　17. B　18. D　19. D　20. C

21. A　22. C　23. B　24. E　25. D

## 第十章　牙髓病

1. E　2. E　3. B　4. B　5. C　6. D　7. D　8. A　9. B　10. A

11. A　12. C　13. D　14. E　15. C　16. B　17. C　18. D　19. B　20. C

## 第十一章　根尖周炎

1. D　2. A　3. C　4. A　5. B　6. A　7. B　8. E　9. D　10. C

11. C　12. B　13. C　14. A　15. E　16. C

## 第十二章　牙周组织病

1. B　2. C　3. D　4. E　5. C　6. B　7. C　8. A　9. A　10. E

11. E　12. D　13. A

## 第十三章　口腔粘膜病

1. D　2. B　3. D　4. C　5. E　6. C　7. C　8. B　9. D　10. C

11. B　12. C　13. C　14. C　15. D　16. C　17. B　18. B　19. A　20. C

21. C　22. C　23. B　24. D　25. D　26. C　27. B　28. D

## 第十四章　颌骨疾病及关节疾病

1. E　2. D　3. D　4. B　5. E　6. E　7. B　8. E　9. E　10. B

11. D　12. B　13. E　14. B　15. A　16. B　17. C

## 第十五章　唾液腺疾病

1. B　2. E　3. B　4. D　5. B　6. B　7. B　8. A　9. D　10. C

11. E　12. D　13. C　14. A　15. D　16. D　17. E　18. B　19. C　20. D

## 第十六章　口腔颌面部囊肿

1. B　2. C　3. C　4. C　5. A　6. B　7. A　8. B　9. C　10. C

11. A　12. B　13. E　14. A　15. E　16. C　17. C　18. C　19. C　20. B

## 第十七章　牙源性肿瘤

1. A　2. D　3. A　4. A　5. D　6. A　7. B　8. E　9. A　10. B

11. D　12. D　13. C　14. A　15. A　16. A　17. D　18. D　19. A　20. B

## 第十八章　口腔颌面部其他组织来源的肿瘤和瘤样病变

1. C　2. B　3. E　4. D　5. D　6. B　7. A　8. E　9. A　10. A
11. C　12. E　13. B　14. A　15. B　16. E　17. A　18. D　19. C　20. E

## 第十九章　口腔组织的修复性再生

1. D　2. A　3. E　4. C　5. E　6. E　7. A　8. E　9. A　10. C
11. B　12. C　13. B　14. D　15. B

# 参考文献


[1] 北京大学医学部专家组．口腔执业医师应试习题集．4版．北京：北京大学医学出版社，2013．

[2] 陈杰，李甘地．病理学．2版．北京：人民卫生出版社，2010．

[3] 陈瑞扬，齐艳珍．口腔组织病理学．北京：北京科学技术出版社，2017．

[4] 邓嘉胤．口腔执业助理医师过关冲刺2000题．北京：北京大学医学出版社，2017．

[5] 方明．口腔组织病理学．南京：江苏科学技术出版社，2014．

[6] 高岩，李铁军．口腔组织学与病理学．2版．北京：北京大学医学出版社，2013．

[7] 高岩．口腔组织病理学学习指导和习题集．北京：人民卫生出版社，2013．

[8] 葛秋云，杨山．口腔组织病理．2版．北京：科学出版社，2014．

[9] 葛秋云．口腔组织病理学基础．北京：中国中医药出版社，2014．

[10] 黄偲璟，王赞，钟鸣．舍格伦综合征病因及发病机制研究进展．中国实用口腔科杂志，2017，10（8）：497-501．

[11] 口腔助理医师应试习题集专家组．口腔助理医师应试习题集．北京：中国协和医科大学出版社，2013．

[12] 李铁军．口腔病理诊断．北京：人民卫生出版社，2011．

[13] 李银生，齐艳珍．口腔组织病理学．北京：中国医药科技出版社，2015．

[14] 刘钢．口腔组织及病理学基础．2版．北京：人民卫生出版社，2016．

[15] 马绪臣．口腔颌面医学影像诊断学．6版．北京：人民卫生出版社，2012．

[16] 孟焕新．牙周病学．4版．北京：人民卫生出版社，2013．

[17] 宋晓陵，杨丽芳．口腔组织病理学．3版．北京：人民卫生出版社，2014．

[18] 王丽珍．口腔组织病理学理论与实验教学彩色袖珍图谱．北京：军事医学科学出版社，2015．

[19] 魏建国，王强，刘勇，等．2017版WHO涎腺肿瘤分类解读．中华病理学杂志，2018，47（4）：306-310．

[20] 于世凤．口腔组织病理学．7版．北京：人民卫生出版社，2012．

[21] 张志愿．口腔颌面外科学．7版．北京：人民卫生出版社，2012．

[22] 钟鸣，王洁．口腔医学口腔病理科分册．北京：人民卫生出版社，2016．